U0128153

當 代 公 共 衛 生 學 叢 書

總策劃 - 財團法人陳拱北預防醫學基金會

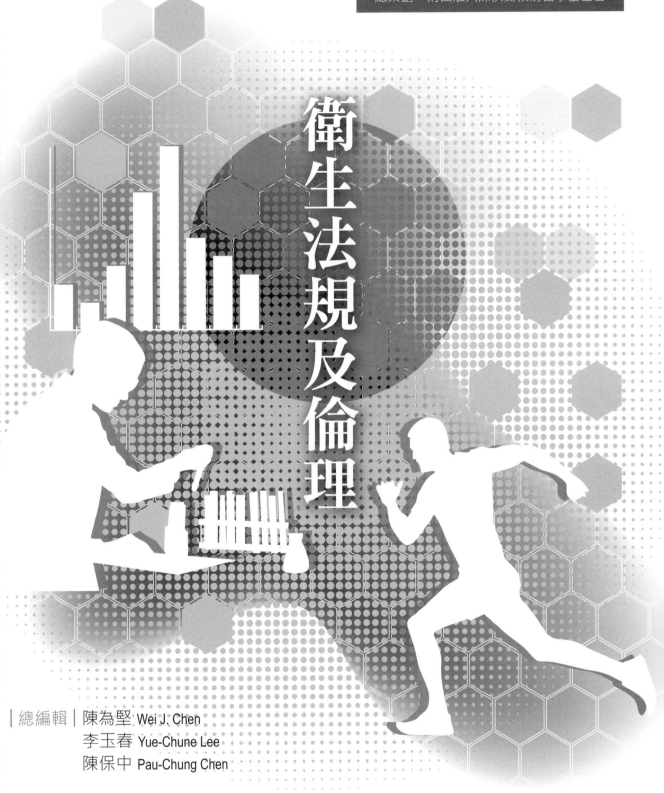

衛生法規及倫理

| 總編輯 | 陳為堅 Wei J. Chen
李玉春 Yue-Chune Lee
陳保中 Pau-Chung Chen

| 編　輯 | 楊銘欽 Ming-Chin Yang
高森永 Senyeong Kao

財團法人陳拱北預防醫學基金會

國家圖書館出版品預行編目（CIP）資料

衛生法規及倫理 / 江東亮, 吳全峰, 吳建昌, 李玉春, 李柏翰,
  林青青, 林詠青, 邱淑媞, 康照洲, 張珏, 張耀懋, 莊人祥,
  許惠悰, 黃偉堯, 葉明叡, 雷文玫, 劉影梅作；陳為堅, 李
  玉春, 陳保中總編輯. -- 初版. -- 臺北市：陳拱北預防醫
  學基金會, 2023.11

  面； 公分. --（當代公共衛生學叢書）

  ISBN 978-626-97834-0-3（平裝）

  1.CST: 公共衛生　2.CST: 衛生法規

412   112017439

當代公共衛生學叢書
衛生法規及倫理

總 策 畫	財團法人陳拱北預防醫學基金會
總 編 輯	陳為堅、李玉春、陳保中
編 輯	楊銘欽、高森永
作 者	江東亮、吳全峰、吳建昌、李玉春、李柏翰、林青青、林詠青
	邱淑媞、康照洲、張　珏、張耀懋、莊人祥、許惠悰、黃偉堯
	葉明叡、雷文玫、劉影梅

內 文 排 版	弘道實業有限公司
封 面 設 計	余旻禎
承　　　印	巨流圖書股份有限公司

出 版 者	財團法人陳拱北預防醫學基金會
地　　　址	100025 臺北市中正區徐州路 17 號
出 版 年 月	2023 年 11 月初版一刷
	2024 年 9 月初版二刷

總 經 銷	巨流圖書股份有限公司
	地址：802019 高雄市苓雅區五福一路 57 號 2 樓之 2
	電話：07-2265267
	傳真：07-2233073
	購書專線：07-2265267 轉 236
	E-mail：order@liwen.com.tw
	LINE ID：@sxs1780d
	線上購書：https://www.chuliu.com.tw/
	郵撥帳號：01002323 巨流圖書股份有限公司
法 律 顧 問	林廷隆律師
	電話：02-29658212
出 版 登 記 證	局版台業字第 1045 號

ISBN：978-626-97834-0-3（平裝）
定價：500 元

總 編 輯

陳爲堅
- 最高學歷：哈佛大學公共衛生學院流行病學系理學博士
- 現職：國立臺灣大學流行病學與預防醫學研究所特聘教授、國家衛生研究院神經及精神醫學研究中心主任
- 研究專長：精神醫學、流行病學、遺傳學、臨床醫學

李玉春
- 最高學歷：美國德州大學休士頓健康科學中心公共衛生學院公共衛生學博士
- 現職：國立陽明交通大學衛生福利研究所 / 跨專業長期照顧與管理碩士學位學程兼任教授
- 研究專長：健康服務研究、健康照護制度、健保支付制度、長照制度、菸害防治政策、健康政策與計畫評估

陳保中
- 最高學歷：倫敦大學公共衛生及熱帶醫學學院流行病學博士
- 現職：國家衛生研究院國家環境醫學研究所特聘研究員兼所長、國立臺灣大學環境與職業健康科學研究所特聘教授
- 研究專長：環境職業醫學、預防醫學、流行病學、生殖危害、兒童環境醫學

編　輯

楊銘欽
- 最高學歷：美國德州大學公共衛生學院博士
- 現職：國立臺灣大學健康政策與管理研究所兼任教授
- 研究專長：健康規劃與評估、經濟評估、衛生行政、健康保險

高森永
- 最高學歷：美國南卡羅萊納州立大學公共衛生哲學博士
- 現職：國防醫學院公共衛生學系教授
- 研究專長：公共衛生行政、調查研究及實習、研究設計、婦幼衛生

作者簡介 (17人，依筆畫排序)

江東亮　國立臺灣大學健康政策與管理研究所教授

吳全峰　中央研究院法律學研究所副研究員

吳建昌　國立臺灣大學醫學教育暨生醫倫理學科暨研究所副教授 / 臺灣大學醫學院附設醫院精神醫學部主治醫師

李玉春　國立陽明交通大學衛生福利研究所 / 跨專業長期照顧與管理碩士學位學程兼任教授

李柏翰　國立臺灣大學健康政策與管理研究所助理教授

林青青　國立臺灣大學健康政策與管理研究所助理教授

林詠青　衛生福利部疾病管制署醫師

邱淑媞　國立陽明交通大學醫學系兼任教授

康照洲　國立陽明交通大學食品安全及健康風險評估研究所特聘教授

張　珏　國立臺灣大學健康政策與管理研究所兼任副教授

張耀懋　臺北醫學大學衛生福利政策研究中心副研究員 / 醫務管理學系副教授

莊人祥　衛生福利部疾病管制署署長

許惠悰　中國醫藥大學公共衛生學系教授 / 教務長

黃偉堯　長榮大學醫務管理學系副教授

葉明叡　國立臺灣大學健康政策與管理研究所助理教授

雷文玫　國立陽明交通大學公共衛生研究所副教授

劉影梅　國立陽明交通大學社區健康照護研究所特聘教授

審查人簡介 （2人，依筆畫排序）

高森永
現職：國防醫學院公共衛生學系教授
審查：第 1 章、第 2 章、第 3 章、第 4 章、第 8 章

楊銘欽
現職：國立臺灣大學健康政策與管理研究所兼任教授
審查：第 5 章、第 6 章、第 7 章、第 9 章、第 10 章、第 11 章、第 12 章、第 13 章

「當代公共衛生學叢書」總序言

總編輯　陳為堅、李玉春、陳保中

　　這一套「當代公共衛生學叢書」的誕生，是過去 20 年來臺灣公共衛生學界推動公共衛生師法的一個產物。

　　由陳拱北預防醫學基金會總策劃並出版的《公共衛生學》，一向是國內公共衛生教學上最常使用的教科書。從 1988 年 10 月的初版，到 2015 年 6 月的修訂五版，已經從單冊成長到 3 大冊，成為國內各種公職考試中有關公共衛生相關學科的出題參考資料，並於 2018 年榮獲臺灣大學選入「創校 90 週年選輯」紀念專書（獲選的 10 輯中，8 輯為單冊，經濟學為兩冊，而公共衛生學為三冊，是最龐大的一輯）。2018 年時，基金會原指派陳為堅董事規劃《公共衛生學》的改版。但是這個改版計畫到了 2020 年初，由於「公共衛生師法」（簡稱公衛師）的通過，而有了不一樣的思考。

　　當年適逢新冠肺炎全球大流行（COVID-19 Pandemic）的爆發，由於整個公共衛生體系及公共衛生專業人員的全力投入，協助政府控制好疫情，因而讓全國民眾更加肯定公共衛生專業人員的重要。於是原本在行政院待審的《公共衛生師法》，在台灣公共衛生學會（簡稱公衛學會）陳保中理事長的帶領下，積極地與各方溝通，促成行政院院會的通過，並隨即獲得立法院跨黨派立法委員的支持，於 2020 年 5 月 15 日經立法院三讀通過，6 月 3 日由總統公布。

　　由於公共衛生師法第 4 條明定公衛師應考資格，除了公共衛生系、所畢業生，「醫事或與公共衛生相關學系、所、組、學位學程畢業，領有畢業證書，並曾修習公共衛生十八學分以上，有證明文件」者，也能應考。上述修習公共衛生十八學分係指曾修習六大領域，包括生物統計學、流行病學、衛生政策與管理學、環境與職業衛生學、社會行為科學及公共衛生綜論六大領域，每領域至少一學科，合計至少十八學分以上，有修畢證明文件者。衛生福利部隨即委託公衛學會協助規劃公衛師

的相關應考資格。學會於是動員全國公共衛生學界師長，組成「公共衛生師應考資格審查專業小組」，由李玉春教授擔任總召集人，陳保中教授擔任共同總召集人，進行研議；並依上述六大領域分成六個小組：各小組由相關專家任小組召集人、共同召集人、以及專家，經密集會議以及對外與各學協會等之溝通，終於完成公共衛生師應考資格之相關規劃，由醫事司公告。

其後考試院亦委託公衛學會進行六大考科命題大綱之規劃。考選部為避免公共衛生綜論與其他科目重疊，故改考衛生法規與倫理，另亦參考衛生行政高考科目，將衛生政策與管理改為衛生行政與管理。上述公衛師應考資格小組重整後，很快組成六大科（衛生法規及倫理、生物統計學、流行病學、衛生行政與管理、環境與職業衛生；與健康社會行為學）命題大綱小組，在公衛學會之前為推動公衛師之立法，從 2009 年起至 2020 年，連續舉辦 12 年的「公共衛生核心課程基本能力測驗」的基礎下，也快速完成各科命題大綱之規劃，並由考試院於 2021 年 4 月 16 日公告，使首屆公共衛生師國家考試得以在 2021 年 11 月順利舉辦。

有了第一屆公共衛生師專技考試的完整經驗，董事會因此調整了新版教科書的改版方向，改用「當代公共衛生學叢書」的方式，以涵蓋專技考試六個科目之命題範圍的教科書為初期出版目標。之後，可再針對特定主題出版進階專書。於是董事會重新聘了三位總主編，分別是陳為堅、李玉春、與陳保中。針對每一科，則由命題大綱小組召集人與共同召集人擔任各書的編輯，會同各科專家學者，再去邀請撰稿者。

在 2021 年 10 月 26 日的第一次編輯會議，我們確立幾項編輯策略。第一，採取每科一本的方式，而各科的章節要涵蓋公共衛生師考試命題大綱內容。第二，每章使用相同的格式：（1）條列式學習目標；（2）本文：開頭前言，引起學習動機；主文則利用大標題、小標題，區分小節、段落；文末則有該章總結、關鍵名詞、與複習題目。第三，為提高閱讀效率，採用套色印刷。第四，各章得聘請學者初審，再由各書編輯審查，最後由總編輯複審，才送排版。各書進度略有不同，從 2022 年 8 月第一本書排版，到 2023 年 4 月第六本書排版。預計不久會陸續印行出版。

本書能順利付梓，要感謝陳拱北預防醫學基金會提供充裕的經費，贊助本書的撰稿、審稿與聘請編輯助理，才能完成這一項歷史性的任務。希望這套書的出版，可以讓公共衛生的教育，進入一個教、考、用更加緊密結合的新階段，期有助於強化臺灣公共衛生體系，提升民眾健康。

序 言

楊銘欽、高森永

公共衛生對大眾的健康影響甚鉅，執行公共衛生業務的人，不但應該要遵循法律規範，更重要的是必須本於專業倫理。為了讓有志從事公共衛生業務的人，對於公衛相關法規及專業倫理具備基本素養，本書共規劃了三篇 13 章，分別邀請各方面的學者專家，撰寫當代最核心的內容，既適用於執行公共衛生業務者之參考，也可提供給準備參加公共衛生師考試者參考。以下介紹各篇及各章之內容。

第一篇為公共衛生法規之基本概念，共有 3 章，分別介紹憲法及行政法基本原則、公共衛生法基本概念與原理原則、及公共衛生法之規範對象與範圍。透過這 3 章，讀者應能瞭解公共衛生法之定義、特質、定位、與原則，並能依循相關法規，執行公共衛生專業人員之職責。

第二篇為主要衛生法規原理原則及立法精神，按照公共衛生師執業內容規劃了 6 章，分別為公共衛生師法、健康照護相關法規、社區與場域之環境健康風險相關法規、社區與場域之傳染病防治相關法規、社區與場域之民眾健康狀況調查及健康促進相關法規、食品安全及品質管理相關法規。撰寫各章的專家學者，除了學有專精外，也都有豐富的行政或管理的實務經驗，因此各章的內容，有別於制式的條文介紹，能更深入地從立法時的時空背景，介紹當時想要解決的政策問題，立法後的政策實施結果，論及後續因為時空轉變，陸續修法的內容。各章內容並藉由多個重要的實例，剖析公共衛生問題的形成，如何援引相關法規處理此類問題，讓讀者學習如何將法規的條文，應用在實務工作上。

第三篇介紹公共衛生專業倫理，分為 4 章，介紹公共衛生倫理之理論與準則、公共衛生介入之倫理評估、人權、正義與健康不平等、倫理相關法規。公共衛生專業倫理準則為公衛人員面對各種公共衛生相關挑戰時，進行分析、判斷與決策之重要指引。本篇撰稿的多位學者專家，從歷史脈絡與理論架構出發，逐步帶領讀者瞭解公共衛生專業倫理的架構，領略分析與批判時應注意的倫理原則，提醒讀者在兼顧人權正義的同時，解決公共衛生問題。

　　本書各章之後都有練習題，鼓勵各位讀者在研讀之後，能藉由練習題複習各章內容，加深記憶，更能與其他章節融會貫通。

主編：楊銘欽、高森永謹誌

目　錄

第三篇　公共衛生專業倫理

第 一 篇

衛生法規基本概念

第 1 章
公共衛生法規基本概念

吳全峰 撰

學習目標

一、瞭解憲法與行政法基本原則在公共衛生法體系架構與實務操作
之重要性

二、描述憲法與行政法基本原則之基本定義與內涵

三、從制度、程序與權利保障之多層次面向切入,探討憲法與行政
法基本原則在個案權利救濟之運用外,其背後所隱藏之制度與
政策意義,以培養全面性分析衛生政策與管制問題之能力

前 言

身爲公共衛生從業人員，必須具備基本的法律素養。在熟稔各項重要的衛生法規之前，宜先瞭解公共衛生法（public health law）的法律位階、與憲法及其他行政法之關係、及規範對象與涵蓋範圍等要項。據此，本書一開始的第一篇，重點在於介紹公共衛生法規之基本概念，分別是第 1 章的憲法及行政法基本原則，第 2 章的公共衛生法基本概念與原理原則，及第 3 章的公共衛生法之規範對象與範圍。

在熟讀過本篇這三章內容後，讀者應能瞭解公共衛生法之定義、特質、定位、與原則，並希望能運用這些法學識能與原則，以遂行公共衛生專業人員之職責。另一方面，亦應能體認憲法與行政法原則對於公共衛生法在實務操作面之重要性，進而培養其對於分析衛生政策整體觀的能力。最後，則希望讀者能充分理解各類別公共衛生法之規範對象與範圍，也能理解公共衛生從業人員如何依法對於特定族群提供法律保護，及如何運用並確保相關公共衛生法規執行之正當性與合法性。

憲法與行政法在公共衛生法〔public health law，或稱衛生法（health law），下文簡稱公衛法〕架構中，扮演了重要的角色。由於公共衛生事務，係政府以預防疾病與促進健康爲目標而必須採取之行動，因此對於政府之職責、權力與限制便須有所規範。而這些規範是否具備正當性（justifiability）與合法性（legality），便與憲法與行政法基本原則有密切之關聯性。

首先，憲法爲國家法律規範之最高規範與根本大法，除規定政治制度架構、人民權利保障與義務遵守、政府組織運作與國家權力行使界線外，更可以作爲國家共同政治體之願景與承諾之表述與主張 [1]。憲法的基本決定，可包括民主主義（如主權在民、代議制度與直接民主之混合、次級統治團體之自主權等）、法治主義（如基本權利、依法行政、司法審查等）與民主福利國家原則 [2]。因此，公衛法不僅其內容不得與憲法之明文規定相互牴觸，且因許多公衛法規在功能上常被認爲屬於實施憲法條文之具體化規定——如司法院釋字第 472 號解釋便認爲全民健康保險法即爲實現憲法第 155 條（國家爲謀社會福利，應實施社會保險制度）、第 157 條（國家爲增進民族健康，應普遍推行衛生保健事業及公醫制度）及增修條文第 10 條第 5 項（國家應推行全民健康保險）規定所制定——故公衛法之精神亦不得違反憲法架構下之基本原則與決定。舉例而言，司法院釋字第 499 號解釋便主張憲法中具有本質之重要性而爲規範秩序存立之基礎者，如民主共和國原則、國民主權原則、人民權利保障、權力分立與制衡等，爲憲法賴以存立之基礎。不僅憲法條

文不宜任意予以變更，各種法律規範（包括公衛法規）亦應嚴格遵守。

　　其次，行政法係以規範行政之法律規範作爲研究對象之公法 [3]，而公衛法作爲處理公共衛生事務、達成社會共同目標之法律規範，其規範內容與衛生主管機關之組織與職權、行政法作用之基本原理密不可分，包括行政作用、行政程序、行政組織與行政救濟，均應受行政法基本原則之拘束。亦有學者認爲，行政法功能可分別以私人權益之司法保障與公共福祉之制度體現兩個面向進行討論 [4]。故藉由行政法基本原則與公衛法之鏈結，除可避免行政機關濫權而侵害人民權利外，亦擴張從制度設計、程序安排與審議參與（deliberative participation）等角度，積極促成公共衛生目標之實踐。但因行政法係以公共行政爲規範對象之各種成文與不成文之公法規範總稱，故衛生行政機關從事私法行爲所適用之私法規定，並不包括在行政法之範疇 [5]。其區別實益，在於行政程序法之運用[1]、行政處分[2]與行政契約[3]之認定、訴訟救濟途徑之確定[4]、與國家賠償之適用[5] [3]。

　　另一點值得注意的是，雖然隨著衛生行政領域之複雜化，面對多面向法律關係與程序，衛生行政面臨不易僅依單一傳統公法高權行爲[6]便能有效完成之困境 [5]；且多元化之政策工具（如公私協力或民營化之採用），也使得公衛法出現將公部門之行政行爲轉化爲行政私法行爲之現象 [6]。即使如此，憲法與行政法基本原則對公衛法之制約仍不得任意拋棄[7]，以避免國家透過法律並未明文禁止之行政私法行爲

1　行政程序法第 2 條第 1 項：「本法所稱行政程序，係指行政機關作成行政處分、締結行政契約、訂定法規命令與行政規則、確定行政計畫、實施行政指導及處理陳情等行爲之程序。」
2　行政程序法第 92 條第 1 項：「本法所稱行政處分，係指行政機關就公法上具體事件所爲之決定或其他公權力措施而對外直接發生法律效果之單方行政行爲。」
3　行政程序法第 135 條：「公法上法律關係得以契約設定、變更或消滅之。但依其性質或法規規定不得締約者，不在此限。」
4　我國行政法上之爭議，原則上經訴願程序後，得提起行政訴訟，由行政法院審判（但全民健康保險法第 6 條規定，就保險人核定案件有爭議時，應先申請審議，對於爭議審議結果不服時始得依法提起訴願或行政訴訟，則屬例外）；而司法爭議則由普通法院審判。
5　國家賠償法第 2 條第 2 項：「公務員於執行職務行使公權力時，因故意或過失不法侵害人民自由或權利者，國家應負損害賠償責任。公務員怠於執行職務，致人民自由或權利遭受損害者亦同。」
6　所謂高權行爲，亦稱爲高權行政或公權力行政，係指行政主體適用公法規定所爲之各種具有高權性質（強制力）之行政行爲，規範對象包括人民與國家或人民與地方自治團體間之權利義務關係事項。有學者另將其細分爲：(1) 統治高權行爲，即行政主體運用具片面性、具強制力之規制措施（如行政命令或行政處分）直接對人民發生拘束，如衛生主管機關對法定傳染病病人之強制隔離處分，或藥政機關對人民之藥品查驗登記申請之准駁處分等；(2) 單純高權行爲，即行政主體並未運用片面規制性之行政行爲（亦即運用不具強制力之行政行爲），如單純提供人民利益之給付行政（如全民健保給付或老人福利）、行政機關知的表示（如行政機關提供資訊）、或不生對外效力之內部組織行爲。
7　如司法院釋字第 457 號解釋便說明「國家機關爲達成公行政任務，以私法形式所爲之行爲，亦應遵循憲法……規定」。

而迴避憲法或行政法對於國家權力之框架限制 [6,7]。例如憲法所賦予人民之基本權利保障，對於各種形式之行政權均應適用，不應允許行政機關藉由將公法性質之行政任務以私法形式處理之方式（遁入私法），擺脫公法對國家限制人民權利之拘束或對平等原則之保障。

第一節　憲法基本原則

憲法因作為根本大法，其規範內容包括（1）規整政治性機關之管轄權、形式、制度與政策／法律決定之程序與機制，亦即將政治性意志與決定程序納入法秩序，涉及政治制度架構與政府組織運作之規範設計；（2）為政治權力設定標準與界限之原則性價值決定，包括國家權力行使界線及人民權利保障與義務遵守之法秩序形塑；（3）根本性之政治建構原則，如民主主義、法治主義與民主福利國家原則等社會生活整體秩序之基本方針 [8]。換言之，藉由憲法基本原則之確立，一方面得以形塑並規制國家權力，另方面則建構社會生活——可能是存在個人與個人間、或個人與社會間之社會關係——之基本原則，最後則藉此規整並調和國家（擁有公權力者）與社會（個人與社區之組成）間之關係；而憲法之基本原則也藉此貫穿整個法律體系，並藉由憲法優越性（如憲法解釋、違憲審查）提供人民在社會關係中形成「當為」規範來源之價值體系 [9]。

惟憲法原則之合法性雖然是來自成文憲法之條文，但其正當性卻是來自更高層級原則之指引；換言之，憲法原則具有使條文（包括憲法與各種法規）正當化之作用，並進一步成為引導對憲法實質理解與作成憲法解釋之重要基礎 [10]。舉例而言，國民大會於 1999 年藉由修憲以延長時任國民大會代表及立法委員任期，並將次屆國民大會代表選舉由直接民選改由依立法委員選舉得票比例分配當選名額，司法院釋字第 499 號解釋便認為該具高度爭議之憲法增修條文內容已違反憲法中具有本質重要性而為規範秩序存立之基礎原則——如修憲程序違反公開透明原則、未經選舉程序產生國民大會代表違反民主憲政基本原則——並主張「如聽任修改條文予以變更，則憲法整體規範秩序將形同破毀，該修改之條文即失其應有之正當性」，據此宣布該憲法增修條文違憲並即失其效力；由該號解釋可知，憲法中具有本質重要性而為整個憲法體制賴以存立之基本原則——即釋字第 499 號所例示憲法第 1 條民主共和國原則、第 2 條國民主權原則、第二章保障人民權利之規定、及有關國家

機關間權力分立與制衡之規定──不僅憲法設置機關有遵守義務，若修憲條文有牴觸憲法基本原則者，亦將被認爲不具正當性。

　　具體而言，憲法原則內容包括共和國原則、民主國原則／國民主權原則、基本權利、權力分立原則、法治國原則、與福利國原則，而這些原則在概念上可能互有重疊，如民主國原則與國民主權原則便可能在概念上加以整合，人權保障與權力分立並非不能以法治國原則涵蓋 [10]。以下便分別就憲法原則之內涵加以闡述。

一、共和國原則

　　我國憲法第 1 條規定我國爲「民有、民治、民享之民主共和國」，而「共和國」一詞便體現我國之國體（國家形式）與政體（政府統治型態），並非以君主專制或獨裁政體存在，而係國家權力擁有之內在體制能夠透過定期改選決定行政首長（隱含對非由民主途徑所產生之長期統治權、或訴諸宗教或意識型態之職務擔當者之任何獨裁形式之否定），進一步則要求職務擔當者（不論是民選公職人員或一般公務人員）均應依「職務」要求行爲而不摻雜個人私益之考量而爲決定 [11]。更廣義言，共和國原則也要求建立尊重人民公共意識之制度，包括公共事務參與建立在對個人作爲平等與自由社會性存在主體之相互尊重、政治決策由多數公民直接或間接參與而非取決於個人或少數人專斷，方能被認爲是具有現代憲法意義之共和國 [9,12]。

二、民主國原則／國民主權原則

　　民主所代表者爲國家之統治權力應直接或間接來自國民本身，而非國民以外之其他組織或個人，故我國憲法第 1 條除規定共和國之基本架構外，更以民主之概念加以修飾，並進一步闡釋其精神應包括民有民治民享之重要要素；而憲法第 2 條亦強調國家主權──包括國家確保內部秩序之最高權力（包括國家制定法規範之權限與國家壟斷執行法規範之權力）與國家對外與其他國家相互尊重之平等與獨立地位──源自於國民全體，且惟有經過人民授與之權力才具有正當性 [13]。

　　基於國民主權原則，國家政策應取決於國民全體，而非個人、專家、團體或政黨；而如何具體實現國民主權之理念，則表現於憲法對政治建置之設計，包括（1）直接民主，強調人民自己決定，而非僅透過選舉出之代表代爲決定，亦即除選舉之

外，人民也可以直接參與立法權之行使。（2）間接民主（代議民主），亦即由人民選出之代表代為行使權力，主要是因為現實因素（如人數眾多）可能導致直接民主不容易操作，故採取一個替代方案，以有效率地反映人民決定 [10]。而不論直接民主或間接民主，其判斷均涉及多數決原則，亦即在人民平等地擁有政治上之參與決定權（亦即一人一票、票票等值）之前提下，對人民之政治意見予以等量評價，使法規範或政策決定之結果決定於多數；但多數決之「多數」認定並無一定標準，可以是單純多數（指僅有正反意見時，以多數者為決策依據）、相對多數（在多元提案下，取支持數量最多者，不問其比例）、絕對多數（需有超過一半比例之支持者始能獲致結論）、或修正多數（特殊情況下以一定比例（如三分之二或四分之三）作為決策依據，以提供少數意見特殊保護，常見如修憲程序）[13]。

換言之，在民主國與國民主權原則之下，必須採行以人民授權為基礎之民主制度，透過制定一般性抽象規範（如法律）以規劃或解決涉及人民或國家機關行為之規範化問題（如國家在流行疫病發生期間是否得限制人民權利？限制之範圍與界限？流行疫病開始與結束之判斷？），包括強制規範之制定與執行 [13]。在此概念下，國家行使權力之事物與內容之民主正當性，不僅來自於人民實質掌握國家如何實現其被賦予之任務與如何落實執行該任務（如透過行政權或立法權之任期制度與反覆選舉制度而加以控制），更藉由人民共識所形成之法律規範，要求國家機關應受到法律之拘束——包括行政權之依法行政要求、或司法權之依法審判要求——以達到國家權力行使係由人民主導或以人民意志為媒介之目的；而民主國與國民主權原則之精神，也進一步具體落實在行政作用之實質正當性要求，如人民對於重大行政決定應有共同參與表達意見之可能性（如行政程序法第 54 條以下與第 102 條以下有關公開聽證與陳述意見制度），且應賦予人民對行政機關任何違法或不當處分（不問作為或不作為）有請求行政救濟之管道（如訴願法及行政訴訟法之規定）[14]。

最後則是有關審議民主（deliberative democracy）之討論 [8]，其概念係指藉由人民之積極參與並以尊重不同意見之態度所進行之持續辯論，以達到共識之合作

8　除審議民主外，另一個與國民主權有關之重要議題為公民投票，亦即由公民以多數投票方式對法律、立法原則或重大政策表達意見並做出決定（公民投票法第 2 條第 2 項），且其結果（通常有門檻設計）具有法律上之拘束力。依釋字第 645 號解釋可知，我國憲政體制雖然採代議民主，但憲法第 17 條亦明定人民得經由創制權與複決權之行使，參與國家意志之形成，實為主權在民之體現；故大法官認為在未改變代議民主憲政體制之前提下，建立公民投票制度以提供人民對重大政策直接表達意見之管道，與憲法自屬無違。

（collaborative）決策模式 [15]；亦即國家政策正當性權力之來源不僅只是人民靜態地表達個人偏好之投票行為，亦需要自由且平等之人民透過動態、且立基於一般可得知之理由之討論，以達到彼此可接受之共識，並藉此在討論過程中體現民主正當性，以達到促進公民參與與公民社會相互尊重之目的 [16]。換言之，審議民主體現出民主並非加總式地處理眾多個體之優先與偏好（如多數決），而必須同時透過透明開放之管道、在政治平等基礎上進行充分理性討論，以避免過度簡化政策議題而忽略社會上之多元不同價值、或避免賦予專家或政治菁英過多之裁量權；但審議民主也並非反對多數決原則，而是認為政策正當性來源須同時包括人民相互尊重、附理由之證成過程。審議民主已被應用在不同法律制定與公共政策形成，如公衛法或公共衛生政策常需處理許多道德爭議與倫理難題（如稀少健康照護資源之分配）、且公共衛生所依賴之科學基礎也並非價值中立（如邊境管制防疫政策是否開放，其標準之決定便可能涉及公共健康維護與經濟發展追求之衝突與妥協），而審議民主有助於具不同價值之人民在高度爭議之議題中進行有意義之溝通，並建立法規範或政策之正當性基礎；如全民健康保險法第 5 條規定全民健康保險會應納入多方利害關係人與社會公正人士，以負責健保費率、給付範圍等業務之審議與保險業務之監理，便體現審議民主在公共衛生決策過程之落實。

三、基本權利

（一）基本權利之一般理論

　　人民基本權利之保障為立憲主義之終極目的，我國憲法第二章便詳細規定人民之自由與權利，包括平等權（第 7 條）、人身自由（第 8 條）、居住遷徙自由（第 10 條）、表現自由（第 11 條）、祕密通訊自由（第 12 條）、宗教自由（第 13 條）、集會結社自由（第 14 條）、社會基本權（第 15 條，包括生存權、工作權、財產權）、程序權（第 16 條，包括請願權、訴願權、訴訟權）、參政權（第 17 條，包括選舉權、創制權、罷免權、複決權）、應考試服公職權（第 18 條）、及受國民教育權（第 21 條）；更重要的是，除前述憲法所明示列舉之清單式基本權利外，憲法第 22 條更規定「凡人民之其他自由及權利，不妨害社會秩序公共利益者，均受憲法之保障」，藉由未列舉基本權之概括式、整全式保障，以彌補列舉基本權可能因時代演進而有所闕漏之不足 [17]。進一步，國家保障憲法權利固以列舉規定為優

先，但並不排除以前言、憲法原則、憲法精神推導出之不成文憲法原則，甚至以國際人權規範──如公民與政治權利公約（International Covenant on Civil and Political Rights, ICCPR）、經濟社會文化權利公約（International Covenant on Economic, Social, and Cultural Rights, ICESCR）──作為憲法基本權利之依據，並藉由憲法第 22 條納入憲法秩序[9]。

以隱私權為例，雖非屬憲法列舉基本權，但釋字第 293 號、第 509 號、第 535 號、第 585 號與第 603 號解釋均提到隱私權之概念，雖然早期解釋對隱私權之內涵並沒有提供清楚解釋，但釋字第 585 號解釋已明確說明「隱私權雖非憲法明文列舉之權利，惟基於人性尊嚴與個人主體性之維護及人格發展之完整，並為保障個人生活秘密空間免於他人侵擾及個人資料之自主控制，隱私權乃為不可或缺之基本權利，而受憲法第 22 條所保障」，而釋字第 603 號解釋（戶籍法強制按捺指紋作為核發身分證要件案）更進一步概念化隱私權內涵，主張除保障個人秘密領域免受他人侵擾外，「就個人自主控制個人資料之資訊隱私權而言，乃保障人民決定是否揭露其個人資料、及在何種範圍內、於何時、以何種方式、向何人揭露之決定權，並保障人民對其個人資料之使用有知悉與控制權及資料記載錯誤之更正權」，建構隱私權作為憲法基本權之基礎。111 年憲判字第 13 號（健保資料庫案）亦重申資訊隱私權之重要性，並認為健保署提供個人健康資料供原始目的外之學術研究利用，欠缺當事人得請求停止利用（即退出權）規定，侵害人民資訊隱私權而屬違憲。

再以與公衛法密切相關之健康權為例，雖然不在列舉基本權列表中，但已被認為屬我國憲法所保障之基本權利。早期學者認為，憲法第 157 條及增修條文第 10 條第 5 項均規定國家有義務推行公醫制度或全民健康保險，以確保民眾之就醫可近性，且在相關憲法法庭之解釋中亦多次提及國民健康、病人健康、民族健康、人民生命及身體健康等概念[10]，應可證成健康權為憲法基本權 [18,19]。但近期學者認為因前述規定或解釋均屬欠缺「個人性」（尤其是主觀權利）性質之基本國策規定，

9　雖然憲法第 22 條能作為非列舉基本權納入憲法秩序之依據，但「不妨害社會秩序公共利益」仍為受本條保障之自由權之共同構成要件，並成為未列舉基本權是否成立之內在限制。如釋字第 554 號解釋（通姦除罪案）在申論性行為自由是否受憲法保障時，便主張「性行為自由與個人之人格有不可分離之關係，固得自主決定是否及與何人發生性行為，惟依憲法第 22 條規定，於不妨害社會秩序公共利益之前提下，始受保障；是性行為之自由，自應受婚姻與家庭制度之制約」。

10　參考釋字第 194 號、第 206 號、第 376 號、第 404 號、第 414 號、第 426 號、第 472 號、第 476 號、第 512 號、第 545 號、第 550 號、第 577 號、第 623 號、第 646 號、第 664 號、第 676 號、第 690 號、第 711 號、第 714 號、第 726 號、第 744 號、第 750 號、第 753 號、第 794 號等解釋。

且未將公共健康（公共利益）與個人健康事務加以區隔，使得權利與利益間之重疊現象並未釐清，而仍無法直接作為健康權之憲法上依據；多數學者目前主張健康權之憲法地位應可自憲法第 22 條概括條款演繹出 [20-24]。在憲法法庭方面，釋字第 753 號（全民健保特約之違約處置案）、第 767 號（常見且可預期藥物不良反應不得申請藥害救濟案）解釋雖然分別在解釋理由書與解釋文中提出健康權之概念，但仍未敘明其內容；至釋字第 785 號解釋（公務人員訴訟權保障及外勤消防人員勤休方式與超勤補償案）方明確說明「憲法所保障之健康權，旨在保障人民生理及心理機能之完整性，不受任意侵害，且國家對人民身心健康亦負一定照顧義務」，並要求「國家於涉及健康權之法律制度形成上，負有最低限度之保護義務，於形成相關法律制度時，應符合對相關人民健康權最低限度之保護要求」，故「凡屬涉及健康權之事項，其相關法制設計不符健康權最低限度之保護要求者，即為憲法所不許」，遂使健康權納入我國憲法基本權利體系之價值得到確認。雖然釋字第 785 號解釋並未完全解決健康權保障之範圍與界限爭議，包括健康權保障所涉及健康照護資源分配所衍生社會政策立法與其他基本權利保障衝突之問題，但憲法法庭將健康權納入基本權利清單已使得相關討論具備憲法層次之立論基礎，也進一步具體化國家應踐行保護義務之程度 [25]。

最後，基本權利之功能尚可分為主觀權利功能與客觀（法）規範功能：

1. 就主觀權利功能而言，包括 [10]：（1）消極對抗國家或其他公權力之恣意干預侵害，而具有侵害停止（不作為）請求之防禦權功能（如主張國家未依法律限制或禁止人民從事特定職業可能對工作權造成侵害）[11]。（2）積極請求國家提供特定經濟與社會給付（作為）之受益權功能（如主張監所內生活條件未符合基本人類需求而侵害人性尊嚴基本權，並請求國家提供一定物質與勞務給付）[12]；但因受益權功能涉及國家有限資源之運用而具有高度政治考量，故憲法法庭多抱持審慎態度並以「合乎人性尊嚴最低生存標準」作為承認人民相對應請求權之條件，超過該標準以上之經濟與社會給付則由立法權透過客觀制度上之給付規定加以滿足。舉例而言，雖然憲法法庭認為健康權除保障人民生理及心理機能之完整性不受國家任意侵害（防禦權功能），亦要求國家對人民身心健康負一定照顧義務（受益權功能）[13]，但對於涉及國家資源分配之社會政策立法則採取較寬鬆之審查基準，

---

11 參考司法院釋字第 584 號、711 號解釋。
12 參考司法院釋字第 755 號解釋許宗力大法官協同意見書。
13 參考司法院釋字第 785 號解釋。

並同意立法者得斟酌國家財力、資源有效運用及其他實際狀況，享有較大之裁量空間 14。

2. 就客觀（法）規範功能而言，基本權利除可作為國家機關權限之消極規範（亦即國家公權力行使之界線不得逾越基本權利之保障範圍，否則將遭到違憲非難），尚包括 [26]：（1）保護義務功能，亦即除排除國家對基本權利之侵害外，尚應保護人民基本權利免於遭受來自國家以外第三人所施加之侵害（學說上稱為「基本權利之第三人效力」），使基本權利保障不限於國家與人民之垂直效果，更進一步適用到私人關係之水平防衛效果。（2）程序保障功能，亦即課予國家提供適當組織與程序之義務（如憲法第 8 條之法定程序與第 16 條之憲法位階程序保障），在積極面達成營造適合基本權利實踐環境與幫助人民基本權利落實之功能，在消極面則事先透過適當程序之採用以防止、或減少基本權利侵害之發生機率。（3）制度保障功能，亦即國家對於基本權利負有使之實現之任務，且應就各個權利之性質，依照社會生活之事實及國家整體發展之狀況，提供適當之制度保障 15。

（二）基本權利之限制

基本權利並非絕對而不可限制，憲法第 23 條之規範——人民受憲法保障之自由權利，「除為防止妨礙他人自由、避免緊急危難、維持社會秩序，或增進公共利益所必要者外，不得以法律限制之」——便顯示在特定必要之條件下，國家得以法律對人民之自由及權利加以限制。但憲法第 23 條對基本權利之限制有幾項重要之構成要件 [9]：

1. 「防止妨礙他人自由、避免緊急危難、維持社會秩序，或增進公共利益」作為公益動機，而此處之判斷依據包括限制基本權利所揭示的公益動機是否事實上存在，且有其嚴重性、必要性；另在判斷這個問題時，所涉及的將不僅是法律問題，通常還涉及事實問題。

2. 「不得以法律限制之」，反面解釋即對基本權利之限制僅能以法律加以限制，此即「法律保留原則」〔詳見本節有關法治國原則之討論（頁 14）〕16。蓋在對人民基本權利界線之界定時，應基於主權在民之理念、由立法權充分討論後獲得基本權利限制之正當性，並形諸法律以產生可預見性、明確性與法律秩序之安定性。但須

---

14 參考司法院釋字第 767 號解釋。

15 參考司法院釋字第 368 號解釋吳庚大法官協同意見書。

16 中央法規標準法第 5 條第 3 款亦藉由「關於人民之權利義務者應以法律規定」之規定，明白揭示法律保留之原則。

注意者為，憲法允許立法權有制定限制基本權利法律之權限，但考量行政事務之複雜性，故也允許立法權在法律中授權行政機關訂定行政命令以限制基本權利；惟為避免行政命令之浮濫與漫無目的，行政授權應依據「明確性原則」〔參考本章第二節（頁 16-28）〕，亦即授權之目的、內容及範圍應具體明確（釋字第 313 號解釋）。

3. 「所必要者外，不得⋯⋯限制之」，亦即基本權利在公益動機下雖然得以法律加以限制，但其限制應在必要範圍內，超出必要範圍之限制則不具有正當性，此即為「比例原則」（此原則亦為行政程序法所吸納）。換言之，比例原則係要求國家在涉及人民基本權利之公權力行為中，其意圖實現之「目的」與公權力行使之「手段」間，應具備適當合理之「比例」關係，其具體操作又可細分為三項子原則：適當原則、必要原則、狹義比例原則，其詳細內容可參考本章第二節之四（頁 22-23）之論述。

四、權力分立原則

　　權力分立之主要目的在使國家權力——行政、立法、司法——不會集中在少數人手上，以避免專政濫權；而其內涵可再分為「垂直分權」與「水平分權」，前者係指中央政府與地方政府之權限劃分，而後者則係指中央或地方政府內部各機關間之權限劃分 [27,28]。如憲法第 108 條即規定包括公共衛生在內等事項，由中央立法並執行或交由省縣執行，但「省於不牴觸國家法律內，得制定單行法規」，便係對中央政府與地方政府權力之劃分；地方制度法第 18 條第 1 項第 9 款同樣將衛生及環境保護事項定為直轄市自治事項，可在不牴觸中央法律之前提下，由地方立法規範——如大法官在釋字第 738 號解釋便認為，縣市政府自訂之電子遊戲場業營業場所距離限制之自治法規，便屬地方自治團體自治事項之立法權範圍，而與中央與地方權限劃分原則無違。但仍需注意者為，憲法第 107 條有規定包括外交、國防、司法、中央財政與國稅、國際貿易政策等，應由中央立法並執行之，故公共衛生事務若與第 107 條所定事務有關者（如國際貿易），便有必要針對具體個案檢視地方立法是否已違反中央立法並執行國際貿易政策、並有違反垂直分權之可能；如憲法法庭於 111 年憲判字第 5 號（萊劑殘留標準之權限爭議案）便認為，食品安全衛生管制標準應具全國一致性質，屬憲法第 18 條第 1 項第 3 款（商業）與第 18 款（公共衛生）所定之中央立法事項，故地方自治法規應受中央法規（食品安全衛生管理

法）拘束，而不得另訂不同標準。

五、法治國原則／依法行政原則

法治國原則主要是指國家公權力對於一定誡命之遵守，並且應以法律規範國家與人民之法律關係；因此其主要指涉者爲依法行政原則（但廣義而言，其組成要素尚可包括前述之基本權利與權力分立原則），亦即行政權應受法律與一般法原則之拘束，且可進一步區分爲：（1）法律優位原則（或稱法律優越原則），指行政行爲或其他行政行爲，均不得與法律相抵觸 [10]；此一原則爲法位階的問題，在法規範上形成規範金字塔，最高位置爲憲法，其次爲法律或條約，再次爲法規命令，又再次爲地方自治規章；且因法律優位原則強調國家消極的不違反法律規定，故又稱爲「消極依法行政」。（2）法律保留原則，係指沒有法律授權，行政機關即不能合法作成行政行爲，而其理論基礎即在於憲法已將某些重要事項保留僅能由立法權以法律加以規範；且相較於法律優位原則要求行政權之消極不作爲，法律保留原則則積極的要求行政權之行政行爲需有法律規範之明文依據，故又稱爲「積極依法行政」[10]。法律優位與法律保留原則可同時參考本章第二節之一（頁 17-19）。

六、社會國原則／福利國原則

社會國原則之主要內涵在揭示弱勢者（如經濟弱勢）之生存條件與追求合乎公平正義之社會秩序與制度爲國家應達成之目標，具有高度之目標性與價值取向性；且因公平正義概念之具體內涵與社會形態、發展程度、價值認知兼具有緊密之關聯性，故社會國原則之內容亦具有開放性與動態性 [29]。從憲法基本國策相關規定之角度出發，可發現除自由主義、個人主義的基本權利清單外，我國憲法也同時對經濟活動與社會政策之積極介入加以規定——如平均地權與節制資本（第 14 條）、土地漲價歸公（第 143 條）、重要生產工具公有化（第 144 條）、提供工作機會（第 152 條）、保護勞工與農民（第 153 條）、實施社會福利措施與社會保險制度（第 15 條至第 157 條）、教育機會平等原則（第 159 條）、維護婦女人格尊嚴及消弭性別歧視與保護身心障礙者（增修條文第 10 條）——以達成財富重分配與保障社會弱勢

之目的 [17] [10] 。

　我國憲法之社會國原則基本上應包括以下幾項重要要素：

1. 合乎人性尊嚴之基本生存條件：此與基本權利保障之概念不盡相同，因社會國原則並不關切人民之生存條件剝奪是否來自國家或其他公權力，而是重視當人民因社會經濟地位或其他突發因素導致生活陷於困頓、無法自力維生時，課與國家負有積極採取相對應措施之義務，以協助個人重返常態生活，藉以保障個人間達成理想生活目標之平等機會範圍（the range of fair opportunities）不存在顯著之差異 [29] 。如憲法第 155 條後段所規定「人民之老弱殘廢，無力生活，及受非常災害者，國家應予以適當之扶助與救濟」，便充分體現社會國原則之精神；而社會救助法所提供之生活扶助、醫療補助、急難救助、與災害救助（第 2 條）更為憲法委託而立法以落實社會國原則之適例 [18] [30] 。

2. 社會正義：從機會平等（fair opportunity）之角度出發，強調每個人在社會生活與經濟秩序中享有相同立足點之實質平等（substantive equality），並在此基礎上發揮個人天賦與努力以獲致相當之社會地位與經濟收入 [29] 。而社會正義所重視者不限於對低於生存基本條件之弱勢族群之照顧，更強調社會基本結構之平等，要求國家有義務建立並落實合乎公平之社會政策，以消弭因各種因素——如不良工作環境、健康照護之經濟與地理障礙、性別或種族歧視等——所形成之非必要（unnecessary）、系統性（systematic）且可避免（avoidable）之社會不平等（social inequality）現象。

3. 社會安全：指對於遭遇社會生活風險（如疾病、意外、失業、年老、死亡、工作傷害等）致喪失或減少原有收入、或需臨時支付大筆費用之人民，國家有義務給予金錢上之給付 [31] 。雖然社會安全之概念與基本生存條件、社會正義之基本概念若合符節，但前者特別強調對「生活變故」與「社會風險」問題以「社會給付」方式予以解決，並透過社會扶助、社會保險、或社會福利方式完成 [29] 。

---

17 實務上，如釋字第 485 號解釋亦認為促進民生福祉為憲法之基本原則，故「國家應提供各種給付，以保障人民得維持合乎人性尊嚴之基本生活需求，扶助並照顧經濟上弱勢之人民，推行社會安全等民生福利措施」；釋字第 767 號解釋許宗力大法官協同意見書中亦將藥害救濟定位為依據社會國原則而產生之社會補償機制。

18 但所謂「基本生存條件」之具體內涵為何，判斷上並不容易，如釋字第 550 號解釋雖然有提及「社會福利之事項，乃國家實現人民享有人性尊嚴之生活所應盡之照顧義務」，而將「基本生存條件」與「人性尊嚴」做連結，但此僅能作為國家義務並不僅止於單純維持人民存活（即 Abraham Maslow 需求層次理論中最低階之生理需要）之論述，如何進一步判斷社會平均生活條件是否合乎人性尊嚴之基本要求，有關其內涵、範圍與效力則仍待在不同個案中加以釐清。

除憲法第 155 條前段所揭示「國家為謀社會福利，應實施社會保險制度」外，增修條文第 10 條第 5 項規定「國家應推行全民健康保險」亦被視為社會安全體系之落實；而釋字第 472 號解釋亦認為社會保險之建立為符合憲法意旨之社會安全制度，而全民健康保險制度（包括強制納保、繳納保費）便係基於社會互助、危險分攤及公共利益考量之社會安全制度，故具有合憲性。一般認為安善之社會安全制度應該包括疾病保險、意外保險、年金保險、失業保險、及照護保險，以交織成無漏洞之社會福利網 [29]。

社會國原則在公衛法上之實踐需注意以下兩點：（1）社會國原則並非毫無界線，尚須考量國家財政負擔能力，如釋字第 485 號解釋（眷村改建條例就原眷戶優惠規定是否違反平等原則案）便闡明「國家資源有限，有關社會政策之立法，必須考量國家之經濟及財政狀況，依資源有效利用之原則，注意與一般國民間之平等關係，就福利資源為妥善之分配」[19]。（2）但國家財政限制並不能成為國家無限期延宕實現社會國原則之事由，國家仍應闡明其不作為之真正目的（如有限資源之利用方案）與將採取哪些立法或行政措施以在合理時間範圍內完全實現社會國原則 [20]，以區分國家之不作為是屬於「合憲之立法形成」或「違憲之立法怠惰」[29]。

第二節　行政法基本原則

行政法為有關行政組織、職權、任務、程序、與國家或其他行政主體與人民間權利義務關係之法律，例外情形尚可包括人民間相互權利義務關係之公法法規。一般而言，行政法與憲法間之關係密切，蓋憲法條文多屬原則性揭示規定，其具體實現仍有賴於行政法規之制定與施行；如憲法所揭櫫之福利國原則〔參考本章第一節

---

19 另可參考釋字第 542 號解釋（翡翠水庫集水區遷村計畫之救濟金發放案）稱「社會政策之立法……在目的上須具資源有效利用、妥善分配之正當性」，而釋字第 571 號解釋（921 慰助金發放對象準據案）亦強調「〔對於人民受非常災害者扶助與救濟〕之給付對象、條件及範圍，國家機關於符合平等原則之範圍內，得斟酌國家財力、資源之有效運用及其他實際狀況，採取合理必要之手段」。

20 在國際人權法上亦有類似之概念可參考，如聯合國經濟社會文化權利委員會（Committee on Economic, Social, and Cultural Rights）第 14 號一般意見書（General Comment Nol. 14）第 30、31 段，便主張國家對於經濟社會文化權利公約（International Covenant on Economic, Social, and Cultural Rights）第 12 條所規範之健康權保障，因可資利用資源有限而造成各種限制，甚至僅能漸進（progressively）滿足該權利保障，是具有正當性的；但其亦強調有限之資源不應解釋為國家義務失去意義，而仍應要求國家負擔具體與持續（expeditiously and effectively as possible）實現健康權之義務。

之六（頁 14-16）〕，便有賴於制定各種福利法規──如失業保險便規定在勞工保險條例、老人與失能者照護便規定在老人福利法與身心障礙者權益保障法、傷病照護之社會保險機制則規定在全民健康保險法──故有稱「行政法為具體化憲法」之描述。

　　在現代國家行政範圍日益擴大且處理事務漸趨複雜之情況下，行政法對行政權之規範作用──尤其是對權利義務關係之內涵與界線之劃定──便有其重要性[10]。以公衛法為例，各種公衛法規固然規定衛生主管機關之權限、衛生政策規劃與執行（如醫療專業與藥政事務之管理、傳染病防治、食品安全衛生管理等）等事項，但最重要者仍是確定人民基於公衛法規範下所產生之權利義務關係，如醫事人員執業之資格（工作權）、醫療或藥物廣告之限制（言論自由）、藥物製造輸入之事前查驗登記審查機制（商業自由）、傳染病防治之隔離治療（人身自由）、食品安全風險管理（商業自由）等，這些內容雖然看似對衛生行政事務之管理，但均設有不遵守法律規範之相關處罰與程序，故其根本實係課予人民遵守公衛法規範之義務，以維持立法權所欲建立之衛生體系與秩序；故行政法除規範行政權之運作，其內涵仍不可避免表現在對國家與人民間權利義務關係之規範。

　　在此概念下，行政法具有作為行政活動基準之行為規範性質、作為爭議發生解決之裁判規範性質、作為強制人民作為或不作為之強制規範性質、與實現複雜行政任務之技術規範性質，對於國家領域之行政作為便有重要意義；也因此，為避免國家權力之運作毫無節制，行政法遂依照立憲國家理念之具體化，就行政行為之一般事項設有普遍適用於行政法領域之基本原則，如行政程序法第 4 條規定「行政行為應受法律及一般法律原則之拘束」[3,14]。以下便分別就行政法原則之內涵加以闡述。

一、依法行政原則

　　依法行政原則主要是基於權力分立原則，要求行政權之行使不得違反立法權所制定之法律，且於合法性受爭議時應由司法權（行政法院）予以審查[6]。而與法治國原則（第一節）之內涵有其相似之處，依法行政原則之兩大構成要素分別為法律優位原則與法律保留原則，此兩種原則具有對國家權力作用限制與導正之功能，尤其是對立法權或行政權可能之濫用產生限制性作用[14]。

（一）法律優位原則

　　法律優位原則係要求行政行為應受現行有效法律之拘束，且不得偏離或違反，而此處之法律係指立法院通過、總統公布之法律（憲法第 170 條）；且因此原則僅消極禁止行政行為違反法律，故又稱為消極依法行政原則。而此原則亦蘊含規範位階之意義（亦即規範金字塔）──行政命令或行政處分之各類行政行為在規範位階上低於法律，而法律之規範位階低於憲法，故法律與憲法牴觸者無效（憲法第 171 條第 1 項）、命令與憲法或法律抵觸者無效（憲法第 172 條）、縣單行規章與國家法律或法規牴觸者無效（憲法第 125 條）；而中央法規標準法第 11 條亦有類似之規定：「法律不得牴觸憲法，命令不得牴觸憲法或法律，下級機關訂定之命令不得牴觸上級機關之命令。」至若如何審查下位規範是否抵觸上位規範，除可由司法院統一解釋之外（憲法第 78 條），亦可由法院審查 [21][14]。

（二）法律保留原則

　　法律保留原則指的是行政權需有法律之授權始能作成行政行為，蓋憲法已經將特定事項保留予立法者，須以立法方式方得加以規定，而行政機關對於該保留事項，除有法律規定或依法律授權時，不得加以干預。而法律保留原則普遍被認為是現代法治國原則之具體表現，不僅規範國家與人民之關係，亦涉及行政、立法兩權之權限分配（釋字第 614 號解釋），憲法法庭亦曾就法律保留原則作成解釋，認為憲法所定人民之自由及權利範圍甚廣，但凡不妨害社會秩序公共利益者均受保障（釋字第 443 號解釋），故不論是對人民基本權利之限制、抑或是涉及公共利益或實現人民基本權利之保障等重大事項者，原則上均應有法律或法律明確之授權為依據 [22][10]，且應以法律規定之事項，非經法律授權不得逕由行政命令取代而為規定。

---

21 如釋字第 137 號、第 216 號解釋便稱「各機關依其職掌就有關法規為釋示之行政命令，法官於審判案件時，固可予以引用，但仍得依據法律，表示適當之不同見解，並不受其拘束」，而行政訴訟法第 216 條亦規定「〔行政法院〕撤銷或變更原處分或決定之判決，就其事件有拘束各關係機關之效力」，而且「機關須重為處分或決定者，應依判決意旨為之」，便顯示行政法院得就法規命令之實質合法性（即是否違反法律優位原則，如是否違反母法規定）與形式合法性（即是否違反法律保留原則，如法規命令是否已獲法律授權或增加母法所無之限制），予以審查確認，而行政機關應遵守其判決。

22 現行憲法對法律保留原則採取兩種規定方式：（1）一般保留：憲法第 23 條要求對憲法所列舉之自由權利，必要時得以法律限制之（參考本章第一節），即為典型之一般保留條款；另如中央法規標準法亦規定，憲法或法律有明文規定應以法律定之者、關於人民之權利義務者、關於國家各機關之組織者、及其他重要事項之應以法律定之者，應以法律定之（第 5 條），而未經法律授權，不得逕由行政命令取代而為規定（第 6 條）。（2）個別事項保留：即憲法規定應特

另需要注意者為，應以法律規定之事項經法律授權後雖可由行政命令定之，但若法律並無轉委任之授權，該機關即不得再委由其所屬機關逕行發布相關規章，此即為再授權禁止原則（或稱轉委任禁止原則）；因立法權既已授權特定行政機關就特定事項訂定法規命令，則被授權之特定行政機關便應在授權範圍內自己為之，而不應超越國會授權之範圍而將授權再度轉移至其下級機關或其他行政機關另訂規範。而違反再授權禁止原則之命令，應認為屬牴觸法律之命令而無效 [14]（行政程序法第 158 條第 1 項第 1 款）。

法律保留原則之理論基礎在於，越重要事項之決定應有越高之民主合法性基礎，故涉及人民或國家機關行為之規範化問題，應透過以人民授權為基礎之民主制度解決（參閱本章第一節有關民主國原則之討論），而法律係由代表民意之立法權所制定，自較具民主正當性；而行政權僅屬執行權，因其決定之民主基礎相對較為欠缺，故除非經法律授權，否則不宜越過立法權而自為規範 [14]。惟並非一切自由及權利均無分軒輊受憲法毫無差別之保障，何種事項應以法律直接規範或得委由命令予以規定，與所謂規範密度有關，應視規範對象、內容或法益本身及其所受限制之輕重而容許合理之差異 [23][14]。

二、明確性原則

明確性原則在概念上指的是，基於法治國家原則，不僅法律應明白確定，使人民可以預見其法律效果，進而知所進退，行政機關及法院亦可據以執行及審判 [6]。具體細分，明確性原則又可分為三種層次之意涵：法律明確性原則、授權

別保留由法律規定者，如憲法第 24 條規定公務員違法侵害人民之自由或權利者，應「依法律」受懲戒，而被害人民就其所受損害得「依法律」向國家請求賠償；第 61 條、第 76 條、第 82 條、第 89 條、第 106 條、增修條文第 2 條第 4 項，規定行政院、立法院、司法院及各級法院、考試院、監察院、及國家安全機關之組織，應以法律定之；增修條文第 9 條有關省縣地方制度與第 11 條兩岸關係事項等，均屬之。

23 法律保留原則至少有四個層次（層級化法律保留）：（1）憲法保留，指縱令立法機關亦不得制定法律加以限制，主要涉及國家最上層組織、基本憲法政策、基本權利核心保障部分；（2）國會保留，又稱絕對法律保留、或狹義法律保留，指禁止委託立法之法律保留，亦即僅能透過形式意義之法律加以規範，立法權不得就這類事項委託行政機關以法規命令規定之，行政機關亦不得基於職權逕自規定，如剝奪人民生命或限制人民身體自由者必須遵守罪刑法定主義即屬之；（3）授權命令事項，又稱為相對法律保留，亦即有關人民自由權利限制之重要事項，得以具體明確之法律授權條款，委由命令規定，其對象包括干涉（侵害）行政與給付行政；（4）非法律保留，亦即行政機關依其職權執行法律時，僅得就執行法律之細節性、技術性次要事項（非重要事項）為必要之規範，此雖可能對人民產生不便或輕微影響，但並非憲法所不許。

明確性原則、與行政行為內容明確性，而其目的均在要求涉及人民權利與義務事項時，需有清楚之界線與範圍，人民對於何者為法律所許可或禁止方能事先預見與考量。

1. 法律明確性原則：立法權為抽象一般性規定，故法律之構成要件與法律效果應明確，以避免模糊不清之法律規定影響人民對干預性法律之可預見性、可量度性及可信賴性，並使執法者有法律適用之一致性，而形成法律安定性 [32]。但法律明確性原則之要求，並非要求法律文義應具體詳盡、且完全沒有解釋之空間或必要，立法者於制定法律時，仍得衡酌法律所規範生活事實之複雜性及適用於個案之妥當性，選擇適當之法律概念與用語（包括適當運用不確定法律概念或概括條款）24，只要這些概念或用語能同時符合以下要件，便可被認為與法律明確性原則無違（釋字第 767 號解釋）：（1）可理解性：自法條文義、立法目的與法體系整體關聯性檢視，法律規定非難以理解；（2）可預見性：一般受規範者得預見特定事實是否屬於法律所欲規範之對象；（3）（司法）可審查性：法院得審查認定並確認法律意義。

2. 授權明確性原則：僅在具備明確授權依據（包括法律授權之目的、內容、及範圍）25 之前提下，方能授權行政機關以法規命令規範特定事項，否則人民將無法確認立法權在將有關人民自由權利限制之重要事項授權行政權規範時，是否有過度或空泛授權之疑慮 [33]；而是否明確之判斷標準則與法律明確性原則相同，以可理解性、可預見性、與可審查性為審查依據 26 [14]。舉例而言，針對具強制性質之全民健康保險，因施行將影響人民與國家之權利義務關係，故大法官在釋字第 524 號解釋中便主張「若法律就保險關係之內容授權以命令為補充規定者，其授權應具體明確，且須為被保險人所能預見」。

3. 行政行為內容明確性：為使人民易於理解，並能對行政行為有預測其法律效果之

---

24 參見司法院釋字第 432 號、第 521 號、第 594 號、第 602 號、第 690 號、第 794 號、第 799 號、第 803 號及第 804 號等解釋。
25 參考司法院釋字第 390 號、第 522 號解釋。
26 需注意者為，憲法法庭對授權明確性之判斷似乎有寬嚴不同之基準，如釋字第 402 號解釋便稱「法律授權訂定命令，如涉及**限制人民之自由權利**時，其授權之目的、範圍及內容須符合**具體明確**之要件；若法律僅為概括之授權者，固應就該項法律整體所表現之關聯意義為判斷，而非拘泥於特定法條之文字，惟依此種概括授權所訂定之命令，**祇能就母法有關之細節性及技術性事項加以規定**，尚不得超越法律授權之外，逕行訂定裁罰性之行政處分條款。」因此，（1）若法律授權涉及裁罰性效果時（限制人民自由權利），則要求應以具體明確之較為嚴格之授權明確方式為之，亦即立法權應明示或以充分明確之方式，表現授權之目的、範圍及內容。（2）但若不涉及裁罰性效果時，則即令法律未就授權之內容與範圍未有規定，只要依法律整體解釋，可推知立法者有意授權主管機關，即不違反授權明確性原則（釋字第 538 號解釋）。

可能性，故對於行政行為——指各種行政作用，包括行政命令、行政處分、行政
契約等——之內容便有明確性之要求（行政程序法第 5 條）；且在解釋上不限於
狹義之內容應明確，包括行政行為之各項重要之點亦須明確，故如行政處分書之
內容雖然明確，但若其受行政處分之相對人不明確（如僅記載「某某等數人」），
亦屬違反明確性原則之要求 [2]。

三、公益原則

因民主國家之憲法與法律本身已隱含公共利益之內涵，故行政行為除應以形式
法律為根據、受實質法律支配（依法行政原則）外，亦應受到公共利益作為行政行
為目的之拘束，從而若行政機關之作為違反公共利益，便將被視為失去其正當性
[34,35]。因此，公益原則也被認為，屬於行政程序法第 4 條所稱行政行為應受拘
束之一般法律原則，可作為審查行政行為合法性之依據，而行政機關作成行政行為
時，便應考量是否能兼顧公共利益並適時審酌 27；另如行政執行法第 3 條亦稱「行
政執行，應依公平合理之原則，兼顧公共利益與人民權益之維護……」。

然而，公共利益之內涵與要件並非十分明確。一般認為，法律上所稱之公共利
益，並非統治者或特定族群之利益，也非執政者、立法者或官僚體系之利益，更非
政治社會中各成員利益之總和，而是各成員事實上之利益，經由複雜交互影響過
程，所形成之理想整合狀態 [35]。也因此，公共利益是一個不確定且動態之法律
概念，不僅內容與受益對象無絕對標準，其概念也可能隨著國家任務之擴充或實踐
而產生變化；如法務部針對個人資料保護法中得例外作為個人資料利用之「公共利
益」內涵，便認為其係屬社會不特定之多數人可以分享之利益而言，但因屬抽象之
法律概念，「故尚難遽定其範圍及認定標準，仍宜依具體個案分別認定之」（法務部
法律字第 10403508020 號函）。也因此，在多元社會中欲判斷公共利益，不能僅憑
行政機關之主觀判斷，而是須由客觀公正避免錯誤之認知為之，包括透過公開與充
分之討論以形成共識。但仍需注意一點，雖然公益原則強調行政機關之行為應為公
益服務，但並非所謂公益均應優先於私益，蓋公益與私益並非全然對立之命題，特
殊私益亦可能屬於公共利益內涵之一部分，並與公共利益共同組成應受國家保障之
「統整概念」，而不宜遽自將公益與私益做對立之量化比較 [35,36]。

---

27 參考最高行政法院 90 年度判字第 1969 號判決。

四、比例原則

　　比例原則為憲法保障基本權利之重要原則，憲法第 23 條規定除為公益動機所必要者外，不得以法律限制人民自由權利，該「所必要者」即為比例原則之要求〔參考本章第一節之三（頁 9-13）〕；而相同之原則亦行政法原則所吸納，要求國家在實施公權力之作為時，應要求「方法」與「目的」之均衡，以保護人民之權利免於遭受國家之過度侵害，故又稱為禁止過度原則。除行政程序法第 7 條要求行政行為應依循比例原則、行政執行法第 3 條要求行政執行不得逾達成執行目的之必要限度外，在公衛法中亦常見比例原則作為限制人民基本權利之重要判準，如嚴重特殊傳染性肺炎防治及紓困振興特別條例第 7 條規定「中央流行疫情指揮中心指揮官為防治控制疫情需要，得實施必要之應變處置或措施」、傳染病防治法第 44 條規定「第二類、第三類傳染病病人，必要時，得於指定隔離治療機構施行隔離治療」、藥事法第 40 條之 1 規定「中央衛生主管機關為維護公益之目的，於必要時，得公開所持有及保管藥商申請製造或輸入藥物所檢附之藥物成分、仿單等相關資料」、精神衛生法第 21 條規定「因醫療、復健、教育訓練或就業輔導之目的，限制病人之居住場所或行動者，應遵守相關法律規定，於必要範圍內為之」等；且即令在法律行政主管機關為細節性、技術性規定之概括條款中，亦可見以比例原則作為拘束行政機關之重要要件，如人類免疫缺乏病毒傳染防治及感染者權益保障條例第 15 條規定「主管機關應通知下列之人，至指定之醫事機構，接受人類免疫缺乏病毒諮詢與檢查：……五、其他經中央主管機關認為有檢查必要者」，而此處行政機關對應被通知檢驗者之條件設定，便應符合比例原則之要求。

　　比例原則之內涵並非單一概念，如釋字第 476 號解釋（毒品條例之刑罰權案）便闡明比例原則之具體內涵包括目的正當性、手段必要性、限制妥當性，而行政程序法第 7 條規定行政行為，應依下列原則為之──（1）採取之方法應有助於目的之達成（適當原則）；（2）有多種同樣能達成目的之方法時，應選擇對人民權益損害最少者（必要原則）；（3）採取之方法所造成之損害不得與欲達成目的之利益顯失均衡（狹義比例原則）──亦被視為比例原則內涵之條文化實例。因此，比例原則被認為包括適當原則、必要原則、與狹義比例原則 [6,37]：

1. 適當原則，指目的與手段間需有可關聯之關係存在，藉以判斷限制基本權利之公權力行使是否有助於達成其目的。此為目的導向之要求，即要求限制基本權利之措施須為正確之手段，且能實現法定目的、或至少有助於預期目的之達成（而不

是全然無助或完全不適合達成預期目的），即不違反適當原則 [38]。舉例而言，若甲屋失火，拆除其隔壁之乙屋以開設防火巷（手段），避免火勢蔓延至其他緊鄰之房屋（目的），便可認為符合適當原則之要求；但若去拆數百公尺以外之丙屋，因其並無法達成避免火勢蔓延之目的，便會被認為手段與目的間不存在可連結之關係。

2. 必要原則（或稱最小侵害原則），指判斷在行使侵害基本權利之公權力時，行政機關於眾多可以達成相同目的之手段中，有無選擇對人民自由權利侵害較小之手段。申言之，國家所採取之限制基本權利手段，除必須能達成既定目的外，亦須缺乏其他具有相同效力且對基本權利不限制或限制較少之手段，該手段始能稱為必要；若有其他同樣有效且對基本權利侵害較少之措施可供選擇時，則該立法措施即有違必要性原則。同樣以甲屋失火為例，若拆除一棟鄰屋即可達成開闢防火巷、避免火勢蔓延之目的，則拆除三棟鄰屋便將被認為違反必要原則。但需注意者為，必要原則是以列入考慮之所有手段均能達成原設定目的、符合適當原則為前提，在此前提下各手段對人民自由權利侵害不一時，方有比較之可能；若各手段雖然侵害程度不同，但達成目的之效果也顯著不同時，則不同手段不一定能放在必要原則下做衡量。

3. 狹義比例原則（或稱衡平原則），指權衡限制基本權利之公權力行使所欲達到之公益動機，與因而受損之人民基本權利間，是否比重相當，亦即手段與目的間比例關係必須適當。此為一種天秤式之衡量，蓋國家為達成一定目的所採取之限制手段，除符合適當性與必要性外，該限制手段所造成之侵害與達成目的之需要程度應該是均衡而合比例的；若基本權利限制手段之強度或造成之侵害已逾越其所欲追求之成果，該基本權利限制之手段便應該被認為超過達成目的所必要之範圍，而不具正當性。而法益之衡量可分為兩個步驟：首先，特定出受到行政行為干預之個人法益、與藉該行政行為所欲追求之公共利益，並對這此等對立之法益進行抽象評價；其次，則是在具體案例中釐清此等對立法益各自所受侵害之強度，並進行評價。

五、平等原則

我國憲法第 7 條規定「中華民國人民，無分男女、宗教、種族、階級、黨派，在法律上一律平等」，便已闡釋平等原則之重要性，強調法律上之平等（相對平等）

──亦即「等者等之，不等者不等之」之精神──以保障人民自由權利免受行政機關行使職權時所造成之侵害；也因此，不僅立法權與司法權於制定或適用法律時不應違背平等原則，行政權於作成行政行為時亦應加以遵守，故如行政程序法第 6 條便規定「行政行為，非有正當理由，不得為差別待遇」[6]。

在平等原則之要求下，行政機關對相同者為不同處理將違反平等原則，對於不同者強為相同處理亦同樣違反平等原則。此處要注意者為：（1）平等原則所要求者並非形式上之平等，而是要求實質平等，故法律與行政行為必須根據合理之原則以追求社會正義對個人平等機會之保障〔參考本章第一節之六（頁 14-16）〕，而非對所有人皆為同等之徒具形式之齊頭式平等 [6]。（2）對於認定事物是否相同時，應探究合理比較標準並尋求相比較事物間之合理關聯性，以做出判斷。如釋字第 593 號解釋便主張「法規範是否符合平等原則之要求，其判斷應取決於該法規範所以為差別待遇之目的是否合憲，其所採取之分類與規範目的之達成之間，是否存有一定程度的關聯性，以及該關聯性應及於何種程度而定」；而在個案中，如在釋字第 547 號解釋（中醫檢覈辦法就回國執業者補行筆試案），也因為若允許未依中醫師檢覈辦法回國參加面試或筆試之華僑，仍得主張取得與參加面試或筆試及格者所得享有在國內執行中醫師業務之權利，將造成其得以規避面試或筆試而取得回國執行中醫師業務之資格，導致實質上之不平等，故大法官認為中醫師檢覈辦法將中醫師檢覈分成兩種類別而異其規定並未違反平等原則。

六、信賴保護原則

信賴保護原則之依據，學說上有不同見解，有認為以誠實信用原則為基礎者，亦有認為係由法治國家原則中之法律安定性原則為基礎者，甚至有認社會國家原則或基本權利保障為基礎者 [6]。但通說仍採法律安定性原則為該原則之根據，亦即民眾若欲追求生活目標，則該計畫能穩定實現便須以個人對國家法律規範有信賴之前提為之，否則該計畫便可能因外在法律規範之恣意變更而受到影響，故國家應負擔維持法律規範之安定性，始能建立人民之信賴；如釋字第 525 號解釋便稱法治國原則首重人民權利之維護、法秩序之安定及誠實信用原則之遵守，故「人民對公權力行使結果所生之合理信賴，法律自應予以適當保障，此乃信賴保護之法理基礎」。

主張信賴保護原則時，需特別注意有三個重要要件 [6]：

1.信賴基礎，即行政機關需有表現於外之行為或措施（如發布行政命令），已構成

人民之信賴基礎。

2. 信賴事實，亦即人民須因信賴行政行為而有客觀上具體表現信賴之行為（如為財產之處置），單純主觀上之願望或期待尚不足以主張信賴保護。

3. 保護價值，即人民因信賴行政行為所產生之利益需存在且值得保護，而如行政程序法第 119 條所列之情形──以詐欺、脅迫或賄賂方法使行政機關作成行政處分、或對重要事項提供不正確資料或為不完全陳述導致行政機關限於認知錯誤而做出行政處分、或明知行政處分違法或因重大過失而不知者──便被認為不具信賴保護價值；而釋字第 525 號解釋（銓敘部就後備軍人轉任公職停止優待案）也進一步說明行政法規預先定有施行期間或經有權機關認定係因情事變遷而停止適用者，亦不生信賴保護問題。

　　另須注意者為，在釋字第 781 號解釋（軍公教年金改革案）中，大法官對於陸海空軍軍官士官服役條例修正後調降原退休所得，雖認為有信賴基礎與信賴事實，但仍認為並未違反信賴保護原則，其主要原因為（1）信賴保護原則所追求之法秩序安定，與現代國家面對社會變遷而衍生之改革需求，必須依民主原則有所回應並加以調和，（2）且任何法規皆非永久不能改變，受規範對象對於法規未來可能變動（制定、修正或廢止）亦非無預見可能，（3）故在無涉法律不溯及既往原則之前提下，基於公益理由而為變動（調降原退休所得）、且該變動已考量受規範對象承受能力之差異並採取減緩生活與財務規劃所受衝擊之因應措施，則該變動尚難謂違反信賴保護原則。

七、不溯既往原則

　　法律不溯既往原則為信賴保護原則之重要內涵，指人民按行為時法律所創設之秩序規範決定其舉措，不能亦不應期待人民於現在於行為時遵守未來制定之法令（釋字第 605 號解釋曾有田大法官協同意見書）；故除法律另有規定外，法律變動原則上自法律公布生效日起向後發生效力。而溯及既往之效果又可分為兩類 [39]：（1）真正溯及既往，指法律對於過去存在之「已終結事實」，嗣後予以變更或規範，故又稱「追溯性效力」；（2）不真正溯及既往，指法律對發生於過去、但尚未終結而繼續存在之事實或法律關係，予以規範或影響，故又稱「回溯性效力」。基於信賴保護與法律安定性之考量，原則上不得訂定真正溯及既往之法律，但原則上可以允許不真正溯及既往（但仍不可忽略以公益與個人對持續性法律關係之信賴作

為衡平）。

舉例而言，前節所舉釋字第 781 號解釋，申請釋憲者便認為修法刪減退除給與退休撫卹基金財源並溯及適用於已退伍除役人員，不僅涉及信賴保護原則，亦涉及不溯既往原則；而大法官認為「新法規所規範之法律關係，跨越新、舊法規施行時期，而構成要件事實於新法規生效施行後始完全實現者，除法規別有規定外，應適用新法規」，故修法刪減月退休俸係適用於舊法規施行期間內已發生、且於新法規施行後繼續存在之退除給與法律關係，並非新法規之溯及適用，故無涉法律不溯及既往原則。

八、誠實信用原則

誠實信用原則，是基於法律社會成員之共識，無須有其他社會條件即可推導出之一般法律原則，為各法律領域通用；該原則起初為民法中行使債權及履行債務之重要原則（如民法第 148 條第 2 項規定「行使權利，履行義務，應依誠實及信用方法」），而後再被推及至其他法律領域，如行政程序法第 8 條便規定「行政行為，應以誠實信用之方法為之，並應保護人民正當合理之信賴」，便為誠實信用原則條文化之實例 [2,6]。

在行政法之應用上，誠信原則可廣泛適用於調和行政關係當事人間利益之均衡、或調整權利義務之衝突，如行政處分之撤銷及廢止、或行政契約因情勢變更而調整內容，均應受誠信原則之限制；此外，在行政法律關係內，不得主張以不當手段取得之法律地位、或權利長期不行使者不得再為行使權利（即令尚未屆滿消滅時效期間或除斥期間），亦可被視為誠信原則之表現 [6]。

九、不當聯結禁止原則

國家基於比例原則、禁止權力濫用之法治國家要求，行政機關行使公權力、從事行政活動，不得將不具事理上關聯之事項與其所欲採取之措施或決定相互結合，尤其行政機關對人民課以一定義務或負擔、或造成人民其他不利益時，其採取之手段與所欲追求之目的之間，必須存有合理的聯結關係；換言之，但凡無合理關聯，不應併為考量及處理者，縱該二事項分別考量及處理均不違法，其併聯考量及處理仍屬不當聯結而違法 [6,40]。舉例而言，大法官在釋字第 612 號解釋中，認為以廢

棄物清除、處理機構所造成污染環境或危害人體健康之重大違法情節或不當營運，作爲撤銷其僱用之技術人員合格證書之要件（舊廢棄物處理機構管輔辦法第 31 條第 1 款），並不違反不當連結禁止原則，因衡酌機構行爲影響環境衛生與國民健康危害甚鉅，以撤銷不適任技術員合格證書作爲手段，與規範目的之達成應具有正當合理之關聯。

而在行政法上，不當連結禁止原則可落實於各行政領域事項，如行政程序法關於行政處分之附款規定（行政程序法第 94 條規定「〔行政處分之〕附款不得違背行政處分之目的，並應與該處分之目的具有正當合理之關聯」）、人民與行政機關締結行政契約互負給付義務之規定（同法第 137 條第 1 項第 3 款規定「行政機關與人民締結行政契約，互負給付義務者，應符合下列各款之規定：……三、人民之給付與行政機關之給付應相當，並具有正當合理之關聯」）均屬之 [6]。而在判斷事項間是否具有事理上關聯時，通常須考量法律對系爭措施所設定的要件或規範旨趣，若行政機關所聯結之事項與系爭法規意旨相同或類似者，即屬具有合理的關聯 [40]。

十、正當程序原則

正當程序原則源於我國憲法，主要以程序基本權之概念呈現，包括：（1）限制人身自由之正當程序：依憲法第 8 條第 1 項所規定，人民身體之自由應予保障，除現行犯之逮捕由法律另定外，非經司法或警察機關依法定程序、或非由法院依法定程序，則不得逮捕拘禁或審問處罰，而人民對非依法定程序之逮捕、拘禁、審問、處罰，得拒絕之；而此處之實質正當法律程序，兼指實體法及程序法規定之內容即實體法須遵守罪刑法定主義，而程序法應踐行案罪嫌疑人逮捕之必要司法程序、審判過程以公開爲原則、及對裁判不服提供審級救濟等。如釋字第 384 號解釋（檢肅流氓條例強制到案案）便說明，「依法定程序」係指凡限制人民身體自由之處置，不問其是否屬於刑事被告之身分，國家機關所依據之程序均須以法律規定，其內容更須實質正當，故若法律授權警察機關得逕行強制人民到案而無須踐行必要之司法程序，便應被認爲已逾必要程度而有違實質正當 [28]。（2）司法程序的正當程序：援引憲法第 16 條訴訟權之保障，合併正當法律程序以保障人民之自由權利 [29]，如釋字第 396 號解釋便闡明司法程序須符合「程序上正當程序」（如採取直接審理、言詞

---

28 參考釋字第 436 號、第 476 號、第 544 號解釋。
29 參考釋字第 418 號、第 491 號解釋。

辯論、對審及辯護制度，並予以被付懲戒人最後陳述之機會等），並應以適當組織（如應採法院之體制），以確保其公正作為。

　　而在行政法上，正當程序原則基本上被認為應包含下列五項要素 [14,41]：（1）公正作為義務（如迴避制度）[30]，主要是避免任何人自為裁判之利益衝突情況，以確保行政機關之公正作為。（2）受告知權 [31]，即行政程序之當事人或利害關係人應有及時獲知有其利害相關事實與決定之權利。（3）聽證權 [32]，主要為保障人民參與行政決定做成之民主參與程序保障。（4）說明理由義務 [33]，指行政機關應說明其行政決定之理由，使當事人或利害關係人不僅能知悉決定之內容，亦能瞭解決定背後之理由與說理依據，除建立理性辯論行政決定正當與否之基礎，也保障人民在行政救濟時能為有效之攻擊防禦。（5）行政資訊公開 [34]，即藉由資訊公開而使得行政行為得以獲得監督，從而減少行政機能之腐敗。

結　語

　　憲法及行政法作為處理人民與國家間法律關係之重要基礎，對於確保民主合法性、監督國家依法行政、踐行正當法律程序、抑制行政權恣意而缺乏制衡，有其重

---

30 有關公正作為義務之規定包括迴避制度（行政程序法第 32 條、第 33 條規範公務員應自行迴避或申請迴避之事項）、片面接觸禁止（第 47 條規定公務員不得與當事人或代表其利益之人為行政程序外之接觸）、與組織適法（如應經合議未經合議、合議組成不符法定要件、未達法定人數而開議、不足法定議決人數而議決等，則有違正當程序）。

31 有關受告知權之規定包括行政機關預為實施行政程序所為之告知（預先告知）、行政機關就終局行政決定所為之告知（事後告知）、與救濟途徑之教示，如通知可能受行政決定影響之第三人（第 23 條）、行政處分之通知與送達（第 67 條以下、第 100 條）、告知未參加事實調查或聽證程序之法律效果（第 39 條、第 55 條第 1 項第 8 款）、為行政處分之意旨及不服行政處分之救濟方法與期間及其受理機關（同法第 96 條第 1 項第 6 款）。

32 有關聽政權之規定包括行政機關作成限制或剝奪人民自由或權利之行政處分前，除通知處分相對人陳述意見，亦得舉行聽證程序（第 102 條）、訂定法規命令得依職權舉行聽證（第 155 條）、行政計畫有關一定地區土地之特定利用或重大公共設施之設置而涉及多數不同利益之人及多數不同行政機關權限者應經公開及聽證程序（第 164 條）。另如當事人於行政程序中得向行政機關申請調查事實及證據（第 37 條）、行政處分相對人之陳述意見（第 102 條），亦可被視為民主參與程序之一部分。

33 有關說明理由義務之規定包括如行政程序法第 46 條規定人民在個案中有權利向行政機關申請閱覽、抄寫、複印或攝影有關資料或卷宗（卷宗閱覽請求權），而就一般性資訊則依政府資訊公開法賦予行政機關資訊公開之義務，以保障人民知的權利。

34 有關行政資訊公開義務之規定包括行政權限之委任與委託應刊登政府公報或新聞紙（同法第 15 條、第 16 條）、締結行政契約應給予參與競爭者表示意見之機會（同法第 138 條）。

要性，故對於憲法及行政法之功能性期待──包括人民權益之司法保障與公共利益之制度體現 [4] ──便透過一般法律原理原則加以展現，以確保國家在權力作用（包括公共衛生政策與法律規範）之實踐、限制與導正上，除消極地遵守形式意義上之法律外，亦能踐行實質法治國原則。本章分別就憲法基本原則（包括共和國、民主國／國民主權、基本權利、權力分立、法治國／依法行政、社會國／福利國等原則）與行政法基本原則（包括依法行政原則及其下位之法律優位與法律保留原則、明確性原則、公益原則、比例原則、平等原則、信賴保護、不溯既往、誠實信用、不當聯結禁止、正當程序等原則）進行介紹，作為後續討論公共衛生法之重要基礎，尤其是當處於公共衛生行政任務日漸龐雜、高度專業化與科技化之時代，分析如何透過憲法與行政法一般法律原則深化法治主義。

關鍵名詞

共和國原則（principle of the republic state）

民主國原則（principle of the democratic state）

國民主權原則（principle of popular sovereignty）

基本權利（fundamental rights / constitutional rights）

權力分立原則（separation of powers）

法治國原則／依法行政原則（rule of law）

社會國原則（principle of the social state）

福利國原則（principle of the welfare state）

法律保留原則（principle of legal reservation / principle of legal retention）

再授權禁止原則／轉委任禁止原則（principle of non sub-delegation）

法律明確性原則（principle of legal clarity / principle of legal certainty）

授權明確性原則（principle of explicit delegation）

公益原則（principle of public interest）

比例原則（proportionality principle）

適當原則（appropriateness principle / suitability principle）

必要原則／最小侵害原則（necessity principle / least infringement principle）

狹義比例原則 / 衡平原則（balancing principle）

信賴保護原則（principle of legitimate expectation / principle of reliance protection）

平等原則（principle of equality）

不溯既往原則（principle of non-retroactivity）

誠實信用原則（principle of good faith）

不當聯結禁止原則（principle of improper connection prohibition / principle of *Kopplungsverbot*）

正當程序原則（due process）

審議民主（deliberative democracy）

複習問題

1. 請簡述憲法與行政法一般法律原則在現代法治國家之重要性。

2. 請說明民主國原則（或稱國民主權原則）與審議民主間之關聯性。

3. 請簡述我國基本權利之規範內容與限制基本權利時必須具備之法律要件。

4. 請說明健康權是否為我國憲法所保障之基本權利；若是，則健康權進入我國憲法基本權體系之理論基礎為何。

5. 請列舉行政法基本原則並簡述其內容。

6. 請簡述平等原則與比例原則之內涵，並以身心障礙者保護法規定按摩業專由視障者從事之規定（2007 年身心障礙者保護法第 46 條第 1 項前段：「非視覺功能障礙者，不得從事按摩業」）為例，分析該規定是否違反平等原則及比例原則。

7. 請說明正當程序原則之基本要素，並分析這些要素為何對人民權利之保障具有重要性。

引用文獻

1. Galligan DJ, Versteeg M. Social and political foundations of Constitutions. Cambridge University Press, 2013.

2. 吳庚、盛子龍：行政法之理論與實用。增訂十六版。臺北：三民，2020。

3. 莊國榮：行政法。臺北：元照，2021。

4. 葉俊榮：行政法案例分析與研究方法。臺北：三民，2003。

5. 李建良：行政法基本十講。臺北：元照，2011。

6. 陳敏：行政法總論。臺北：新學林，2019。

7. 林明鏘：行政私法與雙階理論之檢討──從最高行政法院 102 年 10 月份第 2 次庭長法官決議談起。臺北大學法學論叢 2019；63-126。

8. 陳愛娥：憲法基本原則：第一講 導論──憲法、家、社會與憲法學。月旦法學教室 2003；**9**：46-53。

9. 陳新民：憲法學釋論。第六版。臺北：三民，2008。

10. 吳庚、陳淳文：憲法理論與政府體制。增訂三版。自版，2015。

11. 陳愛娥：憲法基本原則：第三講 共和國原則。月旦法學教室 2005；**33**：42-9。

12. 林子儀、葉俊榮、黃昭元、張文貞：憲法──權力分立。臺北：新學林，2003。

13. 程明修：憲法基本原則：第二講 民主國原則（一）。月旦法學教室 2004；**18**：63-72。

14. 李惠宗：行政法要義。第八版。臺北：元照，2020。

15. 張兆恬：審議民主於生醫法上之運用：我國法之觀察。法律與生命科學 2018；**7**：1-16。

16. Gutmann A, Thompson DF. Why deliberative democracy? Princeton University Press, 2004.

17. 李震山：多元、寬容與人權保障──以憲法未列舉權之保障為中心。臺北：元照，2005。

18. 李聖隆：醫護法規概論。臺北：華杏，2005。

19. 李聖隆：什麼是醫療人權。中國論壇 1984；**274**：48-52。

20. 林明昕：基本權各論基礎講座（17）健康權：以〔國家之保護義務〕為中心。法學講座 2005；**32**。

21. 李震山：多元，寬容與人權保障：以憲法未列舉權之保障為中心。臺北：元照，2005。

22. 吳全峰、黃文鴻：論醫療人權之發展與權利體系。月旦法學雜誌 2007；**148**：128-61。

23. 吳全峰：從經濟社會文化權利國際公約論健康人權與健康平等──兼論全民健康保險給付機制之健康人權困境。蘇宏達、陳淳文主編：中華民國施行聯合國兩權利公約的意義：接軌國際、深化民主。臺北：財團法人臺灣民主基金會，2013。

24. 陳新民：憲法基本權利之基本理論（上）。臺北：元照，1999。

25. 李震山：憲法未列舉之「健康權」入憲論理——以司法院釋字第 785 號解釋為中心。月旦實務選評 2021；**1**：119-35。

26. 許宗力：基本權的功能與司法審查。國科會研究彙刊——人文及社會科學 1999；**6**：24-34。

27. 湯德宗：司法院大法官有關「權力分立原則」解釋之研析（上）：總體分析。政大法學評論 1995；**54**：19-60。

28. 湯德宗：司法院大法官有關「權力分立原則」解釋之研究（下）：個案評釋。政大法學評論 1996；**55**：1-45。

29. 詹鎮榮：憲法基本原則：第五講 社會國原則起源，內涵及規範效力。月旦法學教室 2006；**41**：32-41。

30. Maslow AH. Motivation and personality. Prabhat Prakashan, 1981.

31. 林紀東：中華民國憲法逐條釋義。臺北：三民，1998。

32. 李震山：行政法意義下之法律明確性原則。月旦法學雜誌 2000；**57**：14-5。

33. 雷文玫：授權明確性原則的迷思與挑戰：美國立法授權合憲界限之討論對釋字五二四號解釋與全民健保的啓示。政大法學評論 2004；**79**：53-114。

34. 城仲模：行政法之一般法律原則（二）。臺北：三民，1997。

35. 吳庚：行政法之理論與實用。增訂十版。臺北：三民，2008。

36. 林明鏘：ETC 判決與公益原則評臺北高等行政法院九十四年訴字第七五二號判決及九十四年度停字第一二二號裁定。月旦法學雜誌 2006；**134**：5-25。

37. 城仲模：行政法之一般法律原則。臺北：三民，1994。

38. 湯德宗：大法官釋字第 664 號解釋評析。法令月刊 2009；**60**：4-26。

39. 李建良：法律的溯及既往與信賴保護原則。台灣法學雜誌 2001；**24**：79-88。

40. 李建良：行政法上不當聯結禁止原則。月旦法學雜誌 2002；**82**：20-1。

41. 湯德宗：行政程序法論。臺北：元照，2003。

第 2 章
公共衛生法基本概念與原理原則

吳全峰　撰

學習目標

一、描述公共衛生法之定義與特質

二、瞭解公共衛生法在法律體系之定位、與其他法律間之互動

三、瞭解公共衛生法之基本原則——包括一般法律原則與公共衛生倫理原則——並能運用這些原則分析衛生政策與法律規範之正當性

前 言

公共衛生法〔public health law，或稱衛生法（health law），下文簡稱公衛法〕作爲實踐公共衛生、保障人民健康、平衡公共衛生介入手段中權利義務衝突之有效政策工具，有其重要性。同時，因公共衛生宏觀且內涵多元之特色，也使得公共衛生相關法律議題具有複雜性與前瞻性。因此，近年來公衛法已從傳統法律規範之副產品，逐漸發展成爲一套具完整獨立理論體系之法律專業學門。爲充分理解公衛法之架構，本章將首先介紹公衛法之定義與特質，說明公衛法作爲獨立學門之必要性。其次，則簡單分析公衛法在一般法律體系中之定位，包括公衛法與其他法律間之關聯性與互動，及與公共衛生直接相關之專門法律規範體系。最後，則介紹貫穿公衛法體系並反映其基本價值與目的之基本原則——這些原則基本上反映出作爲公衛法基礎之憲法及行政法基本原則——並簡單說明如何運用這些原則，以確保公衛法制定與執行之正當性（justifiability）與合法性（legality）。

第一節　公共衛生法之定義與內涵

公衛法之基礎價值在健康，除因（1）健康爲維持個人尊嚴、確保社會參與發揮個人潛能之基本需求，尤其當疾病（disease）與失能（disability）可能實質限縮個人追求終極生活計畫目標時，個人基本健康（minimal health）之確保便有其重要性 [1-3]；亦因（2）在民主理論之下，國家係因人民之安全與福利之需要而透過集體行動所組成，故國家對於人民所重視之健康促進自有保障與規範之責任 [4]。雖然健康是否屬於特殊之社會財（social goods）且需要優先於其他社會財（如食物、衣服、住宅等）獲得滿足，仍存在許多爭論——包括社會在有限資源之限制下應提供多少資源於健康照護，健康照護接受者（health care receivers）是否能選擇拒絕社會所提供之利益（健康照護）並要求以其他方式（如金錢）替代——均使健康作爲

1　包括 Allen Buchanan、Norman Daniels、Lawrence Gostin 等學者均認同若理性、自由、平等社會成員之健康因殘疾之影響，而無法滿足其基本能力（basic capabilities，如與生命維持直接相關之生理或心理功能、身體之完整性等）之要求，並限縮其實踐人生目標之正常機會範圍——受殘疾影響而無法平等地去追求並達成自己所構築之生活計畫與該計畫中所希望達成之目標（good ends of the life plan）——則社會有義務滿足影響個人平等機會之健康照護需要（此即基本健康），並最低限度地達到健康照護分配正義之標準。

社會財運用之概念更形複雜；但多數國家均不否認，為使政府能有組織地為醫療、衛生、福利與社會安全提供保障，透過公衛法規範以達成公共健康政策目標，有其必要性與重要性 [1,5]。

但公衛法之具體內涵，卻隨著公共衛生概念之演變而漸趨複雜與多元。詳言之，公共衛生作為「一門預防疾病、延長壽命，並促進健康的科學與藝術，透過社會、組織、公私部門、社區、與個人之組織性力量與充分訊息之下的選擇，共同來推動」[2]，其與健康間之重要關聯性不言可喻 [6]。但公共衛生要如何透過整合不同行動者或利害關係人（stakeholders），以確保社會履行其公共衛生義務並保障人民健康條件，卻是一個複雜的議題。尤其當整體衛生環境與醫療條件伴隨科技進步與社會變遷而產生激烈變化時，公共衛生領域之議題便充滿著複雜且多變的權利義務關係（如全民健康保險制度下之政府、醫療院所與被保險人間之關係），也同時存在著引起權利義務衝突之變因（如國家是否有權力限制傳染病患者之行動自由，或是否有權力管制民眾吸菸之不健康行為），而需要法律典範——作為個人與團體間共守之權利義務規律——介入以形塑具體之法律關係與行為規範 [7]。

因公共衛生概念之興起與複雜化，公衛法之討論與類型化便因而興起。舉例而言，全民健康保險制度之建立對於公共衛生目標之達成——公平就醫機會之促進與健康權利之保障——有其重要性，但在全民健保體系下如何建構法定強制納保之正當性（釋字第 472 號解釋）與釐清給付、支付及收入三者間之複雜法律關係，卻需要從法律之原理架構出發，並將政策或實務上可能發生爭議之問題加以類型化與法理定性，始能依其性質導出各方間之權利義務關係 [8]。再舉一例，傳染病之發生、傳染及蔓延將危害人民生命與身體健康，政府自應採行適當公共衛生防治措施（包括強制隔離治療）以為因應，但人民身體之自由應予保障又為憲法第 8 條所明定；因此，釋字第 690 號便嘗試從正當法律程序檢視傳染病防治法有關強制隔離之規定，以平衡政府權力、個人權利與公共利益之衝突〔參考本章第三節之一（頁 44-45）與第三節之四（頁 47-48）〕。

更進一步來看，健康作為整體不可分割（integral）之普世（universal）價值，已為多數社會及國家所理解並承認。因此，在近來漸趨成熟之健康人權概念下，公衛法所應涵蓋之範疇，除健康照護體系（包括但不限於醫療服務與醫藥產品、預防

2　本段文字之原文如下：「[Public health is] the science and art of preventing disease, prolonging life and promotion health through the organized efforts and informed choices of society, organizations, public and private communities and individuals.」

保健等）外，更擴張至環境衛生、工業衛生、健康資訊、衛生教育等領域，甚至納入健康之社會決定因素（social determinants of health）[3]。由此顯見公衛法之內容隨著社會發展、科學進步與人權概念深化，會日趨多元與複雜 [9,10]。舉例而言，社會流行病學（social epidemiology）評估影響健康之社會決定因素、或醫療社會學對健康之三度空間式思惟（將異質性社會文化對健康之不同詮釋納入對健康之分析）等概念，已逐漸被納入公衛法規範，並因此擴大公衛法之內涵。而世界衛生組織（World Health Organization, WHO）轄下之健康社會決定因素委員會（Commission of the Social Determinants of Health, CSDH），亦主張健康照護政策不應單純僅以醫療照護資源之公平分配爲滿足。其他如健康不平等、或形成健康不平等之深層社會政策規劃失當與經濟安排不公，這些由多重因素所形成之結構性問題（包括權力、機會與主觀價值），均應作爲衛生政策與法律之重要考量面向 [9]。

近年來各國均積極在法律體系中訂定公共衛生相關之法律規範，藉以闡明政府、利害關係人與公共衛生行動者在公共衛生體系下之權利義務關係，並希望能仰賴法律作爲客觀因素之實務操作，作爲合理解決彼此權利義務與利益衝突之平衡機制 [11]。因此，公衛法可以被定義爲 [4]：

> 處理國家法律權力與義務（legal powers and duties）及國家與不同領域利害相關者（包括健康照護、企業、社區、媒體、學術等領域）合作關係，以確保人民實現健康之條件（包括監測與確認、預防與治療、改善或排除人口健康危險因子）之法律規範，並檢視以國家權力合理限制（constraint）個人之自主、隱私、自由、財產或其他受法律保障權益之正當性，以達到追求公共善（common good）之政策目的〔即保障人民可達到之最高水準之生理與心理健康狀態（highest attainable level of physical and mental health）〕[4]。

3　依據 WHO 轄下之健康社會決定因素委員會（Commission of the Social Determinants of Health，以下簡稱 CSDH）於 2008 年所提出之報告「用一代人時間彌合差距：針對健康之社會決定因素採取行動以實現健康公平」（Closing the Gap in a Generation-Healthy Equity through Action on the Social Determinants of Health），健康之社會決定因素包括日常生活與工作條件（daily living and working conditions，如衛生環境、全民醫療保健、終身社會保護等）、結構性驅動力（structural drivers，如健康平等、平等財務負擔、性別平等、政治充權、全球治理等）。

4　本段文字之原文如下：「Public health law is the study of the legal powers and duties of the state, in collaboration with its partners (e.g., health care, business, the community, the media, and academic), to ensure the conditions for people to be healthy (to identify, prevent, and ameliorate risks to health in the population), and of the limitations on the power of the state to constrain for the common good [the highest attainable level of physical and mental health in the population] the autonomy, privacy, liberty, proprietary, or other legally protected interests of individuals.」

　　換言之，公衛法之本質主要可分爲兩個面向：（1）公衛法爲實踐公共衛生之工具。蓋公共衛生以健康保障目的（包括識別、預防與降低人群健康風險）爲定義之特質，使其可運用之政策工具（如公衛監測、流病調查、衛生教育等）橫跨不同學科領域，而法律亦屬其中；尤其法律以國家強制力爲實現手段之特徵，更使其成爲實踐公共衛生、保障人民健康之有效政策工具 [12]。（2）公衛法爲平衡公共衛生介入手段中權利義務衝突、界定法律關係之準據（如判斷強制隔離傳染病患者是否過度限制人身自由[5]，或判斷強制業者於菸草產品包裝上標示成分及健康警語是否過度限制言論自由[6] 等）。

　　但此處時亦顯現出公衛法在實踐公共衛生目標時所可能呈現之雙重性悖論 [4]：一方面，國家必須採取必要行動（有時甚至以強制力作爲手段），以達到健康風險控制與公眾健康促進之政策目的；但另方面，政府不能恣意地以公共健康爲理由而限制人民自由權利，從而使降低社會健康風險與保障人民免受政府干預間存在緊張矛盾之關係（如爲保障公眾健康而限制菸品廣告，便可能限制菸草業者之商業言論自由），而有適度平衡之必要。蓋健康雖然有其重要性，但公眾健康之維護與個人權利之保障均非絕對（absolute）價值，亦非不能限制；公衛法之主要作用便在於運用法律原則（如比例原則）以確保國家在公權力之運用（確保人民健康）與節制（保障人民權利）間取得衡平之狀態，以創造有意義且具正當性之法律管制手段，並保障人民可達到之最高水準健康狀態 [13]。

　　另一方面，如同公共衛生實務會隨著社會變遷與科技發展而不斷分化，公衛法亦非呈現靜態狀態，而是不斷擴張並呈現與其他法律規範不同之多元特色 [14]。因公共衛生政策以公眾健康作爲實質目標，其議題涵蓋範圍廣泛，公衛法亦因此從早期僅關注個人衛生（hygiene）與環境清潔（sanitation）[7][15,16] 科學原則之落實、與公共衛生權力（public health power）之操作與節制（如疫苗接種、隔離檢疫、疾病篩檢、疫病調查、醫療照護等），逐漸擴展至傳染性疾病以外之健康事務，包括醫療行爲與醫病關係、醫療照護體系、健康保險、傳染病防治與疫苗接種、藥物

5　參考司法院釋字第 690 號解釋。

6　參考司法院釋字第 577 號解釋。

7　關於 hygiene 與 sanitation 在中文語意之翻譯與概念並未能明確區分，往往均翻譯成「衛生」，但此翻譯卻未能區分兩者之微小差異：前者指維持健康與避免散佈疾病之保健方法，後者則指清除環境髒污以避免孳生傳染病媒；因此參考劉士永之分類，將 hygiene 與 sanitation 分別翻譯爲「個人衛生」與「環境清潔」。且「衛生」之翻譯亦非臺灣社會所固有，而係日本醫學界在引進西方學說時所創造之名詞，並在日治時期爲臺灣社會所採用，故其指涉之內涵與觀念嬗遞亦隨時間不同而有差異。

（藥品與醫療器材）管制、食品安全、環境污染防制、職業傷病、生育政策、健康
行為介入（如菸害防制）等。

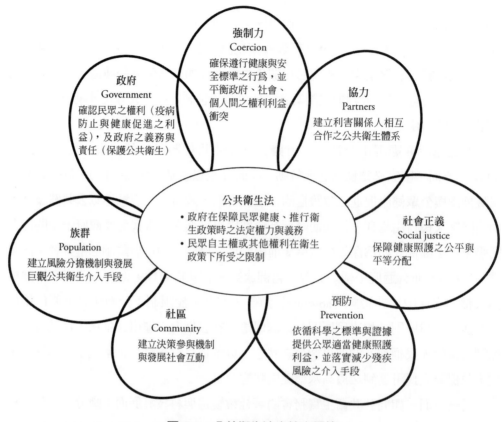

圖 2-1：公共衛生法之核心價值

註：此圖係參考 Gostin 有關公衛法特色之研究所改繪而成 [4]。

　　而公共衛生概念與功能之擴張，也同樣促使公衛法從傳統以傳染病防治與衛生
活動（implementation of sanitary practices）為主之政府衛生部門法律，擴充至所有
與健康有關之公私部門法律規範，並具有以下之規範特色（見圖 2-1）[4]：（1）確
立政府促進公共衛生之責任（government's responsibility to advance the public's health）
與人民健康受保障之權利；（2）界定政府公權力（強制力手段）行使之範圍、界線
與正當性（coercion and limits on state power）；（3）釐清政府在公共衛生體系之協力
角色（government's partners in the public health system），包括公共衛生事務之管理、
執行、監督、內部溝通以及與其他私部門之合作關係；（4）促進社區與公民之參
與（communities and civic participation）；（5）納入多元巨觀之族群視角（population

perspective）；（6）建立事前預防（而非僅事後治療）之政策方針（prevention orientation）；（7）追求社會正義（social justice）。而公衛法核心概念之擴散，也有助於社會建立複雜且廣泛之方法路徑，以達成公共衛生政策之多元目標 [14]。

　　換言之，近代公衛法架構已非單純單一健康事務之法律事務處理，而是呈現出宏觀維護公共健康（communal health）之複雜動態關係，並從不同面向檢視權力（政府維護公共健康狀態之權力）與權利（節制政府權力以保障人民自由）之平衡 [13]。換言之，公衛法應有兩層之含義，除闡明國家對公共健康應負有之政策任務與責任，亦包括闡明利害相關者獲得健康利益之合法期待、與國家管制之界線，從而反映出行為規範、技術規範、強制規範、與裁判規範之性質〔參考第 1 章第二節（頁 16-28）〕[4]。

　　而另須說明者為，「公共衛生法」之「衛生」兩字在字面上受限於「個人養生之道」或「清潔」之語意（教育部重編國語辭典），但因公衛法涵蓋範圍已遠超過傳統之衛生（hygiene）或清潔（sanitation）範疇，故將 public health law 譯為「公共衛生法」或「衛生法」便可能無法具體呈現這套法律規範已超越個人層次、納入整合性多面向（社會、環境、文化、政治）要素之內涵，也因此有主張認為應將 public health law 譯為「公共健康法」；但將 public health 譯為「公共衛生」在國內各界早已達成共識，故 public health law 亦多譯為「公共衛生法」或「衛生法」，故本章亦從之。

第二節　公共衛生法之法律體系與定位

　　再以公衛法在一般法律體系中之定位觀察，因公衛法之基本架構及特質與一般法律有其類似之處，故在傳統上被認為可被其他法律規範（如民法、刑法、或醫療法）所涵蓋，甚至被視為其他法律之附屬規範；但隨著時代與科技之進步，公共衛生之內涵早已逐漸外擴並膨脹，故若從公共衛生之本質來看，公衛法實有獨立於其他法律規範存在之必要。

一、具有綜合性事務之特徵

　　首先，因為公共衛生往往廣泛納入不同學科之專業知識以達成健康保障之目

標，使公衛法具有綜合性事務之特徵，並導致公衛法與其他傳統法律（如民法、刑法、醫療法等）之界線相對模糊，而有必要呈現更多元之互動關係 [4]。詳言之，雖然學者已嘗試從傳統法律規範——包括民事法〔民法及其他民事法律（如消費者保護法）〕、刑事法〔刑法及其他特別刑法（如毒品危害防制條例）〕、或行政法——之角度，對公共衛生事務與議題進行深入之法律分析，但相關研究仍屬依附在既有法律規範下之副產品，僅能零散表現出公共衛生事務在個別法律規範之既有體系下所受到之評價，缺乏以跨學科公共衛生為主軸，整體評估不同法律規範衝突與互動之視角 [17]。因此，公共衛生作為跨領域之學科，處理其相關議題之法律規範便不能僅倚賴傳統單一之法律領域、或期待在單一法律領域內解決問題，而有必要以公衛法為獨立之核心，並建立與不同法律領域間之反饋機制，使不同法律領域在公共衛生議題上之競合與衝突得以在公共衛生體系下進行調整。

舉例而言，健康不平等（health inequality）被認為是對健康人權（the right to health）之嚴重侵害，但其形成原因卻十分複雜[8]；因此，若欲以單一法律規範解決健康不平等之問題——如僅在全民健保法下處理醫療服務與藥品給付之健康照護資源配置之議題，而忽略一併處理社會法下對弱勢族群之支持性服務——便可能忽略健康平等之內涵已非對工具或財貨需求之滿足，而係保障個人可直接或間接透過該工具或財貨展現成為自由平等社會成員之基本能力 [18]。

再舉一例，菸害防制須同時兼及菸品之供給面管制（如減少菸品非法貿易）與需求面管制（如增加菸稅、公共場所禁菸）；但欲達成此廣泛目標，便非菸害防制法單一法律規範所能達成，而須在菸害防制之框架下同時檢視菸酒稅法（菸稅計算）、關稅法（免稅菸品攜入）、懲治走私條例（菸品非法貿易）、藥事法（電子煙管制）[9]、學校衛生法（校園禁菸）、民法與消費者保護法（菸商責任）、公務人員服務法（利益迴避與避免菸商不當干預），因其為構成完善菸害防制所不可或缺的一部分。

8　造成健康不平等之因素十分廣泛，除醫藥產品與服務之供需外，尚包括居住與工作環境、食物、飲水、社會階級、壓力、早期發育環境、社會離棄（social exclusion）、社會支援等社會決定因素（social determinants），均扮演重要之角色（WHO, 2010）。

9　菸害防制法亦於 2023 年 1 月完成修正，並確立全面禁止電子煙、納管加熱菸（須通過健康風險評估審查）之管制架構。

二、具多元性、跨學科研究之獨立學門

其次，健康議題在公共衛生之定義下，已非傳統與疾病互補之消極健康（negative health，指生理方面之健康）所能涵括，而須進一步納入社會角色與功能健全之積極健康要素（positive health，指除消極健康外，亦將心理與社會狀態納入判斷健康之必要條件）[10]。換言之，健康之概念已非單純個人事務之自主判斷（individual decisions）；由於許多複雜之因素牽涉其中，從而導致對個人之殘疾成因之因果關係（causal relationship）判斷，不能武斷且單純地由個人之單一健康行為（health behaviors）或生物醫學機制、或外在病原加以推論，而需多方面衡量包括社會、文化、教育、環境等變項（包括社會整體之經濟生產模式、制度設計、資源配置、消費型態、文化信念等，或是個人層次之社會經濟資源、人際關係、行為模式、心理認知等）。

因此，公衛法不應被侷限於傳統醫療（medicine）消極預防或治療疾病、或單純處理個人健康事務之相關法令規範，而必須納入多元、多層面、族群觀點之公共衛生政策思維，並發展不同於傳統法學之理論基礎（theoretical basis）、規範價值（disciplinary values）、體系架構（structure）與方法論（methodologies），以支持公共衛生與法律之關係不再被視為傳統法學領域之分支，而是需要跨學科研究之獨立學門。

舉例而言，在處理疫苗強制注射相關法律議題時，除政府介入措施與人民自主權之衝突外，亦無法避免觸及疫苗效果之醫療判斷、成本效益分析、國家財政配置、人民對健康之價值觀等條件；因此，在方法論上便有必要配合不同學科（如預防醫學、醫療經濟學、流行病學、生物統計學）之研究成果，從整合性之觀點檢視公衛法所欲解決之問題現狀 [11] [19,20]，方能提出合理之解決意見。

---

10 如世界衛生組織（World Health Organization, WHO）轄下之健康社會決定因素委員會於 2008 年所提出之報告「用一代人時間彌合差距：針對健康之社會決定因素採取行動以實現健康公平」（Closing the Gap in a Generation-Healthy Equity through Action on the Social Determinants of Health），便主張健康問題之社會成因非單純肇因於醫療照護資源不足或分配不均，而是更深層之社會政策規劃失當、政治與經濟之不平等、惡質之社會偏見等多重因素所形成之結構性問題，其內容除物質性資源（包括財務、醫療照護設備）外，亦應包括權力（power）、機會（opportunity）、個人主觀價值（values）等社會決定因素。

11 在一般法學方法論述中也承認法官不能僅由法律，或僅藉由法律可得認識的立法者評價決定，便可獲得裁判；一旦法律僅界定一般的框架，並應用不確定法律概念或概括條款，則法官也必須在個案中另為評價以填補法律框架的空隙。但公衛法因其特質，需要與其他學科領域相互配合之程度，相對更形緊密。

三、具整合不同法領域與專業知識之學門

　　綜合以上分析，不難發現區分公衛法與其他專業法律之實益在於，傳統法律規範有其侷限性，對於日益複雜且牽連眾多之公共衛生議題，無法提供完整而全面之解答；因此，解決當前之公共衛生難題不能指望從傳統法規範之單一法律領域中尋找突破點，而需要整合不同法領域並搭配公共衛生與其他學門（包括醫學、福利、經濟、哲學等）之專門知識，共同架構出之跨學科理論基礎作為研究方法，對公衛法議題進行整體分析。也因此，雖然公衛法之發展可能與其他法規有重疊之處，但公共衛生與法律之互動卻屬完整而全面對健康議題之反省，從而與傳統法律產生結構性之差異，更明顯表現出其他法律規範較少見之公益與私益之衝突與調和（見圖2-2）[17]。

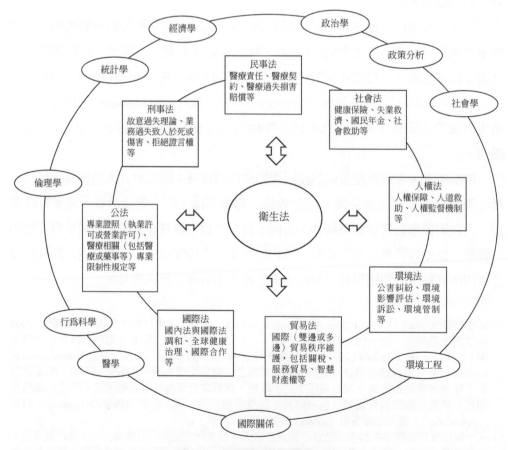

圖 2-2：公共衛生法之多元性

註：此圖係參考植木哲有關醫療事務法之研究所改繪而成 [17]。

第三節　公共衛生法之一般法律原則

　　公衛法所欲達成之管制功能目的——包括規範民眾健康行為（如菸害防制法第 18 條與第 19 條禁止民眾在公共場所吸菸）或規範影響民眾健康行為之外在要素（如食品安全衛生管理法第 7 條規定食品業者應實施自主管理）——其最終效果之表現實為權利義務關係之衡平；尤其國家之公共衛生介入手段往往不可避免地會對人民基本權利與利益形成限制（甚至侵害），即令是一般被認為有益國民健康之政策或行政行為，仍有可能涉及人民權利限制，如全民健康保險一般被視為公共健康之重要政策，但強制納保規定卻對人民之財產權與自由權形成限制（參考釋字第 550 號）。另外如身體權（如強制醫療，參考釋字第 799 號解釋）、人身自由（如隔離檢疫，參考釋字第 690 號解釋）、言論自由（如藥品廣告、菸品標示與化粧品廣告之限制，參考釋字第 414 號、第 577 號、第 744 號解釋）等，亦為公衛法或政策下常見之權利限制態樣。因此，公衛法作為平衡國家管制手段與個人權利保障之工具，政府便應提供充分且適當之理由、並接受法律原理原則之檢視，以證明干預或管制行為之正當性。

　　另一方面，除管制功能外，公衛法亦承擔法律規範作為實現分配正義（如健康平等）之形成功能——如臺北高等行政法院 94 年訴字 19 號判決便認為全民健保不應僅考慮資源分配之效益性（保險技術性），亦應將公平性（醫療服務性及社會救助性）納入考量。作為實踐健康照護公平正義價值之媒介，公衛法不可避免涉及社會對健康事務之價值判斷與選擇，故建立一套貫穿公衛法體系並反映其基本價值與目的之基本原則，以確保公衛法之正當性（justifiability）與合法性（legality），亦有其重要性。

　　而憲法與行政法基本原則（參考第 1 章）可作為檢視公衛法在落實個人基本權利保障與公共利益制度體現之重要法理基礎。蓋為對政府衛生行政政策與規範進行系統性評價，考量公衛法一方面作為國家機關行使行政職權以實現衛生事務管理目標之法律基礎，涉及人員、組織與機關之職權與衛生政策目的之實踐，其行政意義之界定與規範必然會置於憲法與行政法架構下；另方面，法律框架下處理人民權利之實現或限制性問題之一般憲法與行政法基本原則，可提供政府在擬定公共衛生管制／介入措施、政策建議或公共衛生計畫前，認識、體察與判斷正當性問題及思考回應方式之依據，同時彰顯公共衛生所追求的價值。

　　故憲法及行政法基本原則應屬一般性且可作為公衛法規範下衛生行政行為之重

要依據，但因其重要內容已在第 1 章詳細討論，故本節便僅就這些法律原則在公衛法上之操作，做簡單之介紹。

一、明確性原則

依據明確性原則，公衛法之規範內容必須明確──指意義非難以理解、受規範者能預見、可受司法審查──使人民瞭解法律規範之要求，從而使國家之公共衛生介入手段具有可預測性，人民方能爲相對應之安排 [19]，其內容則包括法律明確性、授權明確性、與行政行爲內容明確性原則〔參考第 1 章第二節之二（頁 19-21）〕。舉例而言，依 1994 年通過之全民健保法第 31 條規定，就全民健保給予門診或住院診療服務之細節與程序性事項，係授權主管機關擬定相關法規命令辦理之 [12]；但釋字第 524 號（全民健保法授權制定醫療辦法案）卻認爲門診或住院診療服務之相關事項十分繁雜，可能包括就醫程序、醫療服務提供方式等不同事項，故該法律授權規定若未對授權之內容、目的及範圍──不僅止於形式上之指定，而應揭示實質規範方針與基準──加以說明，則該授權規定之內容便可能過度廣泛指涉，而違反授權明確性原則。

而是否明確之審查依據則爲可理解性、可預見性、與可審查性。舉例而言，大法官於釋字第 690 號解釋（傳染病強制隔離案）中便認爲，2002 年修正公布之傳染病防治法第 37 條第 1 項條文（「曾與傳染病病人接觸或疑似被傳染者……必要時，得令遷入指定之處所檢查，或施行預防接種等必要之處置」）雖然沒有將強制隔離予以明文例示，但自法條文義及立法目的觀察，民眾並非不能預見強制隔離爲條文所稱之傳染病防治「必要措施」（可預見性），亦可憑社會通念加以判斷（可理解性），並得經司法審查予以確認（可審查性），故「必要之處置」規定並未違反法律明確性原則 [13]。另如釋字第 794 號解釋（限制菸商掛名贊助案），憲法法院認爲菸害防制法（2009 年修正版本）第 2 條「菸品廣告」定義中所稱「商業宣傳、促銷、建議或行動」雖然仍有解釋空間，但因「商業」爲我國法制常見用語，且受規

---

12 原條文之規定如下：「保險對象發生疾病、傷害或生育事故時，由保險醫事服務機構依本保險醫療辦法，給予門診或住院診療服務；醫師並得交付處方箋予保險對象至藥局調劑〔第 1 項〕。前項醫療辦法，由主管機關擬訂，報請行政院核定後發布之〔第 2 項〕。」

13 但大法官仍發現曾與傳染病病人接觸或疑似被傳染者，強制隔離處置之程序與期間、決定施行強制隔離處置之組織、救濟程序、補償機制等未有明確規定，並要求相關機關儘速通盤檢討傳染病防治法制，並因此促成傳染病防治法於 2013 年之大幅修正。

範者應可理解「商業」宣傳等行為即指為獲取經濟利益之行為，故並未違反明確性原則 [14]；釋字第 767 號解釋（藥害救濟案）亦認為不得申請藥害救濟之「常見且可預期之藥物不良反應」（藥害救濟法第 13 條第 9 款）雖然屬於不確定法律概念，但因一般民眾依據日常生活與語言經驗並非不能理解「常見」或「可預期」之意義，且藥物「不良反應」於藥害救濟法已有明確定義，故該規定與明確性原則並無牴觸 [15]。

二、法律保留原則

所謂「法律保留原則」是指人民權利之限制，應保留由立法者以法律規定之；換言之，行政權對權利之干預，須事先由代表民意之立法者，透過直接、透明、言詞辯論與多數決之立法方式表示同意，在無法律依據前則不得擅為限制，始能避免行政權恣意限制人民權利，以達到落實依法行政原則之目的 [16] [21-23]。舉例而言，隔離檢疫與強制住院治療等手段均屬影響人民自由權深遠之防疫手段，為避免行政濫權，遂將法定傳染病實施隔離治療或強制住院之實體要件與程序，明文規定於傳染病防治法第 44 條及第 45 條，僅第一類傳染病（天花、鼠疫、嚴重急性呼吸道症候群）病人應受隔離治療之拘束，第二類（白喉、傷寒、登革熱）及第三類（百日咳、破傷風、日本腦炎）傳染病病人僅得於「必要」時隔離治療；相同地，精神疾病患者亦僅有在符合精神衛生法第 41 條明文規定之要件下 [17]，強制住院始具正當性。另舉一例，在釋字第 778 號解釋（醫師藥品調劑案）中，主要爭點為藥事法第 102 條第 2 項限制醫師自開處方、親為藥品調劑之行為僅限於無藥事人員執業

---

14 後菸害防制法於 2023 年修正，並刪除菸品廣告定義。

15 但並非所有大法官均同意此見解，如羅昌發大法官在其不同意見書中便認為，藥害救濟法第 13 條第 9 款所採之「常見」概念係以衛生署第 1001404505 號函以百分之一之發生率作為「常見」與否之認定標準，但該標準顯然並非一般人民日常生活與語言經驗中所可理解之概念；且民眾是否能從醫師之告知、藥袋標示或藥物仿單記載便「可預期」用藥之不良反應，也存在專業知識上之落差，故藥害救濟法第 13 條第 9 款應被視為違反明確性原則。湯德宗大法官在其不同意見書中亦有類似之見解。

16 法律保留原則在操作上有更細緻之區分：（1）涉及剝奪人民生命或限制人民身體自由者，屬絕對法律保留之範圍，須由法律方式規定之；（2）涉及人民其他自由權利之限制，則屬相對法律保留之範圍，得由法律直接規範或由有法律明確授權之法規命令規範之；（3）涉及人民其他自由權利之限制，但僅屬不便或輕微影響、或屬執行法律之技術細節性次要事項者，不適用法律保留原則（許宗力，2003）。

17 精神衛生法第 41 條之法定要件包括（1）嚴重病人；（2）有自傷或傷人之虞；（3）當事人拒絕全日住院治療；（4）專科醫師診斷鑑定有住院治療必要；及（5）審查會審查通過。

之偏遠地區或醫療急迫情形，是否構成對醫師工作權之侵害；雖然大法官認為本規定之限制係為追求一般公共利益（醫藥分業）所必要，故並未對醫師工作權構成侵害，但因食藥署透過函釋將「醫療急迫情形」限縮在「立即或當場施與針劑或口服藥劑」之情況，此解釋部分已增加藥事法所無之限制，故被大法官認為違反法律保留原則。

但須特別說明者為，考量公共衛生行政事務之專業性與繁雜性，法律並無法鉅細靡遺地規範所有公共衛生事項；故行政機關在法律所授權之範圍內，縱令規範事項涉及人民權利義務，仍可依法律授權目的發布行政命令規範之，而不違反法律保留原則。但立法者對於法律授權規定之目的、內容與範圍應具體明確（授權明確性原則），以拘束行政機關之行為或命令，始能符合法律保留之宗旨。

惟行政機關對於法律之直接授權並不得懈怠，亦不得再次授權更下級機關另定法規，否則將違反再授權禁止原則（除非法律有明示得再授權）。舉例而言，同樣在釋字第 524 號解釋中，當時全民健康保險法規定保險醫事服務機構給予門診或住院診療服務所依據之醫療辦法，得委由主管機關（時為衛生署）擬訂（參考 2001 年修正公布之全民健康保險法第 31 條），但衛生署卻在法律無轉委任之授權下，將「特約醫院執行高科技診療項目及審查程序」[18]，另外委由保險人（時為中央健康保險局）、而非由被授權機關（衛生署）定之，大法官便認為此種層層委任之方式，違反法律保留原則。

三、公益原則

衡量公共衛生介入手段之正當性在策略上應包含兩個元素：

1. 明確之政策目標：國家有義務說明可能對個人權利造成潛在限制之公共衛生介入手段之政策目標為何。因為對政策目標之清楚說明，將有助於明確判斷國家干預之真正目的，並提供社會足夠之資訊以瞭解並討論該政策目標是否具有正當性，並排除政策中可能存在之偏見或不理性之恐懼；且若缺乏明確之公共衛生政策目的，將難以衡量所欲採行之介入手段是否適合於達成國家所宣稱之政策目標 [24]。舉例而言，「防治後天免疫缺乏症候群（Acquired Immunodeficiency

---

18 行政院衛生署於 1995 年 2 月 24 日訂定發布之全民健康保險醫療辦法第 31 條第 1 項規定「特約醫院執行高科技診療項目，應事前報經保險人審查同意，始得為之」；同條第 2 項則規定「前項高科技診療項目及審查程序，由保險人定之」。

Syndrome, AIDS）」之宣稱便不能被認為是明確之公共衛生政策目標，因為不同政策之具體目標並不完全相同，故不宜以過度廣泛之政策目標涵蓋所有政策；相對而言，「預防人類免疫缺乏病毒（Human Immunodeficiency Virus, HIV）透過血液或血液製品傳播」便可被視為較為明確之公共衛生政策目標，且藉由明確目標之設定便能具體檢視達成該目標之公共衛生政策（如 HIV 抗體檢驗、血友病患者所需血液製品之加熱處理等）是否適當 [24]。

2. 該政策目標與公共利益之關聯性：在公衛法下對人民權利限制所欲達成之政策目標，須以公共利益之需要（即 Gostin 主張公衛法所追求之公共善）作為前提，始具有正當性 [23]。

　　而在判斷限制人民權利所揭示的公益是否事實上存在且具嚴重性、必要性時，所涉及的往往不僅是法律問題，還涉及事實問題。如國家在人類乳突病毒（human papillomavirus, HPV）疫苗強制施打之政策目標說明上，並不能以空泛之公共健康效益追求為已足，而必須限縮定義並精確地具體化出一個概念化目的，亦即須以實證研究證明疫苗可有效降低 HPV 病毒感染之證據為基礎，主張該政策可藉由疫苗強制注射減少民眾感染高危險 HPV 病毒之機會，進而降低子宮頸癌新病例之發生 [25]。

四、比例原則

　　比例原則主要是用來確認公共衛生介入手段是否適合政策目標之達成（適當原則），所採取之手段是否屬對人民權利影響限制最小之手段（必要原則），且達成目的所獲致之利益是否大於對個人權利所造成之損害（狹義比例原則）[22]；僅在前述所有問題均可獲得正面肯定之答案，公衛法規範具有正當性〔參考第 1 章第二節之四（頁 22-23）〕。詳言之：

1. 適當原則：指公共衛生介入措施必須能實現公衛法立法目的或至少有助於預期政策目標之達成；若該介入措施所追求之目標是不可能或不易達成，便應認為違反適當原則。舉例而言，若政府僅在監獄或聲色場所強制要求進行 HIV 篩檢，該政策手段之適合性便須被嚴格檢視；而因 HIV 感染之途徑多元，僅就特定場域之族群進行 HIV 篩檢，不僅無助於減少 HIV 盛行率，甚至可能強化對該場域弱勢族群之歧視與刻板印象，便可能違反適當原則。

2. 必要原則：指公共衛生介入措施所欲達成之政策目標，並無其他具相同效果且對人民權利限制較少之手段，否則即違反必要原則；惟若其他手段雖對人民權利

侵害較少，但並無法達成相同政策目標，則尚難稱違反必要原則。舉例而言，臺北市政府於 2003 年嚴重急性呼吸道症候群（Severe Acute Respiratory Syndrome, SARS）疫情期間，強制將曾與傳染病病人接觸或疑似被傳染者遷入市立和平醫院隔離處置，釋字 690 號便認為該公共衛生介入之強制手段為阻絕疫情之蔓延之必要且有效控制疫情之處置，且無其他侵害較小之方法（衡量當時對 SARS 疫情認識不深且對處理方法仍無定論），故對人民人身自由之限制應具正當性。再舉一例，就衛福部限制藥師執業處所應以一處為限，且一律禁止藥師於其他處所執行不同藥事業務之規定，釋字第 711 號便認為該管制措施並非最小侵害手段，因其未設必要合理之例外規定（如有重大公益或緊急情況需要時），而對人民工作權形成不必要之過度限制。

3. 狹義比例原則：指公共衛生介入措施不得與所追求之政策目標不成比例，如若介入措施之強度超過達成目標所需要之範圍、或造成之侵害逾越所欲追求之成果，便違反狹義比例原則。舉例而言，人類免疫缺乏病毒傳染防治及感染者權益保障條例第 15 之 1 條第 1 項規定，於特殊必要或急迫情形下（包括疑似感染來源且有致執行業務人員受感染之虞、受檢查人意識不清無法表達意願、新生兒之生母不詳），醫事人員得不經受檢查人或其法定代理人之同意，逕行採集檢體進行 HIV 檢測，此公共衛生介入手段對人民之身體權與自主權勢將形成限制；但若以公衛防制衡平思考之觀點出發，在強制篩檢情況已限縮於必要或急迫之情形下，該手段所欲達成之公益——避免他人受感染而致健康權受侵害——應高於所限制之權利，而具有正當性。惟本案例中對人民身體自主權之限制僅限於特殊必要或急迫情形下始具正當性，若擴張至一般情形（仍有辦法取得病人之告知後同意），該公共衛生介入措施將不僅違反必要原則，亦可能使介入措施對權利侵害之強度超過其所欲達成之目標，而違反狹義比例原則。

五、平等原則

依據平等原則，公衛法在介入手段之設計上不應存在恣意之差別基準，亦即不得將與事物本質不相關之因素作為差別對待之標準 [26]。舉例而言，在移植器官之分配評估過程中，人類白血球組織抗原（Human Leukocyte Antigen, HLA）配對——組織相容試驗（histocompatibility test）——對於手術成功率與存活率均有顯著之影響，因此將其納為評估標準而有差別待遇，尚難稱違反平等原則；但若以社會

階級或性別作爲分配標準，因其與器官移植並無關聯性，便有悖於平等原則。換言之，平等原則並未要求公衛法完全不得差別對待，而是要求不得恣意地區別對待。

六、信賴保護原則

基於法律安定性之要求，人民如信賴公衛法及其規範介入手段之存續而有信賴表現與正當期待時，其信賴利益應受保護，此即信賴保護原則 [27]。舉例而言，菸害防制法於 2007 年修法管制菸品品牌名稱（第 6 條）時，因爲可能對菸商既有商標權之存續產生影響，而涉及商標權人信賴保護之問題 [28]，便採取合理之補救措施──如訂定不溯既往條款（第 6 條第 1 項但書規定「本法修正前之菸品名稱不適用之」）與過渡期間條款（第 35 條規定修正條文「自公布後十八個月施行」）──以減輕對商標權人之權利損害；另若政府欲修改菸害防制法要求菸品改採素面包裝（plain packaging，指統一菸草製品包裝外觀規格，包括顏色、大小、字體、材質等，並限制菸商商標出現）[19]，比較法上亦發現菸商以信賴保護原則作爲抗辯理由 [29]（但在後續訴訟上，不論各國內國法院 [20] 或世界貿易組織（World Trade Organization, WTO）爭端解決機構（Dispute Settlement Body）[21] 仍肯認素面包裝規範之正當性）。

七、誠實信用原則

依據誠實信用原則，公衛法之操作與落實應以誠信用方式爲之，並保護人民之正當合理信賴 [26]。如行政機關就公衛法所定違法行爲之裁罰長期怠於行使，導致人民據此相信行政機關不再行使公權力，行政機關基於誠信原則自不得濫用該裁罰權。

---

19 菸品素面包裝規範之要求，主要是從菸草控制框架公約（Framework Convention on Tobacco Control, FCTC）第 11 條（菸草製品之包裝與標籤）與第 13 條（菸草廣告、促銷與贊助）所衍生、屬建議性質之國家菸害防制義務。

20 See e.g., British American Tobacco Australasia Limited and Ors v. The Commonwealth of Australia, High Court of Australia, High Court of Australis, 2012.

21 Australia － Certain Measures Concerning Trademarks, Geographical Indications and Other Plain Packaging Requirements Applicable to Tobacco Products and Packaging, WTO Doc WT/DS457/R (28 June 2018) [7.108].

八、不當聯結禁止原則

不當聯結禁止原則運用在公衛法上，係指公共衛生介入手段之設計應只考慮合乎事務本質之要素，不可將法律意旨及不相干之法律上或事實上要素納入考慮；換言之，在此原則下，公衛法之正當性所涉及者並非僅法律形式性合法之問題，而是規定是否合理之實質正當性問題 [26]。舉例而言，若在食品安全衛生管理規範上，將食品廠商之不實言論（如否認使用不合標準油品）作爲評量其是否違反主動通報、回收義務之應受責難程度，並作爲裁罰依據，便可能將食品廠商自主衛生管理責任與無實質關聯之廠商言論，作不當聯結 22。

第四節　公共衛生法之倫理原則

公衛法原則與一般法律原則之範圍與內涵並非同一。雖然公衛法原則可說是一般法律原則之具體體現，並應受其拘束；但除一般法律原則外，思考公共衛生議題並架構公衛法原則時，卻不能亦不應忽略公共衛生倫理（public health ethics，下文簡稱公衛倫理）原則之重要性 [14]。因公衛法之命題不可能完全脫離公衛倫理之影響，且公衛法之實踐爲動態之過程，在整體或個案之法律解釋上均不能無視公衛倫理之存在，故公衛倫理原則雖然僅是沒有強制力之軟性規範，但在公衛法之制定與實施上卻仍能提供重要且基本之價值指引。

一、公共衛生法之倫理觀

公衛倫理應受公衛法重視的主要原因有三：（1）公共衛生議題所引起之價值衝突，可能衝擊既有之價值觀與社會規範（如器官移植與安樂死對生命定義改寫之影響）；而法律雖然具有妥協平衡不同價值之功能，但對於具高度倫理爭議之調和，在社會難以達成共識之前提下，卻往往僅能執行多數人所能接受之最低限度倫理要求而無法解決所有道德難題 [30]，使一般法律原則在公衛法體系之規範性仍有侷限性，而公衛倫理原則恰可補充其不足。（2）影響健康之因素多元且不具可預測性，

---

22 參考臺北高等行政法院 104 年度訴字第 272 號判決。

從而使公共衛生議題具前瞻性與發展性；但法律規範可能受到既有知識侷限性之影響，在公衛法立法或執法過程中形成過度或不及之管制規範 [5]，而公衛倫理原則亦可補充作爲檢討公衛法與公共衛生介入手段之哲學理論基礎。（3）雖然一般法律原則與公衛倫理原則所涉及的價值考量多有重疊之處，但一般法律原則仍無法涵蓋公共衛生議題所涉及之所有倫理之面向。

二、公共衛生倫理之法律觀

因此，納入公衛倫理原則作爲公衛法原則之基礎，便能協助確認公共衛生與個人權利之調和是否具正當性（尤其在一般法律原則無法提供適當解決方案時），不僅能使公衛法體系架構更加完整，亦可進一步在實務上協助公衛法之具體發展與落實 [14]。舉例而言，公衛倫理能夠在社會尚無共識而無法通過法律制定時，以較爲抽象、價值導向之方式作爲輔助法律不足之規範工具，如人類胚胎及胚胎幹細胞研究條例草案因社會爭議而被立法院擱置時，人類胚胎及胚胎幹細胞研究倫理政策指引及其背後所代表之生命倫理原則，便成爲平衡「尊重人性尊嚴及人類胚胎生命」與「保障研究自由，避免不當製造及使用人類胚胎及胚胎幹細胞」之重要依據。另舉一例，傳染病患者之隔離治療在維護社會健康之前提下，可能具有合法性；但傳染病之嚴重性與感染風險（包括疾病傳染途徑、患者服藥不順從性）須達何種程度，始能構成對個人自主之合理限制，卻可能需要倚賴公衛倫理原則（包括個人自主、人性尊嚴、分配正義）協助做出判斷，以避免隔離治療對病人造成潛在歧視（如漢生病人），或被政府不當利用作爲解決經濟社會問題的方法。

三、公共衛生倫理原則

公衛法作爲公共衛生管制之工具，其需要掌握之倫理原則包括 [31]：自主原則（autonomy）、誠信原則（veracity）、行善原則（beneficence）、不傷害原則（nonmaleficence）、保密原則（confidentiality）、正義原則（justice）。其具體操作可參考公共衛生領袖學會（Public Health Leadership Society）於 2002 年公布之公共衛生倫理原則（public health ethics principles）：（1）重視疾病之成因，並以預防疾病對健康之負面影響爲目標；（2）兼顧社區健康（community health）與社區成員之權利保障；（3）公共衛生政策形成之過程應保障社區成員之意見表達機會；（4）重

視弱勢族群之充權／賦權（empowerment），包括確保維持健康所必須之社會條件與資源；（5）確保與公共衛生政策形成、執行有關資訊之取得與正確性；（6）與公共衛生政策形成有關之原因、價值與基本原則等資訊應提供予社區知情，並在政策執行前取得社區之同意（consent）；（7）在可用資源範圍內持續收集相關資訊（包括社會反饋之資訊），據以評估公共衛生政策執行成果並適度修正政策方向；（8）公共衛生政策應尊重並納入不同之價值、信仰與文化；（9）公共衛生政策應致力於最大限度提升物質與社會環境（physical and social environment）；（10）除為保護個人或社區免於顯著之風險或傷害，應確保資訊隱私以避免資訊外洩對個人或社區造成負面影響；（11）確保公共衛生機構成員之專業能力（professional competence）；（12）建立與社會之合作關係以取得公眾信任（public trust）。

有關公衛倫理原則之具體內涵可進一步參閱本書第三篇有關公共衛生專業倫理之深入討論。

第五節　公共衛生法之系統性評估

公衛法一般抽象法律原則與公衛倫理原則如何適用到具體之健康照護事務上，則可進一步與系統化評估公共衛生風險之體系相結合，以便在正當法律之基礎上檢視公衛法之合法性。

一、公共衛生政策與人權保障之評估流程

Lawrence Gostin 與 Jonathan Mann 在早期所提出之健康照護政策之人權影響評估機制（human rights impact assessment for public health policies）便有評估公共衛生政策與人權保障之流程 [24]，包括：（1）釐清公共衛生目的（clarify the public health purpose）；（2）評估健康照護政策有效性（evaluate likely policy effectiveness），包括評估該政策在政策目標達成上是否適當且準確（appropriate and accurate）、是否是有效之介入手段、以及是否有其他較好之政策選項；（3）確認健康照護政策精準地限定在欲管制之目標族群（targeted population），且沒有涵蓋不足（under-inclusion）或涵蓋過廣（over-inclusion）之狀況；（4）檢視健康照護政策可能形成之人權限制（examine each policy for possible human rights burdens）；（5）決定健

康照護政策是否爲最小侵害手段（determine whether the policy is the least restrictive alternative）；（6）前述不同階段之評估應以顯著風險（significant risk standard）作爲基準，而顯著風險應依不同個案、透過科學證據與公共衛生調查確定，以避免非理性恐懼與刻板印象之不當介入；（7）保障受政策影響目標族群之正當程序（fair procedures）權利，包括聽證權與參與政策決定之權利。

二、公共衛生法正當性之進階式評估

Gostin 進一步就公衛法所規範之管制工具是否具有正當性，提出以進階式評估（stepwise evaluation）方式加以判斷，包括（1）欲管制之風險可以被識別與明確確認、（2）管制手段具有效性（亦即手段與目的間應具備適當性）、（3）管制手段應經過適當成本效益分析、（4）管制手段是對人民權利限制最小之必要措施、且（5）政策整體應該具備公平性與非歧視性（見圖 2-3）[4]。

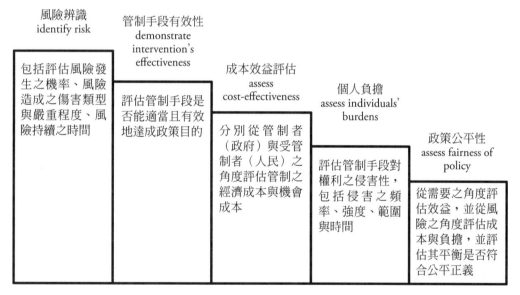

圖 2-3：公共衛生法之進階式評估

註：此圖係參考 Gostin 之公共衛生管制規範之進階式評估所改繪而成 [4]。

三、公共衛生法之多元評估原則

不論是公共衛生政策之人權影響評估機制或公共衛生管制進階式評估架構，除

可作為政府承擔論證責任（burden of justification）之重要基礎外，亦可作為公衛法一般法律原則與公衛倫理原則具體操作之流程參考，如風險辨識有助於確認公衛法或國家行為所欲達成之政策目標之確認，管制手段有效性與比例原則中之適當原則相容，成本效益評估與個人負擔評估上可作為比例原則之必要原則與狹義比例原則之參考，政策公平性則與平等原則及正義原則有關。

在實務上，如臺北高等行政法院 94 年訴字 19 號判決便質疑全民健保不應僅考慮資源分配之效益性（保險技術性），亦應將公平性（醫療服務性及社會救助性）納入考量，便隱含前述公共衛生管制評估之精神；另如林子儀大法官在釋字第 584 號解釋（審理道路交通管理處罰條例禁止曾犯特定罪者駕駛計程車規定）之不同意見書中，亦認為法律規範所選擇規範之對象與目的之達成，是否有涵蓋不足及涵蓋過廣之情形，從而使手段與目的間並非完全契合，仍須適當檢視，便與健康照護政策之人權影響評估機制中所稱應評估健康照護政策是否精準地限定在欲管制之目標族群，在概念上一致。

但有一點需要特別說明的是，在法律原則之操作上，對風險辨識、成本效益、或個人負擔之評估，不應僅侷限於純粹科學之解釋或評估，因科學主要是在客觀且狹義的學科語境下、依據有害事件將會發生之機率與後果之嚴重程度來理解風險，但健康卻是具有高度價值取向（value-laden）之概念，往往許多法律規範或政策介入所涉及到之衝突並無法藉由單一醫療臨床或公共衛生之客觀知識加以判斷，而必須藉由多元價值之公共討論介入以尋求共同之道德基礎 [32]；換言之，社會常民對於風險辨識、成本效益、或個人負擔之認識，可能不僅牽涉到科學機率（如死亡率或盛行率）與生理或心理機能受損之客觀評量，而應適度將政治、社會與文化價值納入評估過程 [4]。雖然公民之主觀價值判斷不應該完全取代科學分法之評估，以避免公衛法之發展落入以非理性之權力宰制客觀科學證據之困境，但亦不宜完全倚賴科學證據引導其所宣稱背後之價值預設、利益糾葛與意識型態 [33]；因此，如何透過正當程序（due process）之設計〔如正當程序原則所揭示之受告知權、聽證權、資訊公開等，見第 1 章第二節之十（頁 27-28）〕，在科學證據之基礎上納入公共衛生之社會政治層面，以平衡科學所主導之實然判斷與政治社會所主導之應然判斷，便是一個重要議題。

結　語

　　本章重點在介紹公衛法之基本概念與實務操作，重點包括：

1. 公衛法具有鮮明之跨學科性，不僅具有傳統行政法之特色，亦與公共衛生學、流行病學、環境與職業衛生學等密切相關，故公衛法之規範內容不僅限於管制公共衛生風險或規範健康照護資源公平分配，更進一步呈現出宏觀維護公共健康之複雜動態關係，並從不同面向檢視權力與權利之平衡。

2. 因公共衛生內涵之外擴與膨脹，公衛法在一般法律體系中之定位已從傳統法學領域之分支，演變成爲重視整合不同法領域並搭配公共衛生與其他學門專門知識，以共同架構跨學科理論基礎作爲研究方法之獨立法律學門。

3. 公衛法所欲達成之公共衛生風險管制功能與實現分配正義形成功能，均應透過一套貫穿公衛法體系並反映其基本價值與目的之基本原則加以落實，而一般法律原則（包括明確性原則、法律保留原則、公益原則、比例原則、平等原則、信賴保護原則、誠實信用原則、不當聯結禁止原則）與公衛倫理原則均有助於檢視公衛法及其所延伸之公共衛生行政行爲之正當性與合法性。

4. 但如何將公衛法一般抽象法律原則與公衛倫理原則適用到具體之健康照護事務上，則可藉由系統性工具──如人權影響評估機制或公共衛生法之進階式評估──要求政府針對特定公共衛生介入措施負擔具體之論證責任並進行正當性與合法性之評估。

關鍵名詞

公共衛生法（public health law）
世界衛生組織（World Health Organization, WHO）
健康之社會決定因素（social determinants of health）
健康社會決定因素委員會（Commission of the Social Determinants of Health, CSDH）
法律保留原則（principle of legal reservation / principle of legal retention）
再授權禁止原則／轉委任禁止原則（principle of non sub-delegation）
法律明確性原則（principle of legal clarity / principle of legal certainty）

授權明確性原則（principle of explicit delegation）

公益原則（principle of public interest）

比例原則（proportionality principle）

適當原則（appropriateness principle / suitability principle）

必要原則 / 最小侵害原則（necessity principle / least infringement principle）

平等原則（principle of equality）

信賴保護原則（principle of legitimate expectation / principle of reliance protection）

誠實信用原則（principle of good faith）

不當聯結禁止原則（principle of improper connection prohibition / principle of *Kopplungsverbot*）

公共衛生倫理（public health ethics）

健康照護政策之人權影響評估機制（human rights impact assessment for public health policies）

公共衛生管制之進階式評估（stepwise evaluation of public health regulations）

複習問題

1. 請簡述公共衛生法之定義與主要內涵。

2. 請簡述公共衛生法之規範特色及其核心價值。

3. 請說明公共衛生法為何在近年來逐漸被視為獨立之法律學門，而其與傳統法律學門有何本質上之差異。

4. 請簡單說明公共衛生法法律原則之內容，並分別舉例說明其在公共衛生法下之應用。

5. 因公共衛生事務之複雜性，公共衛生法之構成要件與法律效果可能使用不確定法律概念或概括條款，請問在何種條件下不確定法律概念或概括條款不會被認為違反法律明確性原則，並請舉公共衛生法案例說明之。

6. 請以比例原則作為分析方法，搭配有關二手菸危害之公共衛生研究，就菸害防制法之公共場所禁菸規定（第 15 條、第 16 條）對吸菸者自由權之限制，是否具有正當性進行分析並提供具體理由。

7. 請說明公共衛生倫理原則在公共衛生法體系中之功能。

8. 請簡單說明健康照護政策之人權影響評估機制（human rights impact assessment for public health policies）之內容，並以全民健康保險強制納保政策（全民健康保險法第 8 條、第 9 條、第 91 條）為例進行操作。

9. 請簡單說明公共衛生法進階式評估（stepwise evaluation）之內容，並以衛生局至民眾家中強制進行登革熱防疫工作（如孳生源清除、查核及噴藥）並得對不配合者開罰（傳染病防治法第 38 條及第 70 條）之政策為例進行操作。

引用文獻

1. Buchanan AE. The right to a decent minimum of health care. Philosophy & Public Affairs 1984;55-78.

2. Daniels N. Just health care. Cambridge University Press, 1985.

3. Gostin LO. The human right to health: a right to the "highest attainable standard of health". The hastings center report 2001;**31**:29-30.

4. Gostin LO. Public Health Law: Power, Duty, Restraint. University of California Press, 2016.

5. 吳全峰：淺論生命科技與法律規範之關係。醫療品質雜誌 2010；**4**：31-7。

6. Winslow C. The Untitled Fields of Public Health. Science 1920;**51**:23-33.

7. 林紀東：中華民國憲法逐條釋義。臺北：三民，1998。

8. 蔡維音：全民健保財政基礎之法理研究。臺北縣：正典出版，2008。

9. CSDH. Closing the gap in a generation: health equity through action on the social determinants of health. Final Report of the Commission on Social Determinants of Health. Geneva: World Health Organization, 2008.

10. Toebes B. The right to health as a human right in international law. Intersentia Publishers, 1999.

11. 李聖隆：醫護法規概論。臺北：華杏，2005。

12. Moulton AD, Mercer SL, Popovic T, et al. The scientific basis for law as a public health tool. American Journal of Public Health 2009;**99**:17-24.

13. Parmet WE. Populations, public health, and the law. Georgetown University Press, 2009.

14. Hodge JG. Public Health Law in A Nutshell. West Academic Publishing, 2016.

15. 劉士永：「清潔」、「衛生」與「保健」——日治時期臺灣社會公共衛生觀念之轉變。臺灣史研究 2001；**8**：41-88。

16. 廖鴻仁：Sanitary & Phytosanitary：檢驗與防檢疫。動植物防疫檢疫季刊 2020；**64**：61。

17. 植木哲. 医療の法律学. 有斐閣, 2003.

18. Venkatapuram S, Bell R, Marmot M. The right to sutures: social epidemiology, human rights, and social justice. Health & Hum Rts 2010;**12**:3-16。

19. 莊國榮：行政法。臺北：元照，2021。

20. 陳敏：行政法總論。臺北：新學林，2019。

21. 許宗力：基本權利：第六講 基本權的保障與限制（上）。月旦法學教室 2003；**11**：64-75。

22. 許宗力：基本權利：第六講 基本權的保障與限制（下）。月旦法學教室 2003；**14**：50-60。

23. 陳新民：憲法基本權利之基本理論（上）。臺北：元照，1999。

24. Gostin L, Mann JM. Towards the development of a human rights impact assessment for the formulation and evaluation of health policies. Health & Hum Rts 1994;**1**:58.

25. 林欣柔：強制施打？免費施打？從公共衛生倫理評析人類乳突病毒（HPV）疫苗之法律與政策爭議。法學新論 2009；**11**：153-80。

26. 李惠宗：行政法要義。第八版。臺北：元照，2020。

27. 莊國榮：行政法。臺北：元照，2015。

28. 吳志光：菸品標示與信賴保護原則。台灣法學雜誌 2007；**92**：44-56。

29. Ritwik A. Tobacco packaging arbitration and the state's ability to legislate. Harvard International Law Journal 2013;**54**:523-38.

30. 曾淑瑜：醫療倫理與法律 15 講。臺北：元照，2016。

31. 劉汗曦、蔡佩玲、林欣柔譯（Edge RS, Groves JR 著）：健康照護倫理：臨床職業指引（Ethics of Health Care: A Guide for Clinical Practice. 3E）。新北市：高立圖書，2006。

32. 吳全峰：健康照護資源分配之界線——兼論醫療科技發展下健康照護資源分配之變與不變。邱文聰主編：2009 科技發展與法律規範雙年刊：科學管制，學術研究自由與多元民主價值。臺北：中央研究院法律學研究所籌備處，2010；299-367。

33. 邱文聰：科學研究自由與第三波科學民主化的挑戰——對「知識憲法」與「政治憲法」二分的一個批判考察。自編：2009 科技發展與法律規範雙年刊。臺北：中央研究院法律學研究所籌備處，2010；61-115。

第 3 章
公共衛生法之規範對象與範圍

吳全峰　撰

第一節　公共衛生法之規範對象
第二節　公共衛生法之範圍

學習目標

一、瞭解公共衛生法之規範對象

二、描述公共衛生法之專門法律類型與內容

前　言

　　公共衛生法（或稱衛生法，下文簡稱公衛法）中含有兩層相互交疊之意義：一層是用以闡明對社會民眾之健康照護事務負有責任之實體機構，另一層則是闡明擁有獲得健康照護利益之主體與其合理期待 [1]。而政府負擔健康促進義務之概念與人民享有健康權（以健康作為基礎性價值）之主張，便進一步交織構成公衛法之規範對象與範圍。同時，因為公共衛生問題之解決模式，已從傳統之病原模式（pathogenic model）¹[2] 或行為模式（behavioral model）² [2]，演進成為社會－生態模式（social and ecological model）³ [2-4]。因而公衛法的範圍也隨之大幅擴張，涵蓋從近端（如感染源接觸、風險行為之管制）至遠端（如公民參與、社會與經濟平等、權力分配等）之健康決定因素，並在類型上從傳染性疾病控制延伸至更廣闊的學科領域 [5]。

第一節　公共衛生法之規範對象

　　由於公衛法之多元性與複雜性，其規範之對象可能涵蓋行政機關與一般人民。

一、行政機關

　　就行政機關作為受規範對象而言，其主要以具健康照護事務管制職權之行政主體為主，如衛福部及其下轄機關（如食藥署、國健署等），但因影響人民健康之要素可能不僅限於健康照護事務，故在特殊之事項上，規範範圍可能擴及其他機關；如傳染病防治法第 6 條之規定，便納入不同目的事業主管機關並要求其應配合及協

1　病原模式認為影響健康之原因為微生物（細菌或病毒）感染或暴露在有毒物質下之產物，而公共衛生工作是識別病原體或毒性物質，並加以消除或控制。
2　行為模式主張人類行為同樣會導致疾病，故公共衛生亦應將不健康行為之干預視為重要手段，以降低個人行為對健康風險之影響。
3　演進成為社會－生態模式在最廣泛的層面上，認為影響健康之因素應包括個人所處之社會、文化、經濟與政治環境，因為病原體、有毒物質或個人行為雖然可能是疾病之直接原因，但這些因素卻僅是社會中更廣泛社會狀況之反射，故公共衛生應該嘗試將評估社會決定因素對健康之影響、或醫療社會學對健康之三度空間式思惟（將異質性社會文化對健康之不同詮釋納入對健康之分析），納入考量。

助辦理傳染病防治事項（如內政主管機關應協助入出國（境）管制及督導地方政府辦理居家隔離服務、交通主管機關應協助機場與商港管制及運輸工具徵用、經濟主管機關應協助防護裝備供應及工業專用港管制等）。

　　此處行政主體之類型並不限於行政機關，亦包括行政法人與公權力受託人：行政法人係指由「由中央目的事業主管機關，為執行特定公共事務，依法律設立之公法人」（行政法人法第 2 條），如國家中山科學研究院（監督機關為國防部）、國家災害防救科技中心（監督機關為科技部）即屬之；公權力受託人主要係指受行政機關託付公權力（行政委託），並以自己名義行之，從而完成特定行政任務之民間團體或個人[4] [6]，如政府依據道路交通安全規則第 47 條[5]委託民間業者辦理汽車定期檢驗業務，而公權力受託人於授權範圍內被視為行政機關（行政程序法第 2 條第 3 項），可以作成行政處分及採取其他高權行為，惟其行為便應適用行政程序法之規定，且公行政仍負最後責任，並應對受委託之私人實施監督[7]。

二、一般人民

　　就人民作為受規範對象而言，（1）就事物之性質而有設定特定規範對象之必要，如專業人員法規之規範對象為執行健康照護之專業人員（如醫師、護理師、公共衛生師等），或是在特定公共衛生事務中將規範對象擴及機構、產業廠商或營業場所（如食品安全衛生管理法對食品業者之衛生管理規範、菸害防制法對菸商之菸品成分申報、菸害警語標示與禁止廣告義務之規範、藥事法對藥商製造、輸入及販賣藥物行為之規範等），亦即政府藉由公衛法而對專業人員、機構或企業進行直接管制，包括監控其執業標準與職業行為。（2）考量公衛法之目的在以最大限度促進與保障個人與公共健康，故其規範對象亦可擴及整體社會，且多以行為管制之方式呈現，如菸害防制法之公共場所禁菸規定便一體適用於全體國民、全民健康保險法規定具有中華民國國籍者（甚至擴張至外國人）[6]均應加入全民健保（強制納保）。

　　惟這類行為管制規範雖可能以對第三人之權利保護（如公共場所禁菸係對第三

4　行政程序法第 16 條第 1 項：「行政機關得依法規將其權限之一部分，委託民間團體或個人辦理。」

5　道路交通安全規則第 47 條：「汽車之檢驗得委託公民營汽車製造廠、修理廠、加油站代辦，其辦法另定之。」

6　全民健康保險法第 9 條：「在臺灣地區領有居留證明文件，並符合下列各款資格之一者，亦應參加本保險為保險對象：一、在臺居留滿六個月。二、有一定雇主之受僱者。三、在臺灣地區出生之新生嬰兒。」

人不受二手菸健康危害之保護）作為正當性基礎，但亦有部分係以經濟負面外部性（negative externalities）或保護人民免受自我不健康行為之父權主義（paternalism）為理由（如課徵菸品健康福利捐以改變民眾之吸菸行為），這種涉己行為之規範（regulations of self-regarding behaviors）普遍存在於公衛法中，但也引起對個人自主與隱私侵害之疑慮 [1]。

　　需要注意者為，公衛法對於缺乏自我保護能力者（主要指未成年人⁷、或精神障礙或其他心智缺陷者⁸）或是弱勢者會提供特別之保護機制，並透過不同手段保護其健康與安全，前者如病人自主權利法第 5 條第 1 項便規定「病人為無行為能力人、限制行為能力人、受輔助宣告之人或不能為意思表示或受意思表示時，醫療機構或醫師應以適當方式告知本人及其關係人」，或是醫療法對於醫療機構之病歷保存年限要求為七年，但未成年者之病歷則要求應保存至其成年後七年（第 70 條）；後者如人類免疫缺乏病毒傳染防治及感染者權益保障條例第 4 條第 1 項規定「〔人類免疫缺乏病毒〕感染者之人格與合法權益應受尊重及保障，不得予以歧視」。特別給予保護之原因在於人民對於自己之身體自主權利應受到保障，並有權對影響自身之介入行為做出是否同意之決定；但該決定必須是有意義之決定，亦即應給予人民做成該決定所充分必須之相關資訊，且保障其能在具備理解能力、且不受到脅迫之情況下做出決定。但因缺乏自我保護能力者可能因生理或心理因素而無法做出理性判斷，這種情況下便可能需要在公衛法中做出適當之干預，以保障其在健康照護事務上之權利；又或是弱勢者可能因社會結構（social structure）、政治權力（political power）或市場責任（market responsibility）等因素，影響個人在健康照護事務上（或受健康影響之其他事務上）所應該享有之平等機會（fair opportunity）[8]，故政

7　民法第 12 條規定「滿十八歲為成年」，而民法第 7 條第 1 項便據此規定「未滿七歲之未成年人，無行為能力」，第 13 條規定「滿七歲以上之未成年人，有限制行為能力」；進一步，依民法第 76 條規定「無行為能力人由法定代理人代為意思表示，並代受意思表示」，而第 77 條規定「限制行為能力人為意思表示及受意思表示，應得法定代理人之允許。但純獲法律上利益，或依其年齡及身份、日常生活所必需者，不在此限」。

8　民法第 14 條第 1 項及第 15 條規定「對於因精神障礙或其他心智缺陷，致不能為意思表示或受意思表示，或不能辨識其意思表示之效果者，法院得因本人、配偶、四親等內之親屬、最近一年有同居事實之其他親屬、檢察官、主管機關、社會福利機構、輔助人、意定監護受任人或其他利害關係人之聲請，為監護之宣告」，且「受監護宣告之人，無行為能力」；第 15 條之 1 及第 15 條之 2 規定「對於因精神障礙或其他心智缺陷，致其為意思表示或受意思表示，或辨識其意思表示效果之能力，顯有不足者，法院得因本人、配偶、四親等內之親屬、最近一年有同居事實之其他親屬、檢察官、主管機關或社會福利機構之聲請，為輔助之宣告」，且「受輔助宣告之人為〔法律〕行為時，應經輔助人同意」，僅「純獲法律上利益，或依其年齡及身分、日常生活所必需者，不在此限」。

府有義務確保弱勢者在健康照護事務上能受到平等待遇 [9]。惟對行為能力受限制者或弱勢者之自主權，仍應適度尊重，故如人體研究法第 12 條第 3 項便規定「研究對象為⋯⋯限制行為能力人或受輔助宣告之人時，應得其本人及法定代理人或輔助人之同意」；另如 2022 年修正精神衛生法，其第 44 條第 1 項便規定，精神醫療機構施行特定治療方式時，對受監護宣告或輔助宣告者應以其可理解方式提供資訊並取得其監護人或輔助人同意，對滿七歲以上未滿十四歲之未成年人應經本人及法定代理人同意，對滿十四歲以上之未成年人應經本人同意。

三、規範對象之適法原則

因規範對象之差異，便需注意組織法與作用法（行為法）之不同：組織法（如衛生福利部疾病管制署組織法）主要為規範行政機關內部運作與機關權限，雖然也有可能涉及管轄事務之內容，但多以抽象、概括或宣示性質呈現；作用法（如傳染病防治法、人類免疫缺乏病毒傳染防治及感染者權益保障條例、嚴重特殊傳染性肺炎防治及紓困振興暫行條例）所規範者則多為具實踐性質之職權（對外施行），具規範（干預）人民行為之性質，因其多涉及人民權利義務之規範，故須有法令具體授權依據 [10]。

因此，在法律保留原則規範下，行政機關在組織法之規定外，尚須有行為法之授權方能對人民採取一定措施，即令是為維持人民公共利益，亦不應允許行政機關在缺乏作用法基礎上、逕自以組織法職權範圍內自為一定處置。主要原因是，組織法雖然在形式上符合法律保留之要件，但因其規範相對概括抽象，故要作為干預人民自由權利之實質構成要件與程序，其規範內容（包括公權力發動之要件、程序與法律效果）仍不具明確性，故尚難稱符合實質法律保留之要件 [10]〔參考第 1 章第二節之一（二）（頁 18-19）〕；且組織法多僅具職權劃定與事物管轄性質，欠缺行為法在節制行政機關公權力、保障人民自由權利上之法功能，故兩者規範內容亦屬不同層次（後者較能規範國家干預目的與必要關聯手段之內含）。故為確保法規範之可預見性與可信賴性，行政機關「不應僅以組織法有無相關職掌規定為準，更應以行為法（作用法）之授權為依據，始符合依法行政之原則」（釋字第 535 號）[9]。

9　在實務操作上，組織法與作用法可能併同規定，亦即將組織法上之行政權職權部分與作用法上之行政權運作要件及程序併同規範；如大法官在釋字第 535 號解釋中便認為警察勤務條例除規定警察機關執行勤務之編組及分工外，並對執行勤務得採取之方式加以列舉，故已非單純組織法，實兼有行為法性質。

　　舉例而言，即令衛生福利部疾病管制署組織法第 1 條明定疾病管制署之業務包括「辦理傳染病之預防及管制業務」，但行政機關並不得逕以該條之抽象規定作為其行使職權並採取防疫措施之法律依據，而仍須以作用法（如傳染病防治法）之各條規定作為明確授權依據（如依第 44 條規定限制傳染病病人人身自由並施行隔離治療），始符合依法行政之原則。

第二節　公共衛生法之範圍

　　因公共衛生屬跨學科之學門，且不以特定理論系統作為界定標準，故公衛法之範疇判定亦相對廣泛，具以下特徵之法律規範（包括憲法、法律與命令）均可被視為公衛法之研究範疇：（1）有關人民健康狀態促進之法律規範；或（2）有關國家權力在追求公共衛生目的時，所受結構性限制（如權力分立）或權利導向限制（structural or rights-based limitations）之法律規範 [11]。

一、公共衛生法之主要內容

　　以我國立法例為例，民事、刑事、行政等普通法律對於公共衛生之相關議題均有所規範：（1）民事法領域中有醫療責任、醫療契約、醫療過失損害賠償等；（2）刑事法領域有故意過失理論、業務過失致人於死或傷害、拒絕證言權等；（3）行政法領域有專業證照（執業許可或營業許可）、醫療或藥事專業限制性規定等；（4）社會法領域有健康保險、失業救濟、國民年金、社會救助等；（5）人權法領域主要涉及國際人權保障，包括公民政治權利、經濟社會文化權利、身心障礙者權利、婦女權利、兒童權利、禁止歧視、禁止酷刑等 10，其中多項國際公約已承認健康人權

---

10 涉及之重要國際條約包括公民與政治權利公約（International Convention on Civil and Political Rights, ICCPR）、經濟社會文化權利公約（International Convention on Economic, Social and Cultural Rights, ICESCR）、消除一切形式種族歧視國際公約（International Convention on the Elimination of All Forms of Racial Discrimination, ICERD）、消除對婦女一切形式歧視公約（Convention on the Elimination of All Forms of Discrimination against Women, CEDAW）、兒童權利公約（Convention on the Rights of the Child, CRC）、身心障礙者權利公約（聯合國譯為殘疾人權利公約，Convention on the Rights of Persons with Disabilities, CRPD）、禁止酷刑公約（United Nations Convention against Torture and Other Cruel, Inhuman or Degrading Treatment or Punishment）等。

（right to health）並要求國家應負擔尊重（respect）、保障（protect）與實踐（fulfill）之義務；（6）環境法領域有環境影響評估、公害糾紛處理、環境管制等；（7）經貿法領域主要涉及國際經貿整合，包括醫事專業人員跨國流動、藥品智慧財產權保障、藥品近用、動植物衛生檢疫、食品貿易及安全標準等經貿法律之調和 [11]；（8）國際法領域則涉及國內法與國際法、或國際法與國際法間之調和，與全球健康治理 [12]（global health governance，包括全球公共衛生安全、傳染病國際傳播之預防與管制、菸草控制等）[13]。

　　另公衛法除作為衛生行政所依循之法律規範外，亦外延至不同之具體公共衛生領域：前者主要包括衛生行政之組織、作用、程序、人員與救濟，後者則是以法律作為工具形塑健康照護事務並以此達成促進公共健康之目的 [12]，亦即以特定之健康照護事務或資源分配為管制對象。

二、公共衛生法之相關法律

　　目前我國與公共衛生直接相關之專門法律可歸類如下 [14]：

1. 專業人員類法規：主要以醫療、護理與其他公共衛生相關人員之專門職業身分與業務作為規範主軸，並因應醫療與公共衛生業務之特殊性（如專業自主性與排他性）作出適當調整 [13]。相關法律規範包括醫師法、藥師法、藥劑生資格及管理辦法、護理人員法、物理治療師法、職能治療師法、醫事檢驗師法、醫事放射師法、呼吸治療師法、助產人員法、營養師法、心理師法、聽力師法、驗光人員法、鑲牙生管理規則、齒模製造技術員從業管理辦法、救護技術員管理辦法、心理師法、社會工作師法等，而於 2020 年公布施行之公共衛生師法亦屬之；規範內容則包括資格、業務行為（如執業、開業）、業務場所、義務與責任、懲處及公會組織等事項。

---

11 涉及之重要國際條約包括服務貿易總協定（General Agreement on Trade in Services, GATS）、與貿易有關的智慧財產權協定（Agreement on Trade-Related Aspects of Intellectual Property Rights, TRIPS）、農產品與動植物衛生檢驗檢疫協定（Agreement on Sanitary and Phytosanitary Measures, SPS）及技術性貿易障礙協定（Agreement on Technical Barriers to Trade, TBT）等。

12 與本章第一節之說明相同，因「衛生」兩字在中文語意上有其侷限，故本章將 global health governance 譯為「全球健康治理」，但國內學者亦有以「國際衛生治理」稱之。

13 全球健康治理涉及之重要國際條約包括國際衛生條例（International Health Regulations, IHR）及菸草控制框架公約（Framework Convention on Tobacco Control, FCTC）。

14 公衛法之分類與內容，可參照「行政院組織之法制作業」（http://law.moj.gov.tw/LawClass/LawClassListN.aspx，最後參考日期：2016 年 8 月 8 日）。

2. 醫政（事）類法規：主要規範醫療人員與護理人員執行與健康照護有關之職務時（不限於醫療或護理本身，亦可能包括與健康照護相關之研究），所應依循之法律規範；主要目的除因健康照護業務日益繁雜，而有必要以法律規範加以秩序化與合理化外，因健康照護工作之性質與工作環境充滿著權利義務關係（如醫療人員與病人、醫療人員與醫院、醫療人員間），也易肇致權利義務衝突，故健康照護業務下法律關係之釐清便有其重要性 [13]。相關法律規範包括醫療法、緊急醫療救護法、人體器官移植條例（與器官移植相關重要法規命令則有腦死判定準則、人體器官移植分配及管理辦法）、病人自主權利法、安寧緩和醫療條例、生產事故救濟條例、漢生病病患人權保障及補償條例、人體研究法、人體生物資料庫管理條例、胚胎幹細胞研究的倫理規範等；規範內容除包括病人權利 15、醫院管理、醫療廣告、病歷紀錄與保存等，並擴及較具生命倫理爭議且與人民生命價值觀密切相關之器官移植（死亡定義、器官捐贈與移植之資格與程序、分配標準、無償原則）、緩和醫療（尊重末期病人不施行、終止與撤除心肺復甦術與維生醫療之抉擇）、安樂死／尊嚴死 16 [14-16]（病人醫療自主權之尊重 17、預立醫療決定之程序、告知後同意終止、撤除或放棄生命治療或人工營養及流體餵養之要件）、胚胎幹細胞研究等個別議題。

3. 藥事類法規：主要以藥物（包含藥品及醫療器材）安全性及療效作為規範主軸，且因藥物對人體健康之影響較大且具一定之風險，故管制密度較高 [17]。相關法律規範包括藥事法、醫療器材管理法、管制藥品管理條例、血液製劑條例、藥害救濟法、預防接種受害救濟基金徵收及審議辦法、藥品查驗登記審查準則、醫療器材查驗登記審查準則、罕見疾病藥物查驗登記審查準則、藥物優良製造準則等；規範內容則包括藥物分類、定義、製造與輸入管理、查驗登記、流通與場所管理（藥局）、調劑作業與醫藥分工、無過失責任與藥害救濟、管制藥品管理、

---

15 但人體研究法、人體生物資料庫管理條例等與生物醫學研究相關之法律規範，所保障者便不僅侷限於病人權利，而係研究參與者（可能包括病人與健康人）之權利；所規範者亦不限於醫療院所及醫療專業人員，而係包括研究機構（如中央研究院、國家衛生研究院等）及其研究人員。

16 安樂死之概念包括醫師遵照病人自主意願，以消極不作為（消極安樂死，passive euthanasia）或積極作為（積極安樂死，active euthanasia）之方式協助病人死亡。而臺灣病人自主權利法案是否屬消極安樂死之法案，在學界便有爭論，如楊秀儀主張安樂死應限縮專指「醫師以積極方式協助病人自殺」，故病人自主權利法非屬安樂死法案；但鄭逸哲主張，病人自主權立法之適用範圍（第 14 條第 1 項）大於安寧緩和條例之「末期病人」範圍，故已屬消極安樂死之合法化。

17 依病人自主權利法第 14 條之規定，除末期病人外，尚包括不可逆轉之昏迷狀況、永久植物人狀態、極重度失智病人，或其他疾病狀況或痛苦難以忍受、疾病無法治癒且依當時醫療水準無其他合適解決方法之情形。

罕見疾病藥物管理等事項。

4. 社會保險類法規：主要分為中央健康保險類法規與國民年金保險類法規兩種類型：

（1）就中央健康保險類法規而言，主要以全民健保業務執行為規範主軸；蓋全民健保作為我國憲法增修條文第 10 條第 5 項所明定應施行以增進國民健康之重要制度[18]，影響層面廣及社會各個層面，包括以政府公權力介入強制人民納保以建立社會互助基礎、傳統醫療關係之改變、社會福利政策架構之調整、財政衝擊等，故有必要藉相關法律體系之建立重新建構立法原則與法律關係。相關法律規範包括全民健康保險法、全民健康保險醫療辦法、全民健康保險醫事服務機構特約及管理辦法、全民健康保險爭議事項審議辦法、全民健康保險會組成及議事辦法、全民健康保險醫療服務給付項目及支付標準共同擬訂辦法、全民健康保險藥物給付項目及支付標準共同擬訂辦法、全民健康保險藥品價格調整作業辦法等；規範內容則包括保險人、保險對象、投保單位之界定、保險財務、保險給付、醫療費用支付、保險醫事服務機構之管理等事項。

（2）就國民年金保險類法規而言，主要以國民年金制度之建立與業務執行為規範主軸。蓋依憲法第 155 條及增修條文第 10 條第 8 項之規定，均揭櫫社會保險之重要性；而在疾病風險部分單獨畫出由全民健保承擔後，如何保障國民因老年、身心障礙或死亡等事故發生後基本之經濟安全，便成為重要政策議題。而國民年金作為重要社會保險制度，法律規範之架構除涉及適足經濟保障（採持續定期給付，而非一次性給付）、社會連帶關係建立（納入未享有任何社會保險老年給付保障之國民）與世代間公平合理所得重分配等原則之架構外，亦涉及如何因應既有保險體系與國民年金制度之銜接整合、如何判定社會保險人／被保險人之法律關係與年金給付請求權／財產權之性質等議題。具體法律規範包括國民年金法、國民年金保險基金委託經營辦法、國民年金保險基金管理運用及監督辦法等；規範內容則包括保險基金、保險業務、被保險人、保險費、保險效力、保險給付（包括老人年金給付、生育給付、身心障礙給付、喪葬給付及遺屬給付）等事項。

5. 防疫類法規：主要以傳染性疾病（communicable diseases）之預防及防治作為規

---

18 憲法第 155 條及第 157 條亦有規定，國家為謀社會福利及增進民族健康，應實施社會保險制並普遍推行衛生保健事業及公醫制度。

範主軸。由於傳染病具有傳染之特性，且若未能及時防治或處置不當，便可能在極短時間內導致疫情蔓延並造成人民健康與生命之極大耗損；因此，防治傳染性疾病所欲維護人民健康之公共利益往往被賦予極高之價值，甚至有私益與公益牴觸時便應以公益保護為絕對優先之觀念，而賦予國家極大之權力限制傳染病患者個人權利（如放逐漢生病人、強制結核病人接受治療等）。但此觀念並不正確，在個人權利保障之價值下，公益並不必然具備優先性，而仍須與衝突之私益進行權衡；且只有在公益大於私益時，基於公共衛生目的所採取對人民權利限制之防疫手段始具有正當性。也因此，對於傳染性疾病防治上之國家公權力運用範圍與限制、傳染性疾病病人之權利保障（如身體權、人身自由、隱私權等），便須由法律明確規範。相關法律規範包括傳染病防治法、人類免疫缺乏病毒傳染防治及感染者權益保障條例、嚴重急性呼吸道症候群防治及紓困暫行條例（已廢止）等；而於新型冠狀肺炎病毒（Severe acute respiratory syndrome coronavirus 2, SARS-CoV2）疫情爆發後，亦緊急訂定嚴重特殊傳染性肺炎防治及紓困振興暫行條例。防疫類法規規範內容則包括傳染病分類、防治權責、管制措施（包括防疫及檢疫措施）、病人權利等。

6. 國民健康類法規：主要以非傳染性疾病（non-communicable diseases, NCDs）之預防與防治作為規範主軸。雖然國家對於非傳染性疾病防治所採之介入手段，可能未若傳染性疾病防治之強制性為高，但仍可能涉及人民權利義務之重要事項（如禁止藥商及菸商廣告對言論自由之限制、禁止人民於公共場所吸菸對自由權之影響），故仍須於相關法律規範中明定。相關法律規範包括優生保健法（2022 年修正草案更名為「生育保健法」）、人工生殖法、精神衛生法、罕見疾病防治及藥物法、菸害防制法、口腔健康法、癌症防治法、油症患者健康照護服務條例等。規範內容則相對繁雜：（1）優生保健法規範人工流產或結紮手術之條件、施術醫師資格、生育婦女權利保障；（2）人工生殖法規範人工協助生殖技術實施條件、程序及管理、精卵提供與使用要件、告知後同意要件、人工生殖子女之地位；（3）精神衛生法規範精神病人權利保障、強制鑑定與住院之要件與程序、精神醫療照護體系與業務；（4）罕見疾病防治及藥物法規範罕見疾病之定義、醫療服務與藥物近用（醫療補助、藥物特許保障、健保專款給付）、罕見疾病病人權利；（5）菸害防制法規範禁菸場所、健康警示圖文、菸品健康捐、青少年及孕婦（胎兒）之保障、菸品促銷及廣告；（6）口腔健康法及癌症防治法則宣示政府推展口腔衛生與癌症防治之責任；（7）油症患者健康照護服務條例較為特別，主要針對非常

特定之族群——因多氯聯苯米糠油事件致中毒者——之權益保障及健康照護補助加以規範。

7. 食品類法規：主要以食品安全與衛生作為規範主軸。蓋食品之主要消費對象為人類而與健康息息相關，故對於食品之成分、從原料到產品之生產過程（包括種後處理、加工、製造、流通、運輸、銷售）均有必要加以規範。相關法律規範包括食品安全衛生管理法、健康食品管理法、食品良好衛生規範準則、食品及相關產品輸入查驗辦法、健康食品申請許可辦法、健康食品衛生標準等；規範內容則包括食品及健康食品之定義、安全控管與風險評估、輸入管理、衛生管理（包括自主管理、登錄機制）、標示及廣告管理、檢驗及查核、吹哨者保護等。

8. 化粧品類法規：主要以確保化粧品質量符合一般衛生要求為規範主軸，重視品質檢驗（包括重金屬殘留、螢光劑與甲醛檢測等）。法律規範以化粧品衛生安全管理法為主，規範內容包括化粧品之輸入、製造、販賣、查驗、標籤及仿單、包裝、廣告等事項。

9. 環境／公害類法規：主要以促進環境衛生與防治公害（即環境污染，指人為因素所造成環境成分與狀態不良變化）為規範主軸；蓋環境對健康之關係密切，但因危險物品與毒性物質之使用、廢氣及污水排放、廢棄物、過度開發、天然災害均可能惡化環境並對人民健康形成威脅，遂有必要在法律規範下針對不同公害加以管制，以減緩或避免環境之惡化 [18]。相關法律規範包括環境影響評估法、空氣污染防制法、噪音管制法、水污染防治法、海洋污染防治法、廢棄物清理法、資源回收再利用法、土壤及地下水污染整治法、毒性化學物質管理法、飲用水管理條例、環境用藥管理法、公害糾紛處理法等；規範內容包括環境影響評估實施之要件、審查及監督、環境品質標準設定及維護、管制措施（包括防制／管制區域設定、活動禁止或管制）、公害防治（包括稽核、監測、檢驗、許可登記、申報）、污染防制費徵收、危害評估及預防、檢舉、公害糾紛之調處與裁決等事項。

結　語

公共衛生事務涉及人民之生命與健康，故國家便制定各種醫療、衛生、保健與社會福利相關法規，以在法律與政策中確保健康作為重要價值取向；也因此公衛法之範疇判定亦相對廣泛。本章便針對公衛法作為預防傷害與疾病、促進公共健康之

法律工具與管制技術，簡介其規範對象與範圍、法律干預模式之分類體系、及規範內容之具體內涵，並分別從專業人員、醫政（事）、藥事、社會保險、國民健康、食品、化粧品、及環境／公害法規等類別，例示目前我國與公共衛生直接相關之專門法律。

關鍵名詞

行政機關（administrative agency）

行政法人（administrative corporation）

公權力受託人（administrative delegatee / Beliehene）

行政委託（administrative delegation / Beleihung）

未成年人（minors under the age of majority）

受輔助宣告之人（persons subject to a court's order of the commencement of assistance）

受監護宣告之人（persons subject to a court's order of the commencement of guardianship）

限制行為能力人（persons with limited legal capacity）

無行為能力人（persons with no legal capacity）

組織法（administrative organization law）

作用法（administrative effect law）

全球健康治理（global health governance）

專業人員法規（medical and healthcare professionals law）

醫政（事）法規（medical law）

藥事法規（pharmaceutical law）

社會保險法規（social insurance law）

國民健康法規（health promotion law）

食品法規（food law）

化粧品法規（cosmetic law）

環境法規（environmental law）

公害法規（public nuisance law）

複習問題

1. 請就公共衛生法規範對象之範圍予以討論，並說明是否對特定族群提供保護及其理由。

2. 請說明組織法與作用法之區別，並說明該區別在政府依法採取公共衛生介入措施時之法律意義。

3. 請列舉公共衛生法之類別，並分別就該類別下之專門法律舉例說明。

引用文獻

1. Gostin LO. Public Health Law: Power, Duty, Restraint. University of California Press, 2016.

2. Gostin LO, Burris S, Lazzarini Z. The law and the public's health: a study of infectious disease law in the United States. Colum L Rev 1999;**99**:59-128.

3. Chapman AR. The social determinants of health, health equity, and human rights. Health & Hum Rts 2010;**12**:17-30.

4. 張苙雲：醫療與社會：醫療社會學的探索。臺北：巨流圖書，2009。

5. Berman ML. Defining the field of public health law. DePaul Journal of Health Care Law 2013;**15**:45-92.

6. 莊國榮：行政法。臺北：元照，2015。

7. 陳敏：行政法總論。臺北：新學林，2019。

8. CSDH. Closing the gap in a generation: health equity through action on the social determinants of health. Final Report of the Commission on Social Determinants of Health. Geneva: World Health Organization, 2008.

9. 吳全峰：從經濟社會文化權利國際公約論健康人權與健康平等——兼論全民健康保險給付機制之健康人權困境。蘇宏達、陳淳文主編：中華民國施行聯合國兩權利公約的意義：接軌國際、深化民主。臺北：財團法人臺灣民主基金會，2013。

10. 李震山：行政組織法與行政作用法之區別及其實益。月旦法學雜誌 2002；**85**：16-7。

11. Hodge JG. Public Health Law in a Nutshell. West Academic Publishing, 2016.

12. Burris SC, Berman ML, Penn MS, Holiday TR. The new public health law: a

transdisciplinary approach to practice and advocacy. Oxford University Press, 2018.

13. 李聖隆：醫護法規概論。臺北：華杏，2005。

14. 林書楷、林淳宏：從法律與醫學倫理的觀點論積極安樂死之合法化。興大法學 2010；113-56。

15. 楊秀儀：追求案中的自主：論病人自主權立法之法律性質與定位。萬國法律 2017；**212**：11-9。

16. 鄭逸哲、施肇榮：沒有「安樂死」之名的「安樂死法」——簡評 2016 年「病人自主權利法」。軍法專刊 2016；**62**：18-35。

17. 余萬能：藥事行政與法規：法規體系與架構。自版，2009。

18. 吳啓賓：公害與法律。法令月刊 1990；**41**：256-8。

第二篇
主要衛生法規原理原則及立法精神

第 4 章
公共衛生人員法規：
公共衛生師法

李玉春　撰

學習目標

一、瞭解公共衛生師法立法的背景

二、瞭解台灣公共衛生學會推動公共衛生師法的歷史沿革與立法精神之演變

三、瞭解公共衛生師法立法要點與內容：包括宗旨、應考資格、業務範圍、執業方式與相關倫理規範

四、瞭解公共衛生師未來展望

前　言

　　為提升國民健康與福祉，降低健康不平等，需各類醫事與非醫事專業人員共同合作，才能達到目的。臺灣高等公共衛生（以下簡稱公衛）教育已有超過 80 年的歷史，培育近十萬名公衛專業人員，從事擘劃我國衛生醫療政策、健康促進與衛生教育、環境與職業衛生、流行病學與生物統計、醫務管理與健康保險等工作，對我國公共衛生之發展具有卓越貢獻。但有很長的一段時間，公衛專業人員（public health professional/specialist）因缺乏專業證照，面臨教考用失衡之困境。

　　透過公部門與台灣公共衛生學會（簡稱公衛學會）二十年的努力，立法院已於 2020 年 5 月 15 日通過《公共衛生師法》（簡稱公衛師法），目的在建立公衛專業服務體系，明確公共衛生師之權利義務，提升公衛專業及發展，以促進民眾健康 [1]。

　　本章首先闡述公衛專業的特性與公衛高等教育體系之發展，以說明公衛與醫事專業特性的不同及公衛專業化的歷程。其次，將說明公衛師法立法的背景，包括公衛師的重要性、教考用失衡問題、英美公衛師認證經驗，以及公衛師法立法的必要性。接著，將回顧公衛學會推動公衛師法的歷史沿革與轉折，以理解公衛學會在推動公衛師法歷程，面臨之主要障礙與克服困難之策略。最後，將詳盡說明公衛師法主要的規範內容，並對後續的配套修法與相關配套措施的發展加以說明。藉由這些，希望讓目前及未來有志於從事公衛教育與專業服務者，能一起努力，承先啓後、繼往開來，落實公衛的教、考、用，以對提升人類的健康福祉，降低健康不平等做出更卓越的貢獻。

第一節　立法背景

一、公共衛生專業之特性

　　要推動公共衛生師（簡稱公衛師）之立法，首先要釐清公衛專業之特性，及與一般醫事人員有何不同，才能爭取立法。

　　依據 Acheson 對公共衛生的定義是「透過有組織的努力與社會、公私組織、社區與個人的知情選擇，以預防疾病、延長壽命及促進人類健康的科學與藝術

（Public health is "the science and art of preventing disease, prolonging life and promoting human health through organized efforts and informed choices of society, organizations, public and private, communities and individuals." [2]）」。公共衛生活動在強化公共衛生的能力與服務，使民眾能維持健康、改善健康福祉或預防健康惡化。公共衛生涵蓋全方位的健康與福祉，不僅在根除疾病（Public health focuses on the entire spectrum of health and wellbeing.）[3]。

　　因此相對於醫療專業，公衛專業的特色如下：（1）公衛關注群體健康（population health），而非僅個人健康；（2）公衛要借助跨領域、公私部門與社會集體的合作，才能達成目的；（3）醫療以個別病人的疾病診斷與治療為導向，公衛以三段五級的預防為導向，以預防疾病或問題的發生或降低其對健康之影響。這種「上醫醫未病」的觀點與「無名英雄」的角色，不易被看見，但卻攸關廣大民眾的生命財產安全與健康壽命的延長；（4）醫療的功能包括疾病診斷與管理、用藥、處置、手術等治療；公共衛生的核心功能，依據美國醫學研究所（Institute of Medicine）報告，包括評估、政策發展與確保（assessment, policy development, and assurance）[4]；（5）醫療常借助檢驗、檢查等以診斷疾病；公衛常運用流行病學、統計分析、社會或環境監測、政策分析、大數據分析等，分析群體（如國家、縣市、社區、學校、軍隊、職場）之風險因子或問題，分析比較介入措施並評估其成效；（6）醫護人員提供醫療照護，公衛藉由立法、推動政策、計畫或規範等有組織的社會力量以系統性的達成預防疾病、延長壽命以及促進群體健康的目的。公衛專業特性與醫療照護比較見表 4-1。

表 4-1：公共衛生專業與醫療照護特性之比較

專業特性	公共衛生	醫療照護
1. 主要觀點	群體健康為主，個人健康為輔	個人健康
2. 運作方式	跨領域、跨公私部門與社會集體合作	醫療團隊合作
3. 專業導向	以三段五級的預防為導向	以個別病人疾病診斷與治療為導向
4. 核心功能	包括評估、政策發展與確保	包括疾病診斷與管理、用藥、處置、手術等治療
5. 評估方法	運用流行病學、統計分析、社會或環境監測、政策分析、大數據分析等，分析群體健康、風險因子或問題，比較介入措施並評估其成效	借助檢驗、檢查等以診斷疾病與評估其對健康之影響
6. 介入方法	藉由立法、推動政策、計畫或規範等有組織的社會力量以系統性的達成預防疾病、延長壽命以及促進群體健康的目的	提供醫療照護以改善病人健康或預防疾病及其對健康、失能等之影響

二、臺灣公共衛生教育之發展

臺灣公衛正式教育體系有超過 80 年的歷史。依據陳爲堅等 [5] 將臺灣公衛教育的發展史分成四個時期：草創期（1939 到 1970 年）、茁壯期（1971 到 1990 年）、擴充期（1991 到 2007 年），及重整期（2007 年之後）。高等教育體系從 1939 年臺北帝國大學（臺灣大學前身）設立熱帶醫學研究所開始；1947 年國防醫學院衛生行政學系下設公共衛生學組（1966 年在社會醫學系下設社會醫學研究所）；1959 年臺灣師範大學設立衛生教育系；1961 年臺灣大學設立公共衛生研究所，1972 年設立公共衛生系；其後各醫學院校，紛紛設立公衛相關系、所。因公衛分工越來越精細，公衛研究所逐漸分化爲健康政策與管理、流行病學、生物統計、環境與職業醫學、醫務管理、衛生教育與健康促進、行爲與社會科學、衛生福利、衛生資訊等相關研究所，並進而成立公共衛生學院，公衛專業化與專業分化的趨勢已然成形。不包括專科，在 1998 學年度時，全國有 16 個系（高教 13 個，技職 3 個），17 個所（高教）；至 2015 學年度時，已有 40 個系（高教 24 個，技職 16 個）和 45 個所（高教 36 個，技職 9 個）的規模。2015 年時每年培育 7,669 名學生，畢業超過 3,555 名的公衛相關科、系、所畢業生 [5]，估計到 2023 年已累計培育超過十萬名公衛相關人力，因此臺灣不缺公衛專業教育背景的畢業生。

此外陳爲堅、江東亮之國家衛生研究院報告《公共衛生教育與人力：現況與展望》[6] 也指出，公衛畢業生之出路，以台大爲例，61% 繼續升學，82% 工作與廣義的公衛有關，就業市場主要分布於政府衛生行政類或衛生技術類，學術機構含中研院、國衛院等，私部門包括醫院、藥廠、保險公司、醫學儀器公司、健檢中心、環境工程、工業或企業公司等。惟政府部門因高普考名額有限，造成教、考、用失衡。對臺灣公衛教育發展之沿革與挑戰有興趣者可參閱上述報告以及陳爲堅等 2018 年之文章 [5]。

三、公衛師法立法背景

（一）WHO 呼籲各國正視公衛專業人員缺乏之問題

聯合國世界衛生組織（WHO）在《Working together for health》的報告指出：「一個國家公共衛生人力密度越高，挽救的生命數就越多」，高度肯定公衛專業的貢

獻 [7]。但臺灣在 80 年代後，相對於醫事人力大量的擴張，公衛人力的增加卻相形侏儒化，最明顯的是預防保健支出占國民醫療保健支出比率逐年下降，無法回應社會對公衛人力需求的急遽增加 [8]。

公衛人力不足的問題，WHO 早在 2006 年的報告即引述前聯合國祕書長 Jong-wook Lee 的話：「健康人力的不足已取代財務議題，成為各國推動全國性健康照護計畫的最嚴重障礙；吾人必須確保世界每個鄉鎮、每個人皆能接觸到具高度動機、專業技術、且支持的公共衛生人員 [7]。」因此呼籲各國正視全世界公衛專業人力在數量、素質、與分布不均的嚴重問題。該報告並指出多數國家較重視醫事專業人力缺乏之問題，但普遍忽略非醫事的公衛專業人力（也就是公共衛生師）的培養，因此呼籲各國要大量增加公衛專業人力的培育，以協助解決越來越多元的公衛問題。這也是臺灣推動公衛師最重要的論述依據之一。

（二）公衛事件層出不窮，公衛人力需求與日俱增

近三十年，新興的公衛事件層出不窮，包括食品安全（塑化劑、三聚氰胺事件）、新興傳染病（新流感、SARS 冠狀病毒、禽流感、腸病毒、登革熱之大流行）、空氣及環境污染與國際恐怖組織生物戰之威脅等事件等，都曾引發國人對公衛事件的疑慮、恐慌，甚至影響國家安全 [9-12]。這些公衛問題有所謂的外部效應（externality），意即個人的行為或疾病感染不僅影響個人，還可能威脅全國成千上萬，甚至全球數以億或十億計的人民的生命健康安全，需要建立健全的「公共衛生防護網」，才能在問題發生時，透過有組織的社會力量，運用公衛的核心專業能力，藉由系統性的調查分析，迅速發現問題（如塑化劑之源頭、感染源），然後運用法令、政策、計畫等機制，迅速阻斷問題根源（如要求取得食品添加物安全證明、隔離病人、打疫苗等），防止問題或疾病繼續惡化或感染、威脅更多人的生命 [10]。

最大的衝擊在 2019 年起嚴重特殊傳染性肺炎（COVID-19）肆虐全球，WHO 宣布 COVID-19 為公衛緊急事件，因全球大流行嚴重影響人民生命財產安全（至 2022 年 2 月底全球有 4.39 億人染疫，598 萬人死亡），很多國家封城、鎖國，除健康外，民生、經濟、產業皆受到嚴重的衝擊，讓全球認知到公衛的重要性。臺灣因歷經 SARS 流行生聚教訓，17 年磨一劍，透過修法與人力培訓，在 COVID-19 派上用場，因此在防疫工作始終是世界楷模。但在 2021 年五月期間，仍因感染者突然暴增，公衛人力不足，疫調與接觸者追蹤無法及時完成與提供適度關懷，一度幾

乎造成公衛缺口。

痛定思痛，在後 COVID-19 時期，各國紛紛增加公衛投資、強化公衛體系、增聘公衛人力，臺灣也應為未來公共衛生與日俱增的需求預作準備。更何況，公衛議題詭譎多變，不斷推陳出新，人民對政府的期待越來越高，所使用的社會資源也越來越龐大，需要培育更多不同專業知識與技能的人員。除防疫外，人口老化、醫療科技快速發展、慢性病增加、心理健康問題浮現，加上氣候變遷、環境污染、健保與長照財務與給支付問題等挑戰，針對慢性病防治、環境保護、改變不健康行為、推動健康科技評估、改革健保與長照體系以強化三段五級預防，強化健康體系的有效性、效率、公平性，以提升群體健康，皆須公私部門持續投入更多公衛資源、增加公衛相關人力之培訓，以回應社會對處理多元公衛議題的需要。

（三）公衛教考用失衡

廣義的公衛團隊需要各類專業人員合作，臺灣雖已培育大量公衛專業人員，但在 2022 年公衛師立法前，惟獨公衛專業人員因缺乏專業證照，反而很難進入公衛體系服務，諸多公衛人才於社會上無法適才所用，公衛人無法作公衛事，甚為可惜[12]。過去公衛畢業生因缺乏專業證照，只能仰賴高普考進入公部門。但高普考名額有限，私部門就業機會較少，公衛畢業生常學非所用，反之基層公衛人力則普遍缺乏公衛專業訓練（[13]，引自陳美霞老師調查），凸顯公衛人力嚴重的教、考、用失衡之問題。

高普考名額少主因目前高普考為「任用考」制度[13]，各級衛生單位一旦出缺，從上報缺額到高普考分發上任的空窗期太長，復因用人單位對高普考人員分發無選擇權，故常對缺額隱而不報，寧可以《技術人員任用條例》自行進用公職醫師、護理師、藥師、醫檢師等（為解決公立醫院缺乏護理師之問題，公職護理師曾一年錄取上千人），造成高普考錄取名額太低，排擠公衛系所畢業生之就業。鄭守夏老師之調查即發現公衛系大四學生普遍覺得畢業生找工作比其他科系困難，高普考「衛生環保行政」職系的錄取名額逐年減少，而衛生單位現職人員有一半以上都是由相關職系轉任的，因此建議停止其他專業的轉任，要求衛生單位優先以高普考進用新人，並爭取專業證照的設立，希望藉由長期努力來改善公共衛生畢業生的出路問題[14]。有鑑於此，台灣公共衛生學會自 2000 年即開始推動《公共衛生師法》。

（四）受聘私部門與獨立執業之需求

除公部門外，公衛師亦可在社區與場域受聘執業或獨立開設公共衛生事務所，這些皆須有法律之規範。例如可受聘在大型高風險產業負責職災或職業病之預防，職場健康促進與健康管理或受聘於食品產業，負責生產過程之安全評估與管理等。此外，因政府組織與業務逐年擴張，人力嚴重不足，業務委外需求驟增，單靠學術界協助，無法滿足需要，應有獨立執業的公衛師協助。公衛師之立法，可提供公衛師開設公衛事務所的法源依據，可獨立受政府或私部門委託，執行公衛相關業務如進行環境健康影響評估、藥物之經濟評估、健康科技評估、健康照護方案之規劃評估等。

（五）國際推動公衛師認證對臺灣之啟發

鑑於不同學校、公衛系所的教學訓練內容不一，且不像醫事人員因有證照，品質與專業能力較容易受社會認同與信賴，歐美自 2000 年初即積極推動公共衛生學院的評鑑以及公共衛生師的專業認證。英國在 2003 年開始推動公衛專業人力的認證 [15,16]，並出版被認證者名單，提供雇主選才之參考。而歐洲公共衛生學院聯盟與學會等單位亦於 2011 年成立專責評鑑機構，以確保與提升通過評鑑機構與其學生的品質與競爭力 [10,17]。

美國在 2008 年也由國家公共衛生專業認證董事會開辦公共衛生專業認證考試（Certified in Public Health（CPH）exam）[18] 並規定只有通過美國公共衛生教育委員會評鑑的公衛學院的學生、畢業生或有公衛相關工作經驗者，才能報考；以確保畢業生能熟稔當代公衛執業所需的知識與技巧，考試內容包括五項核心專業能力（core competence，生物統計、流行病學、社會及行為科學、衛生政策與管理、環境健康科學），與七項跨領域的專業素養（傳播與資訊、多元文化素養、領導能力、專業精神，計畫與評估、公共衛生生物學、系統思維）[19]，以提升公共衛生專業之水準，促進公衛專業之發展，推估 2020 年時每十萬人需要配置 220 名公衛專業人力。2021 年已有近 11,000 人通過考試。

英美在公衛師考試與認證的經驗，成為臺灣在推動公衛師立法之重要借鏡 [10]。為爭取公衛師法的立法，並測試舉辦國家考試的可行性，台灣公共衛生學會自 2009 年起仿照美國推動「公共衛生核心基本能力測驗」，考試科目以美國五大公衛核心課程為主，惟其中環境健康科學調整為環境與職業醫學。舉辦公共衛生核心

課程基本能力測驗的目的如下：（1）確保並提升公衛專業人力素質，提升就業競爭力；（2）藉舉辦考試，強化公衛專業人才養成教育；（3）評估公衛相關學系學生之公共衛生知識與能力；（4）與國際接軌。除提升專業教育品質外，亦爲日後的公共衛生師考試預做準備。

（六）公衛師立法的必要性與可行性

在推動公衛師法歷程，2010 年考選部提醒：專門職業及技術人員之執業，應依《專門職業及技術人員考試法》以考試定其資格。因此要求新增之專門職業及技術人員（類別）應先經考試院認定其屬專門職業技術人員考試種類範疇，始能立法，通過立法始能舉辦考試。公衛師是該法 2011 年修正後第一個被要求認定的專業。因此公衛學會 2013 年初透過當時的衛生署向考選部提出申請，在申請資料中，最重要的論述須說明公衛師立法的必要性、正當性與可行性。茲說明如下：

1. 必要性與正當性：《專門職業及技術人員考試法》定義專門職業之要件如下：「具備經由現代教育或訓練之培養過程，獲得特殊學識或技能，且所從事之業務，與公共利益或人民之生命、身心健康、財產等權利密切相關，並依法令規定應經考試及格領有證書。」[20] 公衛專業執業品質之良窳攸關廣大民眾之健康與生命，例如防疫工作若有疏失，可能造成疫情擴大，危及更多民眾之生命、財產與安全；其重要性已如前述。因此公衛師之資格、執業範圍與標準，需要以法令加以規範，其專業能力也需經國家考試認證，確保其符合國家之標準，才能保障人民之健康安全；當時英、美已針對公衛專業人員推動考試或登錄制度，值得我國參考。而當時的公衛團隊中，醫事人員皆有證照，惟獨公衛專業人員因缺乏證照，反而很難進入公衛體系服務、發揮專長；因此亟需推動公共衛生師之立法，才能滿足民眾對公共衛生安全之殷切需要。依據美國公衛師之需求標準的一半推估，臺灣在 2020 年需要 2.5 萬名公衛師 [21]。因此公衛師的立法有其必要性 [10]；而立法院法制局《公共衛生師立法問題之探討》研究亦肯定該法立法之必要性 [22]。

   此外，公衛畢業生具備經由現代教育或訓練之培養過程（原公衛師法草案規定具備公衛碩士資格），獲得特殊學識或技能（公衛教育須具備五大核心能力，七大跨領域素養），且所從事之業務，與公共利益或人民之生命、身心健康、財產等權利密切相關，因此應以法律規定：應經考試及格領有證書，才能執業，因此公衛師立法具有正當性。

2. 可行性：台灣公衛學會自 2000 年起，在歷任理事長領導下，配合衛生署持續推
動公衛師法（至 2013 年時）已超過十年。這期間學會曾在北、中、南區以及各
主要公衛院校辦理座談會與說明會，已凝聚公衛教育界之共識。第二版公衛師法
草案已解決行政院審查第一版草案時提出之主要疑義（見本文後續之說明）、廣
納醫護相關專業團體之建議、獲得歷任衛生署長簽署支持，也得到歷次參與座談
的國民健康局、疾病管制局、食品衛生處、環保署、勞委會與衛生局代表之高度
支持，並在 2008 年正式納入馬英九總統之政見。

　　在專業素質的提升方面，公衛學會已建立公衛之核心基本能力課程，自 2009
年起每年舉辦「公共衛生核心基本能力測驗」，藉測驗提升公衛教育之素質與學生
之專業能力；並因應衛生署要求，建立公衛師業務簽證之流程與範例。因此無論就
政治、法律、專業、與行政各方面而言，公衛師之立法與證照制度之建立，皆有其
可行性 [10]。

　　人力資本是國家最重要的資產，沒有健康的國民就沒有經濟與發展。一個國家
公共衛生的品質，反映該國政府與人民在健康人權的保障與社會公平正義信念上的
進化程度 [13]。臺灣已經是一個新興工業化國家，政府應更重視人民健康福祉的
提升，不能再靠「補破網」、急就章的方式，處理健康議題；而應更積極的投資健
康領域，培育與網羅更多具核心專業能力的公共衛生專業人員，透過公私部門的共
同努力，建構一個專業健全的公共衛生防護網。公衛師的立法，可規範公共衛生
師之資格、執業範圍與標準，提升公衛專業盡責度（accountability）以保障民眾健
康、確保公衛專業人員之知識與技能符合當代社會之需要，進而促進公衛專業之發
展，建立公衛的專業形象，進一步可改善教考用失衡之問題，紓解公私部門對公衛
人力多元之需求，促進群體之健康。因此公衛師之立法有其必要性、正當性與可行
性。考選部在邀請公衛與醫事相關團體審查後，獲得一致之支持，並於 2014 年報
考試院，正式認定公衛師屬專門職業技術人員考試種類範疇，肯定公衛師之專業；
讓公衛師之立法進入新的里程碑。

第二節　公共衛生師法推動歷程

一、孕育期（2000-2006）

2000 年台灣公共衛生學會正式通過推動公共衛生師法。2003 年嚴重急性呼吸道疾病（SARS）襲擊臺灣，重創我國產業、醫療體系，影響國民健康及生命安全甚鉅。SARS 期間，基於中央與地方公衛人才短缺，嚴重影響防疫等相關工作，公衛學會乃更積極加快推動公衛師法之立法。2004 年參考醫事人員法與社工師法草擬公共衛生師法（草案），由衛生署函送行政院（該版 2005 年曾由廖本煙等立委提案一讀並交付委員會討論）。行政院審查時曾提出十大疑義，最重要的問題有二：

1. 應考資格過於寬鬆，與制定專技人員法律之基本概念似有不合？難以認定為專業：該版本為爭取各界認同以快速通過立法，除公共衛生或公衛相關學系得應考外，允許專科以上具三年公衛相關工作經驗之醫事人員報考，因此被質疑違反專技人員法立法原則（需由受嚴謹教育、有專門學識且經國家考試及格的人為之，方足以保障人民生命、財產安全，始有立法必要，也因此常具獨占性）。

2. 公衛業務範圍過寬（包括衛生行政、流行病學與疾病預防之規劃、設計、研究、執行與評估、健康促進與管理、社區及學校衛生、公共衛生教育、醫事機構及健康服務方案之規劃、評估、管理、研究發展與教育訓練、健康保險行政、環境及職業衛生及其他經中央主管機關認定之業務），應排除公部門即行政部分，至於其他內容則宜再具體、特定並與相關部會（研商）。行政院雖未通過該法，但衛生署仍持續邀各部會、衛生署所屬機構、地方衛生局、公共衛生學會、醫事相關團體進行溝通。同時，公衛學會於 2005 年重新擬定第二版的公共衛生師法（草案），並成立專責的「公共衛生師法立法推動小組」積極推動立法。

二、規劃期（2007-2012）

由於公共衛生相關專業人員種類日增，已難仿照醫師法完全獨占或排他，即便是醫事專業人員間，業務也有重疊之處如護理師與營養師、物理治療師等。因此台灣公衛學會 2005 年底在時任衛生署醫事處薛瑞元處長（現衛生福利部長）建議下，仿照《技師法》、《建築師法》提出全新版的公衛師法草案，特色如下 [10]：

1. 改採「有限排他」（因很多類技師之職掌重疊，很難完全排他）之精神爭取專門

職業技術人員之立法，以解決行政院所提之各項疑義，減少專業競合與衝突。所謂有限排他與後來衛生福利部陳時中部長所倡議的「專業不專屬」[12] 精神一致，也就是承認公共衛生師為專業人員，故未領有公共衛生師證書者，不得使用公共衛生師名稱（違者有罰則），但醫事人員或其他專門職業及技術人員依其業務執行不受公衛師業務範圍限制（因此稱為「不專屬」：某些業務不限公共衛生師可執行，其他專業人員依各自之法規或政府的規定執行業務，並不違法）。有限排他（專業不專屬）也因此成為各類醫事專業人員認同並順利通過公衛師法的關鍵。

2. 採精兵主義（需公衛相關研究所畢業且完成實習或大學畢業有三年實務經驗才能報考）。

3. 在公務體系外，建立私人執業的空間（得受聘或開設公衛師事務所）。

4. 業務範圍仿照技師法寫法：公共衛生師業務範圍包括受委託辦理公共衛生業務相關技術事項之規劃、設計、調查、研究、分析、檢驗、試驗、鑑定、評價、監督、執行、計畫管理及其他與公共衛生技術有關之事務，強調以社會人口健康觀點，以與臨床或機構內之個人疾病治療或健康問題管理做區隔。

5. 建立簽證制度以示負責。

　　簡言之，此時期公衛師法「有限排他」的規劃、公衛師事務所之設置、以及公共衛生師業務範圍著重在公衛業務之規劃、推動與評估，皆成為後續立法院通過版本之基礎。但通過版本在應考資格放寬為大學畢業，加入醫事人員修習一定公衛學分得報考，且不需實習，簽證部分，因專業人員代表擔心簽證象徵其他專業人員日後要受公共衛生師領導，因而反對。為避免爭議，刪除簽證用語；但仍規定公共衛生師執行業務，應製作紀錄及報告，並簽名或蓋章以示負責。

三、開花期（2013-2014）

　　2014 年 8 月 21 日考試院通過認定公衛師適用專門職業技術人員考試範圍，尊重公共衛生師為專門職業技術人員，為日後公衛師法的立法，奠定良好基礎。此時期公衛師法業務範圍之擬訂，主要參考美國 IOM 提出公共衛生之三大核心功能（core functions），包括評估、政策發展與確保 [4]，以及美國公共衛生學會公衛核心功能專案小組 [23] 所提出的十大公共衛生基本服務（Ten Essential Public Health

Services）的精神所草擬的。公衛師業務範圍包括：（1）以群體健康之觀點分析、調查、或評估下列因素及其對民眾健康之影響：民眾之健康行為、環境衛生及污染、疾病之流行、藥物食品之安全與衛生、醫療保健與長期照護服務、其他影響民眾健康之物理、化學、生物相關因素。（2）有關健康促進、環境健康、疾病防治、藥物食品安全、健康與長期照護服務、健康保險等政策、計畫或方案之規劃、評估與管理。（3）其他經中央主管機關認定之事務。上述十大基本公共衛生服務範圍，2020年修訂如下 [24]：

1. 評估與監控群體健康。
2. 調查、診斷與處理健康危害及其根本原因。
3. 透過有效的溝通以告知與教育。
4. 強化、支持與動員社區與夥伴關係。
5. 制定、倡議與執行政策、計畫與法律。
6. 利用法律與規範行動。
7. 促進對健康服務公平的可近性。
8. 培育多元與專業技術人力。
9. 透過評估、研究與品質改善持續精進與創新。
10. 建立與維持一個強而有力的公共衛生基礎組織架構。

四、結果期（2020）

　　成功的立法除法律的必要性、立法的專業性與可行性外，更需適當的時機才有可能通過，台灣公衛學會歷經多任理事長持續推動公共衛生師之立法近二十年仍未竟全功。2019 年起 COVID-19 肆虐全球，嚴重影響人民生命財產安全（很多人染疫甚至死亡），很多國家封城、鎖國，民生、經濟、產業皆受到嚴重的衝擊，也讓臺灣社會再度認知到公共衛生的重要性。因此在行政體系陳建仁副總統、行政院陳其邁副院長與衛生福利部陳時中部長（三陳）的鼎力支持與立法院跨黨派立委難得一致的共同支持下，立法院終於一舉在 2020 年 5 月 15 日通過亞洲第一部公共衛生師法，為臺灣公共衛生的發展建立嶄新的里程碑。而台灣公衛學會二十年磨一劍，總算成功推動公共衛生師法的立法，補齊健康防護網缺乏的一塊拼圖。

　　立法院通過的公衛師法版本共五章 40 條，重點如下：

1. 以陳時中部長「專業不專屬」的精神立法。

2. 報考資格以大學公共衛生系、所為主，但放寬公共衛生與醫事相關系所曾修習公共衛生 18 學分課程或具三年公共衛生工作經驗者得報考，因而取消原行政院版本之特考 [25]。

3. 公共衛生師業務範圍：立法說明引用 1920 年公共衛生學者 Charles-Edward Amory Winslow 公共衛生定義 [26]，以說明公共衛生業務範圍的訂定原則：「公共衛生是一門預防疾病、延長壽命與促進健康的科學與藝術，透過社會、組織、公私部門、社區與個人的組織性力量與充分訊息之下的選擇，共同來推動。」顯示公共衛生之核心價值為預防，涵蓋所有與群眾相關之健康問題，包括健康促進、疾病預防、食品或環境對群眾健康危害之影響評估及提升民眾健康生活品質，均屬公共衛生之範疇，爰參諸上開定義及核心價值，明定公共衛生師之業務。但業務範圍只選擇朝野與專業團體間較有共識的服務，至於健康與長期照護服務、健康保險等政策則未納入 [25]。

4. 專業不專屬精神之落實：考量專門職業及技術人員名稱之專屬性，明定「非領有公共衛生師證書者，不得使用公共衛生師名稱」，違者必須受罰。另因公共衛生之範疇甚廣，故明定醫事人員、其他專門職業及技術人員、政府機關（構）、學校、機構、法人、團體或軍事機關及所屬醫療機構依規定從事公共衛生業務，得不受本法規定之限制 [25]。

　　主要時期立法架構與業務範圍詳見表 4-2。

表4-2：各時期公共衛生師法之立法架構與業務範圍

版本	立院通過版	考試院版（2012/3/12）	2007/3/27	2005/12/22	報院一版
立法架構	同右	同右	同右	技師法/建築師法	醫事人員/社工師
專業定位排他性/資格	專業不專屬/大學公衛/公衛或醫事相關修18學分/資格/無實習/無特考	有限排他/大學公衛相關/公衛或醫事相關修學程/無實習/有特考	同右	有限排他/公衛相關研究所/實習/三年經驗特考	無排他性（從寬）
業務範圍	公共衛生師執行下列業務：1. 社區與場域之環境健康風險及方案之規劃、推動或評估。2. 社區與場域之疫病調查及防治方案之規劃、推動或評估。3. 社區與場域之民眾健康狀態調查及健康促進方案之規劃、推動或評估。4. 社區與場域之食品安全風險調查及品質管理方案之規劃、推動或評估。5. 其他經中央主管機關認可之公共衛生事務。前項業務，有下列情形之一者，不受本法規定之限制：1. 醫事人員或其他專門職業及技術人員依其業務執行。2. 政府機關（構）自行、委託或補助執行。3. 學校、機構、法人或團體依研究計畫執行。4. 軍事機關及所屬醫療機構涉及國防安全事務考量部分之執行。公共衛生師執行第一項業務，不得涉及醫療業務，依其他法律規定執行業務者，不在此限。	一、以群體健康之觀點，分析、調查、或評估下列因素及其對民眾健康之影響：1. 民眾之健康行為。2. 環境衛生及污染、疾病之流行。3. 疾病之流行。4. 藥物食品之安全與衛生。5. 醫療保健與長期照護服務。6. 其他影響民眾健康之物理、化學、生物相關因素。二、有關健康促進、環境健康安全、健康與長期照護服務、疾病防治、藥物食品照護服務、計畫或方案之規劃、評估與管理。三、其他經中央主管機關認可之事務。	公共衛生師受託簽證範圍：一、評價及鑑定社區健康危害因素及健康問題。二、健康資訊系統之規劃與執行。三、防疫網之規劃與執行。四、食品產業生產安全之評估與管理。五、改善社區健康問題方案之規劃、設計與管理。六、評價社區健康服務體系或政策之效果，可近性及經濟效益。七、其他。	受委託辦理公共衛生業務相關技術事項之規劃、設計、調查、研究、分析、檢驗、試驗、鑑定、評價、計畫管、執行、計畫管理及其他與公共衛生技術有關之事務。	衛生行政、流行病學與疾病預防、健康促進與管理、社區及學校衛生、公共衛生教育、醫事機構及健康保險方案、健康保險行政。
私部門執業	明訂	明訂/取消簽證	同右	明訂/公衛事務所/公共衛生師簽證	未明確規定

資料來源：作者自行整理。

第三節　公共衛生師法內容

一、立法要點

依據行政院版公共衛生師法立法要點如下 [27]：

1. 立法宗旨及主管機關。（草案第 1 條及第 2 條）
2. 充任公共衛生師之要件、應考資格及消極資格。（草案第 3 條至第 5 條）
3. 非領有公共衛生師證書者，不得使用公共衛生師名稱；請領公共衛生師證書之應備文件及程序。（草案第 6 條及第 7 條）
4. 公共衛生師執業之方式、接受繼續教育及執業執照定期更新、執業應加入公會、停業或歇業時應辦理事項等管理事項。（草案第 8 條及第 9 條、第 11 條及第 12 條）
5. 公共衛生師之業務及主管機關因突發緊急或重大公共衛生事件，得指定公共衛生師辦理該等業務。（草案第 13 條及第 14 條）
6. 公共衛生師執業之禁止行為。（草案第 16 條）
7. 公共衛生師應遵守公共衛生專業倫理規範，違反該倫理規範者移付懲戒；懲戒制度相關規定。（草案第 18 條及第 19 條）
8. 公共衛生師公會之組織體系及其主管機關。（草案第 20 條及第 21 條）
9. 公共衛生師公會之章程、理監事名額、選舉程序、任期及申請立案程序等規定。（草案第 22 條至第 26 條）
10. 公共衛生師公會或會員違反法令或章程之處置規定。（草案第 27 條及第 28 條）
11. 公共衛生師違反執業之禁止行為及違反本法所定義務之罰則。（草案第 29 條至第 35 條）
12. 中央與地方主管機關處罰權責之劃分。（草案第 37 條）
13. 外國人應公共衛生師考試之規定。（草案第 38 條）
14. 施行日期。（草案第 40 條）

二、公共衛生師法內容

（一）立法目的與主管機關

1. 立法目的：（1）建立公共衛生專業服務體系，（2）明確公共衛生師之權利義務，
   （3）提升公共衛生專業及發展，（4）促進民眾健康（第 1 條）。
2. 主管機關：中央、直轄市與縣（市）之主管機關，分別為衛生福利部、直轄市政
   府與縣（市）政府（第 2 條）。

（二）充任公共衛生師之資格與消極資格

1. 充任資格（誰能擔任公共衛生師）
   （1）中華民國國民經公共衛生師考試及格，並依法領有公共衛生師證書者（第 3
     條）。
   （2）外國人依中華民國法律，經公共衛生師考試及格，領有公共衛生師證書。但
     其在中華民國執行公共衛生業務，應經中央主管機關許可，並應遵守中華民
     國之相關法令、專業倫理規範及公共衛生師公會章程（第 39 條）。
2. 充任公共衛生師之消極資格（誰不能擔任公共衛生師）
   （1）有下列情形之一者，不得充任公共衛生師；已充任者，撤銷或廢止其公共衛
     生師證書：（a）曾經撤銷或廢止公共衛生師證書；（b）因業務上有關之犯罪
     行為，受一年有期徒刑以上刑之判決確定，而未受緩刑之宣告（第 5 條）。
   （2）未領有公共衛生師證書者，不得使用公共衛生師名稱（第 6 條），違者罰
     3-15 萬新台幣。公共衛生師證書由中央主管機關核發（第 7 條）。

（三）公共衛生師報考資格（第 4 條）

1. 具下列資格之一者，得應公共衛生師考試：
   （1）公立或立案之私立大學、獨立學院或符合教育部採認規定之國外大學、獨立
     學院公共衛生學系、所、組、學位學程畢業，領有畢業證書。
   （2）公立或立案之私立大學、獨立學院或符合教育部採認規定之國外大學、獨立
     學院醫事或與公共衛生相關學系、所、組、學位學程畢業，領有畢業證書，
     並曾修習公共衛生十八學分以上，有證明文件。
   （3）公立或立案之私立大學、獨立學院或符合教育部採認規定之國外大學、獨立

　　學院醫事或與公共衛生相關學系、所、組、學位學程畢業，領有畢業證書，並曾從事公共衛生相關工作滿三年以上，有證明文件。

2. 前項第二款所稱公共衛生學分與第二款、第三款所稱醫事或與公共衛生相關學系、所、組、學位學程及第三款所稱公共衛生相關工作範圍、年資之認定，由中央主管機關爲之。

3. 說明：

（1）前述「公共衛生相關學系」，依據公共衛生師法立法說明，包括衛生教育、衛生福利、健康管理、環境衛生、健康產業、健康政策等相關系所。符合資格系所，詳見衛生福利部公告 [28]。

（2）第一項第二款所稱公共衛生十八學分，衛生福利部參考公共衛生師法立法說明要旨公告，指曾修習六大領域，包括生物統計學、流行病學、衛生政策與管理學、環境與職業衛生學、社會行爲科學及公共衛生綜論，每領域至少一學科，合計至少十八學分以上，有修畢證明文件者。相關學科課程名稱，詳見衛生福利部公告 [29]。

另考選部之公共衛生師考試科目，爲避免公共衛生綜論與其他科目重疊，故改考衛生法規與倫理，另亦參考過去衛生行政高等考試，將衛生政策與管理改爲衛生行政與管理。

（3）醫事相關系所組學位學程：參考醫療法第 10 條：醫事人員係指領有中央主管機關核發之醫師、藥師、護理師、物理治療師、職能治療師、醫事檢驗師、醫事放射師、營養師、助產師、臨床心理師、諮商心理師、呼吸治療師、語言治療師、聽力師、牙體技術師、驗光師、藥劑生、護士、助產士、物理治療生、職能治療生、醫事檢驗生、醫事放射士、牙體技術生、驗光生及其他醫事專門職業證書之人員。因此凡符合考選部得報考上述各類醫事人員資格之各系、所、組、學位學程畢業者，即可列入得報考公共衛生師之「醫事相關系所、組、學位、學程名單」；詳見衛生福利部公告 [30]。

（4）第一項第三款「曾從事公共衛生相關工作」指在各級政府機關（構）、醫事及長照機構、學校、社區、職場、軍隊等場域以及民間、非營利組織與教育機（關）構，從事衛生福利部公告之相關公共衛生工作；詳見衛生福利部公告 [31]。

（四）公共衛生師之業務範圍及與其他專業人員之關係（可以從事什麼工作？）（第 13、14 條）

1. 公共衛生師執行下列業務：
   （1）社區與場域之環境健康風險及方案之規劃、推動或評估。
   （2）社區與場域之疫病調查及防治方案之規劃、推動或評估。
   （3）社區與場域之民眾健康狀態調查及健康促進方案之規劃、推動或評估。
   （4）社區與場域之食品安全風險調查及品質管理方案之規劃、推動或評估。
   （5）其他經中央主管機關認可之公共衛生事務。

2. 例外規定：前項業務，有下列情形之一者，不受限制：
   （1）醫事人員或其他專門職業及技術人員依其業務執行。
   （2）政府機關（構）自行、委託或補助執行。
   （3）學校、機構、法人或團體依研究計畫執行。
   （4）軍事機關及所屬醫療機構涉及國防安全事務考量部分之執行。

3. 公共衛生師執行第一項業務，不得涉及醫療行為。但兼具醫事人員資格者，不在此限。

4. 公共衛生師之徵召：主管機關因突發緊急或重大公共衛生事件，得指定公共衛生師辦理前述（公衛）業務，公共衛生師非有正當理由，不得拒絕（第 14 條）。公共衛生師辦理政府指定業務之費用或損失，主管機關應給與相當之補償。

5. 說明：
   （1）公共衛生的業務範圍係公共衛生師法立法過程，爭議與修正最多的條文（大魔王）。修正沿革詳見立法背景說明。因公共衛生師法立法前，已有很多醫師、護理師、藥師等從事公共衛生相關業務，為避免衝突而影響立法，故業務範圍取最大公約數，選擇較無爭議的項目入法，但保留彈性，凡經中央主管機關認可之其他公共衛生事務仍屬法定業務範圍。
   （2）因公共衛生之範疇甚廣，為明確相關人員亦得執行與公共衛生有關之業務，爰明定醫事人員、其他專門職業及技術人員、政府機關（構）、學校、機構、法人、團體或軍事機關及所屬醫療機構依各款規定從事公共衛生業務，得不受該法規定之限制；其中之「團體」，係指人民團體法之團體；另因公共衛生師非醫事人員，故亦重申其業務不得涉及醫療行為。
   （3）遇到重大疫情或其他突發緊急或重大公共衛生事件，主管機關得徵召公共衛

生師協助辦理公共衛生相關業務。例如 COVID-19 嚴峻流行期間，突然太多人被感染，醫院與檢疫中心床位不足，很多感染者只能留在家中，衛生福利部或縣市衛生局等主管機關因防疫人力嚴重不足，常來不及完成感染者與接觸者之疫調、隔離、安置、關懷、追蹤或健康監控等事宜。有了公共衛生師，未來遇到重大疫情或其他突發緊急或重大公共衛生事件，主管機關即可依需要徵召公共衛生師協助政府辦理公共衛生相關業務。

（五）公共衛生師之執業

1. 公共衛生師之執業方式如下；但機構、場所間之支援，不在此限（第 8 條）：
   （1）受聘於醫事、健康照護或長期照顧機構、公共衛生師事務所及其他經主管機關認可之機構、場所。
   （2）受聘於前款以外依法規應進用公共衛生師之機關（構）。
   （3）單獨或與其他公共衛生師聯合設立公共衛生師事務所。

2. 公共衛生事務所：
   （1）誰可設公共衛生事務所
     公共衛生師於前述規定之處所〔指（1）、（2）〕執業累計二年以上者，可向直轄市、縣（市）主管機關申請許可單獨或與其他公共衛生師聯合設立公共衛生師事務所。但於本法施行前已執行公共衛生業務者，其實際服務年資得併予採計。
   （2）公共衛生師事務所負責人：應以其申請人為負責公共衛生師，對該事務所業務負督導責任。
   （3）公共衛生師事務所相關規範之制定法源
     公共衛生師事務所之名稱使用與變更、申請設立許可之條件、程序、許可之核發或廢止、收費規定、廣告內容限制及其他應遵行事項之辦法，由中央主管機關定之。

3. 公共衛生師執業相關規定（第 9、11 條）：
   （1）應依第 8 條所定之執業方式擇一處所，向所在地直轄市、縣（市）主管機關申請執業登記，領有執業執照，始得執業。
   （2）應接受繼續教育，並每六年提出完成繼續教育證明文件，辦理執業執照更新。
   （3）應加入執業登記處所所在地公共衛生師公會，公共衛生師公會不得拒絕。

（4）應製作紀錄及報告，並簽名或蓋章及加註執行年月日；受委託辦理者，並應記載委託人姓名或名稱、住所及委託事項。前述紀錄及報告，應由執業之機構或場所至少保存三年。

（5）主管機關得檢查公共衛生師之業務或令其報告，公共衛生師不得規避、妨礙或拒絕。

（6）申請執業登記應檢附之文件、執業執照之發給、換發、補發、更新與前項繼續教育訓練之課程內容、積分、實施方式、完成繼續教育之認定及其他相關事項之辦法，由中央主管機關定之。

4. 公共衛生師停業與歇業相關規定（第12條）：

（1）應自停業或歇業發生之日起三十日內，報請原發執業執照機關備查。

（2）停業期間，以一年為限；逾一年者，應於屆至日次日起三十日內辦理歇業，屆期未辦理歇業（已死亡者），原發執業執照機關得逕予廢止（註銷）其執業執照。

5 有下列情形之一者，不得發給執業執照；已領者，撤銷或廢止之（第10條）：

（1）經撤銷或廢止公共衛生師證書。

（2）經廢止公共衛生師執業執照未滿一年。

（3）有客觀事實認不能執行業務，經直轄市、縣（市）主管機關邀請相關專科醫師、公共衛生師及學者專家組成小組認定。但原因消失後，仍得依規定申請執業執照。

6. 公共衛生師執業不得有下列行為（第12條）：

（1）將公共衛生師證書或執業執照租借他人使用。

（2）受有關機關詢問或委託評估時，為虛偽之陳述或報告。

（3）無正當理由洩漏因業務所知悉或持有他人之秘密（於停止執行業務後，亦適用之）。

（4）對於委託事件有不正當行為或違背其業務應盡之義務。

（5）利用業務上之機會，獲取不正當利益。

（6）發表或散布有關公共衛生不實訊息。

　　上述保守業務秘密之義務，於公共衛生師停止執行業務後亦應遵守，公共衛生師執業處所之人員亦適用之。

（六）公會、專業倫理規範與懲戒

1. 公共衛生師公會（第 20、21 條）：

（1）公共衛生師公會得設直轄市及縣（市）公會，並得設公共衛生師公會全國聯合會。

（2）直轄市、縣（市）公共衛生師公會，由該轄區域內公共衛生師二十一人以上發起組織之；其未滿二十一人者，得加入鄰近區域之公會或共同組織之。公共衛生師公會全國聯合會之設立，應由三分之一以上之直轄市、縣（市）公共衛生師公會完成組織後，始得發起組織。

2. 專業倫理規範與懲戒：

（1）專業倫理規範之訂定（第 18、19 條）

公共衛生師執行業務，應遵守公共衛生專業倫理規範。其專業倫理規範之訂定，由公共衛生師公會全國聯合會擬訂，提請會員（會員代表）大會通過後，報中央主管機關備查。有關公共衛生倫理的說明將在第 10 章進一步說明。

（2）公共衛生師之懲戒：有下列情事之一者，由公共衛生師公會或主管機關移付懲戒：（a）業務上重大或重複發生過失行為。（b）利用業務機會之犯罪行為，經判刑確定。（c）違反第 16 條第 1 項各款行為。（d）違反公共衛生專業倫理規範。

（3）公共衛生師之懲戒方式：包括（a）警告。（b）接受第 9 條第 2 項以外一定時數之繼續教育或進修。（c）限制執業範圍或停業一個月以上一年以下。（d）廢止執業執照。（e）廢止公共衛生師證書。（f）上述各款懲戒方式，其性質不相牴觸者，得合併為一懲戒處分。

（4）公共衛生師懲戒委員會及覆審委員會之設置

公共衛生師懲戒委員會由中央或直轄市、縣（市）主管機關設置，公共衛生師懲戒覆審委員會由中央主管機關設置之。其決議應送由該管主管機關執行之。

（七）重要罰則

1. 將公共衛生師證書或執業執照租借他人使用者，廢止其公共衛生師證書。

2. 有下列各款情事之一者，處新臺幣三萬元以上十五萬元以下罰鍰（第 30 條）：

（1）非領有公共衛生師證書者，使用公共衛生師名稱。

（2）公共衛生師無正當理由洩漏因業務所知悉或持有他人之秘密。

（3）公共衛生師執業處所人員無正當理由洩漏因業務所知悉或持有他人之秘密。

（4）公共衛生師對於委託事件有不正當行為或違背其業務應盡之義務。

3. 有下列情事之一者，處新臺幣 2-10 萬元罰鍰；其情節重大者，並處一個月以上一年以下停業處分或廢止其執業執照（第 31 條）：

（1）受主管機關指定辦理公共衛生師業務，無正當理由拒絕。

（2）受主管機關詢問或委託評估時，為虛偽之陳述或報告。

（3）利用業務上之機會，獲取不正當利益。

4. 公共衛生師受停業處分仍執行業務者，得廢止其執業執照；受廢止執業執照處分仍執行業務者，得廢止其公共衛生師證書（第 35 條）。

5. 公共衛生師事務所裁罰對象：罰鍰在公共衛生師事務所，處罰對象為其負責公共衛生師（第 36 條）。

6. 裁罰機關：罰鍰、停業及廢止執業執照，由直轄市或縣（市）主管機關處罰之；廢止公共衛生師證書，由中央主管機關處罰之（第 37 條）。

第四節　展望

　　公衛學會二十年磨一劍，總算成功通過公衛師法之立法。但徒法不足以自行，為落實公衛師法原始立法目的（建立公共衛生專業服務體系、明確公共衛生師之權利義務、提升公共衛生專業及發展、促進民眾健康），後續仍須推動很多配套措施，才能落實。

1. 明確報考資格：公衛學會受衛福部委託，2021 年已完成（1）得報考公衛師之醫事與公衛相關系所名單，（2）公衛 18 學分認定，（3）醫事與公衛相關系所得報考公衛師之工作範圍與內容 [32]。

2. 規劃命題大綱：公衛學會協助考選部研擬公衛師六大考科（生物統計學、流行病學、衛生行政與管理、健康社會行為學、環境與職業衛生、衛生法規與倫理）之命題大綱（草案）[32]。第一次公衛師考試已於 2021 年完成。

3. 配套修法以開創公衛就業空間：依公衛師法，領有公衛師證照者，除受聘於政府機關外，亦可受聘於醫事、健康照護、長照、公共衛生師事務所等機構或開設公

共衛生事務所，但須配套修法，包括組織法與相關作用法；前者如比照社工師，在公部門增聘公衛師、高級公衛師。後者如在相關法規中增加公衛師執業空間，如食品安全衛生法、職業安全衛生法、職業安全衛生管理辦法、勞工健康保護規則、學校衛生法、環境影響評估法、空氣污染防制法、照管專員晉用條例等[32]。目前照專與督導資格已加入公衛師的任用資格。在立法院於 111 年 12 月 28 日通過考試院專門職業及技術人員轉任公務人員條例修法後，未來公衛師也有機會轉任公務人員。

4. 推動相關公衛計畫，開創政府公衛職缺：美國聯邦政府因應 COVID-19 編列 4 億美元啓動公共衛生軍團，預計於未來五年提供 5,000 個公共衛生職位，負責國家公衛任務；並擴大編列 70 億美元預算，投資美國公共衛生人力資源，以支持新一代公共衛生領導者之招募、培訓和發展，隨時準備因應國家的公共衛生需求。臺灣在 2021 年 5-7 月 COVID-19 疫情嚴峻，差點因公衛相關人力不足造成公衛破口，嚴重威脅社會安全。值此後 COVID-19 之時，有必要精進臺灣公共衛生體系，建立國家公衛專業人力資源網絡，與既有醫事人員形成團隊，透過公私協力，在國家需要時，共同守護臺灣公共衛生。

臺灣在陳時中前部長支持下，2021 年已於「公共衛生服務體系升級」計畫將公衛師納入。該計畫擬推動「醫療服務在地化」、「進用醫事人員有彈性」、「硬體建築翻新」及「遠距醫療更便利」等 4 大升級策略，全盤檢討並提升公共衛生服務體系，讓基層醫療資源能夠更合理、更有效率被利用，使衛生所順利轉型爲「社區健康照護管理中心」。在進用醫事人員有彈性方面，政府將放寬進用員額總數的規定，地方政府可依衛生所實務所需以提供醫事人員，同時也新增行政人員及公衛師，統籌加以運用。此外，也針對衛生所人員進行專業培訓，提升公衛核心能力[33]。

5. 後續計畫：包括（1）推動公衛在職教育；（2）持續推動公衛教育改革，確保專業能力，落實教、考、用合一；（3）推動實習標準化；（4）編制公衛教科書，提升教學品質；（5）持續強化社會對公衛專業形象之認同；（6）執行國衛院「公衛師專業發展與人力規劃計畫」論壇。

公衛之路已規劃好了，我們期望公衛師之立法能大幅改善公共衛生師之素質、數量、與分布，爲臺灣建構一個完善的公共衛生防護網，以實現 WHO：讓全國各鄉鎮居民都能有機會接受公衛專業人員服務的理想，讓臺灣人民更健康、更幸福！

關鍵名詞

公共衛生師法（Public Health Specialist Act）

公共衛生專業特性（characteristics of public health professional/specialist）

Acheson 公共衛生定義（definition of public health by Acheson）

公共衛生教育（public health education）

公衛教、考、用失衡（unbalance among education, examination and employment）

公衛事件（public health events）

公共衛生事務所（public health office）

公衛專業認證考試（Certified in Public Health（CPH）exam）

公衛核心專業能力（core competence of public health）

專門職業及技術人員（professional and technical personnel）

「有限排他」與「專業不專屬」（partial-exclusive professional）

公共衛生三大核心功能（three core functions of public health）

十大公共衛生基本服務範圍（ten essential public health services）

Charles-Edward Amory Winslow 公共衛生定義（definition of public health by Charles-Edward Amory Winslow）

充任公共衛生師之資格（qualification of public health specialists）

公共衛生師報考資格（qualification for attending public health specialist examination）

公共衛生 18 學分（18 credits for public health core courses）

公共衛生師之業務（professional work/service）

公共衛生師之執業（public health practice）

公共衛生專業倫理（public health ethics）

複習問題

1. 請說明公共衛生專業與醫療專業人員有何不同？

2. 試說明公共衛生師法立法特點中，何謂專業不專屬？

3. 哪些人可報考公共衛生師？

4. 公共衛生師有哪些執業的方式？

5. 公共衛生師執業的範圍為何？

6. 公共衛生師執業有哪些禁忌（不得有之行為）？

7. 公共衛生專業的核心功能為何？

引用文獻

1. 全國法規資料庫：公共衛生師法。2020。

2. Acheson ED. On the state of the public health [the fourth Duncan lecture]. Public Health 1988;**102**:431-7. doi:doi.org/10.1016/S0033-3506(88)80080-5.

3. WHO/European region. Public health services. Available at: https://www.euro.who.int/en/health-topics/Health-systems/public-health-services.

4. Institute of Medicine. The future of public health. National Academy Press, 1988.

5. 陳為堅、黎伊帆、連盈如、張純琦、江東亮：臺灣公共衛生教育之發展與挑戰。台灣公共衛生雜誌 2018；**37**：481-98。doi:10.6288/tjph.201810_37(5).107031.

6. 陳為堅、江東亮：公共衛生教育與人力：現況與展望。苗栗：國家衛生研究院，2010。

7. World Health Organization (WHO). Working together for health: the world health report 2006: overview. World Health Organization, 2006.

8. 陳美霞：公共衛生畢業生出路問題的思與辯──2002 年台灣公共衛生學會年會討論會緣起及記實。台灣公共衛生雜誌 2003；**22**：337-9。doi:10.6288/tjph2003-22-05-01.

9. 王榮德：臺灣為何要推動公共衛生師法。自由時報「自由廣場」。2004/03/08。

10. 李玉春：健全公衛安全網，我們需要公共衛生師～為【公共衛生師法】催生。台灣公共衛生雜誌 2011；**30**：201-6。doi:10.6288/tjph2011-30-03-01.

11. 翁瑞宏：臺灣需要設立公共衛生師。中國時報「觀念平台」。2011/05/31。

12. 陳保中、林先和：副總統 請讓公衛人作公衛事。蘋果日報。2018/01/27。

13. 鄭雅文：談政府基層公衛人力問題。2002 年台灣公共衛生學會年會專題。台灣公共衛生雜誌 2003；**22**：351-3。doi:10.6288/tjph2003-22-05-07.

14. 鄭守夏、陳珮青、林佳美：公衛畢業生的出路愈來愈差了，真的嗎？中華公共衛生雜誌 2000；**19**：309-14。doi:10.6288/cjph2000-19-04-09.

15. Cole K, Sim F, Hogan H. The evolution of public health education and training in the

United Kingdom. Public health reviews 2011;**33**:87-104.

16. UK Public Health Register (UKPHR). Public health specialists regulated by UKPHR. Available at: https://ukpublichealthnetwork.org.uk/public-health-specialists-regulated-by-ukphr/.

17. Agency for Public Health Accreditation in Europe (APHEA). Setting up an Agency for Accreditation of Public Health Education in Europe. Press release 15 April 2011. Brussels: APHEA, 2011.

18. The National Board of Public Health Examiners (NBPHE). Certified in Public Health (CPH) exam. Available at: https://www.nbphe.org/.

19. American School of Public Health (ASPH) Education Committee. Master's Degree in Public Health Core Competency Development Project, Version 2.3. Washington DC: ASPH, 2006.

20. 考選部：專門職業及技術人員考試法。2021。

21. 李玉春：公共衛生師之立法與推動。醫療品質雜誌 2014；**8**：9-13。

22. 何善為：公共衛生師法立法問題之探討。立法院法制局專題研究報告編號 A008902011。2011。

23. Core Public Health Functions Steering Committee. Essential Public Health Services Framework. Available at: https://www.cdc.gov/publichealthgateway/publichealthservices/originalessentialhealthservices.html.

24. U.S. Department of Health & Human Services. 10 Essential Public Health Services. Available at: https://www.cdc.gov/publichealthgateway/publichealthservices/essentialhealthservices.html.

25. 立法院：公共衛生師法立法歷程。立法院法律系統。引用 2022/02/21。

26. Winslow CEA. The untilled fields of public health. Science 1920;**51**:23-33. doi:10.1126/science.51.1306.23.

27. 行政院：公共衛生師法（草案）。立法院第十屆第一會期第 11 次會議案關係文書。2020/04/09。

28. 衛生福利部：「公共衛生相關學系、所、組、學位、學程」名單。2022。

29. 衛生福利部：公共衛生 18 學分認定標準。2022。

30. 衛生福利部：得報考公共衛生師之醫事相關系所、組、學位、學程名單。2022。

31. 衛生福利部：曾從事公共衛生相關工作滿三年之認定標準。2022。

32. 李玉春、陳保中、楊佳樺：「109 年度得應公共衛生師考試資格審查委託專業服務計畫」成果報告。衛生福利部委託計畫。2021。

33. 行政院：蘇揆：推動 4 大升級策略讓基層衛生所轉型為社區健康照顧管理中心。2021。

第 5 章
健康照護相關法規

張耀懋　撰

學習目標

一、瞭解國內主要健康照護法規（包括醫療法、藥事法、全民健康
　　保險法、長期照顧服務法）立法目的及其重要條文之精神

二、認識各該法規立法背景與歷次重點修法內容及其政策內涵

三、明瞭各該法規規範對象、定位與彼此間關聯及與其他相關法規
　　之適用

四、充分掌握各該法規之規範重點並熟記相關條文

前 言

健康不僅是對疾病或虛弱的消除，而是身體、心理與社會的完好狀態。（Health is a state of complete physical, mental and social well-being and not merely the absence of disease or infirmity.）聯合國世界衛生組織（WHO）也強調，民眾有參與並規畫健康照護的權利與責任，以期能達成人人健康（health for all）的目標。[1]

健康照護概念源始多與 19 世紀歐陸廣義公共衛生與社會正義思想有關。1883 年，德國俾斯麥政府頒布《疾病保險法》（Gesetzliche Krankenversicherung），以法律明訂國家社會福利政策和社會責任後，許多歐洲國家跟進[2]。1942 年，英國社會福利學者威廉‧貝弗里奇（William Beveridge）發表《社會保險和有關福利問題》（Social Insurance and Allied Services）的報告，更成為近代社會福利立法維護公眾健康之濫觴，進一步擴大公共衛生功能與廣義健康照護的實踐[3]。

健康——是照護體系首要目標。然就手段與標的，尚可略分為醫療、照護及福利兩部分。醫療法第 1 條：「為促進醫療事業之健全發展，合理分布醫療資源，提高醫療品質，保障病人權益，增進國民健康」，為健康照護體系之醫療手段提供明確目標。唯自上世紀 90 年代開始，統合公共衛生與社會福利體制之勢漸起。我國亦擴大衛生署為衛生福利部，統整更為廣泛之醫療衛生及社會福利的健康照護有關業務[4]。揆諸《衛生福利部組織法》制定宗旨可知，我國邁入 21 世紀後，公共衛生與社會福利合而為一的健康照護體系已漸趨確定。

從醫藥照護到健康維護，我國略以醫療法、藥事法、全民健康保險法與長期照護服務法為柱，出現的時序，可爬梳臺灣醫療衛生與照護環境整合的四階段，也回應國內對健康定義的擴大脈絡與生命倫理的重視。

醫療法與藥事法以法律規範治療行為確保民眾身體無病痛的理想；全民健保與長照法則是為人口健康及社會幸福提供法制上的保障。我國憲法所揭露的社會安全章節，也一直是朝此目標前進。過去近半世紀，我國健康照護事業發展隨著相關知

1　WHO 重申阿木拉圖宣言，參見 https://www.who.int/teams/social-determinants-of-health/declaration-of-alma-ata。最後瀏覽日：2023 年 8 月 2 日。

2　David Khoudour-Castéras. "Welfare state and labor mobility: the impact of Bismarck's social legislation on German emigration before World War I." *The Journal of Economic History* 68:1(2008): 211-243.

3　Brian Abel-Smith. "The Beveridge Report: its origins and outcomes." *International Social Security Review* 45:1-2(1992): 5-16.

4　白秀雄，跨越障礙——一位社福老兵永不放棄倡導改革、追求公義之生命故事，臺灣社會福利總盟，2013 年。

識與時空背景的轉變而調整，呼應社會關注之各種公共議題，逐漸邁入法制化、體系化。

第一節　醫療法

一、立法背景與法規沿革

（一）立法背景

　　憲法 §157 規定：「國家為增進民族健康，應普遍推行衛生保健事業及公醫制度。」憲法增修條文 §10 Ⅷ亦規範：「國家應重視……醫療保健等社會福利工作……。」制憲者於我國基本法中多次提及醫療保健制度，可見完善醫療體系之建構對國家社會之影響不容小覷。為避免城鄉醫療資源分配不均、確保醫療品質提升，遂制定《醫療法》，於 1986 年 11 月 11 日經立法院三讀通過、同年月 24 日由總統公布並於公布日起施行，透過對於醫療機構、醫事專業人員之規制以達維護醫療人權之終極目標[5]。

（二）法規沿革

　　醫療法自 1986 年至今共歷經十六次修正，變動幅度最大者乃 2004 年 4 月 28 日與 2012 年 12 月 12 日修正後之版本。茲就最近三次修法重點說明如下：

1.2004 年大修重點[6]
　　（1）建立醫療法人制度：除醫療財團法人外，亦得設立醫療社團法人（§5）。
　　（2）規範滋擾醫療機構秩序、妨礙醫療業務執行之法律責任（舊法 §24 Ⅱ、Ⅲ、舊法 §106）。
　　（3）提升醫療服務品質（§28、§43 Ⅰ後段、§62、§67 Ⅱ）。
　　（4）醫療機構實施侵入性檢查或治療之告知說明義務（§64）。

5　吳秀玲，醫護健保與長照法規，三民，初版，2019 年 6 月，頁 33；吳秀玲、許君強，公共衛生法規與倫理，三民，初版，2021 年 10 月，頁 121。
6　吳秀玲，醫護健保與長照法規，三民，初版，2019 年 6 月，頁 33-34；吳秀玲、許君強，公共衛生法規與倫理，三民，初版，2021 年 10 月，頁 121。

（5）強化病歷管理制度：包括病歷之範圍（§67 II）、增刪（§68）、方式（§69）、保存（§70）與複製本之提供（§71）等。

（6）強調「醫療過失責任原則」，排除消保法企業經營者服務責任規定適用（舊法 §82 II）。

（7）司法院應設立醫事專業法庭（§83）。

2. 2009 年至 2012 年針對人體試驗之修正

（1）施行應尊重受試者自主意願，並保障其健康權益與隱私權（§8 II）。

（2）學名藥生體可用率、生體相等性之研究得免經中央主管機關核准（§78 I 但書）。

（3）計畫之事前審查程序與變更（§78 III、IV）。

（4）以限制行為能力人為受試者，應得其本人與法定代理人同意（§79 II）。

（5）明定因不可預測之因素導致病患死亡或傷害者，不符刑法上故意或過失規定（§79 V）。

（6）授權中央主管機關（即衛生福利部）訂定《人體試驗管理辦法》（§79-1）。

（7）對不同意參與者或撤回同意之受試者應施行常規治療，不得減損其正當醫療權益（§79-2）。

（8）罰則：提高罰鍰、增加立即中止或終止等其他種類行政罰（§105 I）。

3. 2020 年新法修正內容

（1）增加助產師、臨床心理師、諮商心理師、呼吸治療師、語言治療師、聽力師、牙體技術師、驗光師、牙體技術生、驗光生等為醫療法所稱「醫事人員」範圍（§10 I）。

（2）為配合政府組織改造，將「行政院衛生署」修正為「衛生福利部」（§11）。

二、立法精神與目的

醫療法 §1 前段開宗明義地指出，本法具有以下五項立法目的：

1. 促進醫療事業之健全發展。

2. 合理分布醫療資源。

3. 提高醫療品質。

4. 保障病人權益。

5. 增進國民健康。

醫療法之立法精神與條文內容規定所涉面向甚廣，舉凡與「醫療業務[7]」有關之事項，在醫療法均有所著墨。然而，近幾年醫療法之修法動向與上開立法目的無涉，甚至有在其他法規已有明文，如 §106 關於妨害醫療罪之構成要件與法律效果，可直接回歸刑法之毀損罪章、妨害自由罪章、傷害罪章與殺人罪章處理即可；§82 II 關於醫師民事責任之主觀構成要件規定，與民法 §184 I 前段之主觀要件並無二致），使得已包羅萬象的醫療法更加繁瑣。

三、規範適用順位與對象

（一）規範適用順位

§1 後段有謂：「本法未規定者，適用其他法律規定。」原則上在醫事服務領域，醫療法為其他法律（諸如：民法、刑法等普通法）之特別法，基於「特別法優先於普通法」原則，應優先適用醫療法之規定。

另外，醫療法人部分，§30 之規定：「I. 醫療財團法人之設立、組織及管理，依本法之規定；本法未規定者，依民法之規定。II. 醫療社團法人，非依本法規定，不得設立；其組織、管理、與董事間之權利義務、破產、解散及清算，本法未規定者，準用民法之規定。」原則上應優先適用醫療法中關於醫療社團法人與醫療財團法人規定；若醫療法無特別明文，再參考民法 §§25 ～ 65 關於法人通則、社團與財團之規定。

當行為人犯有 §106 關於妨害醫療罪規定時，其行為往往同時該當刑法 §277 傷害罪、§278 重傷罪與 §304 強制罪等之構成要件，已如前述。此時即屬「一行為觸犯數罪名」之「想像競合」，依刑法 §55 規定，從一重處斷。

7　行政院衛生署 85 年 7 月 18 日衛署醫字第 85038723 號函：「醫療業務係指以醫療行為為職業而言，不問是主要業務或附屬業務，凡職業上予以機會，為非特定多數人所為之醫療行為均屬之。且醫療業務之認定，並不以收取報酬為其要件。上揭所稱醫療行為，係指凡以治療、矯正或預防人體疾病、傷害、殘缺為目的，所為的診察、診斷及治療；或基於診察、診斷結果，以治療為目的，所為的處方、用藥、施術或處置等行為的全部或一部的總稱。此一定義，於醫師、中醫師、牙醫師均適用之。」

（二）規範對象

關於醫療法主要之規範對象，大略可分爲三類：「醫療機構」、「醫療法人」與「醫事服務人員」。

1. 醫療機構

根據§2之規定，醫療機構係指供醫師執行醫療業務之機構。醫療機構又可再細分爲：

（1）公立醫療機構：由政府機關、公營事業機構或公立學校所設立（§3）。

（2）私立醫療機構：由醫師設立（§4）。

（3）醫療法人下設之醫療機構（§5、§31 I）。

（4）其他法人附設醫療機構（§6）：

　　①私立醫學院、校爲學生臨床教學需要附設之醫院。

　　②公益法人依有關法律規定辦理醫療業務所設之醫療機構。

　　③其他依法律規定，應對其員工或成員提供醫療衛生服務或緊急醫療救護之事業單位、學校或機構所附設之醫務室。

（5）教學醫院：其教學、研究、訓練設施，經依醫療法評鑑可供醫師或其他醫事人員之訓練及醫學院、校學生臨床見習、實習之醫療機構（§7）。

（6）非涉及國防安全事務考量之軍事機關所屬醫療機構（§118）。

2. 醫療法人

根據§5 I之規定，醫療法人可再細分爲：

（1）醫療財團法人：以從事醫療事業辦理醫療機構爲目的，由捐助人捐助一定財產，經中央主管機關許可並向法院登記之財團法人（§5 II）。

（2）醫療社團法人：以從事醫療事業辦理醫療機構爲目的，經中央主管機關許可登記之社團法人。

關於「醫療法人」與「醫療機構」間之關係與區別，請參考規範重點提示之說明。

3. 醫事服務人員

（1）醫師：醫師法所稱之醫師、中醫師及牙醫師（§10 II）。

（2）醫事人員：領有中央主管機關核發之醫師、藥師、護理師、物理治療師、職能治療師、醫事檢驗師、醫事放射師、營養師、助產師、臨床心理師、諮商心理師、呼吸治療師、語言治療師、聽力師、牙體技術師、驗光師、藥劑生、護士、助產士、物理治療生、職能治療生、醫事檢驗生、醫事放射士、牙體技術生、驗光生及其他醫事專門職業證書之人員（§10 I）。

四、規範重點提示

（一）醫療機構與醫療法人間之關係與區別

根據 §31I 前段規定：「醫療法人得設立醫院、診所及其他醫療機構。」該條文明揭了「一法人、多機構」之概念，而「醫療法人」與「醫療機構」並非處於同一之對等地位[8]。詳言之，醫療機構屬於醫療法人下內部組織，醫療法人則為被醫療機構所依附之法律主體[9]。醫療機構並不以醫療法人之存在為前提，醫療法允許單獨設立醫療機構。惟依民法 §26 等規定，僅法人具享受權利、負擔義務之權利能力，然醫療機構本身並非法人，無法作為權利主體，即包括自然人、法人等享有權利能力之主體。

表 5-1：「醫療法人」與「醫療機構」之異同

	醫療法人	醫療機構
分類	醫療社團法人／醫療財團法人（§5 [10]）	醫院：設有病房收治病人 診所：僅應門診 其他機構：非以直接診治病人為目的而辦理醫療業務之機構（§12 I）
設立程序	醫療財團法人：經主管機關許可＋向法院登記（§5 II） 醫療社團法人：經中央主管機關許可登記（§5 III）	應向所在地直轄市、縣（市）主管機關申請核准登記，經發給開業執照，始得開業（§15 I）

8　張耀懋，醫療社團法人面面觀──法人、多機構制度確立，醫院，38 卷 1 期，2005 年 2 月，頁 2。
9　同註 8，頁 1-2。
10　以下條文未註明法規名稱者，即為醫療法之規定。

表 5-1：「醫療法人」與「醫療機構」之異同（續）

	醫療法人	醫療機構
設立醫療機構之申請人 [11] [12]	醫療法人與其下醫療機構之申請設立均無身分限制	私立醫療機構之申請人限醫師（§4、§18 I 後段）[13]
醫院之設立、擴充 [14] 程序	由中央主管機關許可（施行細則 §5 I ②）	99 病床以下：由所在地直轄市或縣（市）主管機關許可 100 病床以上：由所在地直轄市或縣（市）主管機關核轉中央主管機關許可（施行細則 §5 I ①）
內部組織	董事會，並置董事長一人為法人之代表人（§33 I）	置負責醫師一人，對其機構醫療業務負督導責任（§18 I）
終結	醫療社團法人：辦理解散登記（§51 III）	歇業、停業（以一年為限）：應於事實發生後三十日內，報請原發開業執照機關備查（§23 I）
名稱之使用、變更	非醫療法人不得使用醫療法人或類似之名稱（§40）	應以所在地直轄市、縣（市）主管機關核准者為限；非醫療機構不得使用醫療機構或類似醫療機構之名稱（§17）
強制轉型	私立醫療機構達中央主管機關公告一定規模以上（規模 200 床以上）者，應改以醫療法人型態設立（§16）	

（二）醫療社團法人與醫療財團法人之比較

　　法人，係指由法律所創設，得為權利義務主體之社會組織體 [15]。社會生活上獨立的實體，為存在於法律上的社會組織體（有機體），並非法律所擬制的空虛體，並且透過組織意思所為之行為，與自然人有相同意義 [16]。是以，依照該說，法人與自然人並無不同，皆享有權利能力、行為能力與責任能力。

　　另外，關於法人之分類，常見之區別標準有三：

[11] 對於設立後之董事，如有違反法令或章程，有損害該法人或其設立機構之利益，或致其不能正常營運之虞者，中央主管機關得依其他董事或利害關係人之聲（申）請或依職權，命令該董事暫停行使職權或解任之，§45 II。

[12] 詳細論述參張耀懋，醫療社團法人面面觀——法人、多機構制度確立，醫院，38 卷 1 期，2005 年 2 月，頁 1-3。

[13] 醫療法施行細則 §6：「本法 §15 所定醫療機構之開業，其申請人如下：一、私立醫療機構，為負責醫師。二、公立醫療機構，為代表人。三、醫療法人設立之醫療機構或法人附設醫療機構，為法人。」

[14] 醫療法施行細則 §3 I：「本法 §14 所稱醫院之擴充，指醫院總樓地板面積之擴增或病床之增設。」

[15] 陳聰富，民法總則，元照，2014 年 12 月，頁 89。

[16] 王澤鑑，民法總則，自版，2014 年 2 月，頁 178；陳聰富，民法總則，元照，2014 年 12 月，頁 89。

1. 依照法人設立所由之法律，可將法人區分為「**公法人**」與「**私法人**」。對公法人訴訟，由行政法院管轄；對私法人訴訟，由普通法院管轄。於損害賠償上，私法人依民法規定負損害賠償責任；公法人依國家賠償法及其他特別法規定負損害賠償責任。

2. 依照法人設立之基礎，可將法人區分為「**社團法人**」與「**財團法人**」，前者係指私法人中以**社員的結合**為基礎而成立之法人，如職業性社團（農會、公會）、政治性團體（政黨）、營利團體（公司）等；後者係指私法人中以**財產的集合**為基礎而成立之法人，如私立學校、慈善團體、基金會、寺廟等。

   → 社團法人可分為營利社團及公益社團兩種，營利社團取得法人資格，應依特別法之規定（民法 §45），而公益社團於登記前，應得主管機關之許可（民法 §46）；財團法人性質上皆為公益法人，不得為營利性財團，且其於登記前，應得主管機關之許可（民法 §59）。於內部組織上，社團法人以社員總會為其最高意思機關（民法 §50 I），性質上為自律法人；財團法人並無意思機關，為他律法人。

3. 依照法人之目的事業，可將法人區分為「**營利法人**」與「**公益法人**」，前者係指以尋求其組成成員的特定利益為目的而成立之法人，如公司；後者係指以尋求社會上不特定多數人之利益為目的而成立之法人，如基金會。

表 5-2：醫療社團法人與醫療財團法人之異同 [17]

	醫療社團法人	醫療財團法人
性質	自律法人、非營利法人 [18]	他律法人、公益法人
設立程序	應檢具組織章程、設立計畫書及相關文件，申請中央主管機關許可；經許可後，應依組織章程成立董事會，並報請中央主管機關登記，發給法人登記證書，而毋庸向法院辦理法人登記（§47）	應檢具捐助章程、設立計畫書及相關文件，申請中央主管機關許可；經許可後，應依捐助章程遴聘董事、成立董事會，將董事名冊報請衛福部核定，並向該管地方法院辦理法人登記（§42 I、II）

17　表格中之部分內容參考自吳憲明，醫療財團法人與醫療社團法人之異同，醫事法學，第 15 卷第 3 期、第 4 期（合訂本），2008 年 6 月，頁 4-6。

18　因目前醫療社團法人在提撥結餘之百分之十以上的研發社服費用等，及百分之二十以上營運基金（§53）後，社員可依出資額比例分配盈餘，以及解散後財產歸屬於社員或其他自然人等規定；因此，其非營利性質的歸屬也有爭議，見張耀懋，醫療社團法人面面觀——營利性醫療機構隱然成形，醫院，37 卷 6 期，2004 年 12 月，頁 1-3。

表 5-2：醫療社團法人與醫療財團法人之異同（續）

	醫療社團法人	醫療財團法人
財產數額	應有足以達成其設立目的所必要之財產 [19]（§32）	
設立後之財產歸屬	得於章程中明定，社員按其出資額，保有對法人之財產權利，並得將其持分全部或部分轉讓於第三人（§49 III）	捐助人或遺囑執行人應將所捐助之全部財產移歸法人所有，並報請中央主管機關備查（§42 III）
得設立之機構	醫院、診所及其他醫療機構 [20]；經衛福部及目的事業主管機關許可，得附設護理、精神復健、醫學研究、社會福利等機構（§31 I、III）	
內部組織設計	應設董事會，置董事長一人，並以董事長為法人之代表人（§33 I）	
董事之人數與配置	以三人至九人為限；其中至少三分之二應具醫師及其他醫事人員資格；由外國人充任者，不得超過三分之一，並不得充任董事長（§50 I、II）；**董事相互間無親屬關係上之限制**	以九人至十五人為限；其中至少三分之一應具醫事人員資格；由外國人充任者，不得超過三分之一；董事相互間有配偶、三親等以內親屬關係者，亦不得超過三分之一（§43 I、II）
董事之任期	無每屆任期與連選連任次數上之限制，悉依法人組織章程辦理（民法§32 ⑧）	每屆不得逾四年，連選得連任；但連選連任董事，每屆不得超過三分之二（§43 III）
董事之任期	董事任期屆滿未能改選或出缺未能補任，顯然妨礙董事會組織健全之虞者，衛福部得依申請或依職權，命令限期召開臨時總會補選之；總會逾期不能召開，衛福部得選任董事充任之（§52 I）	董事任期屆滿未能改選或出缺未能補任，顯然妨礙董事會組織健全之虞者，衛福部得依申請或依職權選任董事充任之（§45 I）
董事之消極資格	無規定	不得充任者有：犯賄賂、貪汙、侵占、詐欺、背信等罪經有罪判決確定；受監護宣告或輔助宣告而尚未撤銷；罹患精神疾病致不能執行業務；曾任董事而當然解任；受破產宣告尚未復權等（§45-1）

---

19 詳參《醫療法人必要財產最低標準》§2 與 §3 之規定。
20 行政院衛生署 95 年 5 月 9 日衛署醫字第 0950200927 號公告：「一、醫療法人設立醫院、診所，家數限制如下：（一）僅設立醫院或同時設立醫院及診所者，其家數上限為 10 家。其中診所至多 1 家。（二）僅設立中醫診所或牙醫診所者，其家數上限為 5 家。二、醫療法人設立醫院、診所，所設立者如為醫院，其總病床數至多為一般病床 5000 床。三、財團法人醫療機構於本公告生效之前，已許可設立之醫院、診所，其家數及規模，得不受本規定之限制。但自本公告生效之日起，不得再行增加。」

表 5-2：醫療社團法人與醫療財團法人之異同（續）

	醫療社團法人	醫療財團法人
董事之當然解任	無規定	具有書面辭職文件，經提董事會議報告並列入會議紀錄；具有前開之消極資格；利用職務或身分上之權力、機會或方法犯罪，經有罪判決確定；董事長一年內無故不召集董事會議等（§45-2 I）
監察人之設置	**應設監察人**，其名額以董事名額之三分之一為限；不得兼任董事或職員（§50 III、IV）	無規定
董事會之召集	董事會開會時，董事應親自出席，不得委託他人代理（§50 V）	董事會開會時，董事均應親自出席，不得委託他人代理（§43 V）
主管機關就董事違反法令或章程之介入	有損害該法人或其設立機構之利益或致其不能正常營運之虞者，衛福部得依聲（申）請或依職權，命令解任之（§52 II）	有損害該法人或其設立機構之利益或致其不能正常營運之虞者，衛福部得依聲（申）[21] 請或依職權，命令該董事暫停行使職權或解任之（§45 II）
主管機關就董事會決議違反法令或章程之介入	有損害該法人或其設立機構之利益或致其不能正常營運之虞者，衛福部得依職權，命令解散董事會，召開社員總會重新改選之（§52 III）	無規定
會計制度	採曆年制及權責發生制，其財務收支具合法憑證，設置必要之會計紀錄，符合公認之會計處理準則，並應保存之；應於年度終了五個月內，向衛福部申報經董事會通過及監察人承認之年度財務報告（§34 I、II）	
投資之限制	不得為公司之無限責任股東或合夥事業之合夥人；如為公司之有限責任股東時，其所有投資總額及對單一公司之投資額或其比例應不得超過一定之限制 [22]（§35 I）	
財產之使用	應受衛福部之監督，並應以法人名義登記或儲存；非經衛福部核准，不得對其不動產為處分、出租、出借、設定負擔、變更用途或對其設備為設定負擔（§36）；資金不得貸與董事、社員及其他個人或非金融機構（§37）	
保證與提供擔保之限制	不得為保證人；不得以其資產為董事、社員或任何他人提供擔保（§37）	
合併	經中央主管機關許可，得與其他同質性醫療法人合併之（§39 I）	

21 「申請」與「聲請」所代表之涵義不同：前者係向「行政機關」為之，而後者則係向「法院」為之。是以，現行醫療法第 45 條第 2 項「……中央主管機關得依其他董事或利害關係人之聲請或依職權……」應為「申請」。同法第 52 條第 2 項亦同。

22 行政院衛生署 94 年 11 月 8 日衛署醫字第 0940219014 號公告：「一、醫療法人其所有投資總額限制如下：（一）醫療法人淨值總額未達應有之資本額者，不得投資。（二）醫療法人淨值總額超過資本額，而未達資本額 2 倍者，得投資淨值總額超過資本額部分之 40%。（三）醫療法人淨值總額超過資本額達 2 倍以上者，得投資淨值總額超過資本額 2 倍部分之 60%。二、醫療法人對單一公司之投資額，不得超過公司實收股本之 20%。」

表 5-2：醫療社團法人與醫療財團法人之異同（續）

	醫療社團法人	醫療財團法人
名稱	非醫療法人不得使用醫療法人或類似之名稱（§40）	
中央主管機關之監督	辦理不善、違反法令或設立許可條件者，得視其情節予以糾正、限期整頓改善、停止其全部或一部之門診或住院業務、命其停業或廢止其許可；未具備足以達成其設立目的所必要之財產者，得限期令其改善；逾期未改善者，得廢止其許可（§41）	
章程之變更	組織章程之變更，應報經衛福部許可（§51 I）	捐助章程之變更，應報經衛福部許可，並於許可後向該管法院辦理變更登記（§44 I、III）
董事長、董事、財產或其他登記事項之變更	應依衛福部之規定，辦理變更登記（§51 II）	應依衛福部之規定報請許可，並於許可後向該管法院辦理變更登記（§44 II、III）
公益比重	應提撥結餘之百分之十以上，辦理研究發展、人才培訓、健康教育、醫療救濟、社區醫療服務及其他社會服務事項基金；並應提撥百分之二十以上作為營運基金（§53）；剩餘者應先彌補虧損，後由社員按出資額比例分配盈餘	應提撥年度醫療收入結餘之百分之十以上，辦理有關研究發展、人才培訓、健康教育；百分之十以上辦理醫療救濟、社區醫療服務及其他社會服務事項（§46）；剩餘者得作為法人營運資金
解散事由與程序	發生設立目的不能達到、破產、總會決議等解散事由時，應分別報請衛福部備查／經衛福部許可（§54），並辦理解散登記（§51 III）	醫療法無相關明文，回歸民法之規定：法人之目的或其行為，有違反法律、公共秩序或善良風俗者，法院得因請求宣告解散（民法 §36）；因情事變更，致財團之目的不能達到時，衛福部得斟酌捐助人之意思解散之（民法 §65）
解散後之財產歸屬	除合併或破產外，其膳餘財產之歸屬，依組織章程之規定（§55），故章程得規定解散後之財產歸屬於社員或其他自然人 [23]	醫療法無相關明文，回歸民法之規定：以公益為目的之法人解散時，其膳餘財產不得歸屬於自然人或以營利為目的之團體（民法 §44 I 但書）

（三）醫療法中關於病患權益保障之規範

　　醫療法中絕大多數條文係針對醫療機構與醫事服務人員之規制，惟究醫療法核

23　吳憲明，醫療財團法人與醫療社團法人之異同，醫事法學，第 15 卷第 3 期、第 4 期（合訂本），2008 年 6 月，頁 6。

心目標為保護醫療人權[24]，即「病患得居於權利主體之地位，要求有尊嚴、自由與平等地接受妥適之醫療照護，並且享有拒絕接受治療之權利」[25]。此一目標直接體現於醫療法者，乃「病歷之製作與保存」以及「知情同意」：

1. 病歷之製作與保存

根據 §67 II 之規定，除了①醫師依醫師法執行業務所製作者外，②各項檢查和檢驗報告資料，以及③其他各類醫事人員執行業務所製作之紀錄[26]，均屬醫療法意義下之病歷。

（1）病歷製作義務

§67 I 規定：「醫療機構應建立清晰、詳實、完整之病歷。」§68 I 復規定：「醫療機構應督導其所屬醫事人員於執行業務時，親自記載病歷或製作紀錄，並簽名或蓋章及加註執行年、月、日。」應附帶說明者係，若醫師或其他醫事人員於執行業務過程時，並未完整將必要資訊記載於病歷紀錄中，根據我國多數實務看法[27]，此將帶來訴訟法上之不利結果，即法院得依照民事訴訟法 §282-1 或 §345 之規定，直接認定該病歷應證之事實（如：醫師或護理人員未定時觀察在恢復室內病患之生命徵象）為真實[28]。

（2）病歷之增刪

§68 II 規定：「前項病歷或紀錄如有增刪，應於增刪處簽名或蓋章及註明年、月、日；刪改部分，應以畫線去除，不得塗燬。」

（3）病歷之形式要求

根據 §68 III 之規定，除非情況急迫，得先以口頭方式為之者外，醫囑應於病歷載明或以書面為之。惟 §69 亦允許醫療機構以電子文件方式製作及貯存病歷，得免另以書面方式製作。

---

24 吳秀玲，醫護健保與長照法規，三民，初版，2019 年 6 月，頁 33；吳秀玲、許君強，公共衛生法規與倫理，三民，初版，2021 年 10 月，頁 121。

25 吳全峰、黃文鴻，論醫療人權之發展與權利體系，月旦法學雜誌，第 148 期，2007 年 9 月，頁 128。

26 如護理人員法 §25 I：「護理人員執行業務時，應製作紀錄。」

27 詳細內容可參考劉明生，醫療訴訟舉證責任分配和舉證減輕之新發展──類型與體系思維，新學林，2020 年 10 月，頁 73 以下。

28 關於病歷記載義務違反於德國民法上之法律效果，可參考劉明生，醫療訴訟舉證責任分配和舉證減輕之新發展──類型與體系思維，新學林，2020 年 10 月，頁 63 以下；劉明生、陳冠諭，醫療瑕疵與因果關係證明度降低爭議問題之評析──評最高法院 108 年度台上字第 1233 號民事判決，月旦裁判時報，第 107 期，2021 年 5 月，頁 45。

（4）病歷之保管期限與銷燬

關於病歷之保管，根據 §70 I 之規定，應指定適當場所及人員保管，並至少保存七年；但未成年者之病歷，至少應保存至其成年後七年。另外，若醫療機構因故未能繼續開業，其病歷應交由承接者依規定保存；無承接者時，病人或其代理人得要求醫療機構交付病歷；其餘病歷應繼續保存六個月以上，始得銷燬（§70 II）。

（5）病患請求醫療機構提供病歷之權利

§71 規定：「醫療機構應依其診治之病人要求，提供病歷複製本，必要時提供中文病歷摘要[29]，不得無故拖延或拒絕；其所需費用，由病人負擔。」74 復規定：「醫院、診所診治病人時，得依需要，並經病人或其法定代理人、配偶、親屬或關係人之同意，商洽病人原診治之醫院、診所，提供病歷複製本或病歷摘要及各種檢查報告資料。原診治之醫院、診所不得拒絕；其所需費用，由病人負擔。」

（6）轉診病歷之提供

§73 II 規定：「前項轉診，應填具轉診病歷摘要交予病人，不得無故拖延或拒絕[30]。」

2. 知情同意（informed consent）

以侵入性醫療為例，因醫師之治療行為（諸如：進行手術等）往往會造成病患之身體完整性遭到破壞，其涉及患者之身體權、健康權，甚至是生命權之侵害，故未取得病人「同意」的醫療行為，將會對其之人格權造成侵犯，足以該當民法 §184 I 前段侵權行為之構成要件。此際，病患的同意將成為阻卻醫療行為違法之必要條件[31]。「知情同意」係由兩個子概念所構成：「醫師之告知說明義務」與「病患之有效同意」，兩者缺一不可。

29　醫療法施行細則 §49 之 1：「本法 §71 所稱必要時提供中文病歷摘要，指病人要求提供病歷摘要時，除另有表示者外，應提供中文病歷摘要。」

30　關於轉診病歷摘要內之應載明事項，可參醫療法施行細則 §52 之規定。

31　戴瑀如，法定代理人拒絕醫療案：未成年子女之醫療決定權與醫師的告知義務，月旦醫事法報告，第 21 期，2018 年 7 月，頁 53；楊秀儀，論病人自主權——我國法上「告知後同意」之請求權基礎探討，國立臺灣大學法學論叢，第 36 卷第 2 期，2007 年 6 月，頁 253；王志嘉，未成年人的醫療決策與生育自主權——最高法院九十五年度台非字第一一五號、臺灣高等法院九十一年度上訴字第二九八七號刑事判決評釋，月旦法學雜誌，第 181 期，2010 年 6 月，頁 265。

表 5-3：醫療法中關於知情同意之相關規定

類別		條文	內容
手術實施	說明對象	§63 I	病人或其法定代理人、配偶、親屬或關係人
	說明內容		手術原因、手術成功率或可能發生之併發症及危險 [32]
	同意主體	§63 I	病人**或**其法定代理人、配偶、親屬或關係人 [33]
	同意書之簽具	§63 I、II	原則：病人 [34]
			病人為未成年人或無法親自簽具者：得由其法定代理人、配偶、親屬或關係人簽具
侵入性檢查或治療實施	說明對象	§64 I	病人或其法定代理人、配偶、親屬或關係人
	說明內容		醫療法無規定；說明欲實施侵入性檢查或治療
	同意主體	§64 I	病人或其法定代理人、配偶、親屬或關係人
	同意書之簽具	§64 I、II	原則：病人 [35]
			病人為未成年人或無法親自簽具者：得由其法定代理人、配偶、親屬或關係人簽具

（四）醫療廣告之管理

醫療廣告，係指利用傳播媒體或其他方法，宣傳醫療業務，以達招徠患者醫療為目的之行為（§9）。為避免醫療機構為獲得更高利潤而以誇大不實之廣告吸引患者；為確保病患就醫安全與知的權利，醫療法中有諸多對醫療廣告之限制。

表 5-4：醫療法中對醫療廣告之限制

類型	條文	內容
主體限制	§84	非醫療機構不得為之
內容限制	§85 I	醫療機構之名稱、開業執照字號、地址等；醫師之姓名、學經歷等；全民健康保險之特約醫療機構字樣；診療科別與時間；開業時間等等

32　應注意者係，醫療法 §81「醫療機構診治病人時，應向病人或其法定代理人、配偶、親屬或關係人告知其病情、治療方針、處置、用藥、預後情形及可能之不良反應。」乃「安全性說明」（亦稱作治療上之說明），與知情同意之「治療前之說明」係屬二事，不可混淆。參陳聰富，醫療責任的形成與展開，臺大出版中心，2019 年 12 月，頁 85 以下。

33　醫療法 §63 I、§64 I 規定未成年人手術時，「得由其法定代理人、配偶、親屬或關係人簽具」；§79 II 關於人體試驗為限制行為能力人時，「應同時取得其本人與法定代理人之同意」。為落實未成年人之醫療自主決定權，兩者似應有一致規定，方屬妥適。

34　醫療法 §63 I 所稱之「其」字依照前後文應係指「病人或其法定代理人、配偶、親屬或關係人」，依此，同條 II 就成了贅文，因自 I 即可導出 II 之結論。

35　爭議同前註。

表 5-4：醫療法中對醫療廣告之限制（續）

類型	條文	內容
程序限制	§85 II	利用廣播、電視之醫療廣告應先經所在地直轄市或縣（市）主管機關核准（事前審查）
方法限制	§86	不得假借他人名義、利用出售或贈與醫療刊物、以公開祖傳秘方或公開答問、摘錄醫學刊物內容、藉採訪或報導、與違反前條規定內容之廣告聯合或並排，或以其他不正當方式 [36] 為宣傳
醫療廣告之擬制	§87	廣告內容暗示或影射醫療業務者，視為醫療廣告；惟醫學新知或研究報告之發表、病人衛生教育、學術性刊物，未涉及招徠醫療業務者，不視為醫療廣告

五、相關國內案例剖析

　　於 COVID-19 新冠肺炎疫情爆發期間，醫院、診所得否因病患具有疫情流行地區之旅遊史而拒絕治療？

　　§60 I 規定：「醫院、診所遇有危急病人，應先予適當之急救，並即依其人員及設備能力予以救治或採取必要措施，不得無故拖延。」§73 I 但書復規定：「危急病人應依第六十條第一項規定，先予適當之急救，始可轉診。」自上述規範推知，若該名病患處於危急狀況隨時有生命危險者，醫療機構是不得拒絕治療；然而，若其並非危急病人，自醫療法之規定以觀，醫師似乎可以拒絕其就醫，惟應注意全民健康保險法 §70：「保險醫事服務機構於保險對象發生保險事故時，應依專長及設備提供適當醫療服務或協助其轉診，不得無故拒絕其以保險對象身分就醫。」只要該

36　衛生福利部 105 年 11 月 17 日衛部醫字第 1051667434 號令：「核釋醫療法 §86 第七款所稱『以其他不正當方式為宣傳』之範圍，指符合下列各點情形之一宣傳；本發布令自一〇五年十一月十七日起生效，並同時廢止本部一〇五年九月二十七日衛部醫字第一〇五一六六六〇九號令：一、醫療法 §103 第二項所定內容虛偽、誇張、歪曲事實、有傷風化或以非法墮胎為宣傳之禁止事項。二、強調最高級及排名等敘述性名詞或類似聳動用語之宣傳（如：『國內首例』、『唯一』、『首創』、『第一例』、『診治病例最多』、『全國或全世界第幾台儀器』、『最專業』、『保證』、『完全根治』、『最優』『最大』……等）。三、標榜生殖器官整形、性功能、性能力之宣傳。四、標榜成癮藥物治療之宣傳。五、誇大醫療效能或類似聳動用語方式（如：完全根治、一勞永逸、永不復發、回春……等）之宣傳。六、以文章或類似形式呈現之醫療廣告，且未完整揭示其醫療風險（如：適應症、禁忌症、副作用……等）之宣傳。七、違反醫療費用標準之宣傳。八、無法積極證明廣告內容為真實之宣傳。九、非用於醫療機構診療說明、衛生教育或醫療知識用途，利用『手術或治療前後之比較影像』進行醫療業務宣傳。十、非屬個人親身體驗結果之經驗分享或未充分揭露正確資訊之代言或推薦。十一、以優惠、團購、直銷、消費券、預付費用、贈送療程或針劑等具有意圖促銷之醫療廣告宣傳。十二、其他違背醫學倫理或不正當方式（如：國內尚未使用之醫療技術、宣稱施行尚未經核准之人體試驗……等）之宣傳。」

醫療機構爲全民健康保險醫事服務機構者，即不得拒絕全民健保保險對象之就醫請求。

　　另外，同樣具有爭議者係，爲避免國內之醫療資源短缺，衛福部得否限制醫護人員出國？醫師法 §24，醫師對於天災、事變及法定傳染病之預防事項，有遵從主管機關指揮之義務；另根據 §27 I，於重大災害發生時，醫療機構應遵從主管機關指揮、派遣，提供醫療服務及協助辦理公共衛生，不得規避、妨礙或拒絕。上開規範似乎可作爲衛福部訂定醫護人員出國禁令之法律依據，然其是否因侵害醫事服務人員基於憲法 §10 所保障之遷徙自由而有違憲之疑慮，仍有進一步討論的空間。

第二節　藥事法

一、立法背景與法規沿革

（一）立法背景

　　基於確保病患用藥安全、維護社會大眾生命、身體和健康等公共利益之考量，藥物從生產製造、進口輸入到販賣管理等各個環節，國家公權力均有介入必要[37]，我國於 1970 年 8 月 17 日制定《藥物藥商管理法》，後於 1993 年 2 月 5 日修正其名稱爲《藥事法》，爲我國藥物與藥事專業人員管理上之重要里程碑。110 年 5 月 1 日施行之《醫療器材管理法》，將醫藥器材從藥事法獨立出來，「藥」及「物」從而分別管理。

（二）法規沿革

　　包括藥物藥商管理法，藥事法迄今已增修十七次，1993 年 2 月 5 日修正最大，除更名爲藥事法外，更將全文從原先之 90 條調整爲 106 條，試驗用藥物（§5）、新藥（§7）、固有成方製劑（§10）、管制藥品（§11）、藥局（§19）與藥物廣告（§24）等名詞之定義；藥局與藥事專業人員執業上之管理（§§32、34、52、58、80、103、104）；藥師得執行中藥與藥品鑑定業務（§§35、36）；藥物安全品質之確保（§§41、42、44、45、48、63）；藥物廣告之管理專章的增訂（§§65、67、69、

37　吳秀玲、許君強，公共衛生法規與倫理，三民，初版，2021 年 10 月，頁 168。

70）；行政罰或刑罰等相關罰則之規範（§§90、95、97）等等，均為該次修法之成果[38]。§102 正式引進「醫藥分業制度」及 II 之落日條款，爭議最大。

2018 年增訂「西藥之專利連結」專章（§48-3 至 §48-22），建立專利連結制度與新適應症新藥資料專屬保護，達成保護新藥專利權人，並同時提升學名藥研發能量之政策目的[39]。2021 年以藥事法中之有關醫療器材相關條文為基礎，將醫材管理法規獨立為《醫療器材管理法》；醫療器材之管理，適用醫療器材管理法之規定；藥事法相關規定，不再適用。（醫療器材管理法 §83）

二、立法精神與目的

藥事法並未如同我國絕大多數之行政法規，直接在 §1 明確表示該法之立法目的，惟綜觀藥事法可以得知其透過對於藥品、藥商與藥事專業人員之規範，以維護國民之用藥安全、保障大眾之健康與生命人權、提升當今我國之醫療水準，以及激勵生命科學領域之發展為最終目標[40]。

三、規範適用順位與對象

（一）規範對象

藥事，為藥品、藥商、藥局及其有關事項之總稱。規範對象大略可分為「藥品」、「藥商」與「藥局內之藥師和藥劑生」。

1. 藥物

指「藥品」及「醫療器材」（§4）。藥品係指原料藥[41]與製劑[42]，且須符下列要件

38　詳細說明可參吳秀玲、許君強，公共衛生法規與倫理，三民，初版，2021 年 10 月，頁 168、169。

39　衛生福利部食品藥物管理署，立法院三讀通過藥事法部分條文修正草案，建立專利連結制度及新適應症新藥資料專屬保護，2017 年 12 月 29 日，https://www.mohw.gov.tw/cp-16-39059-1.html（最後瀏覽日：2022 年 2 月 10 日）。

40　陳偉熹、高維祥、盧榮福、莊維周，藥事法 §57：立法宗旨、行政解釋與實務操作之差異，臺灣醫界雜誌，第 55 卷第 5 期，2012 年 5 月，頁 11。

41　參藥品查驗登記審查準則 §4 ④：「原料藥（藥品有效成分）：指一種經物理、化學處理或生物技術過程製造所得具藥理作用之活性物或成分，常用於藥品、生物藥品或生物技術產品之製造。」

42　參藥事法 §8 I：「本法所稱製劑，係指以原料藥經加工調製，製成一定劑型及劑量之藥品。」

之一：
  （1）載於中華藥典或經中央衛生主管機關認定之其他各國藥典、公定之國家處方集，或各該補充典籍之藥品。
  （2）未載於 (1)，但使用於診斷、治療、減輕或預防人類疾病之藥品。
  （3）其他足以影響人類身體結構及生理機能之藥品。
  （4）用以配製 (1)、(2)、(3) 所列之藥品。

2. 藥商
根據 §14 之規定，「藥商」可再細分為：
  （1）藥品販賣業者。其包括（§15）：
     ①經營西藥批發、零售、輸入及輸出之業者。
     ②經營中藥批發、零售、調劑、輸入及輸出之業者。
  （2）醫療器材業者：
     醫療器材商包括①製造、包裝、貼標、滅菌或最終驗放或②設計，並以其名義於市場流通的製造業者；或醫療器材販賣業者係指經營醫療器材之批發、零售、輸入及輸出、租賃或維修之販賣業者業者。（藥事法 §17、醫療器材管理法 §9、10 及 11）
  （3）藥品製造業者：
     經營藥品之製造、加工與其產品批發、輸出及自用原料輸入之業者（§16 I）。

3. 藥局
藥師或藥劑生親自主持，依法執行藥品調劑、供應業務之處所（§19 I）。

四、規範重點提示

（一）藥商應盡義務

　藥商包括①藥品販賣業者、②醫療器材販賣業者、③藥品製造業者，或是④醫療器材製造業者。

又依同條 II 之規定，製劑分為醫師處方藥品、醫師藥師藥劑生指示藥品、成藥（§9）及固有成方製劑（成藥及固有成方製劑管理辦法 §5）。

表 5-5：藥商應盡之義務

條文	義務主體	義務內涵
§16 II [43]	③	於輸入自用原料時，應於每次進口前向衛福部申請核准後始得進口；已進口之自用原料應經衛福部核准，方得轉售或轉讓
§27 I	①②③④	營業前應申請直轄市或縣（市）政府核准登記、繳納執照費，並領得許可執照；其登記事項如有變更時，應辦理變更登記
§27-1 I	①②③④	申請停業（不得超過一年）應將藥商許可執照及藥物許可證隨繳當地衛生主管機關，並於執照上記明停業理由及期限；停業期滿未經核准繼續停業者，應於停業期滿前三十日內申請復業
§27-1 II	①②③④	申請歇業應將其所領藥商許可執照及藥物許可證一併繳銷；其不繳銷者，由原發證照之衛生主管機關註銷
§27-2 I	①②③④	持有經衛福部公告為必要藥品之許可證，如有無法繼續製造、輸入或不足供應該藥品之虞時，應至少於六個月前向衛福部通報
§28 I [44]	①（西藥）	藥品及其買賣應由專任藥師駐店管理
§28 II	①（中藥）	藥品及其買賣應由專任中醫師或修習中藥課程達適當標準之藥師或藥劑生駐店管理
§29 I 前段、II	③（西藥、中藥並以西藥劑型製造中藥，或摻入西藥製造中藥）	應由專任藥師駐廠監製
§29 I 後段	③（中藥）	應由專任中醫師或修習中藥課程達適當標準之藥師駐廠監製
§30	①②③④	聘用之藥師、藥劑生或中醫師如有解聘或辭聘，應即另聘
§32 I	②④	應視其類別聘用技術人員
§33 I [45]	①②③④	僱用之推銷員於執行推銷工作前，應由該業者向當地之直轄市或縣（市）政府登記
§39 I [46]	①③	於製造或輸入藥品前，應將有關資料或證件連同標籤、仿單及樣品，並繳納費用申請衛福部查驗登記，經核准發給藥品許可證

43　以下條文未註明法規名稱者，即為藥事法之規定。
44　藥事法 §104：「民國七十八年十二月三十一日前業經核准登記領照營業之西藥販賣業者、西藥種商，其所聘請專任管理之藥師或藥劑生免受 §28 I 駐店管理之限制。」
45　藥事法 §33 II：「前項推銷員，以向藥局、藥商、衛生醫療機構、醫學研究機構及經衛生主管機關准予登記為兼售藥物者推銷其受僱藥商所製售或經銷之藥物為限，並不得有沿途推銷、設攤出售或擅將藥物拆封、改裝或非法廣告之行為。」
46　藥事法 §27 之 2 II：「中央衛生主管機關於接獲前項通報或得知必要藥品有不足供應之虞時，

表 5-5：藥商應盡之義務（續）

條文	義務主體	義務內涵
§45-1	①②③④	對於因藥物所引起之嚴重不良反應應行通報
§46 I	①③	經核准製造、輸入之藥物，非經衛福部之核准，不得變更原登記事項
§46 II	①③	經核准製造、輸入之藥物許可證[47]，如有移轉時，應辦理移轉登記
§48-1	①③	製造或輸入之藥品於買賣、批發、零售前，應標示中文標籤、仿單或包裝
§49	①②③④	不得買賣來源不明或無藥商許可執照者之藥品或醫療器材
§51 前段	①（西藥）	除成藥外，不得兼售中藥
§51 後段	①（中藥）	除成藥外，不得兼售西藥
§52	①	不得兼售農藥、動物用藥品或其他毒性化學物質
§53	①	應由符合藥品優良製造規範之③分裝，並分別經衛福部核准或備查後方得出售
§53-1 I	①③（西藥）	於批發、輸入及輸出前，業者與西藥運銷作業應符合西藥優良運銷準則，並經衛福部檢查合格，取得西藥運銷許可
§55	①③	經核准製造或輸入之藥物樣品或贈品不得出售
§57 I	③	製造藥物應由藥物製造工廠為之；藥物製造工廠應依藥物製造工廠設廠標準設立，並依工廠管理輔導法規定，辦理工廠登記
§57 II	③	藥物製造應符合藥物優良製造準則之規定，並經衛福部檢查合格，取得藥物製造許可後，始得製造
§59 I	①③（西藥、毒劇性中藥）	購存或售賣管制藥品及毒劇藥品，應將藥品名稱、數量詳列簿冊以備檢查
§62	①③（西藥）	§59 I 之簿冊應保存五年
§64	①③（中藥）	非經衛福部核准，不得售賣或使用管制藥品；非有中醫師簽名、蓋章之處方箋，不得出售毒劇性中藥
§71 I	①③	不得無故拒絕衛生主管機關之處所設施及有關業務的檢查與出具單據之藥物抽驗

得登錄於公開網站，並得專案核准該藥品或其替代藥品之製造或輸入，不受 §39 之限制。」

47　藥事法 §47 I：「藥物製造、輸入許可證有效期間為五年，期滿仍須繼續製造、輸入者，應事先申請中央衛生主管機關核准展延之。但每次展延，不得超過五年。屆期未申請或不准展延者，註銷其許可證。」
　　藥事法 §48：「藥物於其製造、輸入許可證有效期間內，經中央衛生主管機關重新評估確定有安全或醫療效能疑慮者，得限期令藥商改善，屆期未改善者，廢止其許可證。但安全疑慮重大者，得逕予廢止之。」

表 5-5：藥商應盡之義務（續）

條文	義務主體	義務內涵
§73 II	①②③④	不得拒絕、規避或妨礙直轄市或縣（市）政府每年定期辦理之普查
§74 I	①③（血清、抗毒素、疫苗、類毒素及菌液）	於銷售前，應經衛福部於每批產品輸入或製造後，派員抽取樣品，經檢驗合格，並加貼查訖封緘
§75 I	①③	藥物之標籤、仿單或包裝應依核准刊載若干事項
§§77、78、79、80	①②③④	不得製造、輸入、輸出或販賣偽藥、劣藥、禁藥或不良醫療器材

（二）藥局與藥事專業人員之應盡義務

表 5-6：藥局與藥事專業人員之義務

條文	義務主體	義務內涵
§34 I 前段 [48]	①	應請領藥局執照，並於明顯處標示經營者之身分姓名
§34 I 後段準用 §27 I	①	營業前應申請直轄市或縣（市）政府核准登記、繳納執照費，並領得許可執照；其登記事項如有變更，應辦理變更登記
§34 II	①（兼營藥品及一定等級醫療器材零售業務）	應適用關於藥商之規定
§37 I	②③	應依一定作業程序調劑藥品
§37 II	①	應指派藥師或藥劑生（不含麻醉藥品）調劑藥品
§45-1	①	對於因藥物所引起之嚴重不良反應應行通報
§72	①	不得無故拒絕衛生主管機關有關業務的檢查與出具單據之藥物抽驗
§73 II	①	不得拒絕、規避或妨礙直轄市或縣（市）政府每年定期辦理之普查
§80 II	①	製造、輸入業者回收偽藥、劣藥、禁藥或不良醫療器材等時應予配合
藥師法 §12 I 藥事法 §38	②、③	執行調劑業務時，非有正當理由不得拒絕為調劑
藥師法 §16 藥事法 §38	②、③	受理處方時，應注意處方上之事項；如有可疑之點，應詢明原處方醫師確認後方得調劑

---

48 以下條文未註明法規名稱者，即為藥事法之規定。

表 5-6：藥局與藥事專業人員之義務（續）

條文	義務主體	義務內涵
藥師法 §17 藥事法 §38	②、③	調劑應按照處方不得錯誤，如藥品未備或缺乏時，應通知原處方醫師請其更換，不得任意省略或代以他藥
藥師法 §18 藥事法 §38	②、③	對於醫師所開處方祇許調劑一次，並應於調劑後在處方箋上簽名蓋章，依照法定年限予以保存
藥師法 §19 藥事法 §38	②、③	交付藥劑時，應於容器或包裝上記明若干事項
藥師法 §20 藥事法 §38	②、③	應親自主持其所經營之藥局業務，受理醫師處方或依中華藥典、國民處方選輯之處方調劑

（三）藥物廣告之管理

表 5-7：藥物廣告 [49] 之規定

條文	義務內涵
§65 [50]	非藥商不得為藥物廣告
§66 I	藥商刊播藥物廣告時，應於**刊播前**將所有文字、圖畫或言詞，申請衛福部或直轄市政府核准 [51]，並向傳播業者送驗核准文件
§66 II	藥物廣告在核准登載、刊播期間不得變更原核准事項
§66 III	**傳播業者**不得刊播未經核准、與核准事項不符、已廢止或經令立即停止刊播並限期改善而尚未改善之藥物廣告
§66 IV	**傳播業者**應自廣告之日起六個月，保存委託刊播廣告者之資料，且於主管機關要求提供時，不得規避、妨礙或拒絕
§67	須由醫師處方或經衛福部公告指定之藥物，其廣告以登載於學術性醫療刊物為限
§68	藥物廣告不得： 1. 假借他人名義為宣傳 2. 利用書刊資料保證其效能或性能 3. 藉採訪或報導為宣傳 4. 以其他不正當方式為宣傳

49　藥事法 §24：「本法所稱藥物廣告，係指利用傳播方法，宣傳醫療效能，以達招徠銷售為目的之行為。」
　　藥事法 §70：「採訪、報導或宣傳，其內容暗示或影射醫療效能者，視為藥物廣告。」
50　以下條文未註明法規名稱者，即為藥事法之規定。
51　藥事法 §66 之 1：「（I）藥物廣告，經中央或直轄市衛生主管機關核准者，其有效期間為一年，自核發證明文件之日起算。期滿仍需繼續廣告者，得申請原核准之衛生主管機關核定展延之；每次展延之期間，不得超過一年。（II）前項有效期間，應記明於核准該廣告之證明文件。」

（四）醫藥分業制度

由醫師負責開立處方、藥師負責調劑處方，透過專業分工，醫師與藥師各司其職，獨立依各自專業知識與經驗，發揮相互覆核、監督與制衡功能[52]。

1. 我國醫藥分業制度之法規變革

《藥物藥商管理法》§54 II（1970.7.31）之規定，原則上非藥劑師[53] 或藥劑生不得爲藥品之調劑，但只要醫師係「以診療爲目的，並具有若干調劑設備，依自開處方親自調劑者」，亦得合法調劑藥品。直至 1993 年之《藥事法》大修，§102 I 仍維持醫師藥品調劑權的文字，惟同條第 2 項新增落日條款：「全民健康保險實施二年後，前項規定以在中央或直轄市衛生主管機關公告無藥事人員執業之偏遠地區或醫療急迫情形爲限。」宣告自 1997 年 3 月 1 日開始[54]，我國正式施行醫藥分業制度。

2. 司法院釋字第 778 號解釋宣告藥事法 §102 II 爲合憲

醫藥分業制度之醫師與藥師的雙重把關，固然對於病患之用藥安全有所助益，惟上開條文是否有違憲之虞，非無疑義。司法院大法官會議爲此作成釋字第 778 號解釋，重點如下：

（1）§102 II……所採取限制醫師藥品調劑權之手段，使藥師得以在調劑藥品過程中再次確認用藥之正確性，**有助於目的之達成**，且已無其他相同有效並**較溫和之手段可達成目的**。……並未牴觸……比例原則，亦無違背……保障人民工作權之意旨。

（2）藥事法施行細則 §50[55] 將 §102 II「醫療急迫情形」解釋爲「須立即使用藥品之情況」，另行政院衛生署食品藥物管理局 100 年 4 月 12 日 FDA 藥字第 1000017608 號函闡釋「立即使用藥品」係指「醫師於急迫醫療處置時，當場施與針劑或口服藥劑」，兩者一律將醫療急迫情形限於「立即」、「當場」之作法，爲**增加法律所無之限制**，牴觸母法爲因應緊急醫療需要

52　林麗真、李蜀平，我國實施醫藥分業為何變雙軌制？，藥學雜誌，第 30 卷第 2 期，2014 年 6 月 30 日，頁 2。

53　舊稱藥劑師，在藥事法後正名為藥師。藥劑生仍維持原來稱謂。

54　我國全民健保之實施日期為 1995 年 3 月 1 日，參衛生福利部中央健康保險署，「全民健保 20 週年」走過 20 邁向未來，2015 年 2 月 25 日，https://www.mohw.gov.tw/cp-2641-21121-1.html（最後瀏覽日：2022 年 2 月 13 日）。

55　藥事法施行細則 §50：「本法 §102 II 所稱醫療急迫情形，係指醫師於醫療機構為急迫醫療處置，須立即使用藥品之情況。」

及保障病人整體權益之意旨，**逾越母法之規定**，與憲法第 23 條法律保留原則之意旨不符，均屬違憲。

3. 我國目前醫藥分業制度之實施概況

我國自醫療分業制度明文化以降，至今已近三十年。我國之醫藥分業制度並未完全採「理念性分業」（即歐陸所謂嚴格之醫藥分業），而係採「權宜性分業」（即診所仍然保有藥劑部門）之運作模式 [56]。釋字第 778 號解釋理由書中提及：「……於上開制度未臻完備前，有關機關亦應配合醫藥分業實際發展程度，衡酌系爭規定一醫師得例外調劑藥品之範圍是否足敷病人醫療權益維護之最高利益，適時檢討並爲合理之調整……」，亦能間接導出大法官會議之多數意見認爲，我國當前關於醫藥分業制度之規劃與實施仍非謂健全。

（五）專利連結制度

藥事法參考美國《藥品價格競爭與專利期補償法案》（Drug Price Competition and Patent Term Restoration Act，亦稱作 Hatch-Waxman Act）之規範精神與內容，引進「西藥之專利連結」制度 [57]，如下表 [58]：

表 5-8：西藥之專利連結制度之內涵

程序步驟	條文（藥事法）	條文內涵
新藥專利資訊提報	§48-3 I	新藥藥品許可證所有人認有提報藥品專利權專利資訊之必要者，應自藥品許可證領取之次日起四十五日內，檢附相關文件及資料，向衛福部為之 [59]
公眾檢視專利資訊之機制	§48-7 I、§48-8	衛福部應建立西藥專利連結登載系統，登載並公開新藥藥品許可證所有人提報、變更或刪除之專利資訊；若已登載之專利資訊有錯誤等情事，任何人均得以書面敘明理由及附具證據通知衛福部

56　中華民國醫師公會全國聯合會 2019 年 4 月 9 日所提供之相關法律意見。
57　林靖蓉，2018 年藥事法修法評析，司法新聲，第 134 期，2020 年 7 月，頁 13 以下。
58　參吳秀梅，淺談臺灣西藥專利連結制度，專利師，第 39 期，2019 年 10 月，頁 3 以下。
59　藥事法 §100 之 1：「新藥藥品許可證所有人依 §48 之 3 至 §48 之 6 規定提報專利資訊，以詐欺或虛偽不實之方法提報資訊，其涉及刑事責任者，移送司法機關辦理。」

表 5-8：西藥之專利連結制度之內涵（續）

程序步驟	條文（藥事法）	條文內涵
新藥藥品許可證所有人之書面回覆	§48-7 III	**新藥藥品**許可證所有人自收受已登載之專利資訊有錯誤等通知之次日起四十五日內，應以書面敘明理由回覆衛福部，並得視情形辦理專利資訊之變更或刪除 [60]
學名藥藥品許可證申請人之聲明	§48-9	**學名藥藥品**許可證申請人應於申請藥品許可證時，就新藥藥品許可證所有人已核准新藥所登載之專利權，向衛福部為該新藥對應之專利權已消滅等之聲明 [61]
專利權人提起侵權訴訟	§48-13 I	學名藥藥品許可證申請人為該新藥對應之專利權應撤銷之聲明時，專利權人或專屬被授權人擬就其已登載之專利權提起侵權訴訟者，應自接獲通知之次日起四十五日內提起之，並通知衛福部
衛福部（食藥署）暫停核發學名藥藥品許可證	§48-13 II	衛福部原則上應自新藥藥品許可證所有人接獲該新藥對應之專利權應撤銷之聲明通知之次日起**十二個月內**，暫停核發藥品許可證
銷售專屬期間	§48-16 I	依該新藥對應之專利權應撤銷聲明之學名藥藥品許可證申請案，其申請資料齊備日最早者，取得**十二個月之銷售專屬期間**；衛福部**於前述期間屆滿前，不得核發其他學名藥之藥品許可證**
協議通報	§48-19 I	新藥藥品許可證申請人、新藥藥品許可證所有人、學名藥藥品許可證申請人、學名藥藥品許可證所有人、藥品專利權人或專屬被授權人間，所簽訂之和解協議或其他協議，涉及本章關於藥品之製造、販賣及銷售專屬期間規定者，雙方當事人應自事實發生之次日起二十日內除通報衛福部外，如涉及逆向給付利益協議者，應另行通報公平交易委員會
適應症排除機制	§48-20 II ②	當學名藥藥品許可證申請人排除醫藥用途專利權所對應之適應症，並聲明該學名藥未侵害前款之專利權時，不適用關於暫停核發藥品許可證與銷售專屬期間之相關規定
新成分以外之新藥之準用規定	§48-20 I	新成分新藥以外之新藥，準用關於學名藥藥品許可證申請之相關規定

60　藥事法 §92 之 1 I：「新藥藥品許可證所有人未依 §48 之七 III 所定期限回覆，經中央衛生主管機關令其限期回覆，屆期未回覆者，由中央衛生主管機關處新臺幣三萬元以上五十萬元以下罰鍰。」

61　面對學名藥藥品許可證申請人之聲明，後續細節性與程序性事項可參：§48 之 9 第 1、2 款之聲明連結第 48 之 10；§48 之 9 ③之聲明連結 §48 之 11；§48 之 9 ④之聲明連結 §48 之 12。

五、相關國內案例剖析

　　在 COVID-19 新冠肺炎疫情間為避免各式變異株於我國境內持續擴散，衛生福利部食品藥物管理署陸續通過多種藥品之緊急使用授權（EUA），透過此專案輸入之方式以供確診患者服用[62]。

　　藥品輸入，依 §39 I，業者須備齊有關資料或證件，申請食藥署查驗登記，經核准發給藥品許可證，方得輸入；然而，經上開申請流程後，可能取得藥品許可證時，病毒又變異。因此，§48-2 I ②彈性規定，因應緊急公共衛生情事需要，食藥署得專案核准特定藥物輸入，不受 §39 限制，此條項亦為中央衛生主管機關作成 EUA 之法律根據。另外，EUA 審核通過之口服藥，經食藥署評估有安全或醫療效能疑慮，或是新冠肺炎疫情已徹底在國內銷聲匿跡者，衛福部食藥署得依 §48-2 II，廢止該特定藥物專案核准，令申請者限期處理未使用之藥物，並得公告回收。

第三節　全民健康保險法

一、立法背景與法規沿革

（一）立法背景

　　憲法基本國策「社會安全」一節中規定：「國家為增進民族健康，應普遍推行衛生保健事業及公醫制度」（§157）、「國家為謀社會福利，應實施社會保險制度」（§155 前段）。憲法增修條文 §10 V 則規定：「國家應推行全民健康保險，並促進現代和傳統醫藥之研究發展。」為實現該默示之憲法委託[63]，同時響應聯合國世界衛生組織（WHO）於 1978 年《阿拉木圖宣言》（Declaration of Alma-Ata）中所揭示「西元 2000 年人人享有初級衛生保健」之要旨[64]，立法者遂制定全民健康保險法

---

[62] 默沙東口服藥通過 EUA 預計採購 1 萬份春節後抵台，中央社，2022 年 1 月 11 日，https://www.cna.com.tw/news/firstnews/202201110381.aspx（最後瀏覽日：2022 年 2 月 13 日）；輝瑞 COVID-19 口服藥專案輸入　發病 5 天內使用，中央社，2022 年 1 月 15 日，https://www.cna.com.tw/news/ahel/202201150099.aspx（最後瀏覽日：2022 年 2 月 13 日）。

[63] 「憲法委託」（Verfassungsauftrag）係指制憲者透過憲法課予國家機關某種事項之作為義務。憲法增修條文 §10 第 5 項之規定，並未若憲法 §24 與 §144 明示立法者應制定法律，屬憲法委託中之「默示委託」。參司法院大法官釋字第 472 號解釋吳庚大法官之協同意見書。

[64] 張道義，全民健保與社會保險，月旦法學雜誌，第 179 期，2010 年 4 月，頁 147；吳秀玲，

（以下簡稱健保法）。該法於 1994 年 7 月 19 日經立法院三讀通過、同年 8 月 9 日由總統公布，並自 1995 年 3 月 1 日起正式施行。

（二）法規沿革

健保法自生效時起，總共歷經十二次增修，最近一次為 2021 年 1 月 20 日（公布）。修幅最大者，為 2011 年 1 月 26 日版本，內容或稱為「二代健保」，重點如下[65]：

1. 保險對象部分，(1) 受刑人納保（§10 I ④ (3)、§27 ④ (3)、§40 II）；(2) 從嚴規定久居海外者之投保條件（§8）。

2. 保險財務部分，除 (1) 全民健保監理委員會與醫療費用協定委員會整併為全民健康保險會（§5），藉以強化財務收支連動機制外，更 (2) 明定政府每年應負擔之保險經費不得低於全部保險經費之 36%（§3 I），逐步提升政府之財務責任。

3. 保險費收繳部分，維持以經常性之薪資所得計算保險費（§20 I ①），惟 (1) 針對高額獎金、兼職薪資所得、執行業務收入、股利所得、利息所得及租金收入等項目徵收補充保險費（§31 I），擴大保險費費基，期可降低一般保險費費率，減輕受薪民眾負擔。另 (2) 參酌釋字第 472 號解釋意旨[66]，保險對象未繳清保險費與滯納金者，僅針對有能力但拒不繳納者暫停保險給付（§37 I）。

4. 保險給付部分，(1) 為落實釋字第 524 號解釋意旨[67]，針對全民健保不給付項

醫護健保與長照法規，三民，初版，2019 年 6 月，頁 193。

65 以下內容整理自：王怡人，邁向二代健保新紀元——全民健康保險法 100 年 1 月修正重點介紹，醫事法學，第 18 卷第 1 期，2011 年 6 月，頁 91-94。

66 司法院大法官釋字第 472 號解釋文：「惟對於無力繳納保費者，國家應給予適當之救助，不得逕行拒絕給付，……。」

67 司法院大法官釋字第 524 號解釋文：「全民健康保險法 §39 係就不在全民健康保險給付範圍之項目加以規定，其立法用意即在明確規範給付範圍，是除該條①至第 11 款已具體列舉不給付之項目外，依同條第 12 款規定：『其他經主管機關公告不給付之診療服務及藥品』，主管機關自應參酌同條其他各款相類似之立法意旨，對於不給付之診療服務及藥品，事先加以公告。又同法 §31 規定：『保險對象發生疾病、傷害或生育事故時，由保險醫事服務機構依本保險醫療辦法，給予門診或住院診療服務；醫師並得交付處方箋予保險對象至藥局調劑。』『前項醫療辦法，由主管機關擬訂，報請行政院核定後發布之。』『第一項藥品之交付，依藥事法 §102 之規定辦理。』內容指涉廣泛，有違法律明確性原則，其授權相關機關所訂定之健康保險醫療辦法，應屬關於門診或住院診療服務之事項，中華民國 84 年 2 月 24 日發布之全民健康保險醫療辦法，不僅其中有涉及主管機關片面變更保險關係之基本權利義務事項，且在法律無轉委任之授權下，該辦法 §31 II，逕將高科技診療項目及審查程序，委由保險人定之，均已逾母法授權之範圍。」

目與保險醫療服務增訂具體明確授權條款（§51 ⑫、§40 II），以符合法律明確性原則及法律保留原則。另外，(2) 關於特殊材料差額負擔（§45）、付費者參與協商（§41）、多元計酬（§42 I）、引入醫療科技評估（§42 II）、調降部分負擔（§43）、訂定家庭責任醫師制度（§44）、積極調整藥價（§46）、限縮因未繳納部分負擔而暫停給付情形（§50 II、§36），以及節制醫療資源使用（§53、§72）等。

5. 醫療費用支付部分，強調總額支付制度應由各方研商與推動（§61 IV）。

6. 資訊公開部分，為二代健保核心理念，包括重要事務會議內容實錄、代表利益之自我揭露、醫療科技評估結果、醫療品質、重大違約等相關資訊（§5 III、§41 III、§61 V、§67、§73 I、§74 I、§81 II），均應公開透明使大眾知悉。

二、立法精神與目的

§1 開宗明義：「為增進全體國民健康，辦理全民健康保險（以下稱本保險），以提供醫療服務，特制定本法。」透過立法，一方面提供民眾穩定安全、就近方便之醫療服務，另一方面緩和個人或家庭因疾病所帶來之財務困境，以達成保障全體國民生存權與健康權之最終目標[68]。

§1 II 規定：「本保險為強制性之社會保險，於保險對象在保險有效期間，發生疾病、傷害、生育事故時，依本法規定給與保險給付。」該條項揭示我國全民健保制度兩大特性[69]：

（一）全民健保為強制性保險

據 §8 與 §9，具中華民國國籍並在臺設戶籍者，以及在台居留滿六個月之非本國籍人士，均有投保義務，人民並無自由決定是否加入健保之餘地[70]。

至於強制人民納保、繳納保費等規定，立法時並未明確規定，迭生爭議，也引發有無違憲之疑慮。為此，司法院大法官就此作成釋字第 472 號解釋：「基於社會救助、危險分攤及公共利益之考量，（強制納保）符合憲法推行全民健康保險之意

---

68 吳秀玲，醫護健保與長照法規，三民，初版，2019 年 6 月，頁 195；吳秀玲、許君強，公共衛生法規與倫理，三民，初版，2021 年 10 月，頁 356-357。
69 吳秀玲，醫護健保與長照法規，三民，初版，2019 年 6 月，頁 195。
70 葉啓洲，保險法，元照，七版，2021 年 3 月，頁 30。

旨；……與憲法第二十三條亦無牴觸。」後於釋字第 524 號解釋文說明「全民健康保險為強制性之社會保險，……」。100 年全文修正於 §1 I 明文：「本保險為強制性之社會保險，……」。

（二）全民健保為社會保險

社會保險強調「財富重分配」，保險費之計算通常與要保人和被保險人危險狀態高低無關，取決於其付費能力（即收入）[71]。從 §20 以及衛生福利部所擬訂之投保金額分級表即可得知，全民健保的保險費係依被保險人之所得能力「量能負擔」[72]。

三、規範適用對象

（一）規範對象

1. 保險人

§7 之規定，全民健保之保險人為衛生福利部中央健康保險署（以下簡稱健保署），由其負責辦理健保業務執行、醫療品質與資訊管理、研究發展、人力培訓等業務[73]。諸如：製發健保卡以存取及傳送保險對象資料（§16 I）、每五年為全民健保財務之精算（§25）、擬訂調整保險給付範圍方案（§26）、收取保險費、協助經濟上有困難之人申請分期繳納保險費等費用或申請貸款或補助（§36 I）、對於拒不繳納保險費等費用之保險對象暫行停止保險給付（§37 I、§50 II）、辦理醫療科技評估（§42 II）、訂定家庭責任醫師制度（§44 I）[74]、訂定特殊材料給付與差額之上限（§45 I）、合理調整藥品價格（§46 I）等。

2. 保險對象

§2 ① 規定，保險對象係指「被保險人」及其「眷屬」：

71　葉啓洲，保險法，元照，七版，2021 年 3 月，頁 30。
72　吳秀玲，醫護健保與長照法規，三民，初版，2019 年 6 月，頁 195。
73　吳秀玲，醫護健保與長照法規，三民，初版，2019 年 6 月，頁 199；吳秀玲、許君強，公共衛生法規與倫理，三民，初版，2021 年 10 月，頁 361。
74　由於對我國全民健保設計的爭議，在最初立法通過版本保留了「本法實施後連續二年如全國平均每人每年門診次數超過十二次，即應採行自負額制度」（民國 83 年立法版本，§34 前段），後因名詞定義及執行難度後於民國 100 年刪除，唯同時增修「保險人……，應訂定家庭責任醫師制度」，實施辦法及時程，由主管機關定之。

（1）被保險人

§8 與 §9 分別規定具中華民國國籍者，以及在臺灣地區領有居留證明文件者之投保資格；§10 I 將被保險人區分為六大類[75][76]：

①第一類：專任有給人員或公職人員、受僱者、雇主或自營業主、自行執業之專技人員。

②第二類：參加職業工會之自營作業者、參加工（公）會之外僱船員。

③第三類：農會及水利會會員、參加漁會為甲類會員之自營作業者。

④第四類：役男、軍費學生、軍人遺族、受刑人。

⑤第五類：低收入戶成員。

⑥第六類：榮民、榮民遺眷之家戶代表、其餘家戶戶長或代表。

（2）眷屬

§2 ② 將下列之人認定為眷屬：

①被保險人之配偶，且無職業者。

②被保險人之直系血親尊親屬，且無職業者。

③被保險人二親等內直系血親卑親屬未成年且無職業，或成年無謀生能力或仍在學就讀且無職業者。

具有被保險人資格者不得以眷屬身分投保（§11 II）、應隨同被保險人辦理投保及退保（§12）、其保險費應由被保險人負擔並繳納（§18 II、§23 II）等。

3. 投保單位

§15 I 規定，投保單位將隨著被保險人之不同而有異[77]：

75　為求篇幅簡化，以下僅羅列全民健康保險法 §10 I 各款目之規範重點，詳細條文內容請參考全國法規資料庫網站。

76　衛福部原擬簡化投保分類，將現行被保險依有薪資所得及其他簡化為二類，並因保險費改按所得總額計收後，已無區分被保險人及眷屬之必要，所有被保險人及眷屬均改稱為被保險人。不過，本修法草案並未獲通過。

77　為求篇幅簡化，下表僅羅列全民健康保險法 §15 I 各款之規範重點，詳細條文內容請參考全國法規資料庫網站。

表 5-9：各類被保險人之投保單位

被保險人		投保單位
第一類		服務機關、學校、事業、機構、雇主或所屬團體
第二類		
第三類		所屬或戶籍所在地之基層農會、水利會或漁會
第四類	義務役役男、軍費學生、軍人遺族	國防部指定之單位
	替代役役男	內政部指定之單位（役政署）
	受刑人	法務部及國防部指定之單位
第五類		戶籍所在地之鄉（鎮、市、區）公所
第六類		

投保單位應於保險對象合於投保條件之日起三日內，向保險人辦理投保；並於退保原因發生之日起三日內，向保險人辦理退保（§15 VI）。

4. 保險醫事服務機構

§66 規定，位於臺灣、澎湖、金門、馬祖且符合《全民健康保險醫事服務機構特約及管理辦法》附表所定，領有開業執照之醫事機構，得申請保險人同意特約為保險醫事服務機構，應盡義務諸如：病房之設置應符合保險病房設置基準並每日公布使用情形（§67 I、II、全民健康保險醫事服務機構特約及管理辦法 §31 至 §34）、不得自立名目收費（§68）、查核健保卡（§69）、維護保險對象之就醫權益且不得無故拒絕（§70）、交付處方予保險對象（§71）、公開財務報告與醫療品質資訊（§73、§74）等。

四、規範重點提示

（一）與全民健保相關之任務編組單位

作為全民健康保險法主管機關之衛生福利部（§4），為使全民健保事務運作上更為順暢，內部另設任務編組，分別為全民健康保險會（以下簡稱健保會）及全民健康保險爭議審議會[78]：

1. 健保會：一代健保時期原設全民健康保險監理委員會及全民健康保險醫療費

---

[78] 此部分內容係參考吳秀玲，醫護健保與長照法規，三民，初版，2019 年 6 月，頁 202-206；吳秀玲、許君強，公共衛生法規與倫理，三民，初版，2021 年 10 月，頁 360-361。

用協定委員會，102 年起整併為全民健康保險會，合併其職掌及擴大功能，並新增審議保險費率及保險給付範圍等任務。

(1) 委員組成：包括被保險人（至少佔全部名額之三分之一）、雇主、保險醫事服務提供者、專家學者、公正人士及有關機關代表（§5 IV、全民健康保險會組成及議事辦法 §2）。

(2) 職責：辦理全民健康保險費率、給付範圍之審議及醫療給付費用總額之協定分配事項，包括保險費率之審議（§5 I ①、§24）；保險給付範圍之審議（§5 I ②、§26、§51 ⑫）；保險醫療給付費用總額之對等協議訂定及分配（§5 I ③、§61）；保險政策、法規之研究及諮詢（§5 I ④、§60）；其他有關保險業務之監理事項（§5 I ⑤、施行細則 §2、§3）；其他全民健康保險法所定應由健保會辦理之事項（§45 III、§72、§73 II、§74 II、施行細則 §4）等。

2. 全民健康保險爭議審議會：爭議審議制度目的在於透過專業審議程序，消減、弭平相關紛爭。並增列爭議審議程序先行規定（§106 I）。

(1) 人員組成：包括召集委員會議之委員 15 人（保險專家 2 人、法學專家 4 人、醫藥專家 7 人、衛福部代表 2 人）[79] 以及負責會務事項之執行秘書。

(2) 職責：辦理保險人核定之全民健康保險爭議事項之審議，包括保險對象之資格及投保手續事項；被保險人投保金額事項；保險費、滯納金及罰鍰事項；保險給付事項；其他關於保險權益事項等（全民健康保險爭議事項審議辦法 §2 I）[80]。

（二）一般保險費、補充保險費與部分負擔之區別

1. 一般保險費

「一般保險費」係指以 §10 之各類對象為被保險人所應負擔之最基本保費。又依照 §17 之規定，一般保險費係由中央政府、投保單位及保險對象所共同分擔。至於三者間就各類被保險人一般保險費之應負擔比例，§27 定有明文 [81]：

79　參衛生福利部全民健康保險爭議審議會網站之組織架構，https://dep.mohw.gov.tw/nhidsb/cp-1639-42857-117.html（最後瀏覽日：2021 年 12 月 13 日）；全民健康保險爭議審議委員會組織規程 §4 I，惟該規程已於 2013 年 7 月 21 日廢止。
80　全民健康保險爭議事項審議辦法 §2 I 參照。
81　下表係參考自吳秀玲，醫護健保與長照法規，三民，初版，2019 年 6 月，頁 207-208；吳秀

表 5-10：各類被保險人一般保險費之負擔比例

類別（款）/目	負擔比率	被保險人、眷屬	投保單位	其他機關
第一類	第一目	30%	70%	私立學校教職員：學校 35%、中央政府補助 35%
	第二、三目	30%	60%	中央政府補助 10%
	第四、五目	100%	×	×
第二類		60%	×	中央政府補助 40%
第三類		30%	×	中央政府補助 70%
第四類	第一目	×	×	所屬機關補助 100%
	第二目	×	×	中央役政主管機關補助 100%
	第三目	×	×	中央矯正主管機關及國防部補助 100%
第五類		×	×	中央社政主管機關補助 100%
第六類	第一目	被保險人 ×	×	行政院國軍退除役官兵輔導委員會補助
		眷屬 30%	×	行政院國軍退除役官兵輔導委員會補助 70%
	第二目	60%	×	中央政府補助 40%

另外，關於第一至三類被保險人及其眷屬自付保險費之計算公式如下[82]：

投保金額[83] 保金保險費率[84]（5.17%）× 負擔比率（小數點後先四捨五入）×（本人＋眷屬人數）[85]

2. 補充保險費

自 2001 年「二代健保」修法以來，補充保險費正式納入（§31 I），與一般保險費形成「雙軌制」[86]，以「就源扣繳」方式，由扣費義務人[87] 於給付時扣取，並於

玲、許君強，公共衛生法規與倫理，三民，初版，2021 年 10 月，頁 364。

82 衛生福利部中央健康保險署，第 1 類到第 3 類投保單位負擔及被保險人、眷屬自付保險費的計算公式及釋例，https://www.nhi.gov.tw/Content_List.aspx?n=B880A28523E9D861&topn=5FE8C9FEAE863B46（最後瀏覽日：2021 年 12 月 13 日）。

83 健保法 §19 I：「第一類至第三類被保險人之投保金額，由主管機關擬訂分級表，報請行政院核定之。」

84 健保法 §18 I：「第一類至第三類被保險人及其眷屬之保險費，依被保險人之投保金額及保險費率計算之；保險費率，以百分之六為上限。」

85 健保法 §18 II：「前項眷屬之保險費，由被保險人繳納；超過三口者，以三口計。」

86 全民健康保險基金收支保管及運用辦法 §3：「本基金之來源如下：一、全民健康保險保險費等相關收入。二、菸品健康福利捐分配之收入。三、公益彩券盈餘分配之收入。四、聯合門診中心醫療收入。五、本基金之孳息收入。六、其他有關收入。」

87 健保法 §2 ③：「扣費義務人：指所得稅法所定之扣繳義務人。」

給付日之次月底前向保險人繳納。

　　健保法透過「安全準備」以調節短期之收支差額[88]。依照 §76 以下之規定，應分別自全民健保每年度收支之結餘、滯納金、安全準備所運用之收益、政府已開徵之菸酒健康福利捐、依其他法令規定之收入等來源提列安全準備，且其總額應以相當於最近精算一個月至三個月之保險給付支出為原則（§78）。

3. 部分負擔

　　為避免民眾濫用健保資源、減少不當就醫情事發生，§43 與 §47 要求就門診與住院部分，保險對象應自行負擔部分醫療費用：

（1）**門診費用部分**（§43）

　　依照第 1 項之規定，關於保險對象應自行負擔之門診或急診費用，原則採「定率制」，不經轉診之保險對象規定較高比率之部分負擔，以落實分級醫療與轉診制度[89]。

（2）**住院費用部分**（§47）

　　關於保險對象應自行負擔之住院費用，依照 §47 I 規定，不論係「急性病房[90]」或「慢性病房[91]」皆採「定率制」，且為減輕保險對象負擔高額之自行負擔費用，第 2 項亦授權由主管機關公告同一疾病每次住院與全年累計應自行負擔之金額上限。

　　另外，為落實釋字第 472 號解釋意旨，§43 II 規定於醫療資源缺乏地區，得減免上開自行負擔費用；§48 更就「重大傷病[92]」、「分娩[93]」與「山地離島地區之就

88　有論者強調，為達全民健保財務責任獨立自主之目標，長期收支平衡仍應靠提高費率之方式為之。參吳秀玲，醫護健保與長照法規，三民，初版，2019 年 6 月，頁 219-220。

89　然有學者指出，依照健保法 §43 III 之規定，主管機關於「必要時」方得以「定額」之方式收取保險對象自行負擔之門診費用，惟主管機關並未評估是否具有「手段上之必要性」，即一概採取「定額」之方式收取部分負擔，且僅就居家照護醫療費用適用對其有利之「定率 5%」，此本末倒置之舉實屬「選擇性割裂適用法律」之嚴重違規行為。參吳秀玲，醫護健保與長照法規，三民，初版，2019 年 6 月，頁 212。

90　全民健康保險醫事服務機構特約及管理辦法 §29：「本法 §47 所稱急性病房，指設有急性一般病床、隔離病床、特殊病床或精神急性一般病床之病房。」

91　全民健康保險醫事服務機構特約及管理辦法 §30：「本法 §47 條所稱慢性病房，指設有慢性一般病床（含慢性結核病床、漢生病病床）或精神慢性一般病床之病房。」

92　全民健康保險保險對象免自行負擔費用辦法 §6 I：「保險對象持有效期間內重大傷病證明就醫，其免自行負擔費用範圍如下：一、重大傷病證明所載傷病，或經診治醫師認定與該傷病相關之治療。二、因重大傷病門診，當次由同一醫師併行其他治療。三、因重大傷病住院須併行他科治療，或住院期間依病情需要，併行重大傷病之診療。」

93　全民健康保險保險對象免自行負擔費用辦法 §7：「保險對象因分娩就醫者，免自行負擔費用。因分娩引起之合併症或生產後於當次住院中併行其他疾病之治療者，得免自行負擔費用。」

醫 [94]」等情形,得直接免予繳納自行負擔費用。

(三)保險給付與醫療費用支付之差異

1. 保險給付

「保險給付」涉及到全民健康保險之「承保範圍」,即何等危險事故與項目為設置該保險類型所欲避免之風險。依照 §51 與 §52 規定,針對特定醫療服務項目與保險事故,因不屬於全民健保之承保範圍,保險人不予保險給付而應由被保險人自行負擔醫療費用。另基於「不當得利禁止原則」,為避免保險對象透過全民健保獲利,進而產生道德危險,針對有不當使用醫療資源之虞的保險對象,依 §53 不予保險給付。

2. 醫療費用支付

與保險對象無關,係涉及保險人(即健保署)與特約保險醫事服務機構間之關係。詳言之,當前我國係採「總額支付制度 [95]」,依照 §62 I 之規定,特約保險醫事服務機構醫療服務後,應先向保險人申報其所提供之點數及藥物費用,再由保險人將醫療費用支付給醫療機構。又根據《全民健康保險醫療費用申報與核付及醫療服務審查辦法》§19 與 §20 之規定,條文所列(非)住院診斷關聯群雖屬保險給付項目,然經審查為不當之診斷或治療行為者,保險人應拒絕支付醫療費用予特約醫療院所。

五、相關國內案例剖析

某診所涉嫌利用民眾打流感疫苗等方式盜刷健保卡,從中詐領健保費達 6,000 萬元。

---

94 全民健康保險保險對象免自行負擔費用辦法 §8 I:「保險對象於山地離島地區醫院、診所門診、急診、住院或接受居家照護服務者,免自行負擔費用。」

95 又稱作「總額預算制度」(global budget system),係指付費者與醫事服務提供者,就特定範圍的醫療服務,如牙醫門診、中醫門診、西醫門診或住院服務等,預先以協商方式,訂定未來一段期間(通常為一年)內健康保險醫療服務總支出(預算總額),藉以控制醫療費用於預算範圍內的一種制度。參全民健康保險醫療費用協定委員會,全民健康保險醫療費用總額支付制度問答輯,2005 年 6 月,https://www.nhi.gov.tw/Resource/webdata/Attach_13636_2_8.2%EF%BC%9A%E7%B8%BD%E9%A1%8DQA%E6%89%8B%E5%86%8A%E7%AC%AC%E5%85%AD%E7%89%88%E5%90%AB94%E5%B9%B4.pdf(最後瀏覽日:2021 年 12 月 14 日)。

§81 應處以其領取之保險給付、申請核退或申報之醫療費用二倍至二十倍之罰鍰；其涉及刑責者，應移送司法機關辦理；保險醫事服務機構因該事由已領取之醫療費用，得在其申報之應領醫療費用內扣除。又保險人得根據 §83，視情節輕重限定其於一定期間不予特約或永不特約。另外，若屬情節重大者，保險人應公告其名稱、負責醫事人員或行為人姓名及違法事實（§81 II）。

第四節　長期照顧服務法

一、立法背景與法規沿革

（一）立法背景

我國憲法於基本國策「社會安全」一節中規定：「人民之老弱殘廢，無力生活，……國家應予以適當之扶助與救濟」（§155 後段）；增修條文 §10 VIII 亦強調，國家應重視社會救助、福利服務、醫療保健等社會福利工作。隨著少子化、高齡化，青壯人口經濟負擔增加及人口老化問題逐步浮出檯面，社會上對於「醫療」與「照護」之需求更加迫切。《長期照顧服務法》（以下簡稱長照法），於 2015 年 5 月 15 日經立法院三讀通過、同年 6 月 3 日由總統公布，2017 年 6 月 3 日起生效施行。

（二）法規沿革

推動長照最大阻礙即背後龐大長照費用。早期參考全民健康保險法「強制納保」架構，2009 年由當時行政院衛生署規劃《長期照顧保險法（草案）》，然為免長照保險制度貿然推動，社會因應不及，遂先行制定長照法，並視資源整備狀況擇期再行開辦長照保險[96]；這也呼應在醫療照護面，先有醫療法，提供醫療體系的完善基礎後，再通過全民健康保險法，「先體系後保險」的模式。

長照法生效施行前，新政府上任，擬以稅收制取代保險制[97]，繼續推動「長照十年計劃 2.0」[98]。長照法在 2017 年 1 月 11 日完成第一次修正，主要修法重點乃於

96　李玉春，長期照顧服務法之立法、修法與預期影響，月旦醫事法報告，第 4 期，2017 年 2 月，頁 11。
97　同前註，頁 11、16。
98　衛生福利部，長期照顧十年計畫 2.0（106-115 年）（核定本），2016 年 12 月，頁 48。

§15 I 新增「提供長照服務、擴增與普及長照服務量能、補助各項經費」等設置特種基金功能，並於第 2 項增訂以調增遺產稅及贈與稅、菸稅所增加之稅課收入，作為特種基金之財源，同時於第 3 項將所增加之稅課收入排除《財政收支劃分法》之適用[99]。

2019 年 5 月 24 日與 2021 年 5 月 18 日又歷經了兩次增修：前者包括「涉及機構住宿式服務之長照機構應投保公共意外責任險」（§34）與相應罰則（§47）之修正；後者則包括「長照特約單位與給支付制度之法制化」（§32-1）、「落實使用者付費原則」（§8-1、§49 I）、「放寬學校法人設置住宿式長照機構」（§22 II2）、「明定未立案長照機構違法態樣與罰則」（§47-1），以及「將長照員工納入勞健保範圍」（§32-2、§48-1）等[100]。

二、立法精神與目的

§1 I 即開宗明義地揭示本法目的：

1. 健全長期照顧服務體系提供長期照顧服務。

2. 確保照顧及支持服務品質。

3. 發展普及、多元及可負擔之服務。

4. 保障接受服務者與照顧者之尊嚴及權益。

保障對象擴及對失能者提供規律性照顧之主要親屬或家人，以正視家庭照顧者（§3 ③）於長期照顧體系中所扮演之重要角色[101]。

另外，§1 II 規定：「長期照顧服務之提供不得因服務對象之性別、性傾向、性

99　長照法 §15：「（I）中央主管機關為提供長照服務、擴增與普及長照服務量能、促進長照相關資源之發展、提升服務品質與效率、充實並均衡服務與人力資源及補助各項經費，應設置特種基金。（II）基金之來源如下：一、遺產稅及贈與稅稅率由百分之十調增至百分之二十以內所增加之稅課收入。二、菸酒稅菸品應徵稅額由每千支（每公斤）徵收新臺幣五百九十元調增至新臺幣一千五百九十元所增加之稅課收入。三、政府預算撥充。四、菸品健康福利捐。五、捐贈收入。六、基金孳息收入。七、其他收入。（III）依前項第一款及第二款增加之稅課收入，不適用財政收支劃分法之規定。（IV）基金來源應於本法施行二年後檢討，確保財源穩定。」惟論者謂，透過調漲菸稅以支應長照費用之作法，雖可有效降低吸菸率以達菸害防制之效，然相對地菸捐收入將會同步降低，且長期發展後恐因吸菸率逐年下降，導致菸稅減少，長照之財源亦難保永續和穩定。參李玉春，長期照顧服務法之立法、修法與預期影響，月旦醫事法報告，第 4 期，2017 年 2 月，頁 19。

100　參吳秀玲、許君強，公共衛生法規與倫理，三民，初版，2021 年 10 月，頁 386。

101　衛生福利部護理及健康照護司，「長期照顧服務法」通過，長照發展重大里程碑 長照基金建置服務資源，規劃長照保險支付服務費用，2015 年 5 月 18 日，https://www.mohw.gov.tw/cp-2644-20598-1.html（最後瀏覽日：2021 年 12 月 28 日）。

別認同、婚姻、年齡、身心障礙、疾病、階級、種族、宗教信仰、國籍與居住地域有差別待遇之歧視行為。」該條項揭示了憲法 §7 平等原則中「等者等之，不等者不等之」的重要意涵[102]。

三、規範適用對象

1. 長期照顧服務人員

長照服務人員（以下簡稱長照人員，§34）係指「經本法所定之訓練、認證，領有證明得提供長照服務之人員」。又《長期照顧服務人員訓練認證繼續教育及登錄辦法》（以下簡稱登錄辦法）第 2 條復將長照人員之範圍限定於下列五類人員：

（1）照顧服務人員：照顧服務員、教保員、生活服務員或家庭托顧服務員。

（2）居家服務督導員。

（3）社會工作師、社會工作人員及醫事人員。

（4）照顧管理專員及照顧管理督導。

（5）中央主管機關公告長照服務相關計畫之個案評估、個案管理及提供服務人員。

2. 長期照顧服務機構

長照服務機構（以下簡稱長照機構，§35）係指「以提供長照服務或長照需要之評估服務為目的，依本法規定設立之機構」。分為（§21）：

（1）居家式服務類。

（2）社區式服務類。

（3）機構住宿式服務類。

（4）綜合式服務類。

（5）其他經中央主管機關公告之服務類。

應特別注意的地方是，§22 I 及《長期照顧服務機構法人條例》§5 均明文要求上開③及設有**機構住宿式服務**之④、⑤**長照機構**，均應以**長照機構法人**設立之[103]，其餘不論係機關（構）、法人、非法人團體、合作社、事務所等，均可依長照法之

---

102 吳秀玲，醫護健保與長照法規，三民，初版，2019 年 6 月，頁 246。

103 例外情形為長照法 §22 II：「前項規定，於下列各款不適用之：一、公立長照機構。二、設有長照相關科系之私立高級中等以上學校，且僅以提供學校作為教學、實習及研究用途為限。」

規定設立為長照機構[104]。

四、規範重點提示

(一) 申請、評估、提供方式與費用支付

「長期照顧」，係指身心失能持續已達或預期達六個月以上者，依其個人或其照顧者之需要，所提供之生活支持、協助、社會參與、照顧及相關之醫護服務（§3①）。具有前開需求之身心失能者[105]或家庭照顧者，依照§8規定，得持醫師所出具意見書[106]（III），就中央主管機關[107]所公告之長照服務特定範圍（I），經申請後並由照管中心[108]或直轄市、縣（市）主管機關[109]評估（II、III），最後由縣（市）主管機關依照評估結果提供服務（§51）。其中包括（§9 I）：

1. 居家式：到宅提供服務（§10）。
2. 社區式：於社區設置一定場所及設施，提供日間照顧、家庭托顧、臨時住宿、團體家屋、小規模多機能及其他整合性等服務（§11）。
3. 機構住宿式：以受照顧者入住之方式，提供全時照顧或夜間住宿等之服務（§12）。
4. 家庭照顧者支持服務：為家庭照顧者所提供之定點、到宅等支持服務（§13）。
5. 其他經中央主管機關公告之服務方式。

最後，關於長照費用之支付，照管中心或直轄市、縣（市）主管機關係按民眾之失能程度[110]核定長照服務給付額度，惟長照服務使用者仍應自行負擔一定之比率

---

104 吳秀玲，醫護健保與長照法規，三民，初版，2019年6月，頁252。
105 長照法§3②：「身心失能者（以下稱失能者）：指身體或心智功能部分或全部喪失，致其日常生活需他人協助者。」
106 長照法施行細則§2 I：「本法§8 III所定醫師出具之意見書，其內容應載明下列事項：一、當事人姓名、出生年月日、性別、國民身分證統一編號及通訊地址。二、相關疾病診斷與近期治療現況。三、當事人身心狀態事項。四、當事人接受醫事照護服務時應注意之事項。五、其他有關事項或建議。」
107 長照法§2：「本法所稱主管機關：在中央為衛生福利部；在直轄市為直轄市政府；在縣（市）為縣（市）政府。」
108 長照法§3⑥：「長期照顧管理中心（以下稱照管中心）：指由中央主管機關指定以提供長照需要之評估及連結服務為目的之機關（構）。」
109 同註18。
110 目前實務上多係以「巴氏量表」（Barthel Index）作為判斷失能與否之標準。

或金額（§8-1）。

（二）長照人員之應盡義務

根據§18 I，經中央主管機關公告之長照服務特定項目[111]，其長照服務之提供應由長照人員爲之[112]，由此可證長照人員之專業性。其應盡義務如下：

表 5-11：長照人員應盡之義務

條文	義務內涵
§18 III	應接受一定積分[113]之繼續教育、在職訓練
§19 I	提供長照服務前應登錄於長照機構
登錄辦法 §18 I	至非登錄之長照機構提供支援服務時，應於**事前**由登錄之長照機構敘明支援之地點、期間、時段及理由，報機構所在地直轄市、縣（市）主管機關核定
登錄辦法 §7 I	於證明效期屆滿後，有繼續從事長照服務必要者，應於效期前六個月內，填具申請書並檢附相關文件及繳納費用，向原發認證證明文件機關申請更新
§20	對於因業務而知悉或持有他人之秘密，非依法律規定不得洩漏
§56	執行業務時不應爲不實之記載（①）
	不應將長照人員證明租借他人使用（②）
	應對長照服務使用者予以適當之照顧與保護，不得有遺棄、身心虐待、歧視、傷害、違法限制其人身自由或其他侵害其權益之情事（③；§44）

（三）長照機構之應盡義務

除長照人員外，長照法中亦有諸多條文規定長照機構應盡之義務，茲同樣以表格形式呈現：

---

111 衛生福利部中華民國 107 年 5 月 17 日衛部顧字第 1071960570 號公告：「訂定長照服務特定項目如下：一、長照機構針對長照服務需要者提供之身體照顧服務、日常生活照顧服務、家事服務、臨時住宿服務、住宿服務、醫事照護服務。二、家庭照顧者支持服務提供之喘息服務。三、長照需要之評估服務。」

112 長照法 §50：「有下列情形之一者，處新臺幣一萬元以上五萬元以下罰鍰：一、非長照人員違反 §18 I 規定，提供經中央主管機關公告之長照服務特定項目。」

113 登錄辦法 §9 I：「長照人員應自認證證明文件生效日起，每六年接受下列課程，積分合計達一百二十點以上：一、專業課程。二、專業品質。三、專業倫理。四、專業法規。」

表 5-12：長照機構應盡之義務

條文	義務內涵
§19 II	不得容留非長照人員提供 §18 I 之長照服務
§19 III	長照人員登錄內容異動時，應自異動之日起三十日內報所在地主管機關核定
§23	設立 [114]、擴充 [115]、遷移應事先申請主管機關許可
§25 I、III	停業 [116]、歇業、復業或許可證明登載事項變更應於事實發生日前三十日內，報主管機關核定；歇業應於停業期滿之日起三十日內辦理
§27	非長照機構不得使用長照機構之名稱 [117]
§29	非長照機構不得為長照服務之廣告（I）
	廣告具體內容事項之限制（II）[118]，且不得有廣告內容不實之情事（§51 I）
§30	應設置**專任** [119] 之業務負責人 [120] 一人，對其機構業務負督導責任 [121]
§36	收取費用應開給載明收費項目及金額之收據（I）
	不得違反前條收費規定，超額或擅立項目收費（II）
§37	應將其設立許可證明、收費、服務項目及主管機關所設之陳情管道等資訊，揭示於機構內明顯處所
§38	應督導其所屬登錄之長照人員就其提供之長照服務有關事項製作紀錄 [122]；其中有關醫事照護部分，應至少保存七年

---

114 長期照顧服務機構設立許可及管理辦法（以下簡稱管理辦法）§18：「私立長照機構經許可設立後，不得將全部或部分服務規模，委託他人經營。」

115 管理辦法 §21：「社區式、住宿式或綜合式長照機構之服務規模，最近三年之平均服務使用率或占床率未達百分之六十，或最近一次主管機關評鑑不合格者，不得申請擴充。」

116 長照法 §25 II：「前項停業期間最長不得超過一年。必要時得申請延長一次，期限為一年；逾期應辦理歇業。」

117 長照法 §26：「（I）長照機構由政府機關（構）設立者，應於長照機構前冠以該政府機關（構）之名稱；由民間設立者，應冠以私立二字。（第 2 項）長照機構應於其場所，以明顯字體依前項規定標示其名稱，並應加註機構類別及其服務內容。」

118 長照法 §29 II：「長照機構之廣告，其內容以下列事項為限：一、長照機構名稱與 §26 II 所定應加註之事項、設立日期、許可證明字號、地址、電話及交通路線。二、長照機構負責人之姓名、學歷及經歷。三、長照人員之專門職業及技術人員證書或本法所定之證明文件字號。四、服務提供方式及服務時間。五、停業、歇業、復業、遷移及其年、月、日。六、主管機關核定之收費標準。七、其他經中央主管機關公告指定得刊登或播放之事項。」

119 長期照顧服務機構設立標準（以下簡稱設立標準）§2：「長期照顧服務機構（以下簡稱長照機構）應置符合長期照顧服務人員（以下簡稱長照人員）資格之業務負責人一人，綜理長照業務，除本標準另有規定外，應為專任。」

120 業務負責人之積極資格參設立標準 §3 至 §8；消極資格參設立標準 §9。

121 長照法 §31：「（I）長照機構之業務負責人因故不能執行業務，應指定符合業務負責人資格者代理之。代理期間超過三十日，應報所在地主管機關核定。（II）前項代理期間，不得逾一年。」

122 長照法施行細則 §8 I：「依本法 §38 製作之紀錄，其內容應包括下列事項：一、當事人之姓名、性別、出生年月日及地址。二、當事人需長照服務之身心狀況。三、當事人接受之照顧服務。四、長照服務人員執行業務情形。五、長照服務人員執行業務之年、月、日，並簽名或蓋章。」

表 5-12：長照機構應盡之義務（續）

條文		義務內涵
	§39 I	應接受主管機關之輔導、監督、考核、檢查及評鑑[123]；必要時應提供相關服務資料，不得規避、妨礙或拒絕
	§41	歇業或停業時對長照服務使用者應予以適當之轉介或安置；無法轉介或安置時，由主管機關協助轉介安置，長照機構應予配合
	§42	提供長照服務時，應與長照服務使用者、家屬或支付費用者**簽訂書面契約**[124]
	§43	未經長照服務使用者之**書面同意**，不得對其進行錄影、錄音或攝影，並不得報導或記載其姓名、出生年月日、住（居）所及其他足資辨別身分之資訊（I）
		於維護長照服務使用者安全之必要範圍內得設置監看設備，並應告知長照服務使用者、其法定代理人或主要照顧之最近親屬（II）
	§44	應對長照服務使用者予以適當之照顧與保護，不得有遺棄、身心虐待、歧視、傷害、違法限制其人身自由或其他侵害其權益之情事[125]
長照特約單位[126]	§8-1 III	應向長照服務使用者收取應自行負擔之長照服務給付額度比率或金額，不得減免
	§32-2 I	應為所僱長照人員投保，並按月提繳退休金
機構住宿式服務類之長照機構	§33	應與能及時接受轉介或提供必要醫療服務之醫療機構訂定醫療服務契約[127]
	§34	（包括**綜合式服務類長照機構**）應投保公共意外責任險[128]

---

123 細部規定可參考《長期照顧服務機構評鑑辦法》。

124 細部內容可參考「直轄市、縣（市）政府特約長期照顧服務契約書參考範本」。

125 長照法 §47 之 1：「……（II）未依 §23 規定許可設立為長照機構，對其服務對象有遺棄、身心虐待、歧視、傷害、違法限制其人身自由或其他侵害其權益之情事，處其負責人新臺幣十萬元以上五十萬元以下罰鍰及公布其名稱、負責人姓名，並得按次處罰。（III）未依 §23 規定許可設立為長照機構，有前項情事致服務對象死亡者，處其負責人新臺幣二十萬元以上一百萬元以下罰鍰及公布其名稱、負責人姓名。」

126 長照法 §32 之 1：「提供 §10 至 §13 規定之長照服務者，得與直轄市、縣（市）主管機關簽約為長照特約單位；長照特約單位之申請資格、程序、審查基準、特約年限、續約條件、不予特約之條件、違約之處理及其他相關事項之辦法，由中央主管機關定之。」

127 長照法施行細則 §7：「機構住宿式服務類長照機構，依本法 §33 規定與醫療機構訂定之醫療服務契約，應載明下列事項：一、醫事照護服務需要之轉介機制。二、醫事照護服務之電話或網路諮詢機制。三、醫師及其他醫事人員之支援機制。四、其他與醫事照護服務相關之事項。」

128 細部規定可參考《長期照顧服務機構投保公共意外責任險保險範圍及金額認定標準》。

若發生下列情形者，主管機關得**廢止**其設立許可（§59）：

1. 因管理之明顯疏失，情節重大，致接受長照服務者傷亡。

2. 所屬之長照人員提供長照服務，違反本法規定，且情節重大，並可歸責於該機構。

3. 受停業處分而不停業。

又前開 1 與 2 因涉及到是否有該情事發生之情節認定，同條 §59 II 進一步規定：在主管機關廢止該長照機構之設立許可前，應召開爭議處理會調查，並應給予受調查者陳述意見之機會。至於爭議處理會之組成、任期、會議出席、決議方法、保密與利益迴避等細節性事項，得參考施行細則 §11 至 §14 之規定。

五、相關案例剖析

新冠肺炎疫情延燒，某護理之家情況嚴重，有隱匿疫情之嫌，然業者否認。

本案可能涉及長照機構對於其內部衛生與感染源之管控義務，長照法中並無相關明文，而須參考傳染病防治法 §33 之規定：「（I）安養機構、養護機構、**長期照顧機構**、安置（教養）機構、矯正機關及其他類似場所，對於接受安養、養護、收容或矯正之人，**應善盡健康管理及照護之責任。**（II）前項機關（構）及場所應依主管機關之規定，**執行感染管制工作，防範機關（構）或場所內發生感染**；對於主管機關進行之輔導及查核，不得拒絕、規避或妨礙。」另 §42 ⑤復要求長照機構之負責人或管理人，於發現疑似傳染病病人或其屍體而未經醫師診斷或檢驗者，應於二十四小時內通知當地主管機關。若長照機構發覺有疑似確診者卻未履行其通知義務，主管機關得對該長照中心處以新臺幣一萬元以上十五萬元以下罰鍰，必要時並得限期令其改善；屆期未改善者更得按次處罰之（§69 I ③）。

關鍵名詞

醫療法（Medical Care Act）

醫療法人（juridical persons in medical care）

醫療財團法人（medical care corporate）

醫療社團法人（medical care corporations）

醫事人員（medical personnel）

醫療廣告（advertisement of medical treatment）

藥事法（Pharmaceutical Affairs Act）

醫師處方藥品（medicines to be prescribed by physicians）

醫師藥師藥劑生指示藥品（medicines designated by physicians, pharmacists and/or
assistant pharmacists）

成藥（over-the-counter drugs）

固有成方製劑（preparations of inherited formulation）

藥商（pharmaceutical firms）

藥物之查驗登記（Registration and market approval of Drugs）

西藥之專利連結（patent linkage of drugs）

醫藥分業（separation of physician's dispensing practice from medical practice）

醫療器材管理法（Medical Devices Act）

醫療器材（medical devices）

全民健康保險法（National Health Insurance Act）

保險對象（beneficiary）

保險人（insurer）

投保單位（group insurance applicant）

保險費（premiums）

長期照顧服務法（Long-Term Care Services Act）

長照服務機構（long-term care service institution）

複習問題

第一節　醫療法題目

1. 醫療機構如欲施行「人體試驗」，依據醫療法應注意並符合哪些規定，並請進一
   步論述相關規定內容，以及所欲符合之醫學倫理原則為何？【110 年退除役軍人
   轉任公務人員三等 – 衛生行政】
   ➔ 提示：§8、§70、§§78~80。

2. 依據「醫療機構設置標準」之規定，試述醫院病床分類為何？【110 年高考二級 – 衛生行政（一般組）】

   → 提示：醫療機構設置標準 §15。

3. 依據「醫療法第 5 條」，請說明社團法人與財團法人醫院之定義？【109 年地特四等 – 衛生行政】

   → 提示：§5 II、III。

4. 請論述「臺北醫院附設護理之家火災事件」為何起訴 2 名護理師，但未起訴醫院院長、值班照顧員和住民？【108 年普考 – 衛生行政】

第二節　藥事法題目

1. 藥事法 §102 II 有關醫藥分業規定，何者為誤？【110 年高考 – 公共衛生師】

   (A) 醫藥分業制度可使藥師在調劑藥品過程中再次確認用藥之正確性，有利於保障病人用藥安全

   (B) 醫藥分業不應限制醫師之藥品調劑權，因將違反憲法第 15 條保障人民工作權之意旨，且對醫師權利作不必要之限制而牴觸憲法第 23 條比例原則之規定

   (C) 醫師於中央或直轄市衛生主管機關公告無藥事人員執業之偏遠地區，得依自開處方，親自為藥品之調劑

   (D) 醫師得因急迫醫療處置而自為藥品調劑，但急迫處置不應僅限於須立即使用藥品、或當場施與針劑或口服藥劑之情況

   → 解答：(B)；司法院釋字第 778 號解釋、§102 II。

2. 依據藥事法 §9，在藥局所購買不須醫師指示，即供治療疾病之用者稱為成藥，其定義為何？【109 年地特四等 – 衛生行政】

   → 提示：§9。

3. 請說明藥事法 §102 有關醫藥分業及醫師調劑權的條文內容；並請說明司法院大法官 108 年 6 月 14 日第 778 號解釋文，對醫藥分業下之醫師藥品調劑權案之解釋文內容。【108 年地特三等 – 衛生行政】

   → 提示：§102 I、II、司法院釋字第 778 號解釋。

第三節　全民健康保險法題目

1. 依據全民健康保險法之規定，請說明保險對象有哪些情形，就醫得免自行負擔費用，並從倫理的觀點闡述此項規定之立法精神。【110 年高考－公共衛生師】
   ➜ 提示：§48。

2. 請說明全民健康保險法第 43 條部分負擔規定，與現行全民健保部分負擔執行情況之差異。【110 年高考三級－衛生行政】
   ➜ 提示：健保法 §43 以定率為原則、定額為例外；執行情況反之。

3. 請說明二代健保實施後全民健保主要財務籌措方式，並申論現行財務籌措方式相對於一代健保是否能增進財務分擔的公平性。【110 年高考三級－衛生行政】
   ➜ 提示：§31 以下之補充保險費。

4. 縮減醫療品質的鴻溝是一個重要議題，二代健保中一項重要的政策希望透過醫療品質資訊透明公開作為促進醫療品質的策略之一。試論述醫療品質資訊公開策略的立論基礎及機制為何？【110 年普考－衛生行政】
   ➜ 提示：§74、全民健康保險醫療品質資訊公開辦法。

5. 全民健康保險為我國重要的社會保險制度之一。請說明社會保險的基本原理原則與其重要性。【110 年地特三等－衛生行政】
   ➜ 提示：§1 II。

6. 根據民國 109 年修正的全民健康保險法，請列舉不給付的項目。【109 年高考三級－衛生行政】
   ➜ 提示：§51。

7. 請說明目前政府對於經濟弱勢民眾的就醫補助措施。【109 年普考－衛生行政】
   ➜ 提示：§36、§48、§49、§98、§99。

8. 全民健保為強制納保，但對某些保險對象有停保之規定，造成很大爭議。請問健保停保的規定為何？適用於哪些保險對象？【109 年地特三等－衛生行政】
   ➜ 提示：施行細則 §37、§38、§39。

9. 部分醫院施行達文西手術，卻向健保申報手術給付，請申論其可能的違法事由與倫理考量？【108 年高考三級－衛生行政】
   ➜ 提示：§81、§83。

10. 請說明我國全民健康保險制度有關「給付」與「支付」的規定；並說明「部分
    負擔」與「差額負擔」的差異；又目前全民健康保險允許「差額負擔」的範圍
    為何？【108 年地特三等 – 衛生行政】
    → 提示：§40 以下（保險給付）；§60 以下（醫療費用支付）；§43、§47（部分
       負擔）；§45（差額負擔）。

11. 試述我國全民健康保險制度之主要財務來源及其個別之法源依據，並說明各財
    務來源項目之組成內容或其分配用途。【108 年地特四等 – 衛生行政】
    → 提示：§17、§31 I、全民健康保險基金收支保管及運用辦法 §3、§4。

第四節　長期照顧服務法題目

1. 依據長期照顧服務法的規範，家庭照顧者支持服務提供之項目，不包含那
   （按：哪）一項？【110 年高考 – 公共衛生師】
   (A) 直接提供現金補助　　　(B) 有關資訊之提供及轉介
   (C) 長照知識、技能訓練　　(D) 喘息服務
   → 解答：(A)；提示：§13 I。

2. 依「長期照顧服務機構法人條例」，長照機構財團法人與長照機構社團法人，其
   董事之組成與收支結餘之分配方式有何異同，試說明之。【109 年地特三等 – 衛
   生行政】
   → 提示：長期照顧服務機構法人條例 §25、§28、§33、§36。

3. 試述我國制定長期照顧服務法之主要立法目的為何？目前根據長期照顧服務法
   已制定完成之子法為何？【108 年退除役軍人轉任公務人員三等 – 衛生行政】
   → 提示：§1 I。

4. 請論述「臺北醫院附設護理之家火災事件」為何起訴 2 名護理師，但未起訴醫
   院院長、值班照顧員和住民？【108 年普考 – 衛生行政】

引用文獻

1. Abel-Smith B. The Beveridge Report: its origins and outcomes. International Social
   Security Review 1992;**45(1-2)**:5-16.

2. Khoudour-Castéras D. Welfare state and labor mobility: the impact of Bismarck's social legislation on German emigration before World War I. The Journal of Economic History 2008;**68(1)**:211-243.

3. Krieger N, Birn A-E. A vision of social justice as the foundation of public health: commemorating 150 years of the spirit of 184. American Journal of Public Health 1998;**88(11)**:1603-1606

4. 王志嘉：未成年人的醫療決策與生育自主權──最高法院九十五年度台非字第一一五號、臺灣高等法院九十一年度上訴字第二九八七號刑事判決評釋。月旦法學雜誌 2010；**181**：261-278。

5. 王怡人：邁向二代健保新紀元──全民健康保險法 100 年 1 月修正重點介紹。醫事法學 2011；**18（1）**：89-95。

6. 王澤鑑：民法總則。四版。自版，2014。

7. 白秀雄：跨越障礙──一位社福老兵永不放棄倡導改革、追求公義之生命故事。臺北：臺灣社會福利總盟，2013。

8. 吳全峰、黃文鴻：論醫療人權之發展與權利體系。月旦法學雜誌 2007；**148**：128-161。

9. 吳秀玲：醫護健保與長照法規。臺北：三民，2019。

10. 吳秀玲、許君強：公共衛生法規與倫理。臺北：三民，2021。

11. 吳秀梅：淺談臺灣西藥專利連結制度。專利師 2019；**39**：1-9。

12. 吳憲明：醫療財團法人與醫療社團法人之異同。醫事法學 2008；**15（3）（4）**（合訂本）：4-6。

13. 李玉春：長期照顧服務法之立法、修法與預期影響。月旦醫事法報告 2017；**4**：9-21。

14. 汪信君、廖世昌：保險法理論與實務。四版。臺北：元照，2017。

15. 林靖蓉：2018 年藥事法修法評析。司法新聲 2020；**134**：13-34。

16. 林麗真、李蜀平：我國實施醫藥分業為何變雙軌制？藥學雜誌 2014；**30（2）**：2-5。

17. 俞百羽、呂榮海：長照法律面面觀。二版。臺北：元照，2021。

18. 張道義：全民健保與社會保險。月旦法學雜誌 2010；**179**：143-172。

19. 張耀懋：醫療社團法人面面觀──法人、多機構制度確立。醫院 2005；**38（1）**：1-4。

20. 陳偉熹、高維祥、盧榮福、莊維周：藥事法第五十七條：立法宗旨、行政解釋與實務操作之差異。臺灣醫界雜誌 2012；**55（5）**：11-14。

21. 陳聰富：民法總則。臺北：元照，2014。

22. 陳聰富：醫療責任的形成與展開。臺北：臺大出版中心，2019。

23. 楊秀儀：論病人自主權──我國法上「告知後同意」之請求權基礎探討。國立臺灣大學法學論叢 2007；**36（2）**：229-268。

24. 楊漢湶：醫療社團法人立法經過及意義。醫院 2004；**37（2）**：1-10。

25. 葉啓洲：保險法。七版。臺北：元照，2021。

26. 劉明生：醫療訴訟舉證責任分配和舉證減輕之新發展──類型與體系思維。臺北：新學林，2020。

27. 劉明生、陳冠諭：醫療瑕疵與因果關係證明度降低爭議問題之評析──評最高法院 108 年度台上字第 1233 號民事判決。月旦裁判時報 2021；**107**：40-47。

28. 劉明德、黃建才、黃淑倫等：公共衛生概論。臺中：華格納，2021。

29. 鄭雅文、江東亮：第 1 章 公共衛生的緣起與變革。王榮德主編：公共衛生學（上冊）。臺北：陳拱北預防醫學基金會，2020。

30. 戴瑀如：法定代理人拒絕醫療案：未成年子女之醫療決定權與醫師的告知義務。月旦醫事法報告 2018；**21**：48-63。

第 6 章
社區與場域之環境健康
風險相關法規

許惠悰　撰

第一節　環境影響評估法
第二節　空氣污染防制法
第三節　飲用水管理條例
第四節　職業安全衛生法

學習目標

一、認識環境影響評估法的內容

二、學習空氣污染防制法的內涵

三、瞭解飲用水管理條例的架構

四、探究職業安全衛生法的精髓

前　言

　　公共衛生所關注的環境，包括生活環境（空氣、飲用水）與職場的工作環境。由於經濟的發展與工業的發達，人類大量地使用各式各樣的化學物質，因此不可避免的會透過呼吸、飲水等途徑，而接觸、暴露到這些化學物質，進而可能造成身體健康上的負面影響。因此，為保護國人的健康，在重要的社區與場域之環境健康風險管理上，都有相關的法規，包括：環境影響評估法、空氣污染防制法、飲用水管理條例、與職業安全衛生法。本章將逐一介紹、討論這四個法規。

第一節　環境影響評估法

一、立法背景

　　民國六、七〇年代臺灣的經濟逐漸發展，同時人口亦不斷增加，在此發展趨勢下，環境衝擊的負面影響亦逐漸受到重視。而環境保護與經濟發展應兼籌並顧，為預防或減輕開發行為對環境所造成的不良影響，在預防勝於治療的環保思潮下，能夠事前防止環境破壞的發生，就能提升防治的成效，達成環境保護的工作，有效的管理及規劃利用有限的自然資源，進而有效減輕開發對環境的衝擊，以期達到永續發展之目標。

　　所以，環境影響評估（environmental impact assessment）法（以下簡稱環評法）即是在這樣的背景下，期望透過一套合理、公開、透明、持續追蹤考核的程序下，對於開發的行為所造成之生活環境、自然環境、社會、經濟、文化、生態等各層面，進行評估與規劃各項具體可行的環境管理方案，同時透過與在地相關權益團體及居民的溝通說明，達成共識。

　　環境影響評估法於民國七十四年開始推動，行政院於民國七十九年提出環境影響評估法草案，後續於民國八十三年施行，並在民國八十八年、九十一年、九十二年做過修正。

相關實施細則

環境影響評估法施行細則
開發行為應實施環境影響評估細目及範圍認定標準
開發行為環境影響評估作業準則
環境影響評估書件審查收費辦法
環境影響評估審查委員會組織規程
政府政策環境影響評估作業辦法
軍事秘密及緊急性國防工程環境影響評估作業辦法

二、立法精神

環評法的立法精神，基本上包括下列的幾個重點：

1. 事前預防、事後追蹤

建立環境影響評估的審查基準及作業程序，促使開發行為可以透過環境影響說明書的提出，經過一定程序的審查、現勘、公開說明會的舉辦等程序，彙集各家之意見，並且進行溝通，以達事前預防的成效。審查通過後，則訂定開發行為追蹤的監督規範，進行全面性的追蹤，以確認各項環境因素，確實依照環說書或評估書的內容，切實執行。

2. 公民參與、審查公開

環評法賦予民眾及利益團體（stakeholder）有瞭解環境影響之開發行為的權利，法規中明訂開發單位須提出環境影響說明書，並公開說明及審查，民眾也可以有發表意見與看法的權力。而審查過程應全面公開透明化。

3. 具有開發案的否決權

環評法第 14 條中明訂，開發單位若未經完成審查或評估書未經認可前，不得為開發行為之許可。且若審查單位認為開發行為對環境有不良影響者，亦不得開發。亦即，提出環評審查的開發案，不保證一定可以通過。環評委員可以根據科學的證據和後續環境管理的可行性來決定是否同意允許開發。

4. 分層程序建立

環評法第 2 條和第 3 條確立，環評的審查作業在中央爲行政院環境保護署；在直轄市爲市政府；在縣（市）爲縣（市）政府，因此各級主管機關應設環境影響評估委員會，以審查各級主管機關之環境影響評估報告。

5. 二個階段的環境影響評估

分成兩個階段的環評，在第一個階段的環評中，審查結論認爲對環境有重大影響之虞者，應繼續進行第二階段環境影響評估，以確保替代方案的研提、應進行環境影響評估之項目；調查、預測、分析及評定之方法之決定等，可以在二階環評中，得到更爲深入的分析與考量。

6. 政策環評

對環境有影響的政府的政策亦應進行環境影響評估，但主要作爲徵詢意見供機關參酌，無通過或不通過之結果。

7. 罰則

對於目的事業主管機關尙未完成環評審查結論前，即逕爲開發行爲者；或者說明書、評估書之內容有虛僞不實的情形者；不遵行目的事業主管機關依環評法所爲停止開發行爲之命令者；未切實執行環境影響說明書與評估書所載內容及審查結論者；未提出環境影響評估報告書、因應對策或不依因應對策切實執行者。有上述之情形，均需接受相對應的處罰。

三、規範對象

環評法的第 5 條明確的定義了需要施行環境影響評估的開發行爲，包括下列 11 種的對象：

1. 工廠之設立及工業區之開發。
2. 道路、鐵路、大眾捷運系統、港灣及機場之開發。
3. 土石採取及探礦、採礦。
4. 蓄水、供水、防洪排水工程之開發。
5. 農、林、漁、牧地之開發利用。

6. 遊樂、風景區、高爾夫球場及運動場地之開發。

7. 文教、醫療建設之開發。

8. 新市區建設及高樓建築或舊市區更新。

9. 環境保護工程之興建。

10. 核能及其他能源之開發及放射性核廢料儲存或處理場所之興建。

11. 其他經中央主管機關公告者。

　　環評法針對各項違反相關程序的行為進行裁罰，以下整理說明相關之規範。

類別	法條	內容
一階環評的環境影響說明書及二階環評的環境影響報告書，明知為不實之事項而記載者	§20	處三年以下有期徒刑、拘役或科或併科新臺幣三萬元以下罰金。
開發單位不遵行目的事業主管機關依本法所為停止開發行為之命令	§21	處負責人三年以下有期徒刑或拘役，得併科新臺幣三十萬元以下罰金。
未經環評審查認可前，即逕行開發行為者	§22	處新臺幣三十萬元以上一百五十萬元以下罰鍰，並由主管機關轉請目的事業主管機關，命其停止實施開發行為。 必要時，主管機關得逕命其停止實施開發行為，其不遵行者，處負責人三年以下有期徒刑或拘役，得併科新臺幣三十萬元以下罰金。
違反下列行為者： 未切實執行環境影響說明書與評估書所載內容及審查結論。 未提出環境影響調查報告書、因應對策或不依因應對策切實執行。（包括環評法施行前或施行後之開發案件）	§23	處新臺幣三十萬元以上一百五十萬元以下罰鍰，並限期改善；屆期仍未改善者，得按日連續處罰。 情節重大者，得轉請目的事業主管機命其停止實施開發行為。必要時，主管機關得逕命停止開發行為。

四、法規的倫理觀

　　環評法在制定的內容中涵蓋了三個面向的倫理觀有關。茲說明如下：

1. 環評法的第 6 條指出，環境影響評估說明書須記載包括：開發單位的名稱、負責人的姓名、環境影響評估說明書綜合評估者及影響項目撰寫者、開發行為之名稱及開發場所、目的及其內容、可能影響的範圍及各種相關計畫及環境現況、預測

開發行為可能引起的環境影響、環境保護對策及替代方案、執行環境保護工作所需經費、預防及減輕開發行為對環境不良影響對策等。經評估後，若結論認為對環境有重大影響之虞者，則進行二階環評，該環境影響說明書須在開發場所附近適當地點陳列或揭示，並在一定時間後，舉行公開說明會，以公開透明的方式，讓相關權益者可以掌握重要的開發影響的內容。換言之，資訊透明是環評法很重要的內涵。

2. 資料的真實性必須實事求是，植基於科學的證據，所以環評法中的第 7 條、第 11 條、第 13 條或第 18 條規定提出之文書，明知為不實之事項而記載者，在環評法中是不被允許的，須接受相關的處罰。

3. 開發案的環評之程序必須依環評法所列之相關程序進行，在審查結論未做成認可前，不可有開發之行為。

五、重大案例剖析

深澳電廠更新擴建案 [1]

深澳燃煤電廠自 1960 年開始營運，是臺灣第一個採用高壓高溫再熱機組的火力電廠，而隨著時代演進，機組因老舊、效率過低而於 2007 年除役，2006 年台電提出擴建計畫，計畫中包括舊廠機組的拆除停運及新廠的建廠並採用污染排放較低的超臨界機組，並於同年有條件通過「深澳電廠更新擴建計畫」，2007 年 8 月 22 日取得開發許可，2010 年 4 月開始著手動工興建。但是卸煤的碼頭設在深澳灣，有影響海洋生態的疑慮，引起環保團體及當地居民的抗爭，因此興建隨即遭到擱置。

後續台電提出「既有火力電廠效率全面提升」的報告案，規劃以超超臨界的機組擴建深澳電廠。因此於 2017 年，深澳電廠變更設計進行環境影響差異分析報告，報告中調整過去計畫，包括採用更高效率之機組、海域設施調整、輸電線路設置與排放總量降低等規劃。全案在 2018 年 3 月於環保署環境影響評估審查委員會第 328 次會議表決通過。在審理的過程中，對於本案有許多的爭議，其中最重要的就是本案的環評應該以何種形式（重做環境影響評估、施作環境現況差異分析、抑或環境影響差異分析）進行方屬合理。

通過環評法的案件如果需要變動，有「重做環境影響評估」、「施作環境現況差異分析」、「環境影響差異分析」三種方法，而各自也有不同的規範對象。重做環境

影響評估是根據環評法施行細則第 38 條，是參照是否對環境與影響範圍有更嚴重之影響，應就申請變更部分，重新辦理環境影響評估。施做環境現況差異分析是根據環評法第 16-1 條，若通過環評審查後 3 年未動工，須提出環境差異分析報告審查。而最後的環境影響差異分析則是依據環評法施行細則第 37 條，開發行為規模降低、製程與污染降低等，須提出環差分析。

　　本案符合通過環評審查後 3 年內必須動工的要件，因此不須做環境現況差異分析，而僅需要做環境影響差異分析。而環差分析中又僅要變更後的開發內容污染排放量降低、開發位置縮減，對環境傷害降低，就可以審查通過，也因此本案因海域設施調整、排放總量降低等要素，符合環境影響差異分析的通過要件。

第二節　空氣污染防制法

一、立法背景

　　臺灣各項空氣污染有關的負荷指標隨著臺灣的經濟起飛，逐年成為影響空氣品質重要的因素。例如，根據交通部的統計查詢網的資料顯示，臺灣在民國 77 年時的機動車輛數（機車 + 汽車）為 8,426,828 輛（機車：6,337,598 輛、汽車：2,089,270 輛），到了民國 110 年 12 月底，機動車輛數為 25,597,694 輛（機車：14,266,920 輛、汽車：8,330,774 輛）[2]。也就是說，在這 43 年間，臺灣的機動車輛數平均每年大約增加了 40 萬輛左右。而研究顯示汽機車是都會區很重要的空氣污染源，交通污染源會排放 CO、CO_2、NO_2、碳氫化合物、揮發性有機物（volatile organic compounds, VOCs）、懸浮微粒（particulate matter, PM）等 [3]。而這些污染物質會對人體身體健康造成負面的影響，諸如心血管疾病 [4]、慢性阻塞性肺病 [5]、糖尿病 [6]、肺癌 [7]、婦女的乾眼症 [8]、失智症 [9]、慢性腎臟病 [10]等。另外燃煤相關的製程所排放之 SO_2 亦是眾所關心的課題，國內的研究顯示，石化工業區鄰近周邊之社區 SO_2 的濃度有相對較高的趨勢，造成 12 歲以下的小朋友過敏性鼻炎、4 歲以下的小孩之支氣管炎及氣喘有較高之風險 [11]。因此，如何管理空氣污染源、降低空氣污染物的排放、維持良好的空氣品質（air quality），對於不守法的污染排放源給予應該的處罰，遂為政府部門重要的工作。臺灣在民國 64 年制定了空氣污染防制（air pollution control）法（以下簡稱空污法），並於同年開

始實施，後續隨著時代的演進陸續進行了九次的修法，逐步建構了管理空氣污染的對策與架構。

歷年修法紀錄

民國 64 年 05 月 23 日 全文制定公布 共 21 條
民國 71 年 05 月 07 日 全文修正公布 共 27 條
民國 81 年 02 月 01 日 全文修正公布 共 55 條
民國 88 年 01 月 20 日 全文修正公布 共 78 條
民國 91 年 06 月 19 日 全文修正公布 共 86 條
民國 94 年 05 月 18 日 第 18 條修正公布
民國 95 年 05 月 30 日 第 59 條、第 86 條修正公布
民國 100 年 04 月 27 日 第 2、13、34 條修正，第 34 之 1、64 之 1 增訂
民國 101 年 12 月 19 日 第 34 條之 1 修正公布
民國 107 年 08 月 01 日 全文修正公布 共 100 條

相關實施法規與細則

空氣污染防制法施行細則
空氣品質嚴重惡化緊急防制辦法
固定污染源設置與操作許可證管理辦法
環境檢驗測定機構管理辦法
空氣品質標準
固定污染源逸散性粒狀污染物空氣污染防制設施管理辦法
新購電動自行車補助辦法
電動機車電池交換費用補助辦法
電動機車電池交換系統補助辦法
固定污染源空氣污染物削減量差額認可保留抵換及交易辦法
機動車輛停車怠速管理辦法
違反機動車輛停車怠速管理規定罰鍰標準

二、立法精神

空污法的立法精神可以歸納為下列 12 點，茲說明如下：

1. 劃設三級的防制區，管理固定污染源，維護空氣品質

為了維護空氣品質，空污法的第 5 條明確的劃設了三個等級的防制區，所謂的第一級防制區是指國家公園及自然保護（育）區；第二級防制區則是第一級防制區外，符合空氣品質標準之區域；而第三級防制區則是指第一級防制區外，未符合

空氣品質標準之區域。然後在第 6 條中，明確的規範了三個防制區增設固定污染源（stationary source）的限制標準，在一級防制區內，除維繫區內住戶民生需要之設施、國家公園經營管理必要設施或國防設施外，不得新設或變更固定污染源。二級防制區內，新設或變更之固定污染源污染物排放量達一定規模者，其污染物排放量須經模式模擬證明不超過污染源所在地之防制區及空氣品質同受影響之鄰近防制區污染物容許增量限值。三級防制區內，既存之固定污染源應削減污染物排放量；新設或變更之固定污染源污染物排放量達一定規模者，應採用最佳可行控制技術（best available control technology, BACT），其屬特定大型污染源者，應採用最低可達成排放率控制技術，且新設或變更之固定污染源污染物排放量應經模式模擬證明不超過污染源所在地之防制區及空氣品質同受影響之鄰近防制區污染物容許增量限值。

2. 總量管制

空污法第 8 條規定，中央主管機關得依地形、氣象條件，將空氣污染物互相流通之一個或多個直轄市、縣（市）指定為總量管制區，訂定總量管制計畫，公告實施總量管制。符合空氣品質標準之總量管制區，新設或變更之固定污染源污染物排放量達一定規模者，須經模式模擬證明不超過該區之污染物容許增量限值。未符合空氣品質標準之總量管制區，既存之固定污染源應向直轄市、縣（市）主管機關申請認可其污染物排放量，並依中央主管機關按空氣品質需求指定之目標與期限削減；新設或變更之固定污染源污染物排放量達一定規模者，應採用最佳可行控制技術，其屬特定大型污染源者，應採用最低可達成排放率控制技術，且新設或變更之固定污染源應取得足供抵換污染物增量之排放量。

3. 設計具經濟誘因的管理辦法，促使排放源規劃尋求改善污染排放對策

使用者付費是環境經濟學的基本原理，排放空氣污染物的單位，將製程所產生之污染物排放至大氣環境中，使用了公有的環境資源，因此需支付一定的費用，如此方符合公平正義原則。且藉由空氣污染防制費用之徵收，促使環境的外部成本內部化，以反應社會成本（social cost），進而讓污染排放者尋求改善其排放對策。因此，空污法的第 16 條即是要各級主管機關得對排放空氣污染物之固定污染源及移動污染源（mobile source）徵收空氣污染防制費。

4. 訂定固定污染源的排放標準，並且按時申報排放量

為了有效降低空氣污染物的排放，空污法第 20 條訂定，公私場所固定污染源排放空氣污染物，應符合排放標準（emission standard）。且含有害空氣污染物，其排放標準值應依健康風險評估（health risk assessment）結果及防制技術可行性訂定之。第 21 條則規定，固定污染源應按季於每年一月、四月、七月及十月底前，向直轄市、縣（市）主管機關申報其固定污染源前一季空氣污染物排放量。

5. 特定重大污染源設置連續自動監測設施，進行即時管制

為了能夠隨時掌握特定重大污染源的排放狀況，空污法第 22 條則規定，公私場所具有經中央主管機關指定公告之固定污染源者，應於規定期限內完成設置連續自動監測設施（continuous emission monitoring systems, CEMS），連續監測其操作或空氣污染物排放狀況，並向直轄市、縣（市）主管機關申請認可。如此，主管機關即可對這些排放源即時進行管制及突發狀況之緊急處理。

6. 實施固定污染源許可及記錄申報制度

空污法第 24 條規定，公私場所具有經中央主管機關指定公告之固定污染源，應於設置或變更前，檢具空氣污染防制計畫，向直轄市、縣（市）主管機關或中央主管機關委託之機關申請及取得設置許可證，並依許可證內容進行設置或變更。且設置或變更後，應檢具符合本法相關規定之證明文件，向直轄市、縣（市）主管機關或經中央主管機關委託之機關申請及取得操作許可證，並依核發之許可證內容進行操作。

另外，在空污法的第 29 條中針對易產生空氣污染物的行為，進行規範。使用易致空氣污染之物質者，應先檢具有關資料，向直轄市、縣（市）主管機關申請許可，經審查合格核發許可證後，始得為之；其使用情形，應作成紀錄，並依規定向直轄市、縣（市）主管機關申報。

7. 公私固定污染源使用之燃料及輔助燃料，須符合中央主管機關所定燃料種類混燒比例及成分之標準

空污法第 28 條規定，公私場所固定污染源所使用之燃料及輔助燃料，含生煤或其他中央主管機關指定公告者，應符合中央主管機關所定燃料種類混燒比例及成分之標準，並申請及取得直轄市、縣（市）主管機關核發之使用許可證，始得為

之；其使用情形，應作成紀錄，並依規定向直轄市、縣（市）主管機關申報。

8. 發布空氣品質惡化警告及採取因應措施

空污法第 14 條指出，因氣象變異或其他原因，致空氣品質有嚴重惡化之虞時，各級主管機關及公私場所應即採取緊急防制措施；各級主管機關應發布空氣品質惡化警告，並得禁止或限制交通工具之使用、公私場所空氣污染物之排放及機關、學校之活動。

9. 設定移動污染源排放標準

交通也是重要的空氣污染源。所以，空污法第 36 條規定，移動污染源排放空氣污染物，應符合排放標準，且並得視空氣品質需求，加嚴出廠十年以上交通工具原適用之排放標準。

10. 訂定移動污染源之燃料之成分標準

空污法第 39 條規定，製造、進口、販賣或使用供移動污染源用之燃料，應符合中央主管機關所定燃料種類及成分之標準。

11. 視空氣品質的狀況，實施移動污染源的管制措施

為了維護空氣品質，空污法的第 40 條，容許各級主管機關進行下述的移動污染源管制措施：禁止或限制特定汽車進入；禁止或限制移動污染源所使用之燃料、動力型式、操作條件、運行狀況及進入；其他可改善空氣品質之管制措施，以維護該區的空氣品質。

12. 使用中車輛定期及不定期檢驗或檢查排氣

空污法第 43 條規定，中央主管機關得委託其他機關辦理汽車排氣定期檢驗。另外，第 45 條則規定，各級主管機關得於車（場）站、機場、道路、港區、水域或其他適當地點實施使用中移動污染源排放空氣污染物不定期檢驗或檢查，或通知有污染之虞交通工具於指定期限至指定地點接受檢驗。以管制移動污染源符合排放標準。

三、規範對象

　　空污法針對各項影響空氣品質或危害民眾之污染排放進行裁罰，以下整理說明相關之規範。

類別	法條	內容
未採取緊急措施開罰與勒令停工	§51	固定污染源因突發事故，大量排放污染物時，負責人應立即採取緊急應變措施，並至遲於一小時內通報縣市主管機關，未立即採取緊急應變措施或不遵行縣市主管機關命令措施，因而致人於死者、危害健康者、危害人體健康導致疾病者。
	§59	未採取緊急應變措施或未依規定通報縣市主管機關、未遵行主管機關命令、未確實執行緊急應變計畫者，開罰或停工，必要時可以廢止操作許可或勒令歇業。
未依規定申報、運作	§52	國際環保公約管制之易致空氣污染物質製造、輸入、輸出、販賣或使用許可申請、審查程序、廢止、記錄、申報及其他應遵行事項。
	§54	無空氣污染防制設備或空氣污染防制設備未運作而燃燒易生特殊有害健康之物質者。
	§62	違反以下規則，處罰緩。情節重大者，得令其停工或停業，必要時還可廢止許可。 1. 固定污染源排放空氣污染物，應符合排放標準。（第20條第1項） 2. 固定污染源者，應按季於每年一月、四月、七月及十月底前，向縣市主管機關申報其固定污染源前一季空氣污染物排放量。（第21條第1項） 3. 固定污染源，應於規定期限內設置自動監測設施，連續監測其操作或空氣污染物排放狀況，並向縣市主管機關申請認可；經指定公告應連線者，應於規定期限內完成與主管機關之連線。（第22條第1項） 4. 應有效收集各種空氣污染物，並維持其空氣污染防制設施或監測設施之正常運作。（第23條第1項） 5. 固定污染源，應於設置或變更前，檢具空氣污染防制計畫，向縣市或中央主管機關申請許可。（第24條第1項） 6. 污染源調整、遷移、或因中央主管機關訂定總量管制而使許可證內容不符規定者，應重新申請。（第25條）

類別	法條	內容
		7. 固定污染源的排放標準與總量應以各地縣市主管機關核准之。（第 27 條第 2、3 項） 8. 應擬訂空氣污染突發事故緊急應變措施計畫，並定期檢討，報請縣市主管機關核定後執行。（第 33 條第 3 項）
	§63	未依規定在設置或變更固定污染物前取得許可證，而逕行設置、變更或操作者（第 24 條第 1、2 項）
	§64	違反以下規則，處罰緩。情節重大者，得令其停工或停業，必要時還可廢止許可。 1. 固定污染源所使用之燃料及輔助燃料，應符合中央主管機關所定燃料種類混燒比例及成分之標準，並向縣市主管機關申請許可證；使用記錄亦須作成紀錄向縣市主管機關申報。（第 28 條） 2. 使用易致空氣污染之物質者，應先檢具有關資料，向縣市主管機關申請許可，使用記錄亦須作成紀錄向縣市主管機關申報。（第 29 條）
	§68	製造、販賣或使用中央主管機關禁止或限制國際環保公約管制之易致空氣污染物質，處罰緩。情節重大者，得令其停工或停業，必要時還可廢止許可。（第 31 條第 2 項）
	§70	檢驗測定機構應取得中央主管機關核給之許可證。（第 49 條）
	§75	公私場所依第 16 條第 1 項繳納空氣污染防制費，有偽造、變造或其他不正當方式短報或漏報與空氣污染防制費計算有關資料者，加重罰則。
排放超過限值	§53	固定污染源排放管道排放空氣污染物超過各縣市政府、中央主管機關所訂的標準上限，足以生損害於他人之生命、身體健康者處徒刑，並得併科罰金。
	§66	違反以下規則，處使用人或所有人罰緩，並通知限期改善，屆期仍未完成改善者，按次處罰。 1. 移動污染源排放空氣污染物，應符合排放標準。（第 36 條第 1 項） 2. 移動污染源使用人或所有人應維持其空氣污染防制設備之有效運作，並不得拆除或不得改裝非經中央主管機關認證之空氣污染防制設備。（第 37 條第 1 項）

類別	法條	內容
無空氣污染防制設備或空氣污染防制設備未運作	§55	無空氣污染防制設備或空氣污染防制設備未運作而燃燒易生特殊有害健康之物質者處徒刑。
	§58	特殊性工業區開發者有下列情形之一者，處罰鍰，並通知限期改善，屆期仍未完成改善者，按次處罰。 1. 特殊性工業區開發者，應於區界內之四周規劃設置緩衝地帶及適當地區設置空氣品質監測設施。（第 15 條第 1 項） 2. 特殊性工業區之類別、緩衝地帶、空氣品質監測狀況記錄、申報、監測設施設置規範、記錄及申報之標準，由中央主管機關定之。（第 15 條第 2 項）
	§67	在各級防制區或總量管制區內進行禁止行為，處罰鍰。（第 32 條第 1 項） 一、從事燃燒、融化、煉製、研磨、鑄造、輸送或其他操作，致產生明顯之粒狀污染物，散布於空氣或他人財物。 二、從事營建工程、粉粒狀物堆置、運送工程材料、廢棄物或其他工事而無適當防制措施，致引起塵土飛揚或污染空氣。 三、置放、混合、攪拌、加熱、烘烤物質、管理不當產生自燃或從事其他操作，致產生異味污染物或有毒氣體。 四、使用、輸送或貯放有機溶劑或其他揮發性物質，致產生異味污染物或有毒氣體。 五、餐飲業從事烹飪，致散布油煙或異味污染物。 六、其他經各級主管機關公告之空氣污染行為。
規避主管機關檢查、規定、命令	§56	公私場所不遵行主管機關依本法所為停工或停業之命令者，處負責人徒刑或併科罰金。
	§65	因氣象變異或其他原因，致空氣品質有嚴重惡化之虞時，各級主管機關及公私場所應即採取緊急防制措施，未採取之場所，處罰鍰。（第 14 條）
	§71	規避、妨礙或拒絕各級主管機關檢查或鑑定公私場所或移動污染源空氣污染物排放狀況，處罰鍰。
除裁罰行為人外，對機關加重裁罰	§57	法人之代表人、法人或自然人之代理人、受僱人或其他從業人員因執行業務，犯第 51 條至第 54 條、第 55 條第 1 項或第 56 條之罪者，除依各該條規定處罰其行為人外，對該法人或自然人亦科以各該條十倍以下之罰金。
加重裁罰	§60	公私場所違反一級防制區內不得新設固定污染源之規定，處罰鍰。（第 6 條第 1 項）

類別	法條	內容
未依規定削減污染物排放量	§61	違反以下規則，處罰鍰並限期改善屆期仍未補正或完成改善者，按次處罰。情節重大者，得令其停工或停業，必要時還可廢止許可。 1. 未符合空氣品質標準之總量管制區，既存之固定污染源應向縣市主管機關申請認可其污染物排放量，並依中央主管機關按空氣品質需求指定之目標與期限削減；新設或變更之固定污染源污染物排放量達一定規模者，應採用最佳可行控制技術，其屬特定大型污染源者，應採用最低可達成排放率控制技術，且新設或變更之固定污染源應取得足供抵換污染物增量之排放量。（第 8 條第 3 項） 2. 污染物容許增量限值、第 2 項、第 3 項污染物排放量規模、第 3 項既存固定污染源污染物排放量認可之準則、新設或變更之特定大型污染源種類及規模、最佳可行控制技術、最低可達成排放率控制技術、前項實際削減量差額認可、保留、抵換及交易之辦法，由中央主管機關會商有關機關定之。（第 8 條第 5 項）
未設置專責人員	§69	違反以下規則，處罰鍰並要求限期改善，屆期仍未補正或完成改善者，按次處罰。 1. 經中央主管機關指定公告之公私場所，應設置空氣污染防制專責單位或人員。排放有害空氣污染物之公私場所，應設置健康風險評估專責人員。（第 34 條第 1、2 項） 2. 公私場所應將縣市主管機關核發之固定污染源設置與操作許可證，其應含空氣污染防制計畫及空氣污染防制設施說明書；燃料使用許可證及依本法申報之資料，與環境工程技師、空氣污染防制專責人員及環境檢驗測定機構之證號資料，以及突發事故緊急應變措施計畫，公開於中央主管機關指定之網站。但涉及國防機密或經公私場所向縣市主管機關申請核准之工商機密者，不在此限。（第 35 條第 1 項）
製造、進口應符合該化學製品之含揮發性有機物成分標準	§72	違反製造、進口、販賣經中央主管機關指定公告含揮發性有機物之化學製品，應符合該化學製品之含揮發性有機物成分標準，處罰鍰並要求限期改善，屆期未完成改善者，按次處罰。（第 47 條第 1 項）
	§73	違反製造、進口、販賣或使用供移動污染源用之燃料，應符合中央主管機關所定燃料種類及成分之標準。處製造、販賣或進口者罰鍰，並通知限期改善，屆期未完成改善者，按次處罰。（第 39 條第 1 項）

類別	法條	內容
車輛檢驗、製造	§77	中央主管機關抽驗使用中汽車空氣污染物排放情形，經研判其無法符合移動污染源空氣污染物排放標準，因設計或裝置不良所致者，應責令製造者或進口商將已出售之汽車限期召回改正，不遵行中央主管機關限期召回改正之命令者，按每輛汽車處罰緩。（第 41 條第 1 項） 違反第 41 條第 2 項所定辦法有關召回改正之管理規定者處罰緩。（第 41 條第 2 項）
	§78	違反以下規則，處罰緩並要求限期改善，屆期仍未補正或完成改善者，按次處罰。 1. 汽車車型排氣審驗合格證明之核發、撤銷、廢止之辦法。（第 42 條第 2 項） 2. 交通工具排放空氣污染物檢驗、處理、委託及其他應遵行事項之辦法。（第 43 條第 2 項）
	§79	不依第 45 條第 1 項、第 46 條第 1 項、第 2 項規定檢驗，或經檢驗不符合排放標準者，處移動污染源使用人或所有人罰緩，並通知限期改善，屆期未完成改善者，按次處罰。
	§80	未依第 44 條第 1 項規定實施排放空氣污染物定期檢驗者，處汽車所有人新臺幣五百元以上一萬五千元以下罰緩。 經定期檢驗不符合排放標準之車輛，未於檢驗日起一個月內修復並複驗，或於期限屆滿後之複驗不合格者，處新臺幣一千五百元以上三萬元以下罰緩。 逾應檢驗日起六個月仍未實施定期檢驗、未依規定申請複驗或複驗仍不合格者，經直轄市、縣（市）主管機關通知限期改善，屆期未完成改善者，處新臺幣三千元以上六萬元以下罰緩；經直轄市、縣（市）主管機關再通知限期改善，屆期仍未完成改善者，得移請公路監理機關註銷其牌照。 違反第 44 條第 3 項所定辦法有關檢驗站設置之條件、設施、電腦軟體、檢驗人員資格、檢驗站之設置認可及管理事項之規定者，處新臺幣一萬五千元以上六萬元以下罰緩，並通知限期補正或改善，屆期仍未補正或完成改善者，按次處罰；情節重大者，令其停止檢驗業務，並得廢止其認可。
車輛怠速規則	§76	
其他	§74、§81、§82、§83、§84、§85、§86	

四、重大案例剖析

臺北市劃設空品維護區 [12]

臺北市為全臺政經商業中心，車輛密度為全國平均值的 10 倍之多，車輛往來是必須要加強管制。為提升空氣品質與維護市民健康，109 年 11 月臺北市於三大轉運站及六處觀光景點劃設第一期空氣品質維護區。111 年 1 月起，更增加劃設第二期空氣品質維護區，範圍包含松山機場及市內三座焚化廠。

空品維護區要求柴油大型車輛需至定檢站檢測排氣，並取得優級自主管理標章；而機車也須至機車定檢站，完成當年度定期排氣檢驗，以確認車輛狀況良好，才能進入空品維護區。也導入科技執法的元素，透過智慧車牌辨識，自動取締不合規定之車輛。

空品維護區的法源依據，乃根據空污法第 40 條，各級主管機關得視空氣品質需求及污染特性，因地制宜劃設空氣品質維護區，可禁止或限制特定、使用特定燃料之汽機車進入，或其他可改善空氣品質之管制措施。

汽機車輛排放之污染物個別排放量雖小，但總體數量多，且排放位置靠近民眾生活，影響仍相當可觀。而其中大型柴油車 PM2.5 排放量遠高於其他車種，且過往法律未強制要求柴油車進行排氣定檢（112 年將強制要求柴油車排氣檢查），因此可見縣市政府針對大型車輛進出頻繁區域，優先劃設空品維護區有其實質的意義。除臺北市劃設空品維護區外，如臺中市劃設於臺中港區、雲林縣劃設於雲林科技工業區等都是相關的案例。

第三節　飲用水管理條例

一、立法背景

水是生命重要的要素。水對於細胞的穩態和生命的維繫是不可或缺，嬰兒的體重約有 75% 是水分，而老年人則占了約 55% 左右 [13]，人體一但缺水，則生命僅能維持數天。另外，根據世界衛生組織（World Health Organization, WHO）的報告統計顯示，一個家庭每天至少需要使用 50 公升的水，包括飲用、清洗食物、洗滌、家庭清理等各種用途 [14]。因此，提供安全、可靠、價格實惠、易於取得的

供水對於身體健康至關重要。人類飲用的水來自於最上游的水庫集水區或者是地底下的地下水，然後這些水輸送至自來水廠，經過一系列的水質處理，最後輸送至家庭或社區，提供成為我們每日飲用的水。這個過程中，包括水源的管理、設備的管理和水質的管理都是至關重要的課題。飲用水管理條例即是在這樣的背景下制定，以確保飲用水水源水質，提昇公眾飲用水品質，維護國民的健康。

二、立法精神

飲用水管理條例第 1 條即指出，飲用水的管理乃在確保飲用水水源水質，提升公眾飲用水品質（drinking water quality），維護國民健康而制定。因此，應從下列幾個面向來著手進行：

1. 水源水質的保護及維護

確保提供飲用水的水源獲得一定程度的保護，以降低其遭受破壞或污染，乃最經濟有效的方法。因此，飲用水管理條例的第 5 條即規定，在飲用水水源水質保護區或飲用水取水口一定距離內之地區，不得有污染水源水質之行為。其中，有關污染水源水質的行為包括：非法砍伐林木或開墾土地；工業區之開發或污染性工廠之設立；核能及其他能源之開發及放射性核廢料儲存或處理場所之興建；傾倒、施放或棄置垃圾、灰渣、土石、污泥、糞尿、廢油、廢化學品、動物屍骸或其他足以污染水源水質之物品；以營利為目的之飼養家畜、家禽；新社區之開發。但原住民部落因人口自然增加形成之社區，不在此限；高爾夫球場之興、修建或擴建；土石採取及探礦、採礦；規模及範圍達應實施環境影響評估之鐵路、大眾捷運系統、港灣及機場之開發；河道變更足以影響水質自淨能力，且未經主管機關及目的事業主管機關同意者；道路及運動場地之開發，未經主管機關及目的事業主管機關同意者。不過，飲用水水源水質保護區及飲用水取水口一定距離內之地區，於公告後原有建築物及土地使用，經主管機關會商有關機關認為有污染水源水質者，得通知所有權人或使用人於一定期間內拆除、改善或改變使用。其所受之損失，由自來水事業或相關事業補償之。

2. 供應飲用水的設備需進行管理

飲用水管理條例的第 3 條詳細的列出了本條例所指飲用水乃指供人飲用之水；

其種類包括：自來水；社區自設公共給水設備供應之水；經連續供水固定設備處理後供應之水。這些提供飲用水的設備需進行管理。因此，在飲用水管理條例的第 7條至第 9 條，特別針對上述三種我們會接觸之飲用水設備的管理進行規定。自來水有關之設備管理，依自來水法之規定。公私場所設有供公眾飲用之連續供水固定設備者，應向直轄市、縣（市）主管機關申請登記，始得使用；其申請登記、變更登記、有效期限與展延及其他應遵行事項之辦法，由中央主管機關定之。公私場所設置供公眾飲用之連續供水固定設備者，應依規定維護，並作成維護紀錄，紀錄應予揭示，並保存供主管機關查驗；其維護方法、頻率、紀錄之製作方式、揭示、保存期限及其他應遵行事項之辦法，由中央主管機關定之。

3. 飲用水的水質須符合標準並定期由經認證之檢測機構進行檢驗測定

飲用水管理條例第 11 條明確規定，飲用水水質，應符合飲用水水質標準（drinking water quality standard），以確保國人的健康。為了確認是否符合飲用水水質標準，應由取得中央主管機關核給許可證之環境檢驗測定機構，辦理公私場所設置供公眾飲用之連續供水固定設備之採樣、檢驗水質狀況，以提供公私場所設置供公眾飲用之連續供水固定設備者作成紀錄揭示、備查。

4. 規範飲用水處理所使用之藥劑

飲用水管理條例第 13 條規定，飲用水水質處理所使用之藥劑，以經中央主管機關公告者為限。非屬前項公告之藥劑，供水單位得向中央主管機關申請公告為飲用水水質處理藥劑；其申請資格、應檢附之書件、程序、核准條件、駁回、補正及其他應遵行事項之準則，由中央主管機關定之。

5. 各級主管機關須定期採樣檢驗，嚴禁危害人體健康之飲用

飲用水管理條例第 14 條規定，各級主管機關應選定地點，定期採樣檢驗，整理分析，並依據檢驗結果，採取適當措施。經證明有危害人體健康之虞者，應即公告禁止飲用。

6. 發生天災導致水質惡化時的因應措施

當發生天災，造成飲用水水源水質惡化時，飲用水管理條例的第 14-1 條規定，自來水、簡易自來水或社區自設公共給水之供水單位應於事實發生後，立即採

取應變措施及加強飲用水水質檢驗，並應透過報紙、電視、電台、沿街廣播、張貼公告或其他方式，迅即通知民眾水質狀況及因應措施。

7. 包裝水及盛裝之飲用水的水質管理

飲用水管理條例第 28 條規定，供販賣之包裝或盛裝之飲用水，其水源之水質管理，依本條例之規定；其容器、包裝與製造過程之衛生、標示、廣告及水質之查驗，依食品衛生管理法之規定。

三、規範對象

飲用水管理條例針對污染水源水質之行為，通知禁止污染水源水質之行為而不遵行、飲用水水質不符合飲用水水質標準、通知禁止供飲用而不遵行者、飲用水水質處理所使用之藥劑，非經中央主管機關公告者、法人之代表人、法人或自然人之代理人、受僱人或其他從業人員，因執行業務犯污染水源水質、或飲用水水質不符合飲用水水質標準者、違反經中央主管機關公告之公私場所，設有供公眾飲用之連續供水固定設備者，應向直轄市、縣（市）主管機關申請登記，始得使用；其申請登記、變更登記、有效期限與展延及其他應遵行事項者、違反檢驗測定機構應具備之條件、設施、許可證之申請、審查程序、核（換）發、撤銷、廢止、停業、復業、查核、評鑑程序及其他應遵行事項者、規避、妨礙或拒絕依第 15 條規定之查驗或提供樣品、資料，或提供不實之樣品、資料者等，為本管理條例之規範的基本對象，其相關的處法內容說明如下：

類別	法條	內容
污染水源水質之行為	§20	違反在飲用水水源水質保護區或飲用水取水口一定距離內之地區，不得有污染水源水質之行為者。處新台幣十萬元以上一百萬元以下罰鍰，並通知禁止該行為。
污染水源水質之行為經通知禁止為該行為而不遵行	§16	處一年以下有期徒刑、拘役，得併科新臺幣六萬元以下罰金。 犯本項之罪因而致人於死者，處七年以下有期徒刑，得併科新臺幣三十萬元以下罰金。致重傷者，處五年以下有期徒刑，得併科新臺幣十五萬元以下罰金。

類別	法條	內容
飲用水水質不符合飲用水水質標準者	§24	處新臺幣六萬元以上六十萬元以下罰鍰，並通知限期改善，屆期仍未完成改善者，按日連續處罰；情節重大者，禁止供飲用。
飲用水水質不符合飲用水水質標準，通知禁止供飲用而不遵行者	§16	處一年以下有期徒刑、拘役，得併科新臺幣六萬元以下罰金。 犯本項之罪因而致人於死者，處七年以下有期徒刑，得併科新臺幣三十萬元以下罰金。致重傷者，處五年以下有期徒刑，得併科新臺幣十五萬元以下罰金。
飲用水水質處理所使用之藥劑，非經中央主管機關公告者	§18	處一年以下有期徒刑、拘役或科或併科新台幣六萬元以下罰金。
法人之代表人、法人或自然人之代理人、受僱人或其他從業人員，因執行業務犯污染水源水質、或飲用水水質不符合飲用水水質標準者	§19	處一年以下有期徒刑、拘役，得併科新臺幣六萬元以下罰金。 犯本項之罪因而致人於死者，處七年以下有期徒刑，得併科新臺幣三十萬元以下罰金。致重傷者，處五年以下有期徒刑，得併科新臺幣十五萬元以下罰金。
違反經中央主管機關公告之公私場所，設有供公眾飲用之連續供水固定設備者，應向直轄市、縣（市）主管機關申請登記，始得使用；其申請登記、變更登記、有效期限與展延及其他應遵行事項者	§22	處新台幣一萬元以上十萬元以下罰鍰，並通知限期補正，屆期仍未補正者，按次處罰。
未依第 9 條規定維護連續供水固定設備、作成維護紀錄、揭示或保存，或違反依同條所定辦法中有關維護方法、維護頻率、紀錄製作、紀錄揭示及保存期限之管理規定者 未依第 12 條第 1 項規定採樣、檢驗或揭示水質狀況、未作成水質狀況紀錄或未揭示，或違反依同項所定辦法中有關水質檢測項目、檢測頻率、設備抽驗方式、紀錄製作、紀錄揭示及保存期限之管理規定者	§23	處新臺幣一萬元以上十萬元以下罰鍰，並通知限期改善；屆期仍未完成改善者，按次處罰。

類別	法條	內容
違反檢驗測定機構應具備之條件、設施、許可證之申請、審查程序、核（換）發、撤銷、廢止、停業、復業、查核、評鑑程序及其他應遵行事項者	§24-1	處新臺幣五萬元以上五十萬元以下罰鍰，並通知限期改善；屆期仍未完成改善者，按日連續處罰；情節重大者，得命其停業，必要時，並得廢止其許可證。
規避、妨礙或拒絕依第 15 條規定之查驗或提供樣品、資料，或提供不實之樣品、資料者	§25	處新台幣三萬元以上三十萬元以下罰鍰，並得按次處罰及強制執行查驗。

四、重大案例剖析

在水源保護區蓋野動所，可以嗎？ [15]

　　南投縣政府為了收容捕獲的十餘隻獼猴，在魚池苗圃動工興建「野生動物收容所」（以下簡稱野動所）。消息傳出後，苗圃四周村落的居民均感到不滿，認為縣府作法不當。主要因為苗圃位於水里鄉與魚池鄉的水源保護區，當地居民取用的山泉水、井水的水源均源自於該集水區，若野動所設置了，居民非常擔心水質會遭受破壞，影響飲用水的安全。

　　雖然，野動所的設置並不在飲用水管理條例第 5 條所列之污染水源水質的限制行為範圍內，所以從法條從寬認定上，應屬可以為之的行為。但是，從嚴的標準思考，整個野動所的營運過程及興建過程，難保不會傾倒、施放或棄置灰渣、土石、污泥、糞尿、動物的屍體等。上述行為極有可能因此造成水源水質的破壞。

　　最後，南投縣政府決議本案暫時先停工，進一步研議後續處理的方式，以做更完善之規劃，並尋求最佳的可行方案。

第四節　職業安全衛生法

一、立法背景

　　根據國際勞工組織（International Labor Organization, ILO）出版的報告指出，每年全世界有將近 2.7 億受僱的勞工，因為職業性的傷害造成致命性或非致命性

的影響 [16]。而根據國內勞動部職業安全衛生署「107 年全國職業傷病診治網絡職業病通報統計概況」的資料顯示，107 年全國職業傷病診治網絡職業疾病通報件數（含防治中心及網絡醫院）計 2,158 件，比率最高者爲職業性肌肉骨骼疾病（work-related musculoskeletal disorders, WMSDs）813 件，占 37.7%，其次爲職業性聽力損失（hearing loss）609 件，占 28.2%，第三爲職業性皮膚疾病（occupational dermatoses）329 件，占 15.2%。職業性肌肉骨骼疾病以「製造業」占 29.2% 最多，其次爲「營造業」占 19.4%、「住宿及餐飲業」占 12.3%；職業性聽力損失以「製造業」占 94.6% 最多；職業性皮膚病則以「住宿及餐飲業」占 27.7% 最多 [17]。換言之，有必要訂定相關的法規來確保勞工在工作的過程中的安全與健康。我國自民國 63 年隨著產業逐漸發展，爲保護勞工安全與健康，即訂定了《勞工安全衛生法》，數十年來經歷產業變遷，修法中更加入身心健康、化學品使用安全、機械設備等安全規範等，並保障女性勞工的就業平權，18 歲以下不可從事危害性或有害性之工作，以保障未成年人的安全與健康。民國 102 年更名爲《職業安全衛生法》（以下簡稱職安法），以防止職業災害，保障工作者安全及健康爲目標。

二、立法精神

職安法的精神包括下述的內容：

1. 保護工作者安全與身心健康。
2. 工作場所使用之器械、設備、化學品等進行風險評估。
3. 機械、設備或器具訂定安全標準。
4. 具有危害性之化學品，應予標示、製備清單及揭示安全資料表（safety data sheet）。
5. 具有危害性之化學品，評估風險等級，並採取分級管理措施。
6. 確保勞工之危害暴露低於容許暴露標準（permissible exposure limit, PEL）。
7. 中央主管機關公告之化學物質清單以外之新化學物質，未向中央主管機關繳交化學物質安全評估報告，並經核准登記前，不得製造或輸入含有該物質之化學品。
8. 從事石油裂解之石化工業和從事製造、處置或使用危害性之化學品數量達中央主管機關規定量以上者，需定期實施製程安全評估（process safety assessment），並製作製程安全評估報告及採取必要之預防措施。

9. 雇主對於經中央主管機關指定具有危險性之機械或設備，非經勞動檢查機構或中央主管機關指定之代行檢查機構檢查合格，不得使用。

10. 工作場所有立即發生危險之虞時，雇主或工作場所負責人應即令停止作業，並使勞工退避至安全場所。

11. 在高溫場所工作之勞工，雇主不得使其每日工作時間超過六小時；異常氣壓作業、高架作業、精密作業、重體力勞動或其他對於勞工具有特殊危害之作業，亦應規定減少勞工工作時間，並在工作時間中予以適當之休息。

12. 雇主於僱用勞工時，應至中央衛生主管機關認可之醫療機構之醫師處，施行一般健康檢查，或從事特別危害健康作業者之特殊健康檢查。

13. 醫療機構對於健康檢查之結果，應通報中央主管機關備查，以作為工作相關疾病預防之必要應用。

14. 雇主應依其事業單位之規模、性質，訂定職業安全衛生管理計畫；並設置安全衛生組織、人員，實施安全衛生管理及自動檢查。達一定規模以上，應建置職業安全衛生管理系統（occupational safety and health management systems）。

15. 雇主應僱用經中央主管機關認可之訓練或經技能檢定之合格人員充任具有危險性機械或設備之操作人員。

16. 雇主不得使未滿 18 歲者從包括事坑內工作；處理爆炸性、易燃性等物質之工作；鉛、汞、鉻、砷、黃磷、氯氣、氰化氫、苯胺等有害物散布場所之工作；有害輻射散布場所之工作；有害粉塵散布場所之工作；運轉中機器或動力傳導裝置危險部分之掃除、上油、檢查、修理或上卸皮帶、繩索等工作；超過二百二十伏特電力線之銜接、已熔礦物或礦渣之處理、鍋爐之燒火及操作、鑿岩機及其他有顯著振動之工作；一定重量以上之重物處理工作、起重機、人字臂起重桿之運轉工作；動力捲揚機、動力運搬機及索道之運轉工作；橡膠化合物及合成樹脂之滾輾工作；其他經中央主管機關規定之危險性或有害性之工作，以保護未成人的安全與健康。

17. 雇主不得使妊娠中之女性勞工從事礦坑工作；鉛及其化合物散布場所之工作；異常氣壓之工作、處理或暴露於弓形蟲（Toxoplasma gondii）、德國麻疹（Measles）等影響胎兒健康之工作；處理或暴露於二硫化碳、三氯乙烯、環氧乙烷、丙烯醯胺、次乙亞胺、砷及其化合物、汞及其無機化合物等經中央主管機關規定之危害性化學品之工作；鑿岩機及其他有顯著振動之工作；一定重量以上之重物處理工作；有害輻射散布場所之工作；已熔礦物或礦渣之處理工作；

起重機、人字臂起重桿之運轉工作；動力捲揚機、動力運搬機及索道之運轉工作；橡膠化合物及合成樹脂之滾輾工作；處理或暴露於經中央主管機關規定具有致病或致死之微生物感染風險之工作；其他經中央主管機關規定之危險性或有害性之工作，以保護妊娠中之女性勞工。

18. 雇主不得使分娩後未滿一年之女性勞工從事礦坑工作；鉛及其化合物散布場所之工作；鑿岩機及其他有顯著振動之工作；一定重量以上之重物處理工作；其他經中央主管機關規定之危險性或有害性之工作，以保護分娩後未滿一年之女性勞工。

19. 中央主管機關指定之事業，雇主應對有母性健康危害之虞之工作，採取危害評估、控制及分級管理措施；對於妊娠中或分娩後未滿一年之女性勞工，應依醫師適性評估建議，採取工作調整或更換等健康保護措施，並留存紀錄。

20. 雇主對勞工應施以從事工作與預防災變所必要之安全衛生教育及訓練，以提升職業安全與衛生知識，促進並強化職業安全衛生文化。

21. 主管機關及勞動檢查機構對於各事業單位勞動場所得實施檢查。其有不合規定者，應告知違反法令條款，並通知限期改善。

22. 事業單位工作場所發生職業災害，雇主應即採取必要之急救、搶救等措施，並會同勞工代表實施調查、分析及作成紀錄。

23. 當發生死亡災害；發生災害之罹災人數在三人以上、發生災害之罹災人數在一人以上，且需住院治療；或其他經中央主管機關指定公告之災害，雇主應於八小時內通報勞動檢查機構。勞動檢查機構接獲前項報告後，應就工作場所發生死亡或重傷之災害派員檢查。

24. 中央主管機關指定之事業，雇主應依規定填載職業災害內容及統計，按月報請勞動檢查機構備查，並公布於工作場所。

25. 工作者發現包括事業單位違反有關安全衛生之規定；疑似罹患職業病（occupational diseases）；身體或精神遭受侵害之情形，得向雇主、主管機關或勞動檢查機構申訴。雇主不得對第一項申訴之工作者予以解僱、調職或其他不利之處分。

三、規範對象

以下說明職安法之規範及處罰的內容，整理如下表所示：

類別	法條	內容
違反必要之安全衛生設備與措施之標準及規則，致發生死亡災害	§40	處三年以下有期徒刑、拘役或科或併科新臺幣三十萬元以下罰金。
使用具有危險性之機械或設備，而該機械或設備經勞動檢查機構或中央主管機關指定之代行檢查機構檢查不合格，或其使用超過規定期間者，致發生死亡災害	§40	處三年以下有期徒刑、拘役或科或併科新臺幣三十萬元以下罰金。
違反必要之安全衛生設備與措施之標準及規則，致發生災害之罹災人數在三人以上	§41	處一年以下有期徒刑、拘役或科或併科新臺幣十八萬元以下罰金。
使用具有危險性之機械或設備，而該機械或設備經勞動檢查機構或中央主管機關指定之代行檢查機構檢查不合格，或其使用超過規定期間者，致發生災害之罹災人數在三人以上	§41	處一年以下有期徒刑、拘役或科或併科新臺幣十八萬元以下罰金。
工作場所有立即發生危險之虞時，雇主或工作場所負責人未即令停止作業，並使勞工退避至安全場所	§41	處一年以下有期徒刑、拘役或科或併科新臺幣十八萬元以下罰金。
雇主讓未滿十八歲者、或者是妊娠中之女性勞工、或者是分娩後未滿一年之女性勞工從事職安法規定之危險性或有害性工作	§41	處一年以下有期徒刑、拘役或科或併科新臺幣十八萬元以下罰金。
當事業單位發生死亡災害；發生災害之罹災人數在三人以上；發生災害之罹災人數在一人以上，且需住院治療的狀況下，雇主在未經司法機關或勞動檢查機構許可，移動或破壞現場	§41	處一年以下有期徒刑、拘役或科或併科新臺幣十八萬元以下罰金。
已發生職業災害，未部分或全部停工者	§41	處一年以下有期徒刑、拘役或科或併科新臺幣十八萬元以下罰金。

類別	法條	內容
從事石油裂解之石化工業，或從事製造、處置或使用危害性之化學品數量達中央主管機關規定量以上者，未依規定定期實施製程安全評估，並製作製程安全評估報告及採取必要之預防措施，致使其危害性化學品洩漏或引起火災、爆炸致發生，導致發生死亡災害、發生災害之罹災人數在三人以上、或發生災害之罹災人數在一人以上，且需住院治療之情形	§42	處新臺幣三十萬元以上三百萬元以下罰鍰；經通知限期改善，屆期未改善，並得按次處罰。
雇主對於作業環境監測計畫之監測結果的通報資料，有虛偽不實者	§42	處新臺幣三十萬元以上一百萬元以下罰鍰。
雇主對於具有危害性之化學品，未予標示、或未製備清單及揭示安全資料表，或未採取必要之通識措施者	§43	處新臺幣三萬元以上三十萬元以下罰鍰。
達一定規模以上之事業單位，未建置職業安全衛生管理系統	§43	處新臺幣三萬元以上三十萬元以下罰鍰。
未具備符合規定之必要安全衛生設備及措施	§43	處新臺幣三萬元以上三十萬元以下罰鍰。
勞工之危害暴露未低於標準值	§43	處新臺幣三萬元以上三十萬元以下罰鍰。
未訂定作業環境監測計畫，並設置或委託由中央主管機關認可之作業環境監測機構實施監測	§43	處新臺幣三萬元以上三十萬元以下罰鍰。
中央主管機關指定之優先管理化學品，未將相關運作資料報請中央主管機關備查	§43	處新臺幣三萬元以上三十萬元以下罰鍰。
使用非經勞動檢查機構或中央主管機關指定之代行檢查機構檢查合格之具有危險性之機械或設備	§43	處新臺幣三萬元以上三十萬元以下罰鍰。
勞工每日在高溫場所工作時間超過六小時	§43	處新臺幣三萬元以上三十萬元以下罰鍰。

類別	法條	內容
僱用未經中央主管機關認可之訓練或經技能檢定之合格人員充任具有危險性機械或設備之操作人員	§43	處新臺幣三萬元以上三十萬元以下罰鍰。
對有母性健康危害之虞之工作，未採取危害評估、控制及分級管理措施；對於妊娠中或分娩後未滿一年之女性勞工，未依醫師適性評估建議，採取工作調整或更換等健康保護措施，並留存紀錄	§43	處新臺幣三萬元以上三十萬元以下罰鍰。
妊娠中或分娩後未滿一年之女性勞工，健康異常或有不適反應，未經醫師評估確認不適原有工作	§43	處新臺幣三萬元以上三十萬元以下罰鍰。
事業單位工作場所發生職業災害，雇主未採取必要之急救、搶救等措施，並未會同勞工代表實施調查、分析及作成紀錄	§43	處新臺幣三萬元以上三十萬元以下罰鍰。
事業單位勞動場所發生死亡災害；發生災害之罹災人數在三人以上；或發生災害之罹災人數在一人以上，且需住院治療，雇主未於八小時內通報勞動檢查機構	§43	處新臺幣三萬元以上三十萬元以下罰鍰。
雇主未妥為規劃及採取必要之安全衛生措施，讓勞工暴露於包括重複性作業等促發肌肉骨骼疾病；輪班、夜間工作、長時間工作等異常工作負荷；執行職務因他人行為遭受身體或精神不法侵害；或保護勞工身心健康等之職業病的發生	§43	處新臺幣三萬元以上三十萬元以下罰鍰。
從事石油裂解之石化工業，或從事製造、處置或使用危害性之化學品數量達中央主管機關規定量以上者，未依規定定期實施製程安全評估，並製作製程安全評估報告及採取必要之預防措施。或製程安全評估報告，未報請勞動檢查機構備查	§43	處新臺幣三萬元以上三十萬元以下罰鍰。

類別	法條	內容
規避、妨礙或拒絕職安法規定之檢查、調查、抽驗、市場查驗或查核	§43	處新臺幣三萬元以上三十萬元以下罰鍰。
未依規定於中央主管機關指定之資訊申報網站登錄中央主管機關指定之機械、設備或器具	§44	處新臺幣三萬元以上十五萬元以下罰鍰；經通知限期改善，屆期未改善者，並得按次處罰。
製造者、輸入者或供應者，提供前項化學品與事業單位或自營作業者前，未標示及提供安全資料表	§44	處新臺幣三萬元以上十五萬元以下罰鍰；經通知限期改善，屆期未改善者，並得按次處罰。
產製運出廠場、輸入、租賃、供應或設置構造、性能及防護非符合安全標準之機械、設備或器具	§44	處新臺幣二十萬元以上二百萬元以下罰鍰，並得限期停止輸入、產製、製造或供應；屆期不停止者，並得按次處罰。
產製運出廠場或輸入非經中央主管機關認可之驗證機構實施型式驗證合格及張貼合格標章之機械、設備或器具	§44	處新臺幣二十萬元以上二百萬元以下罰鍰，並得限期停止輸入、產製、製造或供應；屆期不停止者，並得按次處罰。
製造或輸入含有未向中央主管機關繳交化學物質安全評估報告之化學品	§44	處新臺幣二十萬元以上二百萬元以下罰鍰，並得限期停止輸入、產製、製造或供應；屆期不停止者，並得按次處罰。
製造、輸入、供應或供工作者處置、使用經中央主管機關指定之管制性化學品	§44	處新臺幣二十萬元以上二百萬元以下罰鍰，並得限期停止輸入、產製、製造或供應；屆期不停止者，並得按次處罰。
未於中央主管機關指定之機械、設備或器具，其產製或輸入之產品明顯處張貼安全標示	§44	處新臺幣三萬元以上三十萬元以下罰鍰，並得令限期回收或改正。
使用驗證合格標章或易生混淆之類似標章揭示於未經型式驗證合格之產品或型式驗證逾期者	§44	處新臺幣三萬元以上三十萬元以下罰鍰，並得令限期回收或改正。
未依規定限期回收或改正關於未於中央主管機關指定之機械、設備或器具，其產製或輸入之產品明顯處張貼安全標示，或使用驗證合格標章或易生混淆之類似標章揭示於未經型式驗證合格之產品或型式驗證逾期者	§44	處新臺幣十萬元以上一百萬元以下罰鍰，並得按次處罰。

類別	法條	內容
雇主對下列事項，未妥為規劃及採取必要之安全衛生措施：重複性作業等促發肌肉骨骼疾病之預防；輪班、夜間工作、長時間工作等異常工作負荷促發疾病之預防；執行職務因他人行為遭受身體或精神不法侵害之預防；避難、急救、休息或其他為保護勞工身心健康之事項	§45	處新臺幣三萬元以上十五萬元以下罰鍰。
雇主對於作業環境監測計畫及監測結果，未公開揭示，或未通報中央主管機關	§45	處新臺幣三萬元以上十五萬元以下罰鍰。
雇主於僱用勞工時，未施行體格檢查；或未由中央衛生主管機關認可之醫療機構之醫師為之	§45	處新臺幣三萬元以上十五萬元以下罰鍰。
健康檢查發現勞工有異常情形者，未按醫護人員提供其健康指導；或其經醫師健康評估結果，不能適應原有工作者，未參採醫師之建議，變更其作業場所、更換工作或縮短工作時間，並採取健康管理措施	§45	處新臺幣三萬元以上十五萬元以下罰鍰。
事業單位勞工人數在五十人以上者，未僱用或特約醫護人員，辦理健康管理、職業病預防及健康促進等勞工健康保護事項	§45	處新臺幣三萬元以上十五萬元以下罰鍰。
雇主未依其事業單位之規模、性質，訂定職業安全衛生管理計畫；並設置安全衛生組織、人員，實施安全衛生管理及自動檢查	§45	處新臺幣三萬元以上十五萬元以下罰鍰。
雇主對勞工未施以從事工作與預防災變所必要之安全衛生教育及訓練	§45	處新臺幣三萬元以上十五萬元以下罰鍰。
雇主未依規定會同勞工代表訂定適合其需要之安全衛生工作守則，報經勞動檢查機構備查後，公告實施	§45	處新臺幣三萬元以上十五萬元以下罰鍰。

類別	法條	內容
中央主管機關指定之事業，雇主未依規定填載職業災害內容及統計，按月報請勞動檢查機構備查，並公布於工作場所	§45	處新臺幣三萬元以上十五萬元以下罰鍰。
勞工未接受健康檢查者	§46	處新臺幣三千元以下罰鍰。
勞工未接受從事工作與預防災變之安全衛生教育及訓練	§46	處新臺幣三千元以下罰鍰。
代行檢查機構執行職務，違反職安法或職安法法所發布之命令者	§47	處新臺幣六萬元以上三十萬元以下罰鍰；其情節重大者，中央主管機關並得予以暫停代行檢查職務或撤銷指定代行檢查職務之處分。
驗證機構違反中央主管機關依第 8 條第 5 項規定所定之辦法 監測機構違反中央主管機關依第 12 條第 5 項規定所定之辦法 醫療機構違反第 20 條第 4 項及中央主管機關依第 20 條第 5 項規定所定之辦法 訓練單位違反中央主管機關依第 32 條第 2 項規定所定之規則 顧問服務機構違反中央主管機關依第 36 條第 3 項規定所定之規則	§48	予以警告或處新臺幣六萬元以上三十萬元以下罰鍰，並得限期令其改正；屆期未改正或情節重大者，得撤銷或廢止其認可，或定期停止其業務之全部或一部。

四、重大案例剖析

勞工發生墜落災害致死重大職業災害 [18]

　　有一勞工於工作中從翻模機上方作業時，因發生固定式起重機之鋼索往上拉，致翻模機配重慣性翻轉 180 度，恰巧該名勞工未確實使用安全帶、安全帽等防護措施，且未有符合國家標準 CNS14253-1 同等以上規定之全身背負式安全帶及捲揚式防墜器，致使其從翻模機上方墜落（總高度約 7.6 公尺），造成頭腹部鈍挫傷，導致多重器官損傷而不治死亡。

　　在此案例中有幾個違反職安法之相關規定之處。第一、職業安全衛生法第 23 條規定，達一定規模以上的工作場所，雇主應依其之規模、性質，訂定職業安全衛生管理計畫；並設置安全衛生組織、人員，實施安全衛生管理及自動檢查。第二、

職安法第 32 條指出，雇主應給予於交付新工作或變更工作前，實施合適安全衛生教育訓練。第三、職安法第 34 條，雇主應與勞工訂定適合其需要之安全衛生工作守則，報經勞動檢查機構備查後，確實執行。由於該作業中，勞工本身未有相關的保護措施、作業場所未具備適當之防護裝備、整個操作過程未有配套的安全管理作為。因此造成遺憾事件之發生。

總　結

綜合以上各節的說明，本章的重點有以下四點：

1. 環境影響評估法的內容主要是透過一套合理、公開、透明、持續追蹤考核的程序，對於開發的行為所造成之生活環境、自然環境、社會、經濟、文化、生態等各層面，進行評估與規劃各項具體可行的環境管理方案，同時透過與在地相關權益團體及居民的溝通說明，達成共識。該法是所有環境法規中唯一的程序法。

2. 空氣污染防制法的重點包括：劃設三級的防制區，管理固定污染源，維護空氣品質、管制區內訂定總量管制計畫、設計具經濟誘因的管理辦法，促使排放源規劃尋求改善污染排放對策、訂定固定污染源的排放標準，並且按時申報排放量、特定重大污染源設置連續自動監測設施，進行即時管制、實施固定污染源許可及記錄申報制度、公私固定污染源使用之燃料及輔助燃料，須符合中央主管機關所定燃料種類混燒比例及成分之標準、發布空氣品質惡化警告及採取因應措施、設定移動污染源排放標準、訂定移動污染源之燃料之成分標準、視空氣品質的狀況，實施移動污染源的管制措施、使用中車輛定期及不定期檢驗或檢查排氣。

3. 飲用水管理條例則是針對我們生活中不可或缺的飲水進行管理，透過水源的管理、設備的管理和水質的管理，以提升公眾飲用水品質，維護國民健康。

4. 職業安全衛生法主要是法規的建立，確保勞工在工作的過程中的安全與健康，此處的健康包括身與心，而安全則是針對化學品使用的安全、機械設備等安全進行規範，同時亦規範雇主應依其事業單位之規模、性質，訂定職業安全衛生管理計畫；並設置安全衛生組織、人員，實施安全衛生管理及自動檢查。最後，亦特別針對女性勞工的就業平權，18 歲以下不可從事危害性或有害性之工作，以保障未成年人的安全與健康。

關鍵名詞

環境影響評估（environmental impact assessment）

利益團體（stakeholder）

揮發性有機物（volatile organic compounds）

懸浮微粒（particulate matter）

空氣品質（air quality）

空氣污染防制（air pollution control）

固定污染源（stationary source）

應採用最佳可行控制技術（best available control technology）

社會成本（social cost）

移動污染源（mobile source）

排放標準（emission standard）

健康風險評估（health risk assessment）

連續自動監測設施（continuous emission monitoring systems）

世界衛生組織（World Health Organization）

飲用水品質（drinking water quality）

飲用水水質標準（drinking water quality standard）

國際勞工組織（International Labor Organization）

職業性肌肉骨骼疾病（work-related musculoskeletal disorders）

聽力損失（hearing loss）

職業性皮膚疾病（occupational dermatoses）

安全資料表（safety data sheet）

容許暴露標準（permissible exposure limit）

製程安全評估（process safety assessment）

職業安全衛生管理系統（occupational safety and health management systems）

弓形蟲（Toxoplasma gondii）

德國麻疹（Measles）

職業病（occupational diseases）

複習問題

1. 請依環境影響評估法之規定，說明開發單位應有之責任與義務。

2. 請說明環境影響評估有何功能？

3. 請討論民眾參與在環境影響評估作業的目的與重要性如何？民眾參與及意見溝通的機制為何？

4. 請依空氣污染防制法之內容，說明固定污染源排放空氣污染物之管制具體規定。

5. 請說明空氣污染防制法對空氣品質的維護有哪些規定？

6. 請說明總量管制之意義，以及其可能執行的架構。

7. 請說明移動污染源之具體的執行管制架構。

8. 飲用水管理條例中對於水源管理及水質管理有哪些規定，請說明之。

9. 請說明飲用水管理條例中，有關判處徒刑之規定有哪些？

10. 請說明公私場所設有供公眾飲用之連續供水固定設備者，如何管理其提供之飲用水。

11. 請說明職業安全衛生法如何保護妊娠中之女性勞工。

12. 請說明雇主僱用勞工時，對於體格檢查之相關規定有哪些？

13. 請說明作業場所化學品之使用的相關規定有哪些？

引用文獻

1. 張嘉哲：深澳電廠在吵什麼？三大爭議一次看懂。https://newtalk.tw/news/view/2018-04-16/120976。引用 2022/01/28。

2. 行政院交通部：機動車輛登記數。https://stat.motc.gov.tw/mocdb/stmain.jsp?sys=100&funid=a3301。引用 2022/01/28。

3. Zhang K, Batterman S. Air pollution and health risks due to vehicle traffic. Sci Total Environ 2013;**450-451**:307-316.

4. Franklin BA, Brook R, Arden Pope III C. Air pollution and cardiovascular disease.

Curr Probl Cardiol 2015;**40**:207-238.

5. Hsu HT, Wu CD, Chung MC, Shen TC, et al. The effects of traffic-related air pollutants on chronic obstructive pulmonary disease in the community-based general population. Respir Res 2021;**22**:217.

6. Clark C, Sbihi H, Tamburic L, Brauer M, et al. Association of long-term exposure to transportation noise and traffic-related air pollution with the incidence of diabetes: a prospective cohort study. Environ Health Perspect 2017;**125**:087025.

7. Gharibvand L, Shavilik D, Ghamsary M, Lawarence Beeson W, et al. The association between ambient fine particulate air pollution and lung cancer incidence: results from the AHSMOG-2 study. Environ Health Perspect 2017;**125**:378-384.

8. Chung CJ, Hsia NY, Wu CD, Lai TJ, et al. Expsoure to ambient NO2 increases the risk of dry eye syndrome in females: An 11-year population-based study. Int J Environ Res Public Health 2021;**18**:6860.

9. Chen H, Kwong JC, Copes R, Hystad P, et al. Exposure to ambient air pollution and the incidence of dementia: A population-based cohort study. Environ Int 2017;**108**:271-277.

10. Chen SY, Chu DC, Lee JH, Yang YR, et al. Traffic-related air pollution associated with chronic kidney disease among elderly residents in Taipei City. Environ Pollut 2018;**234**:838-845.

11. Chiang ZY, Yuan TH, Shie RH, Chen CF, et al. Increased incidence of allergic rhinitis, bronchitis and asthma, in children living near a petrochemical complex with SO2 pollution. Environ Int 2016;**96**:1-7.

12. 臺北市政府環境保護局：空氣品質維護區專區。https://www.dep.gov.taipei/cp.aspx?n=2F85B78167FC155E 。引用 2022/01/30。

13. Popkin BM, D'Anci KE, Rosenberg IH. Water, hydration, and health. Nutr Rev 2010;**68**:439-458.

14. Howard G, Bartram J. Domestic water quality, service level and health. Geneva: WHO. Available at: http://whqlibdoc.who.int/hq/2003/WHO_SDE_WSH_03.02.pdf. Accessed January 2022.

15. 楊春吉：在水源水質保護區蓋野動所，可以嗎？ https://www.lawtw.com/archives/392017。引用 2022/01/30。

16. Alli BO. Fundamental principles of occupational health and sefety. 2nd ed. International Labor Organization, 2008.

17. 勞動部職業安全衛生署：107 年全國職業傷病診治網絡職業病通報統計概況。https://www.osha.gov.tw/1106/1113/1114/24256/ 。引用 2020/01/30。

18. 臺中市勞動檢查處：勞工發生墜落災害致死重大職業災害。勞工發生墜落災害致死重大職業災害案例 .pdf (taichung.gov.tw)。引用 2020/01/30。

第 7 章
社區與場域之傳染病防治相關法規

莊人祥、林詠青　撰

學習目標

一、瞭解傳染病防治相關法規之立法精神、規範之對象及效力範圍

二、能區分中央衛生主管機關、地方衛生主管機關及中央流行疫情
　　指揮中心在傳染病防治上之權責劃分

三、對於各項傳染病預防與控制措施之內容及其目的有基本之認識

四、能說明傳染病防治相關法規對傳染病病人權利保護之規範

五、瞭解傳染病防治與人權保障方面，在實務上涉及的倫理議題

前　言

　　人類與瘟疫之間的戰爭，從古至今未曾休止。鼠疫、天花、霍亂、流感、肺結核與愛滋病，奪去數以億計之生命。然而在公共衛生的進步、微生物學等科技進展，以及藥物與疫苗的創新發明之下，傳染病自死因前段班逐漸退位，而由惡性腫瘤與心血管疾病等慢性疾病取而代之。甚至有人斷言，傳染病自地球上消失指日可待。未料科技進展及人類行為大幅改變原來與自然界的互動模式，造成許多新興（emerging）與再浮現（reemerging）傳染病之威脅紛至沓來；加上抗生素抗藥性問題日益嚴重，人類所面臨傳染病的嚴峻挑戰才正開始。透過智慧與經驗的傳承累積，人類發展出各種有效預防與控制傳染病的方式，並予以立法規範。納入法規的目的在於：作為國家為防治傳染病而行使公權力之依據及界限，以及明訂國家擔負保護公眾生命與健康之職責。但另一方面，防治傳染病之際，也可能會產生公共利益與個人權益之間的倫理衝突，而需要其間的權衡與對話。傳染病防治的場域不再侷限於顯微鏡下的微觀世界，而需要更宏觀的人文、社會與文化視野。

第一節　立法背景與精神

一、傳染病防治相關法規立法精神

　　世界衛生組織對健康之定義為「一個人生理上、精神上、以及社會關係良好的完全狀態，而不只是無病痛或虛弱的狀態。」司法院釋字第 785 號解釋理由指出：「憲法所保障之健康權，旨在保障人民生理及心理機能之完整性，不受任意侵害，且國家對人民身心健康亦負一定照顧義務。國家於涉及健康權之法律制度形成上，負有最低限度之保護義務，於形成相關法律制度時，應符合對相關人民健康權最低限度之保護要求。」確立了健康權為憲法所保障之基本權，且國家對於人民之健康權負有積極照顧與保護之義務。國家為保護個人之健康權，須透過法律制度的設計，排除加害人對被害人健康之侵害，然而採取行政手段時，可能因此也對加害人之基本權造成限制，因而亦須符合憲法第 23 條有關國家限制人民基本權之界限：須基於保護他人健康權之目的，且採取之手段應有法律之依據（即法律保留原則），也必須符合比例原則。

　　經濟社會文化權利國際公約第 12 條第 2 項規範了公約締約國為求充分實現健康權而採取必要措施所應達成之目的，其中第 3 款為「預防、療治及撲滅各種傳染病、風土病、職業病及其他疾病」。由此可知，傳染病之預防、治療與撲滅，為實現健康權之重要目的。此外，經濟社會文化權利委員會針對該公約第 12 條所提出之第 14 號一般性意見指出，為實現健康權所應採行之疾病控管，係指「各國單獨或共同努力，特別是提供相關技術、使用和改善目前分類基礎上的流行病學監測及資料收集工作，執行和加強預防接種計劃，和其他傳染病的控制策略。」該一般性意見亦強調「公共衛生問題時常被一些國家用來作為限制行使其他基本權利的理由。」「這類限制必須依據法律，包括國際人權標準，符合公約保護的權利的性質，追求合法公益目標，且是促進民主社會總體福祉所非常必須的。」以及「這類限制必須是合比例的，亦即在有幾種限制可作選擇的情況下，必須選擇限制性最小的辦法。即使以保護公共健康為理由這種限制基本上是允許的，這些措施也應是短時間的，並需加以審查。」因此，對於防治傳染病以促進公共衛生，政府一方面負有採取強有力行政措施以控制傳染病所造成之健康風險的義務；另一方面，政府不應以公共利益為名而過度限制個人權利。傳染病防治措施在群體與個人之間可能造成的權益衝突中，傳染病防治相關法規提供了實體性標準與程序性保障。傳染病防治相關法規的制定，不僅提供了行政機關實施各項傳染病防治措施之法源依據與正當權源，也確立了防治措施的界限範圍，以符合憲法民主原則及法治國原則下的依法行政原則。

二、相關法律之制定與修正

　　綜觀我國傳染病防治相關法律，包括傳染病防治法、人類免疫缺乏病毒傳染防治及感染者權益保障條例（以下簡稱「HIV 條例」），以及因應疫情而制定之限時法律，如 2003 年之嚴重急性呼吸道症候群防治及紓困暫行條例（以下簡稱「SARS 暫行條例」，已於 2004 年廢止）與 2020 年之嚴重特殊傳染性肺炎防治及紓困振興特別條例（以下簡稱「COVID-19 特別條例」，於 2023 年 6 月底廢止）。

　　傳染病防治法為規範法定傳染病防治措施之普通法，其前身為 1944 年制定之《傳染病防治條例》；條例制定時所規範之法定傳染病共計 12 項，分別為霍亂、桿菌性及阿米巴性痢疾、傷寒、副傷寒、天花、流行性腦脊髓膜炎、白喉、猩紅熱、鼠疫、斑疹傷寒、回歸熱等。該條例經 1948 年與 1983 年之修正，加入主管機關條

款，並因應國內狂犬病疫病流行、全球天花疫情根除，以及因應民眾往來中南美洲與非洲之黃熱病流行地區頻率增加，因而自法定傳染病種類中刪除天花，並新增狂犬病與黃熱病 [1]。

然而由於交通觀光與經貿往來日趨全球化，使傳染病跨境傳播愈加容易與頻繁；加上國內原未列入法定傳染病範圍之新興傳染病頻仍，而多僅能以行政命令臨時指定各項防疫措施。故該條例於 1999 年經全文修正，並更名爲《傳染病防治法》，其最重要之變革爲 [1]：

1. 擴大法定傳染病範圍：新增重要傳染病與新感染症，並依不同之防治措施區分爲一至四類，共計 38 項法定傳染病。

2. 增訂隱私權保護及救濟、補償規定：增加對傳染病病人之姓名及病歷等資料，不得無故洩漏，以及預防接種受害救濟、徵用與防治必要處置之補償規定。

3. 明確劃分各級政府事權：明訂平時由中央主管機關訂定傳染病防治政策及計畫，並監督、指揮地方主管機關執行傳染病防治工作。當發生重大疫情，中央主管機關必要時得成立疫情處理中心，統籌調集各級政府相關人員及設備，並直接指揮、監督地方主管機關進行防治措施。

2003 年嚴重急性呼吸道症候群（SARS）疫情迅速蔓延全球，然而當時之傳染病防治法在疫情期間不敷防治所需。爲有效遏止疫情，需動員社會各界資源，籌措中央及地方政府執行防疫措施所需經費，並適時實施強制隔離、區域管制及邊境檢疫等措施，故立法機關於 2003 年 5 月制定公布 SARS 暫行條例。明訂 SARS 疫情期間各級政府機關與民間機構之職責，以及醫療機構與民眾應配合之防疫事項。條例中明確規定各級政府機關爲執行 SARS 防疫工作，得指定特定區域（如醫院、住宅或社區）實施管制、強制隔離、撤離居民，或實施入出境管制、強制測量體溫、戴口罩並限制出入等各項防疫措施[1]；對指定場所、建築物或運輸工具及其人員、物品，亦得施行檢疫措施[2]。此外也規定不得拒絕無傳染之虞之 SARS 病患就學、就業或予其他不公平之待遇，以及應尊重及保障 SARS 病患、照護之醫事人員、強制隔離者及其家屬之人格及合法權益[3]。最後，SARS 暫行條例對於散布足生損害於公眾或他人之有關 SARS 疫情謠言或不實消息[4]，或對於防疫器具、設備、藥品、醫療器

1　嚴重急性呼吸道症候群防治及紓困暫行條例第 5 條第 1 項。
2　嚴重急性呼吸道症候群防治及紓困暫行條例第 5 條第 2 項。
3　嚴重急性呼吸道症候群防治及紓困暫行條例第 15 條。
4　嚴重急性呼吸道症候群防治及紓困暫行條例第 18 條之 2。

材，有囤積居奇或哄抬物價之行為者[5]，亦增訂刑責規定。SARS 暫行條例於 2004 年底因施行期間屆滿而廢止。

　　SARS 疫情落幕後，傳染病防治法經全文修正，納入 SARS 暫行條例重要條文，而由原本之 47 條大幅增加為 75 條，並於 2004 年 1 月 20 日公布。修法之重點包含 [2]：

1. 簡併法定傳染病分類，調整通報時限與隔離處置。
2. 保障傳染病病人之人格權與隱私權，非因公共防治要求，不得拒絕就業、就學等權益。
3. 對於接受隔離治療與解除隔離治療者，應發給隔離治療通知書與解除隔離治療通知書；地方主管機關應至遲每隔 30 日重新鑑定有無繼續強制隔離治療之必要，避免不當侵犯人身自由。
4. 調整中央與地方主管機關權限：中央主管機關得視疫情嚴重程度，成立「中央流行疫情指揮中心」，並視急迫情況，可逕由中央代為執行地方主管機關應辦理事項。
5. 對於曾與傳染病病人接觸或疑似被傳染者，明訂主管機關得採行之防疫措施，包括留驗、令遷入指定之處所檢查、施行預防接種、投藥、指定特定區域實施管制、強制隔離或撤離居民等必要之處置。
6. 對於入出國境之運輸工具、人員、物品，及防疫必要處所採行防疫檢疫措施，包含居家檢疫、集中檢疫或隔離治療等。

　　2018 年行政院考量散布錯假訊息現象日益嚴重，計畫由法制面進行補強，以遏止「出於惡意、虛偽假造、造成危害」（簡稱惡、假、害）之假訊息，降低其對國家社會、公共利益所生負面影響。因此，2019 年 6 月公布傳染病防治法部分修正條文，提高散播有關傳染病流行疫情之謠言或不實訊息之行政罰與刑罰額度[6]。

　　2019 年底於中國湖北省武漢市發現之嚴重特殊傳染性肺炎（COVID-19）疫情，迅速席捲全球，並經世界衛生組織宣布構成「國際公共衛生緊急事件」（Public Health Emergency of International Concern, PHEIC）。考量國際疫情持續升溫，國內各項防疫措施之效能與相關防疫設備與物資之充實性急需提升，加上疫情導致國內消費緊縮，衝擊社會與經濟層面，導致產業營運發生困難，亟需相關紓困及振興措施。2020 年 2 月底 COVID-19 特別條例公布施行，其功能在於為加強 COVID-19

5　嚴重急性呼吸道症候群防治及紓困暫行條例第 18 條之 3。
6　傳染病防治法第 63 條、第 64 條之 1。

之防治措施，擴大傳染病防治法原規定之防治措施與相關罰則範圍，並提供補助、獎勵、補償、紓困振興措施等法源依據。重要規定包括接受隔離、檢疫者得申請防疫補償及應給予防疫隔離假[7]；各級政府機關得徵用或調用防疫物資之生產設備及原物料[8]；為防治之需要，中央流行疫情指揮中心指揮官得實施必要之應變處置或措施[9]、公布違反隔離檢疫命令或確診病人之個人資料[10]；提高違反隔離、檢疫措施之罰鍰[11]，以及加重散播足生損害於公眾或他人之有關流行疫情之謠言或不實訊息之刑責[12]等。

　　除針對防治 SARS 與 COVID-19 疫情分別制定限時之特別法以外，為防治後天免疫缺乏症候群（AIDS），立法機關於 1990 年制定公布《後天免疫缺乏症候群防治條例》。依據行政院所提草案說明，當時《傳染病防治條例》所規定之法定傳染病皆為急性疾病，其潛伏期短，多透過飲食、空氣或病媒傳染，且有疫苗及藥物可預防及治療；反觀 AIDS 為慢性疾病，潛伏期長，傳染途徑主要為性行為、血液及母子垂直傳染，且無疫苗或根治藥物，故與法定傳染病之防治措施有別，而有特別立法為疾病防治之必要。該條例於 2007 年經全文修正，並更名為現今之《人類免疫缺乏病毒傳染防治及感染者權益保障條例》，其條文重要變革包括授權中央主管機關訂定人類免疫缺乏病毒感染者權益保障辦法[13]；該辦法中明訂各中央目的事業主管機關應規劃之感染者權益保障事項[14]、感染者遭受不公平待遇或歧視時之申訴及審議程序[15]。該條例中亦規定 HIV 防治教育宣導[16]；針具提供、交換、回收及管制藥品成癮替代治療等機制[17]；應事先實施 HIV 檢驗情形[18]；醫事人員通報義務[19]，以及無須取得同意而得檢測 HIV 之情形[20]。並課予感染者提供其感染源或接觸者資訊，及就醫時告知其感染狀態之義務[21]，亦規定感染者有接受 HIV 感染治療及定期

7　嚴重特殊傳染性肺炎防治及紓困振興特別條例第 3 條。
8　嚴重特殊傳染性肺炎防治及紓困振興特別條例第 5 條。
9　嚴重特殊傳染性肺炎防治及紓困振興特別條例第 7 條。
10　嚴重特殊傳染性肺炎防治及紓困振興特別條例第 8 條。
11　嚴重特殊傳染性肺炎防治及紓困振興特別條例第 15 條。
12　嚴重特殊傳染性肺炎防治及紓困振興特別條例第 14 條。
13　人類免疫缺乏病毒傳染防治及感染者權益保障條例第 4 條第 1 項。
14　人類免疫缺乏病毒感染者權益保障辦法第 2 條。
15　人類免疫缺乏病毒感染者權益保障辦法第 7 條至第 13 條。
16　人類免疫缺乏病毒傳染防治及感染者權益保障條例第 7 條。
17　人類免疫缺乏病毒傳染防治及感染者權益保障條例第 9 條。
18　人類免疫缺乏病毒傳染防治及感染者權益保障條例第 11 條。
19　人類免疫缺乏病毒傳染防治及感染者權益保障條例第 13 條。
20　人類免疫缺乏病毒傳染防治及感染者權益保障條例第 15 條之 1。
21　人類免疫缺乏病毒傳染防治及感染者權益保障條例第 12 條。

檢查、檢驗之義務[22]。由於高效能抗愛滋病毒治療（highly active antiretroviral therapy, HAART）可使 HIV 病患病況得到穩定良好控制，且基於國際人權趨勢，故 HIV 條例進行數次重大修正，包括 2015 年取消非本國籍 HIV 感染者入境、停留及居留之限制；2018 年放寬感染者得接受 HIV 陽性之器官移植；2021 年將「經醫學評估有重大傳染風險」納入危險性行為範圍判斷要件之一，以符合現有最佳可得之醫療證據。

第二節　規範對象與範圍

一、規範對象

傳染病防治法第 1 條揭示其立法目的為「杜絕傳染病之發生、傳染及蔓延」，然而該法所規範的傳染病範圍並非涵蓋所有具傳染性之疾病，而是限於「法定傳染病」。法定傳染病之共同特徵為以人為宿主（包含人畜共通傳染病），具有一定之致死率、發生率及傳播速度，對於公眾健康造成顯著危害風險，而有監測及防治之必要性。

二、效力範圍

有關傳染病防治相關法規之效力範圍，在人的方面，不論本國籍或非本國籍，皆為其效力所及。此外，由於感染傳染病病原體之人（即帶原者）及疑似傳染病之病人在排除感染之前，皆有傳染予人之可能，故均應視同確診罹患法定傳染病之病人[23]，而同樣須採行防治措施。

有關在地（空間）方面的效力，傳染病防治法中並無相關規範。由於傳染病防治法係由中央立法機關通過之法律，因此對全國發生效力，且及於我國領域外之我國船艦或航空器[3]。故只要是行為人違反行政法上義務之行為或結果之地點，有任一是發生在我國領域內者，即為我國行政法規效力所及。此外，除了上述的實質領域外，我國行政法規效力亦及於我國船艦、航空器，或依法得由我國行使管轄權

22　人類免疫缺乏病毒傳染防治及感染者權益保障條例第 16 條。
23　傳染病防治法第 13 條。

之區域。若我國之船艦、航空器停泊於他國港口或機場，或是他國之船艦、航空器停泊於我國港口或機場時，則會發生我國與他國法權競合之情形 [4]。

綜上所述，不論是我國籍或非我國籍人士，只要是在我國領域範圍內（包含在我國領域內之他國船艦、航空器空間內），或是在他國領域內之我國船艦、航空器中，皆為我國傳染病防治相關法規效力所及，而有遵守規範之義務。

第三節　防治體系

一、傳染病防治權責劃分

有關傳染病之防治事項，中央主管機關為衛生福利部，地方主管機關則為直轄市政府或縣市政府 24。中央與地方的法定權責可劃分為：中央主管機關訂定傳染病防治政策及計畫；地方主管機關則依據該防治政策、計畫及轄區特殊防疫需要，因地制宜擬定執行計畫，以執行轄區各項傳染病防治工作，必要時得報請中央主管機關支援 25。中央對於地方主管機關之執行，有監督、指揮、輔導及考核之權責。若發生地方主管機關未辦理依法所應辦理之事項時，中央主管機關得命其於一定期限內辦理；倘若屆期而地方主管機關仍未辦理時，中央得代為執行。但在情況急迫時，中央得逕予代為執行 26。

傳染病防治相關事務有全國一致之性質者，權責應歸屬中央。故傳染病防治法明定，預防接種受害救濟基金之設立、國際及指定特殊港埠檢疫事項之執行、傳染病防治有關國際合作及交流事項之辦理等，屬於中央主管機關之權責 27。此外，中央主管機關依法得認定、發布及解除傳染病流行疫情、疫區（然而若為第二類或第三類法定傳染病流行疫情、疫區，亦得由地方主管機關為之）28；建立傳染病防治醫療網並指定醫療機構設傳染病隔離病房 29；考量國內、外流行疫情嚴重程度而報請行政院同意成立中央流行疫情指揮中心 30 等。

24　傳染病防治法第 2 條。
25　傳染病防治法第 5 條。
26　傳染病防治法第 75 條。
27　傳染病防治法第 5 條第 1 項第 1 款。
28　傳染病防治法第 8 條。
29　傳染病防治法第 14 條。
30　傳染病防治法第 17 條。

　　依據傳染病防治法，其他行政機關在傳染病防治上亦有應配合及協助之義務 [31]。例如內政主管機關應配合協助辦理入出國（境）管制、協助督導地方政府辦理居家隔離民眾之服務等事項；交通主管機關配合辦理機場與商港管制；農業主管機關配合協助有關人畜共通傳染病之防治等。

二、中央流行疫情指揮中心

　　中央主管機關研判國內、外流行疫情嚴重程度，例如發生重大傳染病流行、生物病原攻擊或經中央主管機關研判需應變動員等之狀況，認有必要時，得提具體防疫動員建議，報請行政院同意成立「中央流行疫情指揮中心」。依據《中央流行疫情指揮中心實施辦法》，指揮中心指揮官得統一指揮、督導及協調各級政府機關、公營事業、後備軍人組織、民間團體執行防疫工作；必要時亦得協調國軍支援 [32]。指揮中心的任務包括 [33]：

1. 疫情監測資訊之研判、防疫應變政策之制定及其推動。
2. 防疫應變所需之資源、設備及相關機關（構）人員等之統籌與整合。
3. 防疫應變所需之新聞發布、教育宣導、傳播媒體優先使用、入出國（境）管制、居家檢疫、國際組織聯繫與合作、機場與港口管制、運輸工具徵用、公共環境清消、勞動安全衛生、人畜共通傳染病防治等措施。

　　指揮中心成立期間，基於防疫之需，得彈性調整傳染病防治法中有關通報、隔離治療及屍體處置等防治措施 [34]；指定或徵用公、私立醫療機構或公共場所以設立檢疫或隔離場所及徵調相關人員協助防治工作 [35]；徵用或調用民間土地、工作物、建築物、防疫器具、設備、藥品、醫療器材、污染處理設施、運輸工具及其他經中央主管機關公告指定之防疫物資 [36]。

　　地方主管機關平時為因應傳染病發生或有發生之虞，依傳染病防治法得採行管制團體活動、特定場所之出入及容納人數、特定區域之交通限制或禁止傳染病或疑似傳染病病人搭乘大眾運輸工具或出入特定場所等防治措施 [37]。於指揮中心成立期

31　傳染病防治法第 6 條。
32　中央流行疫情指揮中心實施辦法第 4 條。
33　中央流行疫情指揮中心實施辦法第 3 條。
34　傳染病防治法第 53 條第 1 項。
35　傳染病防治法第 53 條第 2 項。
36　傳染病防治法第 54 條。
37　傳染病防治法第 37 條第 1 項。

間，則必須依指揮中心指揮官之指示辦理 38。此外，違反傳染病防治法相關規定，在平時原限定由地方主管機關裁處罰鍰、停業等行政罰之情況，於指揮中心成立期間，中央主管機關亦得直接裁罰 39。

第四節　傳染病預防

一、預防措施

　　平時各級政府機關及學校即應辦理有關防疫之教育宣導，衛生主管機關及醫療機構應定期實施防疫訓練及演習 40，並充分儲備各項防治傳染病之藥品、器材及防護裝備 41。公、私場所之所有人、管理人或使用人應依地方主管機關之通知或公告，主動清除蚊、蠅、蚤、蝨、鼠、蟑螂及其他病媒之孳生源（例如可能孳生病媒蚊之積水容器）42。發生流行疫情時，地方主管機關對於可傳播傳染病之飲食物品、動物或動物屍體，應依法禁止其飼養、宰殺、販賣、贈與或棄置；並應採行撲殺、銷毀、掩埋、化製或其他必要之處置 43。對於因配合預防措施處置而導致之損失，地方主管機關應酌予補償 44。

二、傳染病監測與通報

　　傳染病監測（surveillance）為系統性地蒐集傳染病相關資訊，以作為防治政策與措施之依據。良好的防疫體系有賴健全、持續與穩定之傳染病監測系統；監測統計與分析結果，是防疫中最基本、最重要的參數。監測主要之目的包括評估特定族群之健康狀況與疾病趨勢、疫情之早期偵測與預警、提供制定公衛政策與計畫所需資訊、評估公衛政策與介入措施之成效等 [5]。衛生機關在蒐集監測資料時，應確保有適當之資料保護措施，以避免資訊安全風險，亦應嚴格限制與原資料蒐集目的

38　傳染病防治法第 37 條第 3 項。
39　傳染病防治法第 71 條。
40　傳染病防治法第 19 條。
41　傳染病防治法第 20 條。
42　傳染病防治法第 25 條。
43　傳染病防治法第 23 條。
44　傳染病防治法第 24 條。

不同之目的外利用情形。監測流程應透明化，使民眾知悉衛生機關所蒐集之監測資料種類、監測資料會如何使用及使用之目的。同樣重要的是，在溝通監測相關資訊時，衛生機關應極力避免對監測對象造成污名化或歧視之可能 [6]。

依據《傳染病防治法》[45] 與《傳染病流行疫情監視及預警系統實施辦法》規定，中央主管機關應訂定傳染病通報流程，建立全國各類傳染病監視及預警系統，從事通報資料之蒐集、分析，並將分析資料回覆通報機構及地方主管機關 [46]。我國重要之傳染病監測體系包括傳染病監視及預警系統、實驗室監視及預警系統、定點醫療機構監視及預警系統、高風險場域（如學校、醫院院內感染、人口密集機構）之監視及預警系統、症狀與即時疫情監視及預警系統等。

「傳染病監視及預警系統」係指中央主管機關針對各項法定傳染病，分別訂定通報定義及傳染病防治工作手冊，以具體規範標準化通報流程、採檢方式、疫情調查及防治措施等作業。醫師診治病人或醫師、法醫師檢驗、解剖屍體，發現符合通報定義時，應依規定時限報告地方主管機關 [47]。倘若未於時限內通報時，主管機關得處以罰鍰。地方主管機關接獲通報後，應將報告及疫情調查資料轉報中央主管機關 [48]。

三、預防接種

預防接種為疾病三段五級預防工作中初段預防的特殊保護措施，目的在針對特定疾病採行各種防護保健措施，以避免或減少該疾病之發生風險。為推動兒童及國民預防接種政策，中央主管機關設置疫苗基金以辦理疫苗採購及預防接種工作 [49]。預防接種政策之制定，由衛生福利部傳染病防治諮詢會預防接種組（Advisory Committee on Immunization Practices, ACIP）依疾病發生狀況、疾病負擔、成本效益等考量因素，提出接種政策建議，由衛生福利部疾病管制署據以分配安排採購經費、擬定接種計畫並推動執行 [50] [7]。醫療機構有配合預防接種政策之義務，且不得拒絕、規避或妨礙主管機關進行之輔導及查核 [51]。

45　傳染病防治法第 26 條。
46　傳染病流行疫情監視及預警系統實施辦法第 2 條。
47　傳染病防治法第 39 條。
48　傳染病防治法第 43 條第 1 項。
49　傳染病防治法第 27 條第 1 項至第 3 項。
50　傳染病防治法第 27 條第 4 項。
51　傳染病防治法第 29 條。

依據傳染病防治法之規定，兒童之法定代理人（或父母、監護人、實際照顧之人）負有使兒童按期接受常規預防接種，並於兒童入學時提出接種紀錄之義務 [52]。傳染病防治法及學校衛生法亦規定，學校應配合衛生主管機關辦理學生入學後之預防接種工作 [53]；國民小學及學前教（托）育機構對於未接種之新生，應輔導其補行接種 [54]。對於經衛生主管機關通知後仍未於時限內補接種的幼兒，因考量有受虐或未獲適當照顧之虞，衛生主管機關可依兒童及少年福利與權益保障法相關規定，通報社政單位進行訪視評估，並提供必要協助 [55]。一般民眾在平時並無接受預防接種之義務，但若是於傳染病發生或有發生之虞時，或是該民眾曾與傳染病病人接觸或疑似被傳染者，則有配合主管機關施行預防接種之義務 [56]。

我國於 1988 年設立預防接種受害救濟制度（Vaccine Injury Compensation Program, VICP），規定因預防接種而受害者，得請求救濟補償 [57]。該制度之目的在於使因為預防接種而發生受害情形之個人，能經由專業審議，快速獲得合理的救濟。其制度精神在於：個人接受預防接種後發生的損害，部分是為了公共衛生上的「公共利益」而使個人蒙受「特別犧牲」，若由受害人獨力承擔，有失公平。故此種損害應由全體民眾共同分擔，亦即由國家負起無過失的行政補償責任。簡言之，預防接種受害救濟之對象為個人，目的在結合醫療、公衛、法律及社會等各領域觀點，對個人因預防接種遭受之損失進行合理的救濟補償，以及後續關懷與預後追蹤 [8]。中央主管機關於疫苗檢驗合格時，向疫苗製造或輸入廠商徵收一定金額充作預防接種受害救濟基金 [58]。同時為辦理預防接種受害救濟之審議，設置預防接種受害救濟審議小組，為預防接種受害救濟申請案之審議、預防接種與受害情形關聯性之鑑定，以及救濟給付金額之審定 [59]。

四、感染管制與生物安全

醫療機構對民眾具有提供醫療照顧之責任外，亦有推行院內感染管制措施以保

---

52 傳染病防治法第 27 條第 5 項。
53 傳染病防治法第 27 條第 6 項，學校衛生法第 14 條第 1 項。
54 學校衛生法第 14 條第 2 項。
55 兒童及少年福利與權益保障法第 53 條、第 54 條。
56 傳染病防治法第 36 條、第 48 條第 1 項。
57 傳染病防治法第 30 條第 1 項。
58 傳染病防治法第 30 條第 3 項，預防接種受害救濟基金徵收及審議辦法第 3 條、第 4 條。
59 預防接種受害救濟基金徵收及審議辦法第 9 條。

護病人及員工之義務，例如動線消毒、通風、建築要求、隔離病房之確效測試、緊急應變計畫與演練、共用服務設備之維修保養、廢棄物清潔、消毒等；對於主管機關進行之輔導及查核，不得拒絕、規避或妨礙 [60]。

　　安養機構、養護機構、長期照顧機構、安置（教養）機構、矯正機關及其他類似場所因人口密集，接觸機會頻仍，因而增加傳染病發生與疫情擴大之風險。故該類場所亦應依主管機關之規定執行感染管制工作；對於主管機關進行之輔導及查核，也不得拒絕、規避或妨礙 [61]。

　　依據世界衛生組織《國際衛生條例》（International Health Regulations, IHR）規定，締約國對於生物材料之運送、輸入、輸出、處理及銷毀過程，應明確規範 [62]。因此中央主管機關對持有、使用感染性生物材料者，應依危險程度之高低，建立分級管理制度。此外，參考先進國家對感染性生物材料之輸出入國採事前審核制，以避免該感染性生物材料流入非法製造具生物攻擊性武器者之手，因此感染性生物材料在經中央主管機關核准之前，不得輸出、入。至於感染性生物材料之範圍，以及持有與使用之資格條件、實驗室生物安全管理方式、感染性生物材料輸出入之申請程序等，須依循中央主管機關所訂之規範為之 [63]。

第五節　疫情防治

一、疫情調查

　　疫情調查指於疫情發生時，公衛人員調查疫情相關資訊之行政作為。調查之資訊通常包括造成疫情之致病原、感染來源、傳播方式、感染之高危險群，以及造成感染之可能暴露因子 [9]。傳染病防治法施行細則對疫情調查之定義為：瞭解經通報之傳染病個案之感染地、接觸史、旅遊史及有無疑似病例所為之各種措施 [64]。至於調查之最終目的，則為基於調查所得之疫情相關資訊，採行公衛介入措施，以控制疫情，或預防類似疫情再度發生 [10]。採取之介入措施則可包括風險溝通、移

60　傳染病防治法第 32 條。
61　傳染病防治法第 33 條。
62　國際衛生條例第 46 條。
63　傳染病防治法第 34 條。
64　傳染病防治法施行細則第 3 條第 1 款。

除感染源（如將造成食品中毒之原因食品下架回收）、阻斷傳染途徑（例如加強室內通風、改善食品製作處理流程、隔離確診個案），以及實施預防接種（例如施行麻疹之暴露後預防接種）或給予預防性藥物（例如給予流行性腦脊髓膜炎預防性抗生素）等。

疫情調查在傳染病大流行時之防治策略中，扮演極重要角色。其目的在確認確診個案相關接觸史及所有可能接觸者，以決定防治工作之內容與範圍。以往之疫情調查，多須至疫情發生地實地進行，例如問卷調查、訪談、採檢、分析調查結果及提出初步報告。隨著資訊科技之進步，部分疫情相關資訊之蒐集可透過資料庫間之傳遞或串接，而不需要親身至現場取得，例如個案之電子病歷資料及實驗室檢驗結果等。但在蒐集疫情相關資訊時，更須注意遵循以人為研究對象之法律與倫理規範，諸如隱私權之維護及個人資料之保密與保護 [11]。

疫情調查之政策及計畫由中央主管機關訂定，而由地方主管機關負責執行，必要時得報請中央協助 65。當地方主管機關接獲傳染病或疑似傳染病之通報後，應於規定時限內完成疫情調查。傳染病或疑似傳染病病人及相關人員對於主管機關之調查，不得拒絕、規避或妨礙 66。其中之相關人員可包括與傳染病或疑似傳染病病人有關之醫事人員、活動史相關場所管理人、大眾運輸工具駕駛人，以及病人於疾病潛伏期或可傳染期期間之密切接觸者等。

傳統疫情調查之方式以面訪或電訪為主。然而，訪談所蒐集之資訊完全仰賴調查對象之陳述。由於人的記憶力有其極限，且需要回溯記憶之期間可能長達數日甚至數週，故亦難分辨蒐集之資訊與事實不符時，是因調查對象刻意隱瞞或為虛偽陳述，抑或是因回憶偏差（recall bias）所致，若無其他資料來源可資對照，實難判斷其內容之真偽與完整性。SARS 疫情期間調查醫院院內群聚事件時，為加強疫情調查蒐集資訊之正確性與完整度，主管機關曾依據中央健康保險局資料，調查曾入住該院之病患資料，以匡列有感染風險之對象 [12]。COVID-19 疫情期間，中央流行疫情指揮中心採行多項科技防疫措施，包括藉由數位科技定位活動軌跡、簡訊實聯制措施、社交距離 App，並建置「疫調輔助平臺」，以進行精準疫調。

地方衛生主管機關於接獲傳染病或疑似傳染病之報告或通知，即啟動疫情調查，是以第一線臨床醫師對疑似個案之警覺與敏感度，為即時進行疫情調查及採取防治措施之關鍵。而醫師迅速且正確之診斷，亦仰賴病患於就醫時配合提供正確資

---

65 傳染病防治法第 5 條。
66 傳染病防治法第 43 條。

訊。因此，醫療機構人員於病患就醫時就傳染病有關事項之詢問，其重要性不亞於疫情調查。是故，醫療機構人員於疑似傳染病病人就診時，依法應詢問其病史、就醫紀錄、接觸史、旅遊史及其他與傳染病有關之事項（例如特殊職業別及是否有群聚情況等資訊），以作為鑑別診斷與通報法定傳染病之依據；病人或其家屬則應據實陳述，違者得處以罰鍰[67]。

二、防疫措施

於傳染病發生或有發生之虞時，地方主管機關應會同有關之機關或機構，即時採行適切之防疫措施[68]：

1. 管制上課、集會、宴會或其他團體活動。
2. 管制特定場所之出入及容納人數。
3. 管制特定區域之交通。
4. 撤離特定場所或區域之人員。
5. 限制或禁止傳染病或疑似傳染病病人搭乘大眾運輸工具或出入特定場所。
6. 其他經各級政府機關公告之防疫措施。

地方主管機關基於防治疫情需要，曾採行之措施包括：訂定室內與室外聚會人數上限（管制集會）、管制或禁止婚喪喜慶宴客或宗教祭祀等活動（管制宴會或其他團體活動），或是停止開放休閒娛樂場所及宗教場所（管制特定場所之出入）、實施賣場、超市與市場之人流管制（管制特定場所之容納人數）。為避免人潮擁擠而增加群聚風險，控管特定路段汽機車之進出（管制特定區域之交通）。將爆發群聚疫情之醫療機構、人口密集機構、旅館或住宅大樓等場所內之人員撤離至他處（撤離特定場所或區域之人員）。禁止體溫異常或有感染症狀之民眾搭乘公車、火車、高鐵及捷運（限制或禁止傳染病或疑似傳染病病人搭乘大眾運輸工具）。除此之外，地方主管機關亦曾實施外出全程佩戴口罩、禁止於營業場所內餐飲、營業場所及公共場域落實實聯制、體溫量測、加強環境清消及員工健康管理等防疫措施（其他經各級政府機關公告之防疫措施）。

當傳染病發生，地方主管機關有進入公、私場所或運輸工具從事防疫工作之必要時，應會同警察機關人員，並事先通知該公、私場所或運輸工具之所有人、管理

67　傳染病防治法第 31 條。
68　傳染病防治法第 37 條第 1 項。

人或使用人到場。例如依據《登革熱屈公病防治工作指引》，地方主管機關接獲疑似病例通報，應強制執行病例可能感染地點及病毒血症期間停留地點之室內外病媒蚊孳生源清除及查核，或病媒蚊成蟲化學防治（噴藥）。場所或運輸工具所有人、管理人或使用人不得拒絕、規避或妨礙防疫工作之執行；若該等人員未到場，防疫人員得逕行進入場所或運輸工具執行防疫工作 [69]。

三、隔離與檢疫

依據《國際衛生條例》，「隔離」（isolation）係指將患者、被感染者或被污染的行李、貨櫃、交通工具、物品或郵包與其他個人或物體隔開，以防止感染或污染擴散。「檢疫」（quarantine）則指將疑似被感染但尚無症狀的個人，或疑似被污染的行李、貨櫃、交通工具或物品予以限制活動，或是與其他的個人或物品隔開，以防止感染或污染的可能傳播 [70]。簡言之，「隔離」是將確定已罹病的病患與其他健康人分隔開的措施；「檢疫」則是將可能被感染，但尚未出現症狀者與其他健康人分隔開的措施。隔離與檢疫皆為造成行動自由限制的公共衛生手段 [13]。

檢疫措施的實施對象為有已被感染之風險，但尚未發病或確診的人。其感染風險的原因主要為二：一為曾與有傳染力的病患密切接觸 [71]；二是曾到訪傳染病流行疫區 [72]。然而，所有的傳染病從暴露、感染到出現症狀，皆須經過一定時間，即潛伏期。且患者出現症狀後不一定隨即就醫，就醫後亦不一定得以立即確診。因此，若待患者確診後始予以隔離，可能於隔離前即已傳染他人。部分傳染病在出現症狀之前即具傳染力（亦即可傳染期；例如麻疹於出疹前 4 日，德國麻疹於出疹前 7 日，水痘於出疹前 5 日，即具有傳染力），倘待患者出現症狀始採取防治措施，疫情亦可能早已擴散。因此，檢疫的目的即是在有感染風險者尚未出現症狀或確診時，提前採取介入措施，以降低傳染病傳播蔓延之風險。

檢疫措施依其實施範圍，分為不同形式。居家檢疫（home quarantine）係指受檢疫者待在自家中進行檢疫，但仍可能會對同住家人造成感染風險。機構檢疫（institutional quarantine）是指針對整個機構或整棟大樓實施檢疫，例如醫院、旅館、公寓大樓等。地理檢疫（geographic quarantine），又稱防疫封鎖線（cordon

---

69 傳染病防治法第 38 條。
70 國際衛生條例第 1 條。
71 傳染病防治法第 48 條第 1 項。
72 傳染病防治法第 58 條第 1 項。

sanitaire），是在受感染地區與未受感染地區之間劃出一條警戒線，並實施人員與交通之管制，以避免疫情跨區域傳播 [14]。若檢疫的地點並非在住家，而是將來自不同地方的受檢疫者集中在同一建築物（例如公務機關訓練所、旅館、宿舍等）或同一區域中（例如軍營營區）進行檢疫，稱集中檢疫（group quarantine）。惟在同一建築物中進行檢疫時，受檢疫者仍須區隔於不同房間之空間中，以避免造成交叉感染。

執行確定病例密切接觸者之檢疫，須先匡列確定病例自可傳染期期間之接觸者，再依其接觸時間、距離，及雙方是否佩戴適當防護而評估感染風險。具高風險之密切接觸者應自最後與確定病例接觸之日起計算檢疫期間，期間長度則為所涉法定傳染病之最大潛伏期。執行有感染區旅遊史者之檢疫，則是自其入境之日起算，期間長度則同樣為所涉法定傳染病之最大潛伏期。

受檢疫者於檢疫期間內應留在指定處所，不得外出；但若遇生命、身體等之緊急危難而不得不離開指定處所，不予處罰。此外，受檢疫者於期間內亦負有注意自身健康狀況之義務；如出現疑似感染症狀，須回報地方主管機關，不得逕行就醫，以免造成傳染病傳播。

實務上有關隔離與檢疫措施之命名，不一定完全與國際衛生條例之定義相符。例如於 SARS 疫情期間，衛生機關對與 SARS 個案有密切接觸者實施「A 級隔離」；對於自病例集中區入境旅客實施「B 級隔離」。而在 COVID-19 疫情期間，衛生機關對確定病例之密切接觸者採行「居家隔離」；自國外流行地區入境者則採行「居家檢疫」。若依國際衛生條例之定義，上述措施均為檢疫。

四、隔離治療

對於已確診傳染病的患者所實施的隔離措施，由於多在醫療機構內實施，因此稱為隔離治療或醫療隔離（medical isolation）。在疫情爆發導致病例數大幅增加的狀況下，為有效利用醫療量能，醫療機構資源可能優先分配給重症患者；至於症狀輕微或無症狀的患者，則採取在家隔離的居家隔離措施（home isolation）。在社會整體公共衛生的層次，隔離的目的是阻斷患者將傳染病傳播出去的機會，以避免疾病的擴散蔓延；而在個人的層次，則是提供病患個人密切的健康監測與適切治療 [15]。

衛生主管機關針對不同的法定傳染病，有不同的隔離治療標準：對於致死率、傳播速度及危害風險程度最高的第一類法定傳染病患者，須一律採行隔離治療。第

二類與第三類法定傳染病患者是否採隔離治療，則由衛生機關決定。若有直接人傳人風險者，通常會採取住院隔離治療；若無人傳人可能或可能性低，如登革熱（透過病媒蚊傳染）、急性 B 型肝炎（透過血液或性行為傳染）或破傷風（病原體經土壤、塵土進入傷口而感染），則通常無須住院隔離治療。若為有監視疫情發生或施行防治必要之第四類法定傳染病，或其傳染流行可能對國民健康造成影響，有建立防治對策或準備計畫必要之第五類新興法定傳染病，則授權中央衛生主管機關訂定隔離治療政策[73]。

在隔離治療期間內，受隔離者應依指示於隔離治療機構內接受治療，不得任意離開。違者除依法得處罰鍰以外，醫療機構亦應報請地方主管機關通知警察機關協助處理[74]。當受隔離治療者符合解除隔離治療條件，而無繼續隔離治療必要時，衛生機關應即解除其隔離治療之處置[75]。若受隔離治療者之隔離治療期間超過30日時，衛生機關應至遲每隔30日另請二位以上專科醫師重新鑑定，以決定是否有繼續隔離治療之必要[76]。有關隔離治療期間之費用，不論受隔離治療者是否為本國籍或是否具健保投保身分，亦不問受隔離治療者遭感染之原因是否可歸責於本身因素，依傳染病防治法規定，隔離治療相關費用由中央主管機關編列預算支應[77]。隔離治療費用非由個人負擔之原因，在於隔離治療之目的除治療個人疾病外，亦有阻斷傳染病傳播之公共衛生目的，屬重大公共利益。患者如因資力不足，而影響其配合隔離治療之意願，恐造成社區更高之感染傳播風險，因此立法規範由國家支應相關費用。

提審法於 2014 年修正後，不論是否因犯罪嫌疑而遭法院以外機關逮捕、拘禁，若其他法律未提供人民向法院請求即時救濟之機制，人民即得依提審法規定向法院聲請提審[78][16]。因此，當主管機關依傳染病防治法規定，執行各類隔離或檢疫措施，而涉及以非自願性手段剝奪傳染病病人、接觸者或疑似被傳染者之人身自由時，即落入提審法規定範疇。故地方主管機關對於實施該等剝奪人身自由措施之對象，在送達通知書時，須一併踐行提審權利告知之程序，告知實施措施之原因、時間、地點，及得依提審法聲請提審之權利，以落實人身自由之正當法律程序保障[79]。

73　傳染病防治法第 44 條第 1 項。
74　傳染病防治法第 45 條第 1 項。
75　傳染病防治法第 45 條第 2 項。
76　傳染病防治法第 45 條第 3 項。
77　傳染病防治法第 44 條第 3 項。
78　提審法第 1 條第 1 項。
79　提審法第 2 條。

五、邊境傳染病防治

人的流動是傳染病擴散蔓延最重要的因素，因此，阻絕傳染病於境外，是各國的第一線預防控制措施。是故，邊境的傳染病防治措施，特別是在疫情初期，扮演極重要的把關角色。根據研究，各國為預防或控制傳染病之相關管制措施包括：入出境篩檢、提供旅客衛教資訊、隔離與檢疫、健康監測、接觸者追蹤、加強個人與環境衛生、旅遊限制、動物檢疫、病媒管制及物品管制等 [17]。狹義之旅遊限制係指針對有傳染力之病患所採取限制或禁止入出境之措施，手段包括要求旅客於入出境前提供檢驗報告或健康證明文件，以及於入出境時實施篩檢（例如體溫測量）或健康評估。廣義的旅遊限制則是擴大限制對象之範圍，針對所有居住或曾停留疫區者採取限制或禁止入出境措施，而不問其是否有症狀或確實罹患傳染病。

對於出境之限制，主管機關對未治癒且顯有傳染他人之虞者，得通知入出國管理機關，限制其出境 [80]。限制之目的除了避免造成傳染病跨國傳播以外，亦考量在機艙之密閉與狹窄空間中，仍有機上傳播傳染病之風險。例如針對傳染性結核病及疑似感染或確診麻疹之病患實施限制出境措施。《限制傳染性結核病患搭乘大眾航空器出國出境實施要點》中規定，痰抹片抗酸菌檢驗陽性而有傳染之虞之肺結核病患，不得搭乘單次飛航行程逾八小時之大眾航空器出境；傳染性之多重抗藥性結核病患與慢性傳染性結核病患，一律禁止搭乘大眾航空器出境 [81]。待其完成一定治療之條件，或檢驗證實已無傳染之虞時，始得解除出境限制 [82]。

至於對於入境之限制，主管機關依法得商請相關機關停止發給特定國家或地區人員之入境許可 [83]。2003 年 SARS 疫情期間我國曾經規定，持外國護照經由 SARS 病例集中區來臺者，除有重大原因而提出專案申請，一律禁止入境。2020 年 COVID-19 疫情期間亦曾實施，自流行疫區出發或有近期旅遊史而來臺之非本國籍人士，除緊急、人道考量或經專案許可外，無我國居留證者不得入境臺灣之管制措施。此外，由於 COVID-19 疫情席捲全球，多國為控制疫情及減少防疫措施對國際交通運輸之影響，曾採行要求旅客於入境或搭機前，須持檢驗陰性報告與疫苗接種證明，始得入境或登機之措施。

其他管制強度較輕的其他邊境傳染病防治措施，則包括健康與旅遊史聲明、

80　傳染病防治法第 58 條第 1 項第 5 款。
81　限制傳染性結核病患搭乘大眾航空器出國出境實施要點第 2 點、第 3 點。
82　傳染病防治法第 58 條第 2 項，限制傳染性結核病患搭乘大眾航空器出國出境實施要點第 4 點。
83　傳染病防治法第 58 條第 1 項第 6 款。

發燒篩檢與症狀評估，以及邊境採檢等[84]。爲防範傳染病境外移入，我國自 1995 年起，針對東南亞部分國家入境旅客實施填報「健康聲明表」措施，以調查旅客近期旅遊史及是否有疑似感染傳染病症狀。2003 年因應 SARS 疫情，所有入境旅客皆須填寫「SARS 防制調查表」，申報症狀及近期旅遊史 [18]。2014 年西非爆發伊波拉（Ebola）病毒感染疫情，我國全面要求入境旅客填寫「伊波拉入境申報卡（藍卡）」，以調查西非伊波拉疫情流行國家旅遊史。2020 年起因應 COVID-19 疫情及居家檢疫措施，入境旅客須於「入境健康聲明暨居家檢疫通知書」填寫症狀、旅遊史、聯絡方式及居家檢疫地址等資訊 [19]。

2003 年 SARS 疫情期間，由於發燒爲 SARS 病患開始具傳染力之關鍵症狀，故世界衛生組織建議受影響地區於機場執行發燒篩檢，臺灣隨即於國際港埠架設紅外線熱影像儀，偵測入境旅客是否有發燒症狀。SARS 疫情趨緩後，許多國家陸續取消發燒篩檢措施，惟我國除維持發燒篩檢外，並輔以症狀及旅遊史評估，經檢疫人員評估有必要時，即於邊境採檢（如登革熱抗原快篩）。藉此攔檢境外移入傳染病中以登革熱最多，其次爲桿菌性痢疾 [20]；此外亦成功攔檢首例境外移入之屈公病（chikungunya）、茲卡（Zika）病毒感染症及 COVID-19 確診病例。

第六節　傳染病病人權利保護

一、隱私權與人格權

司法院釋字第 603 號解釋文指出：「隱私權雖非憲法明文列舉之權利，惟基於人性尊嚴與個人主體性之維護及人格發展之完整，並爲保障個人生活私密領域免於他人侵擾及個人資料之自主控制，隱私權乃爲不可或缺之基本權利，而受憲法第 22 條所保障。其中就個人自主控制個人資料之資訊隱私權而言，乃保障人民決定是否揭露其個人資料、及在何種範圍內、於何時、以何種方式、向何人揭露之決定權，並保障人民對其個人資料之使用有知悉與控制權及資料記載錯誤之更正權。」依據個人資料保護法規定，傳染病或疑似傳染病病人之姓名、病歷及病史等有關資料，爲依法應受法律保護之「個人資料」；該等資料如遭不當洩漏，不僅侵害個人

84　傳染病防治法第 58 條第 1 項第 2 款、第 3 款。

隱私權，也可能因而導致標籤化或差別待遇，故有特別加強保護之必要。

　　依傳染病防治法規定，政府機關、醫事機構、醫事人員及其他因業務知悉傳染病或疑似傳染病病人之姓名、病歷及病史等有關資料者，不得洩漏 [85]。由於該規定所規範的主體重點為「因業務知悉」，故並不限於醫事機構從事工作或從事與醫事人員工作相關或相類之業務人員，而應包括私營企業之相關人員（如新聞媒體業者）。另外，該規定所保護者為「傳染病或疑似傳染病病人」之有關資料，如非屬或已排除為「傳染病或疑似傳染病病人」，則不適用傳染病防治法之規定。惟洩漏一般人之個人資料仍然可能違反民法、個人資料保護法、刑法，或醫療法及醫事人員法規之相關規定。

　　傳染病或疑似傳染病病人之隱私權所受法律保障並非絕對；於法律規定且為防治傳染病之必要時，仍得提供或公布個人資料。例如醫師發現傳染病或疑似傳染病病人之通報與提供主管機關有關個案之就醫紀錄、病歷、相關檢驗結果、治療情形及解剖鑑定報告等資料，以及中央主管機關為控制流行疫情而公布因傳染病或疫苗接種死亡之個案資料 [86]。於 COVID-19 防疫期間，對於有違反隔離或檢疫命令（或有違反之虞）者及確診 COVID-19 之病人，為防治之需要及避免疫情擴散，指揮中心指揮官得指示公布其個人資料 [87]，皆為傳染病或疑似傳染病病人資訊隱私權保障之例外規定。此外，為尊重及保障傳染病病人及照顧病人之醫事人員、接受隔離或檢疫者及其家屬之人格權，因此傳染病防治法規定，非經上述等人之同意，不得對其錄音、錄影或攝影 [88]。

二、污名與歧視

　　早期在對傳染病認識尚淺，且無有效療法的年代，人類面對惡疾最主要的處理方式，便是將病患放逐出城，或是禁止外來的病患入城，除了放逐，也帶有懲罰的意味 [21]。例如許多文化自古以來即對漢生病（舊稱痲瘋）貼上「惡疾」的標籤，認為患者是遭天譴而染上不潔之疾。19 世紀西方國家將漢生病視為華人之疾病，因而引發排華活動 [22]。臺灣早年也因漢生病尚無有效治療藥物，且患者外貌受疾病影響變形，而遭歧視對待，甚至遭棄置荒野或孤島。1930 至 1962 年間，

85　傳染病防治法第 10 條。
86　傳染病防治法第 39 條。
87　嚴重特殊傳染性肺炎防治及紓困振興特別條例第 8 條。
88　傳染病防治法第 11 條。

臺灣漢生病病患被強制收容於樂生療養院隔離，甚至遭強制結紮或墮胎 [23]。14
世紀的黑死病（即鼠疫）造成歐洲超過三分之一人口死亡。人們除了將染病歸咎於
病患道德疏失或信仰不虔誠外，亦傳言遊民、乞丐及信仰異教的猶太人於井水中下
毒所致。成為代罪羔羊的猶太人因而遭民眾迫害、火刑及沒收財產 [24]。

　　被稱為 20 世紀黑死病的愛滋病（AIDS），被認為起源於黑暗的非洲大陸，來
自於第三世界的「陰暗熱帶」[25]。由於起初發現於男男性行為（men who have sex
with men, MSM）之族群，加上對傳染途徑之認識不足，以及初期無治療方式，因
而引發對疾病之恐懼與污名化，並使病患長期遭受歧視。蘇珊‧桑塔格於《疾病的
隱喻》提到：人們對於 AIDS 患者的理解，是屬於某個「危險族群」或賤民團體；
罹患該疾病洩漏了病患在其鄰居、同事及親友所不知的身分，即「男同性戀者」。
對於 AIDS 的傳染途徑，則認為是放縱、犯罪與耽溺於非法化學藥品及不正常的
性；經由性行為染病者不僅為咎由自取，更應受社會責備 [26]。

　　對疾病的污名（stigma）係指對病患、與病患相關者（如家屬）及染病高風險
族群（如 MSM、靜脈藥癮者）之負面看法、感覺、態度；歧視（discrimination）
則是基於對象是否染病而有不公平的對待（包括積極作為或消極不作為）[27]。這
些污名與歧視，使個人擔心他人懷疑自己的感染狀態，而不敢尋求防治相關資訊
或採取預防措施，同時亦阻礙感染者向家人、朋友及性伴侶揭露自身感染狀態，並
降低接受治療的意願。對於 HIV/AIDS 的常見歧視樣態包括就醫、就業、就學，及
安養與居住方面，例如：醫療院所無正當理由拒絕提供感染者醫療服務或要求其轉
診；醫療院所未取得感染者同意，將其感染事實洩漏給親屬、不相干的醫療人員或
其他民眾；雇主無法令依據卻要求應徵者或員工繳交愛滋病毒檢查結果；雇主因員
工之感染身分而對其施予解雇或調職等不公平待遇；學校因學生之感染身分而剝奪
其就學權益或違法洩漏感染事實；房東因個案之感染身分而拒絕租賃等 [28]。具
體之相關人權事件則如：捷運公司將愛滋病列為員工體檢不合格項目、高雄餐旅學
校招生案、關愛之家遭社區要求遷離案、感染者遭牙醫診所拒診、國防大學案、愛
滋外籍配偶婚姻權益等 [29]。

　　傳染病防治法中規定，政府機關（構）、民間團體、事業或個人不得拒絕傳染
病病人就學、工作、安養、居住或予其他不公平之待遇[89]。HIV 條例亦規定，不得
拒絕感染者之就學、就醫、就業、安養、居住或予其他不公平之待遇[90]。但法規中

89　傳染病防治法第 12 條。
90　人類免疫缺乏病毒傳染防治及感染者權益保障條例第 4 條第 1 項。

亦明定，如基於傳染病防治之需要，主管機關仍得限制上述傳染病病人之權益[91]；HIV 條例亦指出，為避免其傳染於人，中央主管機關對感染者所從事之工作，得予必要之執業執行規範[92]。例如中央主管機關為維護感染愛滋病毒醫事人員之就業權，以及保障實習醫學生與其他醫事科系實習學生之受教權，並兼顧其自身及病人之健康，訂有《感染愛滋病毒醫事人員執業指引》與《感染愛滋病毒實習醫學生實習原則》[30]，規範愛滋病毒檢驗原則、感染愛滋病毒醫事人員之責任、執行易暴露程序之條件、揭露原則及隱私維護、就業權保障，以及醫療機構之協助責任等。

第七節　倫理議題

一、預防接種

（一）強制接種義務

　　預防接種所帶來的益處可分為兩方面：在個人層次方面，直接提供接種對象保護力，降低感染或併發重症之風險；在公共衛生層次方面，則透過接種對象建立之免疫屏障，形成群體免疫（herd immunity），降低傳染病在社區中傳播擴散的機會，使未接種者間接受到保護。然而，接種疫苗仍有一定機率可能發生不良反應，因此，個人（或未成年子女之父母）在決定是否要接種疫苗時，通常會考量自己所認知的染病（包括造成重症或死亡）風險、接種疫苗之保護效果及可能發生不良反應的風險。

　　政府為提升疫苗涵蓋率以避免疫情爆發，可能採取各種公權力措施，課予民眾接種疫苗之義務，甚至以罰鍰或自由刑之手段，強制人民接種疫苗，因而引發法律與倫理上的論辯。1905 年美國聯邦最高法院的重要判決 Jacobson v. Massachusetts 案例事實起因於州民拒絕接種天花疫苗，違反了強制接種的州法律，遭處以罰鍰，因而上訴至最高法院。法院判決州政府得行使其權力以保障其公民之健康、安全與福祉。憲法所保障的個人權利並非任何情況下皆不得予以限制的絕對權利；若個人行使權利會對他人造成傷害，自得加以限制 [31]。其倫理基礎為約翰・彌爾（John

---

91　傳染病防治法第 12 條但書。
92　人類免疫缺乏病毒傳染防治及感染者權益保障條例第 4 條第 2 項。

Stuart Mill）主張之傷害原則（harm principle）：唯有基於防止危害他人之目的，方能正當化不顧個人意願而強制干涉其自由的作法 [32]。個人拒絕接種疫苗或拒絕其子女接種疫苗之行為，倘對他人造成危害，自得限制其拒絕接種之自由。反駁疫苗接種適用傷害原則的論點為：拒絕接種疫苗如何對他人造成危害，其間的關聯性並不明確；此外，每個人都可自己選擇接種疫苗，而非要求他人接種疫苗來保護自己 [33]。支持方的論點則為：拒絕接種疫苗雖不等同於將疾病傳染他人而造成直接危害，然而仍可能間接造成他人染病風險增加。此外，個人可能因具醫療上之禁忌症（medical contraindications）或對疫苗無法產生有效免疫反應（如未達接種年齡或免疫力缺損），因此並非所有人皆能透過接種疫苗保護自己，而須仰賴他人接種以獲得間接保護。

另一支持強制接種之理由為避免搭便車（free riders）的現象：未負擔或付出相應之成本，卻仍能共享公共利益。例如本身並無接種禁忌症之個人拒絕接種，而轉由其他人接種並承擔發生不良反應之風險，卻皆能共同享有群體免疫之保護利益，因而產生公平性之爭議。搭便車的趨勢亦可導致生態學家哈丁（Garrett Hardin）提出之「公有地悲劇」（Tragedy of the Commons）。在接種疫苗的情形中，群體免疫的狀態即為全民共享的公有地。當一個人選擇不接種疫苗，可避免承擔發生不良反應的風險，卻又不會對群體免疫造成明顯影響時，可能因此驅使許多人同樣做出拒絕接種疫苗的選擇，最後導致接種涵蓋率過低而無法維持群體免疫，因而發生疫情爆發的悲劇。此外，有相同生活型態、信仰信念者會有聚集之傾向，加上同儕壓力影響，因而在該族群中易發生接種疫苗選擇上的從眾效應（bandwagon effect），使該族群的接種涵蓋率更低，而更易發生疫情 [34]。

實施強制接種的第三個理由則是國家親權（parens patriae power，或稱國家監護人權），即國家對於未成年或無行為能力人有保護之權力與義務，以避免其受到傷害。因此，當未成年子女之父母或監護人無法保護子女，或甚至有傷害子女之虞時，國家於優先考量子女最佳利益之下，應以公權力介入，例如義務教育之實施及禁止童工政策。然而，未成年子女之父母或監護人拒絕其子女接種疫苗，是否構成傷害，仍有討論之空間，而須一併考量傳染病之盛行率與嚴重度等因素 [33]。

綜上所述，強制接種須有實質理由支持拒絕接種會對公共衛生造成顯著危害，而預防接種可以減輕該危害；且在當時的情狀之下，沒有其他侵害更小的替代方式。然而，若接種疫苗會對個人造成顯著危害時，例如具有接種之禁忌症，則不得強迫其接種疫苗 [35]。

除一般民眾外，特定職業族群可能負有更高之接種義務，常見之議題為醫事人員是否應接種季節性流感疫苗。由於醫事人員被賦予救治生命之責，且服務對象多為健康狀態與免疫功能較一般人差之病患，基於行善（beneficence）與不傷害（nonmaleficence）原則，自應負更高之接種義務。他國醫事機構所採行之強制手段包括解僱、停職、流行季強制無薪休假等，或較緩和之手段如強制佩戴口罩、調離第一線工作職務等 [33]。

（二）疫苗分配與接種順序

當疫苗接種的需求大於供給時，疫苗分配與接種順序的決定，將直接影響何種族群對象可優先接種，而面臨分配正義（distributive justice）的倫理議題。

最常適用的疫苗分配順序原則，是優先讓維持公眾健康、福利或安全的專業、職業人員接種疫苗，例如醫護、緊急救護人員、生產製造或運輸生活必需品（包含疫苗）者、警消人員等。理由為：社會要求這些人負擔特別義務，因此亦有責任保護其在執行任務中可能遭遇的傷害。此外，提供疫苗接種以保護該等人員，亦可增加其他人生命與健康受到保護的機會。另一分配順序原則為優先給予感染後併發重症或死亡風險較高之族群接種，例如嬰幼兒、年長者、體弱或有慢性病者，以及免疫力低下者。亦有分配原則為以拯救最多生命為目標，而將優先接種順位保留給生存預後較佳者；或是採用公平抽籤模式，使每位民眾都有相同的機會接種疫苗 [36]。

（三）疫苗猶豫

世界衛生組織於 2019 年提出全球衛生面臨的 10 大威脅，包括「疫苗猶豫」（vaccine hesitancy），其定義為：儘管預防接種服務之提供無虞，仍然延遲而未接受（delay in acceptance）或拒絕接種（refusal）疫苗。更精確地說，疫苗猶豫指的是在完全接受與完全拒絕接種疫苗之間的狀態，例如接受接種但心存疑慮（accept but unsure）、拒絕接種特定疫苗、僅接受接種特定疫苗、願意接種但遲遲未接種、拒絕接種但心存疑慮（refuse but unsure）等情況。造成疫苗猶豫的原因十分複雜，可能是對疫苗製造廠的不信任、反政府傾向，或只是偏好自然或替代療法。決策者在因應疫苗猶豫議題時，應在擔負行善與正義之責，以及尊重個人自主權之間取得平衡 [37]。世界衛生組織疫苗專家諮詢小組（Strategic Advisory Group of Experts on Immunization, SAGE）歸納發生疫苗猶豫的關鍵因素，包括「3C」：認為被感染的

風險低，因而無接種疫苗之必要性的自滿（complacency）；疫苗的可得性、可近性或可負擔性等不足而造成便利性（convenience）下降；對疫苗的有效性與安全性、醫療系統的專業能力，及政策制定者決定接種疫苗之動機的信心（confidence）不足 [38]。

疫苗猶豫常為歐美國家發生突發疫情之重要因素。以麻疹為例，研究指出疫苗猶豫為造成歐美麻疹肆虐的主因，特別是在 MMR（measles, mumps and rubella）疫苗接種率偏低的族群或地區，更易爆發麻疹群聚 [39,40]。反觀臺灣由於幼兒各項常規疫苗接種完成率皆在九成以上 [41]，因此過往較少討論疫苗猶豫的議題。但在季節性流感疫苗及重大疫情期間實施大規模疫苗接種（如 H1N1 新型流感及 COVID-19 之疫苗接種）時，較容易出現疫苗猶豫的情形；特別是在新研發疫苗上市、發生引起社會關注之嚴重不良事件，以及發現疫苗外觀異常或品質瑕疵時，疫苗猶豫的情形更加明顯。根據 2021 年針對臺灣民眾 COVID-19 疫苗決策態度之本土質性研究結果，在疫苗新研發及大規模接種的情境下，對民眾而言，相關研究與接種政策皆有較大之不確定性與變動可能。對疫苗安全性、效果及必要性缺乏信任下，民眾寧可採取保守的防疫方式，減少接種疫苗的需求與意願。因此，政府鼓勵接種疫苗的同時，也應主動揭露與討論科學不確定性及解釋接種決策的考量；亦須針對分眾的需求與感受，發展相應的風險資訊溝通管道與方式，使大眾更容易且完整理解疫情與疫苗的風險，提升對疫苗的信心 [42]，並符合尊重自主（autonomy）的倫理原則。

（四）新研發疫苗

當發生重大疫情時，疫苗與藥品仍為有效控制疫情的最重要手段。而為迅速應變與處置，疫苗與藥品之研發與審核可能非依循一般疫苗藥品之時程與規範，而是採行加速核准（accelerated approval）、緊急使用授權（Emergency Use Authorization, EUA）或專案核准製造或輸入 [93] 等機制。相較一般依序完成一至三期臨床試驗程序，因應疫情研發的疫苗（如 Ebola 與 COVID-19 疫苗）可能同時進行不同期之臨床試驗，且在未完成第三期臨床試驗並經主管機關查驗登記與核准發給藥品許可證之際，即授權使用。因此，若疫苗或藥品有罕見之不良反應風險，可能不易在第一、二期試驗階段中偵測得知；此外，第一、二期試驗受試者通常為年輕、健康之

---

93 藥事法第 48 條之 2。

族群，與第三期及實際接種對象有所差異，以致疫苗的有效性與安全性是否能由臨床試驗結果外推至實際接種對象，仍有不確定性。

使用研究資料有限、帶有不確定風險的疫苗，有違反不傷害（nonmaleficence）倫理原則之虞。因此在公共衛生緊急事件中，緊急授權使用未經主管機關正式核准許可的疫苗，應滿足特定條件，方得正當化其使用。世界衛生組織在統整伊波拉與茲卡病毒感染症疫情之經驗後，於 2020 年提出緊急使用清單（Emergency Use Listing, EUL）的程序指引，除提供會員國主管機關參考外，亦為疫苗、藥品及檢驗試劑之製造商作為申請緊急使用授權應具備何種相關佐證資料之指引。申請列入 EUL 之疫苗須滿足以下所有必要條件 [43]：

1. 所涉疾病須為嚴重或立即危及生命、有爆發群聚或疫情之可能，以致考量將候選疫苗列入緊急使用清單具備合理性。

2. 現有疫苗無法有效預防疫情。

3. 疫苗生產須符合現今之優良製造規範（Good Manufacturing Practices, GMP）。

4. 候選疫苗最終仍須完成完整之研發程序（包括所有之臨床試驗與測試）。

採用緊急使用授權之國家，亦應透明化評估授權之條件、流程與佐證資料，以及根據現有資料分析使用該疫苗之利弊得失。此外須設置倫理與法規之責任機制，以監督緊急使用授權流程符合規範 [44]。在使用該等緊急使用授權之疫苗時，則應明確踐行告知後同意（informed consent），使民眾清楚瞭解提供該新研發疫苗之理由、益處及風險，以符合尊重使用者自主（autonomy）的倫理原則。最後，為監測疫苗使用後之安全性，應建置完善的藥物安全監視（pharmacovigilance）機制，並妥善處理疫苗接種後之不良事件。

二、隔離檢疫

隔離檢疫因為直接限制人身自由，因此必須在具有該措施可明顯減少傳染病傳播風險之合理依據，且亦為達成目的之最小侵害手段的前提下，始得為之。例如若採居家檢疫即可有效達成防疫目的時，即無須採行集中檢疫。此外，亦應依據最新之科學證據，持續檢視隔離檢疫措施之適當性。政策制定者應落實措施內容之透明化，定期與社會大眾溝通說明措施內容，並須致力保護隔離檢疫對象之隱私，以及避免其遭污名化或歧視 [13]。

將感染高傳染力（如麻疹、水痘）或致病力（如 SARS、Ebola）之病患予以隔

離，或將有感染風險者予以檢疫，目的皆在避免傳染給他人，其倫理基礎在於當個人行使其權利會對他人造成傷害，自得加以限制的傷害原則（harm principle）。通常傳染病病患為避免將疾病傳染給周遭他人，特別是與其關係密切的親友，多自願配合隔離措施。但在少數情況中，病患並非不瞭解傳染他人風險而不願配合，而是另有他因；例如身為家中主要經濟來源、從事之工作較不穩定或無保障、身為家中照顧者或需被照顧者等。因此，在要求隔離檢疫對象配合公衛措施以維護公眾健康之際，國家亦應提供隔離檢疫對象所需之社會支持資源，滿足其基本需求，如飲食、居住及收入等，以符合互惠原則（principle of reciprocity）[44]。對於因配合隔離檢疫措施而遭限制人身自由，導致之生產、工作、農作等經濟損失，國家應考量給予合理適當之補償 [13]。更重要的是，制定隔離檢疫政策時，應考量特定傳染病所造成的健康危害程度：社會大眾願意及能夠承受多大的傳染病風險，來換取個人行動自由得以不受限制。

三、接觸者追蹤與告知

透過疫情調查以匡列接觸者，並追蹤其健康狀況，是避免疫情擴散的關鍵措施。傳染病病患於接受疫情調查時，通常會配合提供接觸者資訊（於法律上亦有據實提供資訊之義務），以保護其密切接觸者（如關係密切之親友）之健康。但有時病患可能擔憂提供接觸者資訊後，自己的身分遭直接或間接揭露，而被歸咎，甚至因對其所染之疾病（如 HIV/AIDS）有污名化或歧視的刻板印象，而遭家庭、職場或社區排擠，於是選擇隱瞞或拒絕提供資訊。此時，「病患的隱私權」與「接觸者與其他社會成員的健康權」發生衝突。若違反病患意願而以強制手段取得其接觸史，甚至將病患染病的事實告知第三人，無論動機與目的為何，皆對病患之自主權（autonomy）造成侵害 [45]。例如我國 HIV 條例中明訂，感染者有提供其感染源或接觸者之義務[94]；而主管機關應通知與感染者發生危險性行為、共用針具、稀釋液、容器或有其他危險行為等接觸者至指定之醫事機構，接受 HIV 諮詢與檢查[95]。

正當化接觸者追蹤及告知之理由為：病患之隱私權並非絕對權利，仍須與其他權利進行權衡，並符合傷害原則（harm principle）及弱勢原則（vulnerability principle）；傷害原則已於前文述及，弱勢原則指相對上具有能力之主體對於處於弱

---

94 人類免疫缺乏病毒傳染防治及感染者權益保障條例第 12 條第 1 項。
95 人類免疫缺乏病毒傳染防治及感染者權益保障條例第 15 條第 1 項。

勢地位者（例如容易受傷又欠缺保護自己之能力），負有使弱勢之一方免於傷害或面臨風險之較高義務 [46]。因此，當感染者的密切接觸者處於相對弱勢，面臨重大感染風險；但若對其揭露感染風險之資訊，能協助其降低風險，根據上述原則，感染者負有揭露資訊以保護密切接觸者之倫理義務。在醫療人員方面，若感染者不願揭露感染狀態或不採取保護措施，此時密切接觸者僅能仰賴醫療人員之行為以避免或降低風險。據此，醫療人員負有告知該密切接觸者感染風險之義務；該揭露雖然違反醫療人員業務上的保密義務，但因其目的為避免第三人遭遇重大危險，故具倫理上之正當性。公衛人員透過業務知悉感染者之個人資訊，依法亦負有保密義務，但並非絕對；在具有基於防治需要之正當理由，並符合傷害原則及弱勢原則之情形下，亦有告知密切接觸者感染風險之義務。原則上，對密切接觸者之風險告知應優先由感染者為之，故醫療及公衛人員應使感染者知悉告知之重要性與義務，並與其討論與擬定告知計畫，以及視其需要提供告知方式之演練與諮商。在進行接觸者追蹤及告知時，應確知告知之目的僅為使接觸者知悉曾經暴露感染之風險，並提供諮商與檢測服務，故應採行最小侵害之手段，而無揭露感染者身分或其他可識別感染者個人資訊之必要 [46]。

第八節　實例分享

一、2003 年和平醫院封院隔離

2003 年 4 月，一名病患因全身痠痛症狀至臺北市立和平醫院就醫。院方依胸部 X 光檢查結果，懷疑為 SARS 病患，隨即採取隔離措施與消毒作業，但未分開處理其穿著過的病人服，亦未對其就診之急診區域進行人員健康監測，以致 4 月 22 日爆發 SARS 院內群聚感染。4 月 24 日，院方與衛生單位緊急宣布全面封院，並發布「臺北市政府 SARS 緊急應變處理措施」新聞稿。5 月 2 日公告重申所有醫院員工須即時返院接受隔離，全體工作同仁、病患及有關民眾非經允許，不得進出該院。該院成為臺灣首次因 SARS 疫情而關閉的醫院，估計共隔離 1 千 3 百多名醫護人員、病患及陪病家屬，包括在感染風險期間曾出入該院的醫院員工、出院病患與病患家屬也遭召回併同隔離。

一名和平醫院醫師 5 月 1 日下午始返院隔離，嗣後遭行政懲處、罰鍰及停業等

處分。該醫師認爲命醫院員工返院集中隔離之法律依據「曾與傳染病病人接觸或疑似被傳染者，得由該管主管機關予以留驗；必要時，得令遷入指定之處所檢查，或施行預防接種等必要之處置」[96] 並未包含強制隔離，而違反法律明確性、比例原則及正當法律程序，故聲請釋憲。司法院作成釋字第 690 號解釋，認爲強制隔離以保護人民生命安全與身體健康爲目的，且事涉醫療及公共衛生專業，其明確性之審查得採一般之標準。且強制隔離處置除可維護受隔離者個人之生命與身體健康外，並無對受隔離者人格權造成重大影響，又無其他侵害較小之方法，因而並未牴觸比例原則。最後，強制隔離與其他防疫之決定，須基於醫療與公共衛生之知識，貴在迅速採行正確之措施，故由專業之主管機關衡酌疫情之嚴重性，決定施行必要之強制隔離處置，並未違反正當法律程序意旨。因此，依據傳染病防治法規定實施和平醫院強制集中隔離措施並未違憲。

雖然相關規定並未被宣告違憲，然傳染病防治法於後續修法過程中，將投藥、指定特定區域實施管制或隔離等防疫處置增訂於條文中，使其法源依據更臻明確完備。2014 年提審法修正後，爲防疫而受隔離治療等剝奪人身自由處分之對象也可向法院聲請提審，以落實對人身自由之保障。

二、外籍移工結核病留臺治療政策變革

我國自 1989 年起開放引進勞務型工作之受聘僱外國人（簡稱移工），考量其母國傳染病風險較高，爲降低傳染病境外移入風險，2004 年依據就業服務法訂定《受聘僱外國人健康檢查管理辦法》。辦法中明訂第二類外國人（從事勞務型工作者）應辦理健康檢查；拒絕接受健康檢查、檢查不合格或罹患經中央衛生主管機關指定傳染病者，廢止其聘僱許可，並應即令其出國 [97]。

結核病患者如接受適當之抗結核藥物治療，通常於 2 週內即可大幅降低傳染力，如依醫囑規則服藥完成療程，幾乎皆可痊癒。然而過往確診感染結核病之移工須依法遣返出境，不僅造成經濟損失，亦因而發生確診移工失聯，增加社區傳播風險之情形。若提供確診移工治療機會，其人力聘僱需求及移工工作權益均能獲得保障。因此，我國自 2014 年起逐步開放健檢確診結核病之移工得申請留臺治療；經

---

96 舊傳染病防治法第 37 條第 1 項（2002 年 1 月 30 日公布）。
97 就業服務法第 73 條第 4 款、第 74 條第 1 項。

地方衛生主管機關認定完成治療者，視爲健檢合格 [98][47]。惟當時考量留臺治療除須移工有強烈配合治療意願並出具同意書外，其雇主亦須配合且提供適合環境與時間，以協助移工完成治療，故亦須出具協助受聘僱外國人接受治療之意願書。

雖然確診結核病移工之抗結核藥物療程始於通報時，而不受其是否申請留臺治療影響。縱使移工及其雇主未申請留臺治療，基於防疫目的，移工因聘僱許可廢止後，於出境前之在臺期間仍可獲得醫療照護與都治服務。惟須雇主同意之移工留臺治療政策易生誤解，認爲染疫移工之治療尙須雇主同意，侵害移工之健康權 [48]。因此，考量若雇主未簽署「雇主協助受聘僱外國人接受治療意願書」，縱使移工同意接受都治服務，其聘僱許可仍將遭廢止，而侵害其在臺之工作權，有違國際人權公約及傳染病防治法保障傳染病病人工作權利之意旨。故主管機關於 2021 年公告修正《受聘僱外國人健康檢查管理辦法》，刪除移工申請留臺治療須雇主同意之要件，並課予雇主應協助染疫移工申請留臺都治服務之義務。同時亦加強結核病防治正確知識及申請留臺治療之衛教宣導，以消除對結核病認知不足所致之恐慌、標籤化或歧視 [49]。

三、2018 年國籍航空麻疹群聚事件

2018 年一名本國籍民眾於 3 月至泰國旅遊，返臺後出現發燒、咳嗽等症狀，就醫後再至日本沖繩旅遊，因肢體出疹而於日本當地就醫後收治住院，經檢驗爲麻疹陽性，返國後經檢驗確定爲境外移入麻疹病例，依個案潛伏期間活動史研判感染地爲泰國。

麻疹爲傳染力極強之病毒性傳染病，可透過空氣、飛沫傳播或接觸鼻腔、咽喉分泌物而傳染。由於麻疹患者之可傳染期爲出疹前 4 日至出疹後 4 日之間，故於出現典型麻疹症狀前，即可能已感染他人，因此針對該名麻疹病患，衛生單位須匡列追蹤其於可傳染期內接觸之同住者、旅遊同行者、職場、機上及就醫時相關接觸者之健康狀況，直至監測期間屆滿而無新增個案爲止。

本案後續發生個案職場接觸者及同班機乘客與國籍航空機組人員陸續確診之情形，染疫之機組人員又傳染給其他機組人員。總計本事件共 13 例麻疹確診個案，其中 10 人爲機組人員；接觸者監測人數共 4,645 人。

98　受聘僱外國人健康檢查管理辦法第 9 條。

根據臺灣麻疹血清流行病學調查研究，接種完第 2 劑 MMR 疫苗後，抗體濃度會隨著年齡增加而慢慢降低，導致年輕成年人對麻疹之免疫力下降 [50]，可能為造成本次群聚事件之原因。群聚事件發生後，全臺掀起自費補接種 MMR 疫苗熱潮。為保留資源予第一線接觸病患之高風險族群，主管機關發布新聞稿與致醫界通函，呼籲以 1981 年以後出生之「臺北市、新北市與桃園市之醫學中心急診室醫護人員」及「桃園國際機場機組人員」為優先接種對象。本群聚事件落幕後，衛生主管機關加強提供教育部麻疹與德國麻疹相關防治資訊，以協助向大專院校新生宣導預防觀念，並建議麻疹或德國麻疹抗體陰性者，補接種 1 劑 MMR 疫苗。此外亦修訂成人自費接種 MMR 疫苗之建議：對於 1981 年以後出生，計畫前往有麻疹疫情地區或工作頻繁接觸外國人者，建議補接種 1 劑 MMR 疫苗。

四、HIV 條例蓄意傳染條款

HIV 條例第 21 條第 1 項規定：「明知自己為感染者，隱瞞而與他人進行危險性行為或有共用針具、稀釋液或容器等之施打行為，致傳染於人者，處五年以上十二年以下有期徒刑。」同條第 3 項規定未發生傳染於人結果之未遂犯亦應處罰。1990年制定該條文時，HIV/AIDS 尚無有效療法，90% 的感染者在 10 至 12 年後可發病為 AIDS，最終導致死亡。因此，感染者隱瞞感染狀態而為未防護之性行為，具高度傳染致人於死之風險，而應予立法防範 [51]。2007 年鑒於感染 HIV 對身體健康構成重大不治或難治之傷害，因而修法將刑度提升至與刑法重傷罪 [99] 相當。然有學者認為，面對未知與不確定之風險時，人們可能僅為維繫社會共同體間之安全感，而採禁止、排除或懲罰等恐慌性立法 [52]。再者，實務上之案例並非皆出於防範感染之動機而提起告訴，而可能用作為感情糾紛、依存關係、暴力行為、金錢糾紛等威脅或攻擊的籌碼。加上性行為之發生事實經過，通常難以證明；此外，當雙方承認曾有不安全性行為，但無法確認由哪一方傳染給他方時，便以未遂犯論處，如此常使感染者備受身心煎熬 [53]。更何況感染者隱瞞自身感染狀態之原因不一，包括忽略或被誤導性行為之傳染風險、認為性伴侶已知悉自身感染狀態並願意承受風險、擔心揭露感染狀態會遭拋棄、歧視、暴力或洩漏隱私等 [54]。另外，該條文以「明知自己為感染者」為構成要件，反而可能使一般民眾因擔憂背負刑責，即

99　中華民國刑法第 278 條。

使懷疑受到感染，仍不願篩檢，反而與公共衛生鼓勵主動篩檢的防治政策目的相違 [55]。因此社會上有主張廢除該蓄意傳染條款，回歸刑法普通傷害罪之規範，以避免條款反而加重社會對感染者的標籤化與污名化 [29]。

HAART 療法大幅降低病患發生伺機性感染、腫瘤及死亡的風險，使過去普遍致死的 HIV/AIDS 變成長期、可處理的慢性疾病 [56]。2018 年 UNAIDS 綜整 2007 至 2016 年間之大型研究，發現感染者在規則服藥下，除可保持健康狀態，預期壽命與非感染者相當以外，藉由控制病毒量至測不到（undetectable）之程度，可有效預防經由性行為途徑傳染病毒（untransmittable），因而提出「Undetectable = Untransmittable（U=U）」的概念 [57]。由於 HIV 條例第 21 條第 1 項關於「危險性行為」之範圍，經中央主管機關訂為「未經隔絕器官黏膜或體液而直接接觸，且經醫學評估有重大傳染風險造成人類免疫缺乏病毒感染之性行為[100]。」在未採取「隔絕器官黏膜或體液直接接觸」之方式（如使用保險套），但病毒量測不到之下，是否仍屬危險性行為？中央主管機關於 2021 年修訂《危險性行為之範圍標準》時說明：是否構成重大傳染風險，應依照最佳可得知之科學及醫學證據綜合判定。依據現有科學及醫學證據顯示，HIV 感染者穩定服用抗病毒藥物治療且維持病毒量受良好控制狀態（病毒量 200 copies/mL 以下），未發生透過性行為傳染 HIV 予其伴侶之案例 [58]。是故，當達到病毒量測不到，並維持一段時間，則幾乎不會透過性行為傳染 HIV 予伴侶，而不構成重大傳染風險。

總　結

傳染病防治，除以公共衛生及流行病學為基礎，亦與倫理及法律密切相關。法律提供擬定防治政策與計畫的藍圖及規範，倫理則是在法律規範未及之處，提供政策規劃與執行時，更細膩的行事準繩。本章耙梳傳染病防治相關法規之立法目的、制定修正經過及效力範圍。並介紹傳染病防治體系、傳染病預防與疫情防治的各項措施內容、目的及法律規範重點。亦說明對傳染病病人及相關人員隱私權、人格權及避免污名或歧視的權利保障。此外也介紹在傳染病防治的過程中，經常會遇到公益與私權間的「電車難題」衝突及相關倫理原則。最後藉由臺灣的傳染病防治相關

---

100 危險性行為之範圍標準第 2 條。

實例，說明法規與政策的內容不應一成不變，而須隨人權意識、疫情變化及科技發展，與時俱進。更重要的是，傳染病的防治工作，徒法不能以自行。倘若無第一線公共衛生人員的辛勤付出，劍及履及落實執行，徒具法令條文，也難以達成防治傳染病的目的。

關鍵名詞

人格權（Personality right）

人類免疫缺乏病毒傳染防治及感染者權益保障條例（HIV Infection Control and Patient Rights Protection Act）

人類免疫缺乏病毒感染者權益保障辦法（Regulations Governing Protection of the Rights of HIV Patients）

入出境管制（Border control）

不傷害（Nonmaleficence）

中央流行疫情指揮中心（Central Epidemic Command Center, CECC）

分配正義（Distributive justice）

可傳染期（Infectious period）

生物安全（Biosafety）

危險性行為（Unsafe sexual behavior）

污名（Stigma）

自主（Autonomy）

行善（Beneficence）

兒童及少年福利與權益保障法（The Protection of Children and Youths Welfare and Rights Act）

受聘僱外國人健康檢查管理辦法（Regulations Governing Management of the Health Examination of Employed Aliens）

歧視（Discrimination）

法定傳染病（Notifiable communicable disease）

流行疫情（Epidemic condition）

疫苗猶豫（Vaccine hesitancy）

疫情調查（Epidemiological investigation）

弱勢原則（Vulnerability principle）

健康權（Right to health）

國際衛生條例（International Health Regulations, IHR）

接觸者（Contact）

移工（Migrant worker）

提審（Habeas corpus）

發燒篩檢（Fever screening）

傳染病防治法（Communicable Disease Control Act）

傳染病防治法施行細則（Enforcement Rules of the Communicable Disease Control Act）

傳染病流行疫情監視及預警系統實施辦法（Regulations Governing the Implementation of the Epidemiological Surveillance and Advance-Alert System for Communicable Diseases）

傳染病通報（Communicable disease reporting）

傳染病監測（Epidemiological surveillance）

傷害原則（Harm principle）

感染性生物材料（Infectious biological material）

感染管制（Infection control）

經濟社會文化權利國際公約（International Covenant on Economic, Social and Cultural Rights）

群體免疫（Herd immunity）

隔離（Isolation）

隔離治療（Medical isolation）

預防接種（Vaccination）

預防接種受害救濟（Vaccine Injury Compensation Program, VICP）

潛伏期（Incubation period）

衛生福利部傳染病防治諮詢會預防接種組（Advisory Committee on Immunization Practices, ACIP）

學校衛生法（School Health Act）

檢疫（Quarantine）

隱私權（Right of Privacy）

嚴重急性呼吸道症候群防治及紓困暫行條例（Interim Act for Prevention and Relief for Severe Acute Respiratory Syndrome）

嚴重特殊傳染性肺炎防治及紓困振興特別條例（Special Act for Prevention, Relief and Revitalization Measures for Severe Pneumonia with Novel Pathogens）

複習問題

1. 中央與地方主管機關在傳染病防治權責角色上，有何不同？若因應疫情而成立中央流行疫情指揮中心，對地方之傳染病防治權責有何影響？

2. 疫情調查之定義與目的為何？

3. 依據《國際衛生條例》（International Health Regulations）之規定，「隔離」（isolation）與「檢疫」（quarantine）之異同？

4. 試舉目前實務上，依據傳染病防治法相關規定而限制民眾入境或出境之法定傳染病。

5. 試述約翰・彌爾（John Stuart Mill）所主張的傷害原則（harm principle）在傳染病防治及預防接種上的應用。

引用文獻

1. 楊秀穗：傳染病防治法及相關子法規之制（訂）定經過與概況。疫情報導 2000；**16（8）**：293-302。

2. 行政院衛生署疾病管制局：抗 SARS 關鍵紀錄：公衛紮根　防疫奠基。初版。臺北：行政院衛生署疾病管制局，2004；130-131。

3. 陳敏：行政法總論。臺北：新學林，2019；135-6。

4. 李震山：行政罰法之適用範圍。廖義男主編：行政罰法。二版。臺北：元照，2017；46-49。

5. Thacker SB, Birkhead GS. Surveillance. In: Gregg MB, ed. Field Epidemiology. 3rd ed. New York: Oxford University Press, 2008;38-41.

6. WHO. Guidance for managing ethical issues in infectious disease outbreaks. 1st ed. Geneva: WHO, 2016;23-4.

7. 劉定萍、張峰義：我國預防接種政策之制定與展望。行政院衛生署疾病管制局：感染與疫苗。初版。臺北：行政院衛生署疾病管制局，2013；12-3。

8. 林詠青：預防接種受害救濟制度實務常見問題解析。疫情報導 2020；**36**（**21**）：340-50。

9. Thacker SB, Birkhead GS. Surveillance. In: Gregg MB, ed. Field Epidemiology. 3rd ed. New York: Oxford University Press, 2008;81-3.

10. Hedberg K, Maher J. Collecting Data. In: Rasmussen SA, Goodman RA, eds. The CDC Field Epidemiology Manual. 4th ed. New York: Oxford University Press, 2019;55-6.

11. Vugia DJ, Goodman RA, Hadler JL, Eaton DK. Initiating Operations. In: Rasmussen SA, Goodman RA, eds. The CDC Field Epidemiology Manual. 4th ed. New York: Oxford University Press, 2019;29.

12. 江大雄、陳順勝、王貴鳳、蘇益仁：高雄某醫院 SARS 院內群聚感染事件。行政院衛生署疾病管制局：臺灣嚴重急性呼吸道症候群 SARS 防疫專刊。臺北：行政院衛生署疾病管制局，2003；24-5。

13. WHO. Guidance for managing ethical issues in infectious disease outbreaks. 1st ed. Geneva: WHO, 2016;25-7.

14. Gostin LO, Wiley LF. Public Health Law: Power, Duty, Restraint. 3rd ed. Oakland: University of California Press, 2016;423-25.

15. Gostin LO, Wiley LF. Public Health Law: Power, Duty, Restraint. 3rd ed. Oakland: University of California Press, 2016;417-22.

16. 林欣柔：提審法修正施行對傳染病隔離治療措施之影響。疫情報導 2015；**31**（**19**）：473-9。

17. Huizer YL, Swaan CM, Leitmeyer KC, Timen A. Usefulness and applicability of infectious disease control measures in air travel: a review. Travel Med Infect Dis 2015;**13**(**1**):19-30.

18. 李雪梅、陳昶勳、余將吉：中正國際機場人員檢疫成效評估。疫情報導 2005；**21**（**3**）：183-92。

19. 林侑璇、黃若筠、游凱迪等：臺灣 COVID-19 邊境檢疫措施與成果。疫情報導 2020；**36**（**15**）：225-33。

20. 林書弘、林詠青、陳必芳、吳麗珠、何麗莉、吳怡君：2012-2015 國際港埠檢疫站境外移入法定傳染病攔檢敏感度分析。疫情報導 2017；**33**（**12**）：210-8。

21. 馮磊：隔離簡史：沉默年代的無聲黑白。月旦醫事法報告 2020；**42**：118-28。

22. 劉紹華：疫病與社會的十個關鍵詞。臺北：春山，2020；180-2。

23. 陳威志、陳鏡任、楊士恒：漢生病的辨識。家庭醫學與基層醫療 2009；**24**
    (9)：315-22。

24. 李尚仁：【科學新視界】疫病與社會衝突的歷史。取自：https://case.ntu.edu.tw/
    blog/?p=193。引用 2022/02/22。

25. 蘇珊・桑塔格：疾病的隱喻。臺北：大田，2008；139-40。

26. 蘇珊・桑塔格：疾病的隱喻。臺北：大田，2008；117-8。

27. UNAIDS. Reduction of HIV-related stigma and discrimination. Available at: https://
    www.unaids.org/sites/default/files/media_asset/2014unaidsguidancenote_stigma_
    en.pdf. Accessed July 24, 2023.

28. 衛生福利部疾病管制署：消除愛滋相關污名與歧視核心教材。取自：https://
    www.cdc.gov.tw/Category/MPage/z5nqnWyOH8eA6z5n_pGoJw。引用 2022/01/29。

29. 蔡曜宇：臺灣愛滋人權的省思——從「愛滋感染者權益促進會」檔案看愛滋歧
    視。基礎法學與人權研究通訊 2020；**26**：26-33。

30. 衛生福利部疾病管制署：感染愛滋病毒醫護人員執業及實習學生實習指引。取
    自：https://www.cdc.gov.tw/Category/MPage/Zz9yglWGHewdUrqnozQcFQ。引用
    2023/07/24。

31. Colgrove J. Immunization and Ethics: Beneficence, Coercion, Public Health, and the
    State. In: Mastroianni AC, Kahn JP, Kass NE, eds. The Oxford Handbook of Public
    Health Ethics. 1st ed. New York: Oxford University Press, 2018;437.

32. 約翰・彌爾：論自由。臺北：臉譜，2004；35-6。

33. Colgrove J. Immunization and Ethics: Beneficence, Coercion, Public Health, and the
    State. In: Mastroianni AC, Kahn JP, Kass NE, eds. The Oxford Handbook of Public
    Health Ethics. 1st ed. New York: Oxford University Press, 2018;439-42.

34. Gostin LO, Wiley LF. Public Health Law: Power, Duty, Restraint. 3rd ed. Oakland:
    University of California Press, 2016;359-61.

35. WHO. Guidance for managing ethical issues in infectious disease outbreaks. 1st ed.
    Geneva: WHO, 2016;28-9.

36. Colgrove J. Immunization and Ethics: Beneficence, Coercion, Public Health, and the
    State. In: Mastroianni AC, Kahn JP, Kass NE, eds. The Oxford Handbook of Public
    Health Ethics. 1st ed. New York: Oxford University Press, 2018;442-3.

37. Colgrove J. Immunization and Ethics: Beneficence, Coercion, Public Health, and the
    State. In: Mastroianni AC, Kahn JP, Kass NE, eds. The Oxford Handbook of Public
    Health Ethics. 1st ed. New York: Oxford University Press, 2018;444.

38. MacDonald NE, SAGE Working Group on Vaccine Hesitancy. Vaccine hesitancy:
    Definition, scope and determinants. Vaccine 2015;**33(34)**:4161-4.

39. Wilder-Smith AB, Qureshi K. Resurgence of Measles in Europe: A Systematic Review

on Parental Attitudes and Beliefs of Measles Vaccine. J Epidemiol Glob Health 2020;**10(1)**:46-58.

40. Dimala CA, Kadia BM, Nji MAM, Bechem NN. Factors associated with measles resurgence in the United States in the post-elimination era. Sci Rep 2021;**11(1)**:51.

41. 衛生福利部疾病管制署：各項預防接種完成率。取自：https://www.cdc.gov.tw/Category/MPage/S2UF2-VuMgfzgzpy7qdvlA。引用 2022/02/02。

42. 官晨怡、邱弘毅、張書森：臺灣新冠疫苗民眾決策態度之快速質性研究調查報告。取自：http://coph.ntu.edu.tw/uploads/root/chenukuancovidresearchreport_final.pdf。引用 2022/02/02。

43. WHO. Emergency use listing procedure. Available at: https://www.who.int/publications/m/item/emergency-use-listing-procedure. Accessed February 4, 2022.

44. Silva DS, Selgelid MJ. Prevention and Treatment of Tuberculosis in Low- and Middle-Income Countries: Ethical Challenges. In: Mastroianni AC, Kahn JP, Kass NE, eds. The Oxford Handbook of Public Health Ethics. 1st ed. New York: Oxford University Press, 2018;450-2.

45. Silva DS, Selgelid MJ. Prevention and Treatment of Tuberculosis in Low- and Middle-Income Countries: Ethical Challenges. In: Mastroianni AC, Kahn JP, Kass NE, eds. The Oxford Handbook of Public Health Ethics. 1st ed. New York: Oxford University Press, 2018;452-4.

46. 林欣柔：伴侶風險告知侵害感染者隱私？論愛滋接觸者追蹤與公衛人員之保密義務。疫情報導 2014；**30（23）**：480-8。

47. 張育菁、黃志傑、林詠青、吳麗琴、何麗莉、吳怡君：1989-2015 年臺灣受聘僱外國人健康檢查制度的演進與革新。疫情報導 2017；**33（1）**：9-16。

48. 衛生福利部疾病管制署：移工需由雇主同意接受結核病治療之規定，是基於防疫前提並兼顧雙方權益。取自：https://www.cdc.gov.tw/Bulletin/Detail/UAEv_Bu2OFlrjJc8ZeJrhQ?typeid=9。引用 2022/02/15。

49. 衛生福利部疾病管制署：受聘僱外國人健康檢查管理辦法部分條文修正案自 111 年 1 月 1 日起實施，確保社區防疫安全。取自：https://www.cdc.gov.tw/Bulletin/Detail/jOxiIwl9CpcNJxP8dckk6A?typeid=9。引用 2022/02/15。

50. Chen CJ, Lee PI, Hsieh YC, Chen PY, et al. Waning population immunity to measles in Taiwan. Vaccine 2012;**30(47)**:6721-7.

51. 沈芳瑩：愛滋條例第 21 條的昨是與今非。月旦醫事法報告 2021；**62**：20-33。

52. 謝煜偉：愛滋病毒蓄意傳染條款的法律問題——危險性行為的行為危險性。愛之關懷季刊 2016；**97**：15-24。

53. 林宜慧：愛滋病毒蓄意傳染條款下的實務困境。愛之關懷季刊 2016；**97**：42-9。

54. 郭怡青、簡婕：把感染者關起來就天下太平了？——論 HIV 條例第 21 條之去刑化。月旦醫事法報告 2021；**62**：34-46。

55. 呂寧莉：「危險性行為」之刑罰檢討——愛滋防治及權益保障條例第 21 條之修法建議。月旦醫事法報告 2021；**62**：144-60。

56. 劉柏滉、李育霖、蔡宏津、洪健清：【第一章】臺灣愛滋病毒感染者抗愛滋病毒藥物的治療建議。取自：http://www.aids-care.org.tw/journal/treatment.php 。引用 2023/07/24。

57. UNAIDS. Undetectable = untransmittable - Public health and HIV viral load suppression. Available at: https://www.unaids.org/en/resources/documents/2018/undetectable-untransmittable. Accessed February 6, 2022.

58. 全國法規資料庫：危險性行為之範圍標準。取自：https://law.moj.gov.tw/LawClass/LawAll.aspx?pcode=L0050031。引用 2022/02/08。

延伸閱讀

1. 卡繆：瘟疫。臺中：好讀，2021。

2. 麥克尼爾：瘟疫與人：傳染病對人類歷史的衝擊。四版。臺北：遠見天下文化，2021。

3. 楊惠君、報導者：世紀之疫：揭開 COVID-19 下，人性、病毒、新世界的深度紀實。臺北：商周，2020。

4. 劉紹華：疫病與社會的十個關鍵詞。臺北：春山，2020。

5. 蘇珊・桑塔格：疾病的隱喻。臺北：麥田，2012。

第 8 章
社區與場域之民眾健康狀況調查及健康促進相關法規

邱淑媞、劉影梅、張珏、李柏翰　撰

學習目標

一、瞭解治理與法規在當代健康促進之角色

二、瞭解健康促進監測與調查如何與治理結合，以及國內現行作法

三、瞭解全球菸草控制框架公約之主要內容與我國菸害防制法之對照、菸害防制利益衝突管理、MPOWER 政策監測評分架構、臺灣政策表現與落差

四、瞭解癌症防治法之立法精神、癌症防治事項、規範對象與重點

五、瞭解學校衛生法如何以法令確保場域健康促進之實踐，包括政府與學校之職責、場域之組織架構、人員配置、工作重點、健康促進環境，與相關科學實證

六、瞭解精神衛生法之修法進程，如何從疾病導向，邁向「全人」身、心、社會健康以及「全民」心理健康

第一節　當代健康促進、治理與健康

一、當代健康促進之興起

　　自 1977 年世界衛生大會通過公元 2000 年全民健康目標（Health for All by the Year 2000）[1]，至聯合國 2030 永續發展議程以「不讓任何一人掉隊」（Leave no one behind）的核心總目標，均在致力確保所有人能尊嚴而平等的在一個健康的環境，實踐其潛能 [2]。如何有效達成這樣的目標，乃是公共衛生師所須修習的核心專業能力。

　　加拿大於 1974 年發表《對加拿大人健康的新視角》報告，指出在健康照護（醫療）領域與人體生物因素之外，環境、生活型態之影響亦日益重要 [3,4]，美國分析 1976 死亡原因，有 50% 是源於不健康的行為或生活型態、20% 源於環境因素、20% 是人體生物因素、僅 10% 是由於健康照護不夠完善，於 1979 年發表《健康國民：公共衛生署長之健康促進與疾病預防報告》（Healthy People: the Surgeon General's Report on Health Promotion and Disease Prevention），宣示預防的時代已經來臨，應以新的國家承諾，致力於疾病預防與健康促進，為所有美國人在家庭、工作與娛樂中營造更健康與安全的環境，以改善國民健康 [5]；自 1980 起每 10 年訂出其健康國民目標與重點，日益重視社會、物理與經濟環境之健康，以縮小健康不平等 [6]。

　　WHO 於 1986 年召開第一屆國際健康促進研討會，發表渥太華健康促進憲章，稱之為「邁向新公共衛生之行動」（A move towards a new public health）[7]，是全球邁入當代健康促進之分水嶺，開啓其後之健康城市與健康場域行動，繼突破醫療模式之後，進一步揮別以「衛教」作為「個人行為改變」主流工具的時代，正式邁入以生態模式為基礎的場域健康促進時代。該憲章將健康促進定義為「使人們得以增加對其健康的控制，及加以改善的過程」（Health promotion is the process of enabling people to increase control over, and to improve their health）；透過「倡議、媒合、促能」三大角色，採取五大優先行動，包括：建立健康的公共政策、創造支持性的環境、強化社區行動、發展個人技巧、調整醫療導向更重視預防，以增進「群體健康」並縮小健康不平等，邁向全民均健 [8,9]。而衛生法規即是最強而有力之一種公共政策形式，有助於確保支持性環境、行為與服務之普及。

二、健康促進治理與衛生法規

　　因應全球化帶來之健康衝擊，包括全球貿易與網路帶來新消費與溝通型態、商業化、環境變遷與都市化，以及更形惡化的健康不平等，WHO 於 2005 年發表曼谷憲章，更新健康促進之定義為「使人們得以增加對他們健康與其決定因子的控制，並從而改善其健康的過程」（Health promotion is the process of enabling people to increase control over their health and its determinants, and thereby improve their health），並提出兩大策略，一是透過強有力的政治承諾、廣大參與和持續倡議，以達成有效介入，二是採取五必要大行動，包括：（1）倡議健康人權與團結，（2）投資於永續的政策、行動與基礎建設以回應健康決定因子，（3）關於政策發展、領導、行動、科研與健康識能之能力建設，（4）管制與立法，以高度保護免於傷害及促使所有人能有公平機會獲得健康幸福，以及（5）強化夥伴關係與結盟 [7]，確立對於菸、酒、不健康食品等全球化威脅之應對路線，係以防治法規與全球合作為主流之立場。

　　聯合國於 2011 年召開全球非傳染病防治高峰會，為其成立以來第二次以健康為主題的高峰會（第一次是愛滋病），於會員大會通過政治宣言，促請各國將非傳染病〔例如癌症、心血管疾病（包括心臟病與中風）、糖尿病、慢性呼吸道疾病〕及其共同危險因子（例如使用菸草、有害飲酒、不健康飲食、身體活動不足）之防治納入優先政策，創造促進健康的環境（包括落實世界衛生組織對防治菸害、酒害、不健康飲食等之法令與政策建議），並強化監測與評估 [10]。WHO 據此提出在 2025 年之前將癌症、心血管疾病、糖尿病、慢性呼吸道疾病之過早死亡率（30-70 歲之死亡率）比 2010 降低 25%（簡稱 25x25）的 9 個志願性全球非傳染病防治目標、一套包含 25 個指標的周全性全球監測架構以及 2013-2020 全球行動計畫，獲 2013 年第 66 屆世界衛生大會通過 [11]，聯合國 2015 通過之 2030 永續發展議程亦首度將非傳染病防治、健康生活與幸福納入全球發展目標，並於目標 3.4 明訂 2030 之前將非傳染病過早死亡率比 2015 降低三分之一；此外，亦將酒害、菸害、道路交通事故之防制、心理健康及營養等，均列入永續發展目標中 [2]。

　　2016 年 WHO 發表 2030 永續發展議程下的健康促進上海宣言，再次強調以良好治理作為，包括：加強對不健康商品的立法、管制和課稅，以財政政策（例如預算和補助）實現對健康福祉的新投資，以及加強全球治理以解決跨境衛生問題等 [12]，加速實現非傳染病防治目標。在全球疫情下，WHO 日內瓦幸福憲章

倡議健康導向的治理（Governance for Health）[13]，呼應 WHO 泛歐健康與永續發展高階委員會「一體健康」（One Health）[14]、聯合國 ESG（environmental, social and governance factors 環境、社會與治理因素）「負責任投資原則」（Responsible Investment）[15]、歐盟「幸福經濟」（Economy of Wellbeing）[16]，以及紐西蘭「幸福預算」（The Wellbeing Budget）[17] 之理念，主張從政治與商業決定因子著手，強化健康促進與聯合國 2030 永續發展議程之雙向共效性實踐，引導經濟朝向有利於公平、健康、環保的共善方向發展，營造健康永續之幸福社會。

臺灣之公共衛生師法 [18] 亦是全國上下在疫情肆虐下，體認到公共衛生專業攸關國人生命財產安全與社會安定之重要性，而得以順利通過。身為專業的公共衛生師，必須瞭解：（1）何以政策與法規是當代健康促進實現全民健康之主流策略，（而非「衛教」或『個人』行為改變」），以及（2）法規之制定與執行，乃是全社會與全政府總體施政的一環，而非僅是衛生部門內部的事，無法僅靠埋首辦公或墨守知識性／技術性的公共衛生庶務能力來達成，還必須強化倡議、媒合與促能的技能。不論是有公共衛生師之前或之後，都有許多人在從事公共衛生；從企劃、實踐到成效評估的「改變力」，應是值得公共衛生師自我期許之核心專業能力。

法規對健康促進之幫助，至少有三大類：一是直接針對影響人群健康之產品或行為給予具有強制效力之規範，例如菸害防制法、公共場所母乳哺育條例、交通安全法令（強制騎機車戴安全帽、禁止酒駕與超速等）；二是透過對政府結構、經費或功能之規範，強化政府效能，例如衛生福利部國民健康署組織法、癌症防治法、學校衛生法、國民體育法等；三是經由其他部門之努力，以改善健康決定因子或創造促能環境（enabling environments）者，這就非常廣，舉凡環境保護與污染防治、飲用水水質標準、勞工保護與健康、性別平等、兒少福祉、老人福利、身心障礙保護、建築法規等，乃至於與投資及貿易相關之法令，都可能有利或不利於人群、環境與消費環境之健康。第三個層次（全社會層次）與永續發展／幸福社會密切相關，透過「在所有施政面向融入健康」，創造健康與永續發展間雙向協力共效，而公共衛生師可透過提供科學實證與國際案例等方式加以倡議、媒合，促成健康導向的治理。

第二節　健康促進監測與調查

一、健康資訊類別與來源

WHO 將國家健康資訊系統所需建置的指標，分為三大類：

1. 影響健康之因素：社經與人口學資料，環境、行為、生物危險因素。
2. 健康系統：投入（政策、財務、人力、組織與管理）、產生（資訊與服務之提供與品質）、結果（服務涵蓋、服務利用）。
3. 健康狀態：死亡、疾病／失能、幸福（例如自覺健康狀況、生活滿意度等）[19]。

健康資訊來源有兩大類，一是直接來自人群，二是來自機構。來自人群的資料包括：（1）定期普查、（2）公民登記（例如戶口登記、出生登記、死亡登記等）、（3）人群調查（例如家訪或電訪，並可搭配身體測量、生化檢驗，以獲得更完整資料）。來自機構的資料包括：（1）個人健康紀錄（例如嬰幼兒生長曲線、生產結果、先天性畸形通報、癌症登錄等）、（2）服務紀錄（例如癌症篩檢、預防接種、安寧療護、藥物使用狀況等）、（3）資源資料，而這又包含：財務與支出、人力資源、基礎設施與各類型服務或機構資料（例如戒菸據點分布、癌症診療資源分布等）、儀器與物資（例如乳房攝影設備密度、可用之戒菸藥物種類等）、政策與法令等 [19]。

二、非傳染病全球監測架構

2013 年世界衛生大會通過非傳染病防治周全性全球監測架構，含 9 個志願性防治目標、25 個指標 [11]，其後經 2030 永續發展議程、2018-2030 身體活動全球行動計畫等略有更新 [20]，整理如表 8-1。

表 8-1：世界衛生組織非傳染病防治周全性全球監測架構目標、指標與更新 [11,20]

領域／項目	2025 目標 * （與 2010 比較）	指標 #	更新
健康狀態			
• 過早死於非傳染病	（1）將心血管疾病、癌症、糖尿病及慢性呼吸道疾病之過早死亡降低 25%	（1）30-70 歲死於心血管疾病、癌症、糖尿病及慢性呼吸道疾病之非條件機率	目標更新，2030 年 比 2015 年 降低 33.3%
• 附加指標：罹患非傳染病		（2）部位別癌症發生率（每十萬人口）	
影響健康之因素			
- 行為危險因素			
• 有害飲酒	（2）依各國情境，至少降低 10%	（3）各年（15 歲以上）人均酒精總消耗量（以純酒精公升數計） （4）青少年與成人年齡標準化暴飲率 （5）青少年與成人酒精相關罹病與死亡	
• 缺乏身體活動	（3）將身體活動不足之盛行率降低 10%	（6）青少年身體活動不足盛行率之定義為每日中度至劇烈活動不到 60 分鐘 （7）18 歲以上人口身體活動不足年齡標準化盛行率之定義為每週中度活動不到 150 分鐘，或其相當數量	目標延伸，進一步 於 2030 之前 比 2010 降低 15%
• 食鹽／鈉攝取	（4）將人口平均食鹽／鈉攝取量降低 30%	（8）18 歲以上人口年齡標準化平均每人每日食鹽（氯化鈉）攝取量（公克）	
• 使用菸品	（5）將 15 歲以上目前有使用菸品之盛行率降低 30%	（9）青少年目前有使用菸品之盛行率 （10）18 歲以上人口目前有使用菸品之年齡標準化盛行率	
- 生物危險因素			
• 血壓過高	（6）將血壓過高之盛行率降低 25%，或遏止其上升（依國家情境）	（11）18 歲以上人口血壓過高之年齡標準化盛行率（定義為：收縮壓 >=140mmHg 以及／或舒張壓 >=90mmHg）與平均收縮壓	

表 8-1：世界衛生組織非傳染病防治周全性全球監測架構目標、指標與更新 [11,20]（續）

領域 / 項目	2025 目標 * （與 2010 比較）	指標 #	更新
• 糖尿病與肥胖	（7）使糖尿病與肥胖停止上升	（12）18 歲以上人口血糖過高 / 糖尿病之年齡標準化盛行率（定義為：空腹血漿葡萄糖濃度 >=7.0mmole/l（126mg/dl）或因血糖過高服藥中） （13）青少年過重與肥胖盛行率（定義：依 WHO 學童與青少年成長基準，身體質量指數超過同年齡同性別 1 個標準差為過重，2 個標準差為肥胖） （14）18 歲以上人口過重與肥胖之年齡標準化盛行率（定義為：身體質量指數 >=25kg/m^2 為過重，>=30 kg/m^2 為肥胖）	
- 附加指標		（15）18 歲以上人口飽和脂肪占總攝取熱量比率之年齡標準化平均值 （16）18 歲以上人口每日攝取不到五份（400 公克）蔬果之年齡標準化盛行率 （17）18 歲以上人口膽固醇過高之年齡標準化盛行率（定義為：總膽固醇 >=5.0mmole/l 或 190mg/dl）；以及平均總膽固醇濃度	
健康系統回應			
• 預防心臟病發作與中風之藥物治療	（8）符合條件者至少 50% 得到藥物治療與諮商（包括血糖控制）以預防心臟病發作與中風	（18）符合條件者（定義為：10 年心血管風險 >=30% 的 40 歲以上人口，包括現在有心血管疾病者）得到藥物治療與諮商（包括血糖控制）以預防心臟病發作與中風之比率	指標定義更新。依新的心血管風險預測表，10 年心血管風險閾值改為 >=20%
• 非傳染病基本藥物與治療主要非傳染病之基本科技	（9）對於在公立與私立機構治療主要非傳染病所需之可負擔的基本科技與基本藥物，包括學名藥，能提供達 80%	（19）優質、安全、有效的非傳染病基本藥物，包括學名藥，與基本科技，在公立與私立機構之可獲得性與可負擔性	

表 8-1：世界衛生組織非傳染病防治周全性全球監測架構目標、指標與更新 [11,20]（續）

領域／項目	2025 目標 * （與 2010 比較）	指標 #	更新
• 附加指標		（20）安寧療護可近性，以相當於嗎啡之強效鴉片類止痛劑（除美沙酮以外）於每一癌症死亡之平均消耗量評估之 （21）採行適當的國家政策，於食物供應中限制飽和脂肪酸以及近乎全面消除反式脂肪（部分氫化植物油） （22）在符合成本成效與可負擔的適當情況下，由國家計畫與政策，提供人類乳突瘤病毒疫苗 （23）採行政策以減少含有高飽和脂肪、高反式脂肪、高游離糖或高鹽之不健康食品與非酒精飲料行銷對兒童之衝擊 （24）B 型肝炎病毒疫苗接種率（以完成第三劑 B 肝疫苗之嬰兒數監測） （25）30-49 歲女性完成至少一次（或更多次）子宮頸癌篩檢之比率，以及依國家計畫或政策之更低與更高年齡層之篩檢率	

＊：（標號）為 2013 年第 66 屆世界衛生大會通過之 9 個志願性全球防治目標。
＃：（標號）為 2013 年第 66 屆世界衛生大會通過之周全性全球監測架構的 25 個指標。

三、整合式非傳染病危險因子監測

除了個別危險因子之盛行率調查，世界衛生組織於 2002 年起推動整合式的非傳染病危險因子逐步監測（STEPwise approach to noncommunicable disease risk factor surveillance，簡稱 STEPS），且已將其（或與其相當的整合式調查）列入非傳染病防治盡責度架構指標。STEPS 是以家戶為基礎、具人口代表性、以 18-69 歲為對象的橫斷式多因子調查，分為三個步驟，第一步是在家戶進行問卷調查（年齡、性別、教育年數等基本人口學資料，危險因子，病史，抹片篩檢史等），第二步是在家戶進行身體測量（例如身高、體重、腰圍、血壓等），第三步是在方便的社區場所收集尿液及抽血，以進行生化檢驗（例如空腹血糖、總膽固醇、尿液鈉與肌酐酸濃度等）；每一步之資料，又分為三個層次：一是核心項目（所有國家都必須執行）、二是擴充項目、三是可選項目，後二者視各國之資源狀況彈性執行。一般約五年調查一次 [21]。STEPS 之優點是：（1）以標準作業獲得優質數據，使樣本數不需要太

大（一般大約 5,000-6,000 人）；（2）兼顧跨國可比較性與在地彈性；（3）一次完整收集九大危險因子資料，能分析各類因子與健康指標間之群聚關係及估計疾病風險因子之分布與趨勢（例如多少人口達十年心血管風險 20% 以上）。這些是個別危險因子調查無法提供的 [22]。

四、臺灣之國民健康監測體系與加值應用

臺灣過去積極與國際接軌，兼有「個別危險因子」監測與「整合式」監測；並就生命歷程進行通盤檢視，強化嬰幼兒與青年階段之健康監測（例如先天性缺陷監測、青年健康）。除橫斷式監測，亦建立、維護或新增長期追蹤資料庫，包括：嬰幼兒、兒童青少年、青年及中老年世代追蹤資料庫，有利於觀察不同年齡群體之長期變化。另，考量場域對健康之重要性，除社區監測調查，亦對於大專院校學生與職場勞工建立健康監測機制。考量環境對肥胖與活躍老化之影響，臺灣於 2010-2016 年間先後啟動對致胖環境與高齡友善環境之監測計畫 [23]。圖 8-1 為我國以生命歷程為基礎之國民健康監測系統。

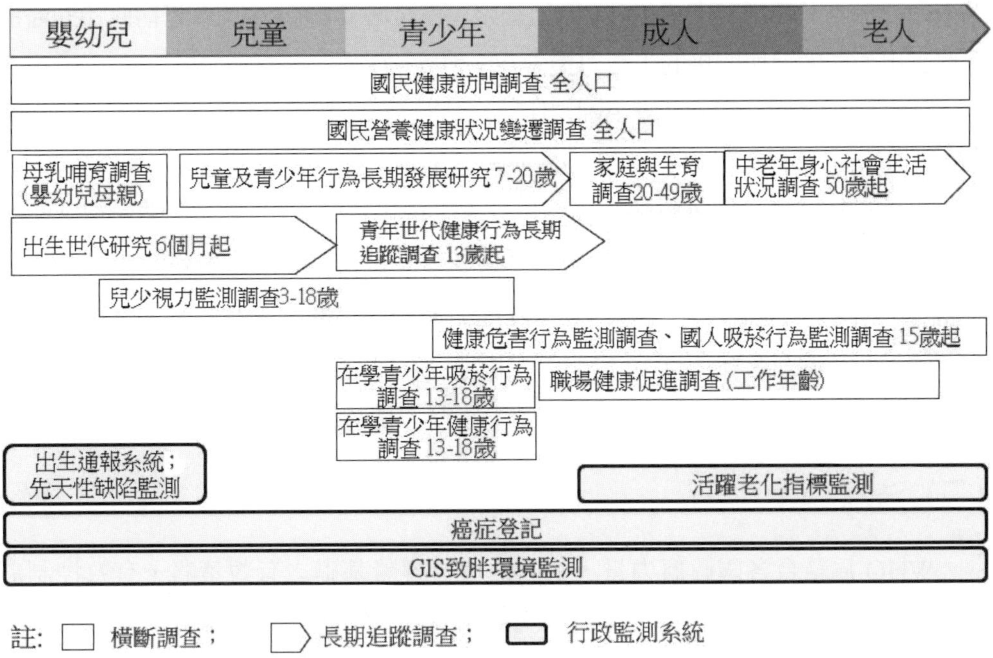

圖 8-1：我國以生命歷程為基礎之國民健康監測系統

國民健康署對監測資料進行了大量分析與加值應用，並發行健康促進統計年報及各類統計年報 [23-27]，2016 更發表亞洲第一本國家健康不平等報告 [28]，進而透過行政院永續發展委員會提出強化國家監測指標以及促進國民健康平等之國家計畫提案，連結 2030 永續發展議程，強化跨部門合作 [29]。

第三節　菸害防制法與健康治理

一、立法背景與法規沿革

（一）立法背景

菸草是全球 [30]、也是臺灣男性頭號可預防死亡因子 [31]。據 WHO 估計，全球每年約 800 萬人死於菸害，其中，超過八成（700 多萬人）是直接死於自身的菸草使用；每兩位吸菸者即有一位會因菸害而死亡，主要死因包括癌症、心臟病、中風、慢性下呼吸道疾病等 [32]，經濟成本高達每年 1.4 兆美金 [30]。臺灣每年約 2 萬人死於菸害，經濟成本達 1,414 億元臺幣，占全國 GDP 1.04%，包括直接的醫療保健支出 507 億元與間接的生產力損失 907 億元 [33]。

菸害防制之立法係得力於民間組織與政府之夥伴關係。1984 年，董氏基金會成立，開始反菸行動。1987 年開放洋菸洋酒進口及廣告促銷，青少年吸菸率隨之上升，衛生署同年推出不吸菸運動三年計畫，董氏基金會自 1988 年開始促請政府推動菸害防制立法 [34]，於 1992 年衛生署菸害防制法草案經行政院核定、送立法院審查 [35]，迄 1996 年在國際反菸運動助力與國內民間團體結盟下，進行行政與立法體系雙軌動員，前後近 10 年努力、折衝，終於 1997 年 3 月 4 日獲立法院通過《菸害防制法》，3 月 19 日總統公布全文 30 條，6 個月後施行 [34,36]。

（二）法規沿革

WHO 為結合各國政府力量，共同採取具實證基礎之有效策略，有效控制菸害造成之全球性健康、社會、經濟及環境問題，於 2003 年世界衛生大會通過菸草控制框架公約（WHO Framework Convention on Tobacco Control，簡稱 FCTC）[37,38]，為全球第一個公共衛生國際公約，於 2005 年 2 月 27 日生效，2008 年締

約方達 150 多國，2021 年底已達 182 國 [39]。聯合國 2030 永續發展議程把強化各國政府落實 FCTC 列為目標 3.a，使其成為各國在國家發展位階之重要項目 [2]。

我國雖非 WHO 會員國，仍積極推動該公約的國內法化程序，於 2005 年 1 月 14 日獲立法院審議通過，復於 2005 年 3 月 30 日由總統批准並簽署加入書，並啟動菸害防制法大翻修工程，以期與 FCTC 條文接軌，惟亦遭遇菸商強力干擾，最後一版於 2005 年 4 月 27 日送進立法院，各界修正版本亦多達 11 個，終在同年 11 月 9 日完成衛生環境暨社會福利委員會審查，又經多次黨團協商，在 2007 年 6 月 15 日經立法院三讀通過，於同年 7 月 11 日經總統令公布修正全文 35 條。因條文變動甚多，除第 4 條（菸品健康福利捐）之施行日期由行政院定之外，給予 18 個月緩衝期，自 2009 年 1 月 11 日施行 [40-42]。修法重點包括：（1）將菸品健康福利捐條文自菸酒稅法移列到菸害防制法，並建立調漲機制；（2）加強管制販賣場所菸品之展示及販賣方式；（3）限制菸品品牌名稱及規範菸品容器之標示，除警示文字外，增列警示圖像；（4）擴大禁止促銷菸品或菸品廣告之類型；（5）將孕婦納入不得吸菸之對象，加強保護胎兒及青少年健康；（6）擴大全面禁菸場所，但有少數例外得設吸菸室之條款，而最大特色是授權地方主管機關得自行公告指定禁菸場所；（7）提高罰則，尤其是違法進行菸品促銷廣告，其罰鍰由新臺幣 10-30 萬元提高為 500-2500 萬元；（8）要求業者申報菸品成分、添加物、排放物及毒性資料 [40,42]。

針對菸害防制策略中最強而有力的「財務措施」（fiscal policies），我國最早係於 1994 年 7 月 19 日制定之《全民健康保險法》第 64 條規定：政府得開徵菸酒社會健康保險附加捐，將收入提列為安全準備 [43]。2000 年 3 月 28 日菸酒稅法通過，於第 22 條附徵菸品健康福利捐（以下簡稱菸捐），額度為每千支紙菸 250 元（相當於每包紙菸 5 元）[44]，自 2002 年開始課徵 [34,40]。在 2007 年公布修正之菸害防制法，移入於第 4 條，額度調漲為相當於每包紙菸 10 元，並明訂應依所列因素每二年評估一次 [42]，2009 年（兩年後）修訂第 4 條，將額度調漲至相當於每包紙菸 20 元 [45-47]，並自同年 6 月 1 日施行 [48]。菸稅於 2017 年調漲，相當於每包紙菸漲 20 元 [44]，惟菸捐未調。

隨著電子煙、加熱菸及添加各式口味誘人吸用之產品興起，FCTC 對於尼古丁與非尼古丁傳送組合物及加熱菸業已訂出管理建議，行政院乃研訂相關規範，於 2022 年 1 月函請立法院審議，2023 年 1 月 12 日由立法院完成三讀 [48]。依國民健康署之綜整，本次修法七大重點為：（1）全面禁止電子煙之類菸品，包括製造、輸入、販賣、供應、展示、廣告及使用；（2）嚴格管制符合菸品定義之新型態菸草

產品（如加熱菸），增訂健康風險評估審查機制，經審查通過，始得製造、輸入。另，使用指定菸品時必要之組合元件，須併同送審，若經核定通過，管制事項包括：禁止以自動販賣、電子購物等無法辨識消費者年齡之方式販賣；禁止特定之促銷或廣告行為；營業場所不得免費供應；任何人不得供應予未滿 20 歲之人；（3）禁止吸菸年齡提高至未滿 20 歲；（4）菸品容器警示圖文標示面積增加為 50%；（5）禁止使用經中央主管機關公告禁用之添加物；（6）擴大禁菸之室內外公共場所；（7）加重罰責。

二、立法精神

本法第 1 條明訂，為防制菸害，維護國民健康，特制定本法 [46]。

1992 年行政院函送菸害防制法草案請立法院審議之說明指出：「為防制菸害，維護國民健康，對於菸品之產製、廣告、販賣及吸菸行為，均有加以規範之必要，爰參酌國內相關法令及國外立法例，擬具草案。」[35]。

2005 年行政院菸害防制法修正草案總說明指出：基於健康權之追求不分種族、政治與國界之前提及全球化之趨勢，為逐步落實 FCTC 國際公約，乃就當時管制措施尚未符合公約標準之部分，以及法令上路後部分未盡周全或有窒礙難行之處，參考專家學者、公益團體及民眾意見，擬具修正草案 [41]。2022 年則指出係為因應電子煙、其他新型及新浮現菸品之管理，力求呼應世界衛生組織菸草控制框架公約締約方會議之建議 [48]。

三、規範對象與適用範圍

菸害防制法係菸害防制事項之特別法；而本法未規定者，則適用其他法令之規定，例如：菸酒稅依菸酒稅法之規定徵收 [44]，而菸酒管理法則規範菸酒業者之管理、菸酒之衛生管理、產製、輸入及販賣、一般性標示及廣告促銷管理等，並明訂，其中有涉及與菸害防制相關事項者，例如標示規定，於菸害防制法有規定者，依其規定辦理及處罰（§31 III）[49]。

（一）菸品健康福利捐

1. 課徵額度與評估機制（§4）。

2. 用途（§5）。
3. 徵收（§6）。

（二）菸品管理

1. 菸品（§3 I(1)）、類菸品（§3 I(2)）之定義：菸品指全部或部分以菸草或其他含有尼古丁之天然植物為原料，製成可供吸用、嚼用、含用、聞用或以其他方式使用之紙菸、菸絲、雪茄及其他菸品；類菸品指以菸品原料以外之物料，或以改變菸品原料物理性態之物料製成，得使人模仿菸品使用之尼古丁或非尼古丁之電子或非電子傳送組合物及其他相類產品。
2. 菸品管理事項（第三章）包括：中央主管機關公告指定菸品（例如加熱菸）之健康風險評估審查機制（§7），菸品、指定菸品必要之組合元件其販賣方式之限制（§8），菸品容器加註文字及標示之規範與警示圖文面積（§9），菸品所含尼古丁及焦油之檢測、最高含量限制及標示（§10），菸品製造及輸入業者之菸品資料申報義務（§11），菸品、指定菸品必要之組合元件其促銷或廣告之禁止（§12、§14），販賣菸品場所之標示與展示規範（§13），依本法不得製造、輸入、販賣、供應、展示、廣告、使用之物品（§15）。

（三）吸菸行為規範

1. 未滿二十歲之人及孕婦吸菸行為之禁止（第四章 §16、§17）。
2. 吸菸場所之限制（第五章）：全面禁止吸菸之場所（§18），除吸菸區外，不得吸菸之場所（§19），其他禁菸場所（§20），違規吸菸之勸阻（§21），地方主管機關應定期派員檢查（§22）。

（四）菸害防制教育及宣導

各機關學校應辦教育宣導（§23）、戒菸服務之指定提供、補助與獎勵（§24）、不得特別強調吸菸形象（§25）。

表 8-2 為 FCTC 主要條款與我國 2023 修正通過之菸害防制法版本之對照 [30,37,38,46,48-50]。

表 8-2：FCTC 主要條款及其與臺灣菸害防制法條文對照表

領域		FCTC 條款	臺灣菸害防制法應對條文 *
減少菸草需求之措施	價格和稅捐措施	第 6 條：減少菸草需求的價格和稅捐措施	第 4-6 條
	非價格措施	第 8 條：防止接觸菸草菸霧	第 18-22 條
		第 9 條：菸草製品成分管制	第 10 條
		第 10 條：菸草製品成分和釋放物披露規定	第 10、11 條
		第 11 條：菸草製品的包裝和標籤	第 9 條
		第 12 條：教育、交流、培訓和公眾意識	第 23 條（教育宣導）未詳訂宣導重點；執行上有部分關鍵重點尚待加強宣導。
		第 13 條：菸草廣告、促銷和贊助	第 12-15 條
		第 14 條：與菸草依賴及戒菸有關的降低菸草需求的措施	第 24、42 條
減少菸草供應之措施		第 15 條：菸草製品非法貿易	第 5 條（補助查緝）。菸酒管理法主管。
		第 16 條：向未成年人銷售和由未成年人銷售	向未成年人銷售：第 8、17 條；不得由未成年人銷售：未明訂。
		第 17 條：對經濟上切實可行的替代活動提供支持	第 5 條（菸捐用於菸農及相關勞工之輔導與照顧）
一般義務		第 4 條：指導原則	-
		第 5 條：一般義務 5.1：多部門綜合性的國家菸草控制戰略、計畫和規劃 5.2：國家菸草控制協調機構或聯絡點 5.3：防止菸草控制政策受菸草業的商業和其他既得利益的影響	（未明訂） （註：2008 年通過之 FCTC 第 5.3 條之實施準則明訂：締約方應以法令強制機制，確實遵行第 5.3 條及其實施準則，以避免菸草業干擾，落實利益衝突管理，臺灣 2023 修法仍未納入）
其他措施		第 18 條：保護環境和人員健康	（未明訂）
		第 19 條：法律責任	（未明訂）
		第 20 條：研究、監測和資訊交換	有執行（但未訂於菸害防制法）
		第 21 條：報告和資訊交換	（非締約方，無法提報；但有自我評估及學術發表）
		第 22 條：科學、技術和法律方面的合作及有關專業技術的提供	有執行（但未訂於菸害防制法）

*1. 條號係依據 2023 修正通過之菸害防制法版本。
 2. 應對條文係指條文功能相呼應，但法條內容與強度未必達到與 FCTC 一致。
 3. 灰底：具積極防制意義但國內法規尚未明訂。

四、規範重點

（一）菸品健康福利捐（第二章：§4-§6）

　　FCTC 關於減少菸草需求之措施，有價格措施與非價格措施（如表 5-2 所示）；菸捐與菸稅係減少菸草需求之價格和稅收措施，於 2023 版本單獨列爲第二章。

1. 稅捐額度（§4 I）：我國菸捐與菸稅，均係依危害的單位量計算的從量稅（specific excise tax），而非依價格計算的從價稅（ad valorem excise tax）；使得即使財力較弱而購買低價菸的年輕族群及收入較低者，亦能（甚至相對更加）受到價格策略的保護。依照紙菸、菸絲、雪茄、其他菸品四大類，分列其單位爲每公斤或每千支；目前菸捐金額相當於每包紙菸 20 元（§4 I），菸稅額度訂於菸酒稅法（§7），於 2017 年自每公斤或每千支 590 元（相當於每包紙菸 11.8 元）調漲至 1590 元（相當於每包紙菸 31.8 元），其調漲部分之稅課收入，撥入依長期照顧服務法設置之特種基金，用於長期照顧服務支出，不適用財政收支劃分法之規定 [44]。財政部統計，菸稅、菸捐、關稅及營業稅合計，菸稅調漲前、後，一包紙菸所負擔稅捐，由 38.3 元大增爲59.25 元。

　　調漲捐或稅均可達以價制量效果，惟「捐」係有指定用途，包括用於各項菸害防制工作，與價格策略達雙重效果，並作爲健保安全準備金，彌補菸害造成之健保損失；而稅係進入國庫，統籌作爲政府施政財源。縱使 2017 之菸稅調漲明訂挹注長照，但調高菸稅卻未配合調高菸捐，在以價制量效應下，將使菸捐收入降低，衝擊菸害防制等衛生工作之財源。

2. 評估機制與因素：健康福利捐金額，中央主管機關及財政部應每二年邀集財政、經濟、公共衛生及相關領域學者專家，依下列因素評估一次，包括：可歸因於吸菸之疾病，其罹病率、死亡率及全民健康保險醫療費用；菸品消費量及吸菸率；菸品稅捐占平均菸品零售價之比率；國民所得及物價指數；其他影響菸品價格及菸害防制之相關因素（§4 II）。經中央主管機關會商財政部依前項規定評估結果，認有調高必要時，應報請行政院核定，並送立法院審議通過（§4 III）。

3. 用途：第 5 條明訂菸品健康福利捐之用途項目；其分配及運作辦法由中央主管機關會同財政部定之。

4. 徵收（§6）：菸品健康福利捐由菸酒稅稽徵機關於徵收菸酒稅時代徵之；其繳納義務人、免徵、退還、稽徵及罰則，依菸酒稅法之規定辦理。

（二）菸品管理（第三章；§7-§15）

菸害防制法第三章就菸品管理，規範菸草製品成分管制（§10），菸草製品披露規定（§10 II、§11），菸草製品的包裝和標籤（§9），菸草廣告、促銷和贊助（§12），販賣場所標示（§13），免費供應之禁止（§14），以及對菸品供應販賣方式（§8）有所規範等，係對應於 FCTC 減少菸草需求之非價格措施。對於新興菸品，明訂中央主管機關公告指定之菸品（如加熱菸）之健康風險評估審查機制（§7），且除舊法已列之「與菸品或菸品容器形狀近似之糖果、點心、玩具或其他物品」（§15 I(1)），亦全面禁止（即任何人不得製造、輸入、販賣、供應、展示或廣告）類菸品或其組合元件（§15 I(2)）以及未依第 7 條核定通過健康風險評估審查之指定菸品或其必要之組合元件（§15 I(3)）。我國菸品管理規範整理如表 8-3。

表 8-3：菸害防制法菸品管理規範

事項	條文及重點
菸草製品成分管制	§10 I 不得使用公告禁止之添加物。 §10 III 中央主管機關訂定菸品尼古丁及焦油之最高含量、檢測方法、含量標示方式等。
菸草製品成分和釋放物披露規定	§10 II 除專供外銷者外，應以中文將菸品所含之尼古丁及焦油標示於菸品容器上。 §11 I 菸品製造及輸入業者應申報：（1）菸品成分、添加物及其相關毒性資料；（2）排放物及其相關毒性資料。§11 II 由中央主管機關定期主動公開；必要時並得派員取樣檢查（驗）。
菸草製品的包裝和標籤	（不得使人誤解）§9 I 菸品、品牌名稱及菸品容器加註之文字及標示，不得使用淡菸、低焦油或其他可能致人誤認吸菸無害健康或危害輕微之文字及標示（但不溯既往）。 （菸害警示圖文與戒菸相關資訊）§9 II 菸品容器最大外表正反面積明顯位置處，應以中文標示吸菸有害健康之警示圖文與戒菸相關資訊；其標示面積不得小於該面積百分之五十。
菸草廣告、促銷和贊助	§12（1）-（11）明訂菸品、指定菸品必要之組合元件，其不得促銷或廣告之方式。 違者，製造或輸入業者處 500 萬 - 2,500 萬元罰鍰（§28）、廣告業或傳播媒體業者處 20 萬 - 100 萬元罰鍰（§33），前述以外者，處 10 萬 - 50 萬元罰鍰（§34）。皆得按次處罰。 §14 營業場所不得為促銷或營利目的免費供應菸品、指定菸品必要之組合元件。

表 8-3：菸害防制法菸品管理規範（續）

事項	條文及重點
禁止之販賣方式	§8 販賣菸品、指定菸品必要之組合元件，不得以下列方式為之： （1）自動販賣、郵購、電子購物或其他無法辨識消費者年齡之方式。 （2）開放式貨架或其他可由消費者直接取得之方式。 （3）除雪茄、指定菸品必要之組合元件外，每一販賣單位，以少於二十支及其內容物淨重低於十五公克之包裝方式。
販賣場所標示	§13 I 販賣菸品之場所，應於明顯處標示第 9 條第 2 項前段、第 16 條第 1 項及第 17 條意旨之警示圖文；§13 II 菸品或菸品容器之展示，應以使消費者獲知菸品品牌及價格之必要者為限。
指定菸品之健康風險評估審查機制	§7 I 中央主管機關公告指定之菸品，業者應於製造或輸入前，向中央主管機關申請健康風險評估審查，經核定通過後，始得為之。
全面禁止之菸品	§15 I 任何人不得製造、輸入、販賣、供應、展示或廣告下列物品： 一、與菸品或菸品容器形狀近似之糖果、點心、玩具或其他物品。 二、類菸品或其組合元件。 三、未依第 7 條第 1 項或第 2 項規定，經核定通過健康風險評估審查之指定菸品或其必要之組合元件。 §15 II 任何人不得使用類菸品及前項第三款之指定菸品。違者處新臺幣二千元以上一萬元以下罰鍰（§40 III）。

（三）特殊人吸菸行為之禁止（第四章：§ 16、§ 17）

菸害防制法第四章明訂：未滿二十歲之人及孕婦，不得吸菸（§16 I）；任何人不得供應其菸品、指定菸品必要之組合元件，亦不得使其吸菸（§17 I）。菸品販賣業難以辨識消費者之年齡情事時，應要求其出示足資證明年齡之文件；消費者拒絕時，應不予販售（§17 II）。

（四）吸菸場所之限制與相關配套（第五章：§ 18-§ 22）

菸害防制法第 18 條第 1 項規定 13 款全面禁菸之場所；第 19 條第 1 項規定除吸菸區外不得吸菸之室外場所。各級主管機關得公告指定其他場所及交通工具為全面禁菸（§18 I(13)）、或除吸菸區外不得吸菸（§19 I(4)）之場所。於前述禁菸場所吸菸，處新臺幣二千元以上一萬元以下罰鍰（§40 II）。前述以外之場所，得經所有人、負責人或管理人指定為禁止吸菸之場所，禁止吸菸（§20 I），孕婦或未滿三歲兒童在場之室內場所，亦禁止吸菸（§20 II），惟並無罰則。禁菸場所應於所有入口處設置明顯禁菸標示，且於禁菸區不得供應與吸菸有關之器物（§18 II、§19 II），

違者處新臺幣一萬元以上、五萬元以下罰鍰，未改善者，得按次連續處罰（§40 I）。

主管機關將各類環境之禁菸規定，綜整為八類 [51]，如表 8-4。

表 8-4：無菸環境類型 [51]

分類	菸害防制法規定	場所舉例
室內及戶外全禁菸	各級學校、幼兒園、托嬰中心、居家式托育服務場所及其他供兒童及少年教育或活動為主要目的之場所、醫療機構、護理機構、其他醫事機構及社會福利機構、製造儲存或販賣易燃易爆物品之場所	國小、國中、高中職及大專校院、幼兒園、托嬰中心、動物園、兒童育樂中心、公園中的兒童遊戲區、煉油廠、加油站等
大眾交通運輸工具或其場所禁菸	大眾運輸工具、計程車、遊覽車、車站及旅客等候室	公車、捷運、高鐵、台鐵等
室內全禁菸，戶外指定點吸菸	圖書館、博物館、美術館及其他文化或社會教育機構、室外體育場、游泳池或其他供公眾休閒娛樂之室外場所	故宮博物院、美術館、社教館、國父紀念館、高爾夫球場、戶外籃球場、戶外網球場、戶外游泳池等
室內全禁菸，戶外未禁菸	公共場所：政府機關及公營事業機構、金融機構、郵局及電信事業之營業場所、供室內體育、運動或健身之場所、教室、圖書室、實驗室、表演廳、禮堂、展覽室、會議廳（室）及電梯廂內、歌劇院、電影院、視聽歌唱業或資訊休閒業及其他供公眾休閒娛樂之室內場所、其他供公共使用之室內場所 工作場所：三人以上共用之室內工作場所	公家機關、銀行、郵局、電信公司、健身房、電影院、網咖、KTV、撞球館、小巨蛋、會議室、辦公大樓等
室內可設吸菸室，戶外指定點吸菸	老人福利機構	仁愛之家、廣慈博愛院等
室內可設吸菸室，戶外未禁菸	旅館、商場、餐飲店、酒吧、夜店或其他供公眾消費之室內場所	飯店、百貨公司、餐廳、酒吧、夜店等
其他除吸菸區外，不得吸菸	經各級主管機關公告指定之場所及交通工具	依各級主管機關公告指定而定，如國家公園、國家自然公園、風景特定區及森林遊樂區之指定區域與公園綠地、校園周邊通學步道、超商騎樓等

（五）菸害防制教育及宣導（第六章；§23-§25）

　　第六章明訂各機關學校應積極辦理菸害防制教育及宣導（§23）、中央主管機關得指定醫事機構及公益團體提供戒菸服務，並得給予補助及對績優者予以獎勵（§24），電視節目、視聽歌唱、戲劇表演、運動表演或其他表演，不得特別強調吸菸形象（§25）。

　　FCTC 第 12 條明訂「教育、交流、培訓和公眾意識」之六大教育宣導重點，包括：普及、有效而周全的教育與大眾意識計畫；宣導內容包含一手菸、二手菸危害、成癮性以及戒菸／無菸生活之益處；宣傳與公約目標相關的菸草業資訊；教育宣導對象須包括各類相關人員、決策者及媒體等；讓與菸草業無附屬關係的各公私機構與非政府組織知曉並參與於政策之發展與落實；宣導有關菸草生產和消費對健康、經濟和環境的不利後果。其規範明確，有助於各界切實掌握菸害防制關鍵資訊，形成行動共識。相較之下，我國條文過於簡略，應於未來修法時強化之。

五、本法規之倫理議題

　　避免菸草業干擾與利益衝突管理，對菸害防制立法、修法與執行至關重要。FCTC 第 5 條一般義務之第 3 項明訂：「在制定和實施菸草控制方面的公共衛生政策時，各締約方應根據國家法律採取行動，防止這些政策受菸草業的商業和其他既得利益的影響。」[37]。2008 年第四次締約方大會通過了 FCTC 第 5.3 條實施準則，其內容包括四大指導原則與八大建議，並明定締約方應以法令強制機制，確保落實 5.3 條及其實施準則之義務 [50]。

　　八大建議的第 4 點為政商利益衝突管理，其下列出 11 項作法，包括：（1）制定利益衝突揭露與管理之政策（適用於公私部門所有涉及菸害防制政策者）；（2）列入公職人員相關行為守則中；（3）菸害防制相關之簽約或委任必須迴避有利益衝突者；（4）訂定旋轉門條款；（5）對應徵或擔任菸害防制工作者要求利益衝突聲明；（6）要求政府官員申報和撤除與菸草業的直接利益；（7）除管理國有菸草業者以外之政府機構及其下屬單位不應在菸草業有任何財務利益；（8）締約方不應允許任何受僱於菸草業或其利益相關實體者，出任制定或執行菸害防制或公共衛生政策的任何政府機構、委員會或顧問小組之成員；（9）締約方不應提名受僱於菸草業或其利益相關實體者擔任締約方各相關會議代表團之成員；（10）任何政府官員或

雇員，或任何半／准政府機構的官員和雇員，均不得接受菸草業的支付款項、禮品或服務；（11）參酌國家法律和憲法原則，締約方應實行有效措施，禁止菸草業與其相關利益實體對政黨、候選人或選舉活動之捐獻，或者應要求完整揭露捐獻資訊 [50]。第 11 點政治獻金之規範，關乎政治人物對於菸害防制修法與執行之態度。對於第 5.3 條及其實施準則之內容，應逐一與現行法規及人事／政風規定進行核對、補強；政治獻金規範應納入菸害防制法修法重點中。

六、相關案例

（一）菸品業者顯名贊助活動

某菸品業者於中華民國 100 年至 102 年間贊助某財團法人辦理「××圓夢列車」計畫，是否有涉違反菸害防制法規定？

本案經查該業者提供經費捐助及志工服務方式贊助該計畫，並透過媒體揭露上述贊助訊息，有助於提升其企業形象，進而增加民眾對其好感與對產品之認同感及購買意願，已直接或間接產生菸品宣傳行銷或提升吸菸形象之結果，違反當時菸害防制法第 9 條第 8 款規定，遭臺北市政府衛生局調查後，依同法第 26 條第 1 項規定，處新臺幣 500 萬元罰鍰 [52]。

（二）中央主管機關依法指定公告禁菸場所

衛生福利部依當時菸害防制法第 16 條第 1 項第 4 款規定，公告自 103 年 4 月 1 日起實施「國家公園、國家自然公園、風景特定區及森林遊樂區之指定區域與公園綠地，除吸菸區外不得吸菸」。

（三）WHO 之 MPOWER 菸害防制政策監測套組

FCTC 第 21 條要求各締約方應定期通過秘書處向締約方會議提交實施該公約的情況報告，WHO 乃提出包含六大面向之 MPOWER 政策監測套組，分項列出落實程度由低至高之標準，供各締約方填報，並自 2008 年起出版 WHO 全球菸害流行報告，公布全球政策執行進展 [53]。MPOWER 各字母代表之意義及其各項目評分定義詳列於表 8-5[30]。全球做到兩項以上 MPOWER 措施達最佳水準之國家與人口，由 2007 年 11 國、5 億人，2020 年增加為 98 國（全球 50% 國家）、44 億人（全球 56% 人口），尤其是在 2016 年 FCTC 列入永續發展目標後大幅跳升，顯示政

治決定因子對於政策推展具重要影響 [30]。

　　臺灣於 2009 菸害防制年報開始依 MPOWER 整理公布防制進展 [54]；以 2023 年修法後增進之治理現況，與 WHO 公布之全球 2020 年在各項目之表現相比較，如圖 8-2 [30,55]。臺灣在七大項目中，有四項（M、O、W2 與 E）在 2023 修法前即已達最佳水準，而 W1 菸盒警示面積修法後從 35% 提高到 50%，亦進步到最佳水準；然而，P 與 R 之表現仍僅在中等。在 P 無菸環境上，雖然禁菸場所無二手菸暴露之落實率持續高達九成以上、且修法後擴大到大專校園室內戶外皆全面禁菸，然最關鍵的 WHO 所列 8 類室內應完全禁菸的場所卻沒有力求完全符合，工作場所 2 人以下者未要求禁菸，餐廳、酒吧等仍得設吸菸室，導致第 5、6、7 項仍未符合，分數僅達中等，輸給 96 國。而 R 提高稅捐，更是 MPOWER 六大面向策略中對降低吸菸率最強力有效的一項，WHO 建議最暢銷菸品稅捐總額占零售價的比例應超過 75%，但依臺灣 2023 狀況，以中高齡喜愛的長壽菸售價約 90 元計，超過 50%，已達「佳」，但仍輸給 40 國，而以受年輕人喜愛而暢銷的七星（售價約 125 元）計分，則稅捐占比不到 50%，評分為中等，輸給 109 國。最能減少菸害、又能增加國庫收入、為民興利的策略，何以持續落於人後？恐與主管機關之一財政部本身即同時是國有菸廠之全資持股者，且我國法令對於利益衝突管理尚乏明確規範有關。菸害防制雖獲民眾滿意，但當各國大步向前，臺灣菸價仍低、吸菸率仍高、加熱菸未全面禁止（仍容許風險評估）、利益衝突未納管，尚需持續努力。

表 8-5：WHO MPOWER 菸害防制政策監測套組及評分定義

措施	評量重點	3：最佳水準	2：中	1：低	0：無
Monitor 監測菸草之使用與預防政策	1. 近期性（5 年內數據）；2. 具全國代表性；3. 完整性：成人與青少年皆有調查；4. 定期性：至少每 5 年做一次。	1, 2, 3 & 4 都做到	做到 1, 2, 3	做到 1, 2，但僅有成人 或僅有青少	無數據，或無近期且代表性數據

措施	評量重點	4：最佳水準	3：佳	2：中	1：低	0：無報告
Protect 保護民眾免於菸害	8 類場所室內所有時間完全禁菸：1. 健康照護機構；2. 大專以外教育機構；3. 大專院校；4. 政府機構；5. 上述以外之室內工作場所；6. 餐廳及以提供食物為主的場所；7. 咖啡廳、酒館、酒吧等以提供飲料為主的場所；8. 大眾運輸。	8 類全部涵蓋	6-7 類	3-5 類	<= 2	無報告

表 8-5：WHO MPOWER 菸害防制政策監測套組及評分定義（續）

措施	評量重點	4：最佳水準	3：佳	2：中	1：低	0：無報告
Offer 提供戒菸協助	該國是否有下列戒菸治療或協助：1. 有尼古丁替代療法；2. 有其他戒菸支持／服務；3. 對上述任一項給予補助；4. 有全國性免費戒菸專線。	1, 2, 4 皆有，且都有補助	補助1或2	1或2	無任一項	無報告
Warn 菸盒警示	警示大小：1.小：占前後包裝平均面積<30%。2.中：占前後包裝平均面積30-49%。3.大：占前後包裝平均面積>=50%。適當特徵：1. 由政府規範做特定之警示；2. 大小包裝上都有；3. 陳述菸品特定健康危害；4. 清楚醒目易讀，例如規範顏色字體與大小；5. 有輪替；6. 有圖像；7. 使用該國（所有）主要語言。	大面積且具備所有特徵	中面積且具備所有特徵；或大面積但缺1-3個特徵	中面積但缺一些特徵；或大面積但缺4個以上特徵	沒有警示，或小面積	無報告
Warn 大型反菸宣傳	適當特徵：1. 是政府全面性菸害防制計畫的一部分；2. 運用媒體規劃和策略，於各類媒體通道播放；3. 宣導前透過研究瞭解特定的宣導對象；4. 宣導材料經過前測以確實和宣導主題相吻合；5. 對宣導過程進行成效評鑑；6. 對宣導的結果加以評鑑；7. 與新聞媒體合作以提高宣導內容的新聞可見度；8. 在全國性的電視和廣播上播放。	全國性宣傳，具至少7個特徵，且有電視與／和電台廣播	有具備5-6個特徵的全國性宣傳，或具7個特徵但無電視與／和電台廣播	有具備1-4個特徵的全國性宣傳	近兩年內無持續至少3周的全國性宣傳	無報告
Enforcement 強制禁止菸草廣告、促銷與贊助	範圍：A. 4種直接管道：1. 全國電視／廣播、2. 雜誌／報紙、3. 看板／室外廣告、4. 銷售點。B. 6種間接管道：免費發送菸品、折扣促銷、一般商品使用菸品品牌（品牌延伸）、菸品使用一般商品品牌（品牌共享）、品牌或菸品出現於電視或電影、贊助（捐助或露出）。	所有項目全部禁止	禁 A-1, 2 以及部分其他項目	僅禁A-1, 2	完全未禁止或未禁A-1, 2	無報告

表 8-5：WHO MPOWER 菸害防制政策監測套組及評分定義（續）

措施	評量重點	4：最佳水準	3：佳	2：中	1：低	0：無報告
Raise 提高菸草稅捐	以最暢銷菸品的 20 支包裝，計算稅捐總額占零售價的比例。稅捐包括貨物稅、增值稅（或消費稅）、關稅及其他課徵稅。	≥ 75%	≥ 50%、< 75%	≥25%、< 50%	<25%	無報告
	菸品可負擔性趨勢：最暢銷菸品 2,000 支之價格占人均 GDP 比率在 2010-2020 之年成長率平均趨勢。	做到（價格上漲）／價格不變／沒做到（價格下降）／資料不足				
國家菸害防制計畫	1. 有國家機構負責菸害防制目標。2. 在該國家機構中有相當於五名以上之全職人力。	1 & 2	1	無國家機構負責菸害防制		無報告

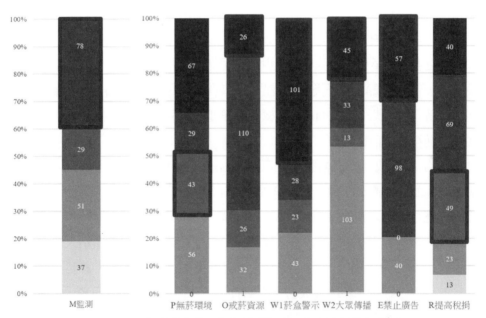

圖 8-2：全球各國及臺灣在 MPOWER 各項目評分表現

第四節　癌症防治法與國家級健康政策

一、立法背景與法規沿革

　　癌症是全球第二位死因，僅次於心血管疾病；且在大多數國家亦都是第一或第二位死因。全球每 6 人就有 1 人死於癌症，每 5 人就有 1 人會在 75 歲之前罹患癌症。1/3 到一半的癌症是可預防的；如能早期發現、妥善治療，許多癌症都是可治癒的 [56]。WHO 於 2005 年世界衛生大會通過「癌症防治」決議，要求各國發展／強化周全性癌症防治計畫（comprehensive cancer control programmes）[57]，繼而於 2006-2008 出版了一套《癌症防治：化知識爲行動——世界衛生組織有效計畫指引》（簡稱癌症防治系列），有六大模組，包括：計畫、預防、早期發現、診斷與治療、安寧療護、政策與倡議 [58]，復於 2017 年世界衛生大會通過「在整合式作法情境下之癌症防治」決議，請各國具體強化癌症防治計畫並整合於國家非傳染病防治計畫與永續發展目標中 [59]。國際癌症防治目標包括：在 2030 之前比 2015 減少 1/3 之癌症過早死亡、強化四大共同危險因子與肥胖之防制，以及提供人類乳突瘤病毒疫苗、提高 B 型肝炎病毒疫苗接種率、提高子宮頸癌篩檢率、改善安寧療護可近性等（參見表 8.1）[11,20]。國際政策重點可用以檢視我國癌症防治法內容是否周全並符合當前需要。

　　癌症自 1982 成爲臺灣頭號死亡原因，占總死亡 16.7%，爲國人健康之最主要威脅 [60]，並造成國家社會重大經濟損失，除每年一百億以上之直接醫療支出外，其罹病和死亡造成之其他接經濟損失，更加龐大，有必要將癌症防治列爲國家重要衛生政策。臺灣雖於 1995 年實施全民健保，癌症診斷與治療不僅納入給付，且爲免收部分負擔之重大傷病，然癌症死亡率與發生率仍逐年增加，需要全面性之防治，須有相應之經費、組織與人力；亦須有效整合運用醫療保健資源，以有效推動防癌教育、篩檢、治療及研究工作，並提升癌症診斷治療水準 [61]。參考美國於 1971 年增修癌症防治法之後，於 1991 年其發生率與死亡率已呈負成長，乃先後由立法委員及行政院於 1999、2002 年提出《癌症防治法》草案、2003 年 4 月完成三讀，全文 18 條，同年 5 月 21 日公布施行 [62]。

　　本法於 2018 年 5 月 23 日修正公布第 2、8、13 條條文，第 2 條係配合行政院組織改造修正主管機關爲衛生福利部，第 8 條關於癌症防治政策委員會之組織，於第 1 項增列第 5 款社會公正人士、民間團體代表；第 1 款國家衛生研究院「院長」

修正爲「代表」；第 4 款專家學者增列「醫師團體代表」；第 2 項關於委員之聘任，將第 5 款亦列爲由召集人遴聘，與第 4 款人數合計不少於委員總人數二分之一，並明訂委員單一性別不得少於三分之一。第 13 條「主管機關得視需要，辦理人民癌症篩檢。」修正爲「主管機關得視需要，辦理人民癌症預防、篩檢」，並增列第 2 項「前項辦理經費，得由菸品健康福利捐之分配收入支應或接受機構、團體之捐助」[63]。

二、立法精神

本法第 1 條明訂，爲整合運用醫療保健資源，有效推動癌症防治工作，減少癌症威脅，維護國民健康，特制定本法 [63]。

三、規範對象與適用範圍

本法係規範國家在癌症防治之責任與應辦事項（§4, §5, §6, §7, §8, §9 I, §10, §11 II, §12, §13, §15 II, §16），以及癌症防治醫療機構之責任（§4, §9 II, §11 I, §14, §15 I）與相關罰則（§17）。並明定中央與地方之主管機關（§2）、「癌症」與「癌症篩檢」之定義（§3）、以及癌症防治所包括之事項（§4）：

1. 推動防癌宣導教育與預防措施。
2. 提供符合經濟效益之癌症篩檢。
3. 提供以癌症病人爲中心之正確醫療、適切照護，以及後續追蹤計畫。
4. 提供癌症末期病人安寧療護。
5. 辦理癌症防治相關研究。
6. 建立癌症相關資料庫。
7. 癌症防治醫事人員之教育訓練。
8. 其他有關癌症之預防、診斷、治療、照護事項。

四、規範重點

癌症防治法規範對象與重點綜整如表 8-6。

表 8-6：癌症防治法規範對象與重點

對象		重點
國家責任		§5 國家應提供充分資源、整合政府及民間力量，致力於研究發展、推動防治工作，並應將防癌健康識能納入國民義務教育，致力於預防。 §16 國家應寬列人力與經費，確保有效推動癌症防治工作。
行政院		§6 明定行政院「中央癌症防治會報」之設置、組織與任務，以執行癌症防治政策。
中央主管機關	癌症防治政策委員會	§7 中央主管機關應設立「癌症防治政策委員會」，其任務包括：研訂癌症防治政策；評估預算；評估癌症防治中心執行之成效；訂定醫療院所癌症防治醫療品質指標；審議癌症防治相關醫事人力、設備與癌症防治方案；審議癌症診斷治療指引；審查癌症篩檢方案；其他有關癌症防治事項。並應徵詢其他相關專家學者、產業、癌症病人與家屬代表之意見。 §8 明定癌症防治政策委員會之組織與會議。
	癌症防治網	§9 I 中央主管機關得整合癌症篩檢及診斷治療機構，建立完整之區域癌症篩檢及治療服務網，並得視需要獎助設立癌症防治中心及獎助醫療機構辦理癌症防治有關服務措施。
	癌症篩檢	§13 主管機關得視需要，辦理人民癌症預防、篩檢，並明定其經費來源。
	醫療品質保證措施	§15 II 會商相關專家學者訂定癌症防治醫療機構品質保證相關措施之準則。
	癌症防治資料庫	§11 II 訂定癌症防治資料提報之期限、格式、給付癌症防治醫療機構之費用及其他應遵行事項之辦法；並委託學術研究機構收集之。 §12 受理第 11 條資料提報之機構，應指定專人依相關法令辦理安全維護事項，防止個人資料被竊取、竄改、毀損或滅失。 §17 II 違者處 10-50 萬罰鍰。
國家衛生研究院		§10 國家衛生研究院應設癌症研究中心，辦理並整合與癌症有關之各項研究與診療技術、藥品等之研發。
癌症防治醫療機構	配合辦理癌症防治事項	§9 II 癌症防治中心應依據癌症防治政策委員會議之決議，辦理以下事項：癌症宣導教育及癌症篩檢；參照癌症診斷治療指引診治癌症病人；提供癌症病人治療後續計畫；整合可平緩病人與家屬心靈之安寧療護服務；建立癌症防治相關資料庫；建立轉介服務網路；癌症防治相關醫療人員之訓練；實施癌症診療品質保證計畫；結合社區資源，積極推動社區癌症防治方案。
	提報資料	§11 I 為建立癌症防治相關資料庫，癌症防治醫療機構應向中央主管機關所委託之學術研究機構，提報所列癌症相關資料。並訂有罰則（§17 I）。
	對於癌症篩檢陽性個案之職責	§14 癌症篩檢醫療機構應主動催促其篩檢之癌症前期及癌症陽性個案回院確診，或提供轉診資訊。
	醫療品質	§15 I 癌症防治醫療機構應成立癌症醫療品質小組，確保癌症篩檢及診斷治療之品質。

五、相關案例

（一）整合平臺

　　癌症防治法立法初衷即是「資源整合」；明訂兩個層級的整合平臺：中央癌症防治會報與癌症防治政策委員會會議。癌症防治法將原本僅是國民保健計畫當中一個項目的癌症防治，提升至國家高度，由行政院直接督導，並明訂完整之癌症防治範疇，將「預防」、「早期發現」、「診斷與治療」、「安寧療護」四大階段納入法規，且確立指揮與整合體系，改善各相關機關／機構間互不隸屬、各行其是之窘境，落實 WHO 周全性癌症防治計畫之精神。

（二）依法訂定各期國家癌症防治計畫，整合跨領域資源達成目標

　　癌症防治法上路後，中央主管機關即依法研訂國家癌症防治計畫，設定重點工作與目標，並受中央防治會報管考。第一期（2005-2009 年）國家癌症防治計畫檢視當時防治系統與癌症防治法之落差，充實基礎架構與服務 [64]。2008 年，因「向癌症宣戰，將癌症死亡率降低 10%」為當時總統競選白皮書重點政見，受總統府列管，乃於第二期（2010-2013 年）國家癌症防治計畫全力擴大推展具實證基礎之大腸癌、乳癌、口腔癌、子宮頸癌篩檢，且訂出極具挑戰性之目標值 [65]，並自調漲之菸品健康福利捐大幅提高撥補於癌症防治之比率，充實各項資源與服務 [66]，結果各篩檢目標幾乎全部達成 [67]。

　　第三期（2014-2018 年）國家癌症防治計畫就癌症之危險因子強化上游防治布局，持續強化癌症資料庫及縮小癌症健康不平等，並邁向 2020 年癌症死亡率再降10% 之目標 [67]。由於 2017 年調漲菸稅但未調漲菸捐，癌症防治經費受衝擊。第四期（2019-2023 年）國家癌症防治計畫以達成 WHO 及聯合國防治目標為核心，提升健康識能、加強各面向防治工作之品質管控以及研議發展精準篩檢 [68]。各期國家癌症防治計畫在各指標之成效，詳如表 8-7 [69-71]。

　　臺灣癌症標準化死亡率變化，以 2007 年（每十萬人口 142.6 人死亡）為基期值，2013 年已降低其 8.6%、至 2020 年降幅更達 17.7%，幾已分別達成政策上承諾降低 10%、20% 之目標。因糞便潛血免疫檢驗篩檢大腸癌亦能發現癌前病變，透過切除，預防其進展至癌症，在短期內將篩檢率推到 38% 以上後，大腸癌發生率於 2015 年即開始下降，而死亡率亦於 2015-2018 連四年下降達 2014 之 8.5%。其

相關成效分析發表於 *Cancer* 期刊 [72]。周全穩健之癌症防治體系，使臺灣之癌症防治、乳癌防治、安寧療護，皆獲經濟學人智庫評比為亞洲最高分 [73-75]，癌症治療品質亦已優於歐美先進國家 [68]。惟近年癌症篩檢率、肥胖率、規律運動比率等之進步似有趨緩甚至有退步之跡象（表 8-7），仍需持續努力。

表 8-7：各期國家癌症防治計畫成效

指標	基期年	第一期 2005-2009	第二期 2010-2013	第三期 2014-2018	第四期 2019-2023
	2003	2009	2013	2018	2020
總目標：標準化死亡率（1/10萬）	143.1	132.5	130.4	121.8	117.3
預防					
成人吸菸率（%）	27	20	18	13.0	13.1
成人一個月內飲酒超過一標準杯（%）	-	19.5	19	18.5 (2017)	-
嚼檳率（%）	8.8	7.3	4.9	3.2	-
成人過重或肥胖（%）	-	38.0	40.1	43.9	-
成人攝取三蔬二果率（%）	-	21.9	13.0	15.1	-
13 歲以上規律運動率（%）	15.5 (2005)	24.4	31.3	33.5	33.0
早期發現					
30-69 歲婦女三年內子宮頸癌篩檢率（%）	55	69.0	76.0	70.0	53.2
45-69 歲婦女二年內乳房 X 光攝影篩檢率（%）	-	11.0	36.0	39.9	38.0
50-74 歲二年內糞便免疫潛血檢查率（%）	-	10.0	38.2	40.8	37.7
口腔癌篩檢率（%）#	-	28.0	54.0	50.1	-
診斷與治療					
於癌症診療品質認證醫院照護比率（%）		75.1 (2010)	82.0	85.8	85.7 (2019)
五年存活率（%）+	43.3	48.5	52.3	-	-
安寧療護使用率（%）	13.4	39.0	50.6	61.4	62.8

\# ：分母為 30 歲以上有嚼檳榔（含已戒）或吸菸習慣民眾及 18 歲 -29 歲有嚼檳榔（含已戒）習慣之原住民。

+ ：採該年起五年之存活率數據（例如 2003 年為 2003-2007 存活率）。

第五節　學校衛生法

一、立法目的

學校衛生法於 2002 年 1 月 16 日制定，其目的是為促進學生及教職員工健康，奠定國民健康基礎及提升生活品質 [76]。

（一）健全組織架構

學校衛生法立法特色在於規定各級主管機關及全國各級學校都應依本法辦理學校衛生工作（第 3 條）。各級主管機關應指定專責單位，並置專業人員，辦理學校衛生業務（第 4 條）。主管機關須遴選學者、專家、團體及機關代表組成學校衛生委員會提供相關諮詢指導意見（第 5 條）。學校除應指定單位或專責人員，負責規劃、設計、推動學校衛生工作之外，另應有健康中心之設施，作為健康檢查與管理、緊急傷病處理、衛生諮詢及支援健康教學之場所（第 6 條）。

（二）明訂人員配置

學校衛生法為各級學校須置護理人員及營養師提供法律基礎，未達 40 班須置護理人員一人，超過 40 班就須置兩人（第 7 條）；另亦明定 40 班以上者須置營養師一人，各縣市主管機關應置營養師若干人（第 23-1 條），不僅確保在校師生食品安全及品質，也為營養師入校提供法源依據。

（三）強化特色功能

學校衛生法一大特色是建立學生健康管理制度，定期辦理健康檢查（第 8 條），並檢查結果提供健康指導，辦理體格缺點矯正或轉介治療（第 10 條），確保學生及教職員工健康的基礎。不僅如此，也對學生常見的體格缺點或疾病加強預防跟矯正治療工作，例如視力不良、齲齒、寄生蟲病、肝癌、脊椎彎曲、運動傷害、肥胖及營養不良（第 11 條）。這就成為後來教育部除三害的立法基礎，各級學校將健康體位、視力及齲齒列為基本健康促進主題，教育部並安排計劃經費，長期邀請學者專家帶領各級學校發展不同防治計劃期望能加以改善。

特別對重大傷病以及身心障礙學生加強輔導與照顧，甚至要調整其課業及活動，其內容包含：心臟病、氣喘、癲癇、糖尿病、血友病、癌症、精神疾患、罕見

疾病（第 12 條）。教育部因此邀請專家提供這些疾病專門個案管理計劃，並出書提供完整照顧指引 [77]。

另外對於傳染病也有完整的規劃跟指導，疾病管制署依據本法條，在各級學校依照標準抽樣，安置監測點，在這些檢測學校定期回報重要以及新興傳染病的狀況，作為檢測全國學生疫病的重要資料。除此之外，也規定學生在入學前後的預防接種，發展出黃卡制度，入學前若沒有完成，就須通知衛生機關加以接種，降低學生群聚中容易感染傳染病的風險。

此外對學生教職員工的緊急傷病，食物中毒也有相關規定（第 15 條）。在教學方面，明定高中以下學校須開設健康相關課程，因此確定國中小學生有健康教育課程，高中高職有選修的護理課程，造就健康教育老師及護理老師在學校任教的立法規範。

（四）改善校園環境

學校衛生法規範學校地址的選擇須符合地址、水土保持、交通、空氣雨水污染、噪音及其他影響因素，對學校建築、飲用水、廁所、洗手台、垃圾、污水處理、噪音、通風、採光、照明、粉板、課桌椅、消防、及無障礙校園設施、哺育母乳環境設施都有完整法律規範的法源（第 21 條），且規定須每學期進行建築設備環境衛生檢查（第 25 條）。

特別是在臺灣的這部法律，配合國民營養及健康飲食促進法，在 102 年大幅翻修，大量增加學校餐飲衛生管理，擴充健康飲食教育，規定須加強餐廳、廚房、員生消費合作社衛生管理，並建立餐飲衛生自主管理機制（第 22 條），產生下面影響：(1) 須進用營養師來督導及執行學校供應膳食。(2) 學校供應的食物，禁止使用含有基因改造生鮮食材及加工品，並提供蔬食餐（第 23 條）。

二、科學實證

（一）專業人力的影響

根據劉影梅等人執行之全國性追蹤實證研究發現，影響學生肥胖原因之一是學校有無營養師，當時因僅少數學校設有營養師，除了顯示營養師對於學校衛生的重要性之外，實則因所有學校都配有學校護理師，方使學童肥胖問題得以控制，可見

學校午餐、政策與環境都是預防學童肥胖的決定因子 [78]。

（二）衛生教育的潛力

　　將廣泛的環境定義及學校的多元變項納入肥胖的探討，研究發現在學校進行衛生教育介入計畫的前兩年並不能展現出有意義的改變，而在第三年才會產生出延宕效應 [79]，更証實了本法拓展傳統教學至環境治療之先驅視角。

（三）政策制定的依據

　　臺灣曾進行有全國代表性的大樣本研究（Aid students to fit），除瞭解學生肥胖、過瘦以及較矮的原因外，亦找出新的本土因子，並且發展轉譯成可行策略。其他諸如證明久坐、睡眠太少是青少年肥胖的決定因子，教育部據以修訂學生肥胖防制策略；找出影響兒童便秘因子，成為教育部訂定學生健康指標重要文獻；發展提昇小學生體型意識之學校計畫及其成效探討；證實了跳繩對於長高、自主神經調控的效果更引發社會的高度關注等。

（四）媒體與政策的連結

　　當研究發現學生以催吐作為減肥策略的盛行率及原因後，期刊選為封面故事（Cover story）並召開記者會，國內外均大幅報導，例如：英國太陽報整版（四個報導），中國時報頭版頭條……，*Neuropsychiatry*（2011）並為此寫了特別報導。行政院繼而於 102 年函頒「提升女孩權益行動方案」，找到學校層級可推行的預防肥胖介入策略；每天睡滿八小時、天天午餐蔬菜吃光光、四電少於二、天天運動 30 分鐘、天天喝足白開水、及天天吃早餐可減少肥胖風險等多獲驗證，進而找出新興世代兒童的重要的介入措施，同時也呼應了本法強調肥胖防治及營養不良之旨意 [80,81]。

（五）周遭環境健康化

　　研究顯示學校及周邊環境是影響學生健康的重要因素，有進行健康促進學校計畫的學生最瘦，若學校沒有良好運動環境則最胖；若學校環境不夠好，但社區環境好，則肥胖狀況可稍減輕 [82]。另有具全國代表性的研究發現：天天用多媒體教學會增加 39% 近視比例，而多媒體教學時環境照度是重點，當投影機流明充足時，室內明亮只關前面燈時，近視度數會由全黑之 125.5 度減少到 110 度，獲選

為 *Journal of Advanced Nursing* 當期的封面故事。新北市政府花了五億將全市國中小教室全面改裝全新短焦投影機，是環境會影響健康的實例，更是影響政策的成功經驗 [83]。

三、國際進展

學校是重要群體場域，因此維護及促進學生及教職員工身心健康是最重要的公共衛生工作之一。全球學校衛生發展已超過兩百年，世界衛生組織也非常積極的倡導及督促本工作，各國也紛紛發展專法以確保學校衛生工作落實，茲以日本及美國的學校衛生法規與制度為例，提供我國參考精進：

（一）適用對象

日本學校保健安全法中明確規定，受惠對象不只學生，嬰兒及兒童都涵括在內，成為國家及地方政府職責，這個與臺灣明顯不同，在臺灣往往對幼兒園及以下的學齡前兒童之業管單位爭議不休，相關法令及制度也有所不同，例如幼兒園視力檢查及保健，就沒有國民小學的業管單位國民教育及學前署來得嚴謹，相關資料收集及管理也沒有制度化並長期追蹤，造成兒童視力變化最大時期是幼小銜接期間，也就是幼兒園到一年級間，兒童視力急遽惡化，卻沒辦法找到良好處理方法形成缺口 [84]，是未來繼續修正的重點。

（二）業管權責

日本法律明確規定學校衛生是校產所有人之職責，與我國將學校衛生這個責任放在中央主管單位，而地方政府的態度則完全不同，目前臺灣並沒有把私立學校相關責任歸屬於學校董事會，雖有全國一致的法規制度，但若是私立學校沒主動加入意願，則教育部主管機關也無法可施。此外，日本規定學校須與所在地區醫療相關機構合作，這也是我國現行學校衛生法中沒有明文規定的，而由學校護理師自行建立聯繫管道並沒有法制化，造成學生轉介後送及緊急醫療事故時易肇生爭端 [85]。

（三）落實健檢

日本規定每年都須定期對學生做健康檢查，而我國是在小一、小四、國一、高一、大一規定須做健康檢查，且由政府編列預算提供基本的檢查項目，可是高中以

上各級學校的檢查項目則視當地縣市政府的編列預算而定，執行內容莫衷一是，例如臺北市就沒有編列高一學生 B 型肝炎效價測試，無法得知在嬰兒時期打的 B 型肝炎疫苗仍有保護力，對進入醫事相關學校的大一學生就形成重大健康挑戰。

日本厚生省也規定教職員工生須每年定期做健檢，其目的也是確保在群體生活的學生族群間受到保障，我國公立學校教職員還有一些健康檢查保障，而私立學校就各行其是，真的值得探討及精進。

(四) 專人專責

日本厚生省規定學校、縣的教育委員會秘書處須有專人管理學校衛生，並可聘用校醫、校牙醫及校藥劑師。臺灣因當初營養師編制不足，所以編制在縣市層級，而護理人員都依學校規模放在學校，反而造成在縣市層級由營養師負責全縣市層級的學校衛生督導工作，由於專業素養不同而變得非常吃力，但要抽調有醫學相關背景的護理人員到縣市層級非常不容易，建議未來應在主管機關設立相當比例的醫護人員職缺來進行本工作。

美國法律各州不同，僅以美國田納西州為例加以說明 [86]。該州明確規定衛生服務須由學校衛生護理師提供，監督以評估，保護和促進學生健康。但可聘請合格專業人員，例如學校護理師，執業專科護理師，醫師助理，牙醫師，健康教育人員，以及專職醫療人員，包含語言治療師，物理治療師，職能治療師，有執照的營養師，大大擴充專業醫療人員進入校園服務的管道。

在學校衛生委員會中明定至少有三分之二的成員是非學校人員，以確保中立及客觀。

在學校環境方面，該州強調不只物理環境的質量，還須建造一個有美學素養的環境，並強調打造良好社會環境的重要，因此對環境的定義較為寬廣，值得我國借鏡。

四、實務經驗

本法明定主管機關應補助國民中小學設置廚房及會商農業主管機關協助在地食材供應。徒法不足以自行，要將法律落實須要由主管機關、地方政府、學校等三方的緊密合作。配合學校現場狀況巧妙地運用法令更是需要專家的深入瞭解及前瞻眼光，例如農糧署一直提供半價的白米給學校辦理學校午餐，可是孩子的纖維素一直

攝取不足，因此筆者在 100 年的六月份建請教育部邀請農糧署進行部會協調，農糧署非常樂意地也將糙米半價提供給學校，因此學校才開始大量使用糙米，讓學生有更豐富的營養跟纖維素的攝取 [87]。

　　學校衛生委員會也扮演的非常重要的健康促進角色，例如筆者整理了國際重要國家身體活動量的指標及現況 [88]，與 20 國之身體活動盛行率進行國際比較 [89]。再建請教育部將相關規定入法，在國民體育法中明定學生必須要每週在校運動超過 210 分鐘（不包含體育課）。因此學校衛生委員會人員的聘請及功能的發揮是本法能夠具體活用的關鍵因素 [90]。

第六節　精神衛生法

　　隨著新冠肺炎疫情蔓延全球，公共衛生三段五級的基本精神，如流行病學、環境風險策略、社區診斷、社區營造等原則，受到大眾重視，促成公共衛生師法通過。新冠肺炎疫情對心理健康之深遠影響，在全球範圍內亦備受關注 [91]，2022 年精神衛生法修法過程，也將心理健康促進作為一個主要議題。本節主要說明我國精神衛生法的誕生與規範、心理健康促進等概念，以及相關規定修法原則與挑戰。

一、從心理衛生法到精神衛生法

　　1981 年當時行政院衛生署（現為衛生福利部）委託中華心理衛生協會起草「心理衛生法草案」，草擬小組參考日本的精神衛生法後，於 1983 年將草案送至衛生署。當時有論者提出心理衛生範圍過廣，又牽涉其他部會（勞動部、教育部等），故擱置草案。待 1984 年臺北市螢橋國小遭精神障礙者闖入潑灑硫酸事件、1985 年高雄縣龍發堂對待精神障礙者方式爭議等，這些事件令社會大眾極度不安，議員開始質詢，媒體更給政府極大壓力，政府為回應社會對心理衛生的需求，1986 年衛生署推動起一系列精神疾病防治計畫。

　　1988 年由「精神醫療保健法」草擬小組以上述心理衛生法草案為基礎，邀請國內外學者與相關人員參與修訂，因內容主要涵蓋精神醫療強制住院之規範，亦有論者建議定名為「精神醫療法」，但為符合世界趨勢並於往後有發展空間，最終將名稱定為《精神衛生法》，送至立法院審議。立法目的「為預防及治療精神疾病，

保障病人權益，促進病人福利，以增進國民心理健康，維護社會和諧安寧」，其思維以治療精神疾病爲主，透過預防與治療精神疾病才能維護社會和諧，增進國民心理健康 [92,93]。

　　該法於 1990 年 12 月 7 日由總統令頒施行，計六章 52 條。精神衛生法迄今共修法四次。2000 年修法係爲配合臺灣省政府業務與組織之調整，2002 及 2020 年修法則修訂行政程序，2007 年進行大規模修法。本章定稿時，立法院仍在進行修法，因此這裡以先前修改幅度較大之 2007 年版本爲主。2022 年 12 月 14 日立法院通過修正全文，施行日期自公布後二年（2024 年）施行，其中第五章、第 81 條第 3、4 款由行政院會同司法院另外訂定──第五章爲「強制社區治療及強制住院治療」（包括第 53 條到第 76 條），而第 81 條第 3、4 款是精神醫療機構未依規定執行緊急安置、強制住院或強制社區治療之處罰。

二、「2007 年版精神衛生法」簡述

　　2007 年版本的精神衛生法全法計有七章 63 條（2022 年新修版本同樣是七章，但有 91 條），由於一部法規難以完整規範所有程序性規定，因此本法下亦有《精神衛生法施行細則》，且精神衛生法中有數條規定授權中央主管機關（即衛福部）制定相關辦法與認定標準。關於精神衛生法重點，簡要說明如下。

（一）第一章總則（第 1-3 條；2022 年新法為第 1-18 條）

　　第 1 條立法目的修成「爲促進國民心理健康，預防及治療精神疾病，保障病人權益，支持並協助病人於社區生活」，將促進心理健康列爲首要，強調支持病人於社區生活。也刪除過去立法目的中「維護社會和諧安寧」等文字，以避免污名化精障者（精神疾病雖是一種疾病，並不必然造成社會不和諧）。

　　2007 年目的修改，出於 1999 年九二一大地震後，國人目睹災後創傷需要被照顧，災後重建需要有復原力，在地人不甘被稱爲災民而自許爲重建者，國家開始對災難心理衛生有所關注，亦跳脫只關注精神疾病之發生，受災者有其心理健康復原需求，但非精神疾病 [94]。2003 年嚴重急性呼吸道症候群（SARS）疫情肆虐，對於處理恐慌及面對死亡議題，使民眾覺察人人都有心理健康需求，自此民間團體開始倡議心理健康促進 [95]。

　　第 3 條名詞定義，關乎整部法規所涉及當事人或提供服務者之權利義務關係，

因而與其他條文皆有關。目前定義有：

「精神疾病」為「思考、情緒、知覺、認知、行為等精神狀態表現異常，致其適應生活之功能發生障礙，需給予醫療及照顧之疾病」，範圍包括精神病、精神官能症、藥酒癮等，但不包括反社會人格者。

「嚴重病人」則為經專科醫師診斷認定，「呈現出與現實脫節之怪異思想及奇特行為」導致無法自行處理自身事務的精神疾病患者。

定義「社區精神復健」和「社區治療」等概念，在為避免嚴重病人病情惡化，得要求病人在社區中採居家治療、社區精神復健（如協助適應社會生活，提供關於工作能力、心理重建、社交技巧、日常生活處理能力等復健治療）及門診治療。

（二）第二章精神衛生服務體系（第 4-17 條；2022 年新法為第 19-28 條）

本章主要訂定中央與地方機關職責及不同部會的職責與分工。

第 4、6 條明定衛福部「掌理民眾心理健康促進、精神疾病防治政策及方案之規劃、訂定及宣導」之職責，劃分中央和地方主管機關之業務與權責，禁止歧視性稱呼或描述。

第 7 條要求地方應設立社區心理衛生中心。

第 8-12 條：除衛政單位外，增加社政、勞政、教育單位的責任。

第 13-14 條：心理衛生促進、精神疾病防治與資源規劃、研究發展、特殊治療方式、病人就醫權益保障、病人權益受損審查等事項，衛福部和地方主管機關應尋求精神衛生專業人員、法律專家、病情穩定之病人、病人家屬或病人權益促進團體代表諮詢。此等諮詢會議須確保至少有 1/3 與會者為病患、家屬或權益代表。

第 15 條：衛福部應成立精神疾病強制鑑定、強制社區治療審查會，審查嚴重病人強制住院、強制社區治療等。審查會成員應包括具七年以上工作經驗精神科專科醫師、護理師、職能治療師、心理師、社會工作師，以及病人權益促進團體代表、法律專家等。審查過程可以請當事人或利害關係人到場說明，或主動訪視，以確保其意見被考慮到。

第 16 條：政府應設立或獎勵民間設立不同類型之精神照護機構。

（三）第三章病人之保護及權益保障（第 18-28 條；2022 年新法版本為第 29-44 條）

關於嚴重病人之保護，應設「保護人」制度。

保護人就是專科醫師交付嚴重病人診斷證明之人，多由監護人、法定代理人、配偶、父母或家屬中選出。若無保護人，則由嚴重病人戶籍地之主管機關從適當人員、機構或團體中選出，而若戶籍地不詳，由其所在地政府處理（第 19 條）。設置保護人制度主要是為了因應嚴重病人情況危急的狀況。

第 20 條：「非立即給予保護或送醫，其生命或身體有立即之危險或有危險之虞」的情況下，保護人應進行緊急處置。

關於權益保障，精神疾病患者不得受到任何歧視，其就學、應考、僱用等權益不得因曾罹患精神疾病而受不公平待遇（第 22 條）。若出於醫療、復健、教育訓練或就業輔導等目的，而需限制病人居住場所或行動自由時，應符合法律規定及比例原則（第 21 條）。為消除污名與社會偏見，媒體報導不得使用歧視性稱呼或描述（第 23 條）。相關錄音、錄影或攝影等，須先取得病人或嚴重病人保護人同意，而精神照護機構內設置監看設備時，亦須告知病人或嚴重病人保護人（第 24 條）。住院病人應享有個人隱私、自由通訊及會客等權利，不得受到醫療需求以外理由之限制（第 25 條）。上述權益受到精神照護機構工作人員侵害時，病人或保護人得提起申訴（第 28 條）。

（四）第四章協助就醫、通報及追蹤保護（第 29-34 條；2022 年新法更名為「追蹤關懷」，第 45-52 條）

根據本章規定，病人保護人或家屬、地方主管機關、矯正機關、保安處分處、感化機構、社福機構、收容或安置機構都負有「協助就醫」義務，而病人若離開上述場所時，需通報居住地政府，以便追蹤保護並給予必要協助（第 29-31 條）。

第 32 條：警察或消防機關若發現病患「有傷害他人或自己」之事實或推測可能會發生傷害，應立即護送就近就醫。若是民眾發現，也應通知警察或消防機關。

（五）第五章精神醫療照護業務（第 35-50 條；2022 年新法將章節名稱改為「強制社區治療及強制住院治療」，第 53-76 條）

視病情輕重、有無傷害危險等情事，精神醫療照護包括門診、急診、全日住

院、日間留院、社區精神復健、居家治療或其他照護方式（第 **35 條**）。針對以下狀況之精神疾病患者，依衛福部《精神病人居家治療標準》，得由醫事或社工人員實施居家治療：

1. 精神疾病症狀明顯干擾家庭及社區生活，且拒絕就醫。
2. 無病識感且有中斷治療之虞。
3. 無法規則接受治療，再住院率高。
4. 精神功能、職業功能或日常生活功能退化，需居家照顧。
5. 年老、獨居或無法自行就醫，需予以心理支持，或協助其接受治療者。

針對嚴重病人實施強制住院與強制社區治療規定散見《精神衛生法》（尤其第 **41-46 條**）以及衛福部《精神疾病嚴重病人強制社區治療作業辦法》和《精神疾病嚴重病人緊急安置及強制住院許可辦法》，簡要如下圖 8-3、8-4。

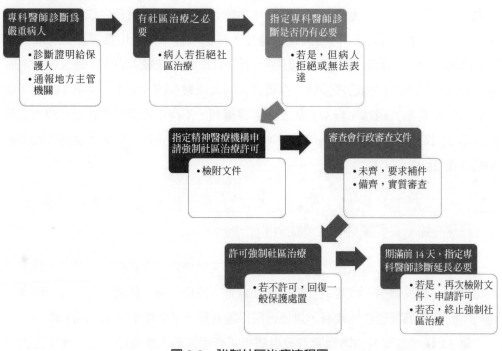

圖 8-3：強制社區治療流程圖

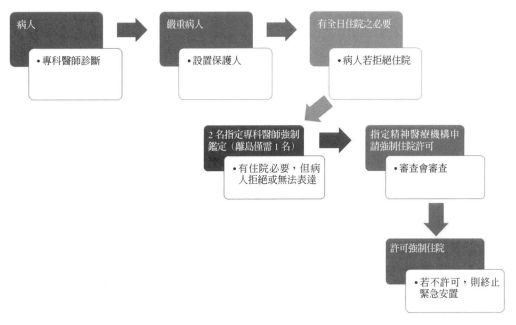

圖 8-4：強制住院流程圖

地方衛生主管機關應於轄區內建置 24 小時緊急精神醫療處置機制，協助處理病人護送就醫及緊急安置等醫療事務（**第 38 條**）。針對嚴重病人拒絕就醫而實施強制住院，緊急安置期間不得超過 5 天，強制住院期間不得超過 60 天（**第 42 條**）。

（六）第六章罰則（第 51-60 條；2022 年新法為第 77-87 條）

這部分規範針對違反《精神衛生法》相關規定之行政處罰。例如第 18 條明定禁止遺棄、身心虐待、留置無生活自理能力者於易發生危險或傷害之環境、強迫或誘騙結婚，以及利用病人犯罪等。違反上述者，將被處新臺幣 3 至 15 萬罰鍰，並可能公告姓名。若違反者是嚴重病人保護人，則除上述處罰外，還可能被要求接受輔導教育（**第 57 條**）。

針對第 23 條（傳播媒體消弭歧視的義務）及第 30 條（矯正機關、保安處分處、感化機構、社會福利機構、收容或安置機構之協助就醫義務）等保護精神疾病患者之規定，違反者須繳交罰鍰並限期更正，未更正者，可能遭受連續處罰。

以下情況，違法者須繳交罰鍰並限期更正，情節重大者可能受到停業處分或甚至廢止開業執照：教學醫院違反精神疾病特殊治療之審查、安全性報告、病情急迫之電痙攣治療及書面知情同意等規定（**第 47-50 條**）；精神復健機構未依《精神復

健機構設置及管理辦法》設置或逾越限制行動自由之合法範圍；精神醫療機構未依《精神疾病強制鑑定強制社區治療審查會作業辦法》、《精神疾病嚴重病人強制社區治療作業辦法》及《精神疾病嚴重病人緊急安置及強制住院許可辦法》等程序規定實施緊急安置、強制住院或社區治療。

三、修法展望

（一）加強公共衛生的角色

長久以來精神醫療主導精神衛生法，目前參與規劃者多為精神醫療專業人員，包括精神科醫師、心理師（諮商師）、社工師、職能治療師、精神護理師等，以致內容多在醫療或住院方面，而未實際看到照顧者與病人需求，也缺少公共衛生擅長之需求評估；各種規劃工作中看不到公共衛生，也缺少當事者（病人與家屬）參與。2007 年版本的精神衛生法服務對象主要為嚴重病人，全民心理健康促進的議題卻由各機關自行研擬，且多以醫療專家為諮詢對象，而仍有過度醫療化之隱憂，也缺少對心理健康促進的認知。此外，社區心理衛生中心的功能忽略公共衛生模式，使其成為另一個醫療機構。

儘管 2022 年修法後版本有著墨社區的角色，仍只強調「強制社區治療」介入方式。相較下，高度忽略「沒有心理健康，就沒有健康」的大原則及心理健康促進行動策略（即向健康促進學習，與健康促進一致）[91]。如 1986 年 WHO 在加拿大召開第一屆全球健康促進大會通過《渥太華憲章》（Ottawa Charter）所訂五大行動綱領：建立健康的政策、創造支持的環境、強化社區行動力、發展個人技巧、調整健康服務體系，是近代全球健康促進的趨勢，需全體政府（不限健康部門）、全體社會垂直及水平動員，才能達到全民心理健康 [94,96]。

（二）釐清 "mental health" 定義

從上述心理衛生法到精神衛生法，可看到英文同樣是 "mental health" 在我國卻有不同用詞，隨時代演變「衛生」亦由「健康」取代，而呈現心理健康、心理衛生、精神衛生、精神健康等相互通用，各有其偏重視角，衛福部在組織規劃時則一直以「心理衛生」和「心理健康」稱之 [92,94]。目前社會大眾看到「精神」就較以為是對精神病人的照顧。

　　因為目前精神衛生法第 1 條將促進國民心理健康加入，因為如此，看到第 3 條定義所呈現的名詞在呼應後續服務內容。既然法規中提出中央與地方政府有推展心理健康促進等義務，內容亦需要先有定義。回顧全球十個國家之精神衛生法後，在此先釐清心理健康、心理不適、心理健康促進等概念 [97]。

> **心理健康（mental health/mental well-being）**：個人而言，心理健康是一安適狀態，個體瞭解自我、能因應與處理生活各種狀況，壓力或悲傷、情緒衝突，能務實並學習表現自我能力或潛能發揮，人我社會互動與支持，在工作上保持生產力、韌性養成，對於所屬社區／社群能夠有貢獻。不分身心障礙、疾病與否，人人皆適用。
>
>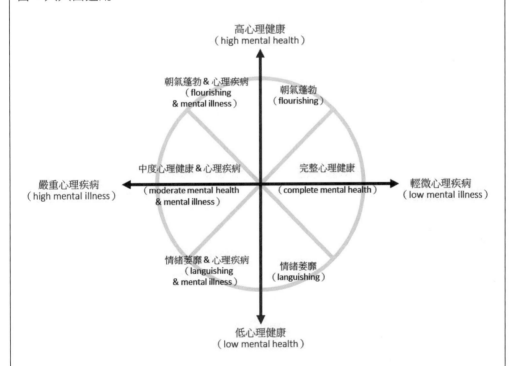
>
> **圖 8-5：心理健康兩種動態模式（dual-continuum model of mental health）**
>
> WHO 進一步提出心理健康的兩種動態式模式 [98]，近來對心理健康和疾病的看法，也轉變成橫軸與縱軸現象（如上圖 8-5），即使是一個嚴重心理疾病的人（如強迫性行為），他仍會有關心他人的心理健康特質；一個沒被診斷為心理疾病的人，其封閉自我不關心周圍，其心理健康狀態處於萎靡現象，在在表現出心理健康是每個人所擁有，不論是否生病，即在各種急慢性病的發現、面對及處理（如癌症）、先天或後天因素導致身障者（如小兒痲痺、脊髓損傷、罕見疾病）。這也是為何《精神衛生法》提到人權，身心障礙者亦要融入生活，有心理健康人權，提供心理健康促進方案。

心理不適（**psychological maladjustment**）：近十多年來國際間紛紛倡導不該將心理健康相關問題等同於精神疾病。心理不健康（mental ill-health），包括精神疾病（mental illness）與心理不適的狀態。心理不適指日常生活遭遇壓力事件或長期心理適應不良，出現一些影響作息或工作的情緒和行為反應。生活中突發事件（極端氣候、天災人禍、照顧者長期負荷過勞導致身心耗竭，或失業、職場壓力等）造成情緒極端變化、人際疏離、焦慮憂鬱、壓力緊張的一種心理不適狀態，不應直接認定為臨床定義之精神疾病。

心理健康促進（**mental health promotion**）：指透過法規政策、社區營造與社區資源投入，增進並維護所有人心理健康，提升個人、職場、學校、社區與整體社會的心理健康保護因子，消除導致個人心理不適或疾病的社會與環境因素，亦可稱為國家心理健康（national mental health）[94,96]。

（三）融入公衛觀點的修法建議

為確實加入公衛觀點，令「精神衛生」名符其實，因此未來修法應：

1. 第 1 條立法目的修改為「為促進人民心理健康，避免心理不適，以及預防與治療精神疾病，保障病人權益，支持並協助病人於社區平等生活」，以強調「避免心理不適」之重要性。
2. 因第 3 條的定義規範後續政府機關權責之釐清，所以應明確加入心理健康、心理不適、心理健康促進等用語，回歸關心全民的心理健康法案。
3. 關於社區心理衛生中心的功能，現行版本欠缺公衛觀點，惟相關專長之社區需求調查、健康營造、心理健康促進方案開發、評量等健康促進方法是其他領域無法取代，故社區心理衛生中心應增加公衛專業人員之設置。
4. 法規中關於政策與健康方案諮詢會議，亦應加入公衛專業人員。

（四）以人權為基礎的心理健康

我國 2009 年通過《公民與政治權利國際公約及經濟社會文化權利國際公約施行法》，再分別於 2011、2014 年通過《消除對婦女一切形式歧視公約施行法》、《身心障礙者權利公約施行法》及《兒童權利公約施行法》，這些公約皆強調「享受最高可達致身心健康」是一項人權 [96,99]。公共心理衛生倫理上，應從人權角度思考個人與群體之心理健康，這不僅僅是精神疾病患者之特別保障，亦關乎所有人的

心理健康人權。

　　若非以人權爲基礎，心理健康極易在政府制定衛生（疾病處理）或福利（事後救濟）等政策時被邊緣化，並使政府容易忽略各項國際人權法下之義務。自各項人權公約施行法通過後，所有人都應享有最高可達致心理健康狀態之健康權，惟政府與學界大多僅在去污名化、消弭歧視及強制醫療等議題上才想到人權規定，而忽略國家的實現義務，包括積極提供有利心理健康之環境、韌性與素養等培力過程，並逐步去除結構上不利滿足各群體（尤其社會弱勢群體）心理健康需求之要求。

四、公衛人員在《精神衛生法》應擁有的知能與角色

　　公衛與醫療看待心理健康角度截然不同，後者以疾病有無判斷心理健康，前者強調個人及其所處的社會關係與環境條件，以符合心理健康需求之動態性。基於「心理健康融入所有政策」（mental health in all policies）原則，公共心理衛生目標在於及早偵測心理不適狀態、提供支持服務，減少障礙或失能發生及治療與復健部門之負擔，在《精神衛生法》中加入心理健康促進之重要性不言而喻。因此，公衛專業人員應培養心理健康知能與政策研擬及執行能力、掌握全球心理衛生領域之國際發展趨勢 [100-105]、實踐以人權爲基礎的公共心理衛生 [106]、具備心理健康促進的理念並落實具體行動 [107-111]。

總　結

　　健康促進以健康人權爲出發，視健康爲資源，探討人群如何能更有效掌控及增進其人人健康。

　　要瞭解如何掌控及增進人群健康，即需要知道什麼影響健康。2005 年 WHO 曼谷憲章更新健康促進之定義爲「使人們得以增加對他們健康與其決定因子的控制，並從而改善其健康的過程」，呼籲正視全球化之下的健康決定因子，包括更形惡化的健康不平等（健康的社會決定因子），全球貿易與網路帶來新消費、溝通型態與商業化（健康的商業決定因子）、環境變遷與都市化（健康的環境決定因子）等。欲達全民健康，需要強有力的政治承諾（健康的政治決定因子），帶動全政府與全社會的動員，透過政策、投資於健康、管制與立法、能力建設與夥伴關係，營

造使人人健康得以實現的環境。

健康既是人權，則應加以測量及保障，前者有賴一套周全的監測系統，後者有賴良好治理。法規具普及性、公平性、強制性與盡責性等性質，立法過程則提供多元溝通、宣傳、動員、凝聚共識之機會，對於縮小健康不平等、達到人權與公平正義之保障上，至關重要；然而，亦常涉及嚴重之商業利益與政治利益角力，具高度挑戰性，倡議與政策攻防技巧亦十分重要，而其基礎是要認知到健康法規背後的政治與商業利益糾葛，並建立利益衝突管理規範。

本章介紹健康促進監測與調查之國際趨勢與監測項目和方法；菸害防制之立法歷程、與國際公約之對照，以及當前國內外防治進展比較；癌症防治法之規範對象與重點，以實證為基礎之國家癌症防治政策及其成效；學校衛生法如何確保場域健康促進之實踐，包括政府與學校之職責、場域之組織架構、人員配置、工作重點、健康促進環境，與相關科學實證；精神衛生法之修法進程如何從疾病導向，邁向「全人」身、心、社會健康以及「全民」心理健康。

透過本章之學習，讀者將更能瞭解並掌握健康促進真正的定義、意涵與方法：為什麼當代健康促進已經從個人行為層次進入全球治理、永續發展與全政府、全社會層次；健康促進如何透過治理與法規達到更佳之成效、盡責，進而縮小健康落差。

關鍵名詞

心理健康促進（mental health promotion）

公共心理衛生（public mental health）

政商利益衝突管理（management of conflicts of interest）

曼谷憲章（Bangkok Charter for Health Promotion in a Globalized World）

健康促進（health promotion）

精神衛生法（Mental Health Act, Taiwan）

菸害防制法（Tobacco Hazards Prevention Act, Taiwan）

菸草控制框架公約 FCTC（Framework Convention on Tobacco Control）

菸害防制政策監測套組（MPOWER）

整合式非傳染病危險因子逐步監測（STEPS）

癌症防治法（Cancer Control Act, Taiwan）

癌症防治事項（cancer prevention and control）

學校衛生法（School Health Act）

學校衛生法功能（Function of School Health）

學校衛生委員會（School Health Committee）

複習問題

1. 請說明 WHO 曼谷憲章所更新之健康促進定義？

2. 請說明 WHO 的 STEPS 整合式非傳染病危險因子逐步監測之內容與作法。

3. 請說明依菸害防制法之規定，菸品健康福利捐之評估機制與評估因素。

4. 請說明依菸害防制法之規範，有哪幾類無菸環境，並舉例之。

5. 請說明 FCTC 菸草控制框架公約的菸害防制策略，以及臺灣菸害防制法現行條文與其對照，尚有哪些可加強的修法重點？

6. 請列出 MPOWER 菸害防制政策監測套組之主要內容，臺灣在哪些項目之得分比大多數國家低？

7. 請說明 FCTC 第 5.3 條之實施準則，各締約方應如何加強政商利益衝突管理？

8. 請說明癌症防治法之立法目的？依該法之規範，有哪兩個整合平臺？

9. 請說明依癌症防治法，「癌症防治」包括哪些事項？

10. 請說明依癌症防治法，癌症防治醫療機構應配合辦理哪些事項？

11. 請說明學校衛生法有何種功能？

12. 學校衛生法著重在哪些環節？請說明其規定以及要求？

13. 學校衛生法在美國、日本以及臺灣各有怎樣的特色？

14. 何謂公共心理衛生？

15. 從公共心理衛生的角度切入，社區心理衛生中心的功能為何？

16. 1979 年、2007 年及 2022 年《精神衛生法》立法與修法，在目的上之改變為何？

17. 心理健康雙向縱橫軸之動態模式模式，如何幫助我們更好地瞭解一個人的心理健康狀態，以及其對精神病患的意義為何？

18. 針對《精神衛生法》，公衛人需要具備的基本知識與能力為何？

引用文獻

1. WHO. WHA30.43 Technical cooperation. Geneva: 30th World Health Assembly, 1977.

2. United Nations. A/RES/70/1. Transforming our World: the 2030 Agenda for Sustainable Development. New York: United Nations General Assembly 70th session, 2015.

3. Lalonde M. A New Perspective on the Health of Canadians. Ottawa: Ministry of National Health and Welfare, Canada, 1974.

4. Hancock T. Lalonde and beyond: Looking back at "A New Perspective on the Health of Canadians". Health Promot Int 1986;**1**:93-100.

5. U.S. Department of Health, Education, and Welfare. Healthy People: the Surgeon General's Report on Health Promotion and Disease Prevention. Washington, D.C.: U.S. Government Printing Office, 1979.

6. U.S. Department of Health and Human Services. History of Healthy People. Available at: https://health.gov/our-work/national-health-initiatives/healthy-people/about-healthy-people/history-healthy-people. Accessed January 15, 2022.

7. WHO. Milestones in Health Promotion: Statements from Global Conferences. Geneva: World Health Organization, 2009.

8. Kickbusch I. Health promotion: a global perspective. Can J Public Health 1986; **77**:321-6.

9. Kickbusch I. The Contribution of the World Health Organization to a new public health and health promotion. Am J Public Health 2003;**93**:383-8.

10. United Nations. A/RES/66/2 Political Declaration of the High-level Meeting of the General Assembly on the Prevention and Control of Non-communicable Diseases. New York: United Nations General Assembly 66th session, 2011.

11. WHO. WHA66.10 Follow-up to the Political Declaration of the High-level Meeting of the General Assembly on the Prevention and Control of Non-communicable Diseases. Geneva: 66th World Health Assembly, 2013.

12. WHO. Shanghai Declaration on Promoting Health in the 2030 Agenda for Sustainable Development. Geneva: World Health Organization, 2016.

13. WHO. The Geneva Charter for Well-being. Geneva: World Health Organization, 2021.

14. McKee M, ed. Drawing Light from the Pandemic: a New Strategy for Health and Sustainable Development─a Review of the Evidence. Copenhagen: World Health Organization, European Observatory on Health Systems and Policies, 2021.

15. United Nations Principles for Responsible Investment. A Blueprint for Responsible Investment. Available at: https://www.unpri.org/about-us/a-blueprint-for-responsible-investment. Accessed January 15, 2022.

16. Council of the European Union. Economy of Wellbeing: the Council adopts conclusions. Available at: https://data.consilium.europa.eu/doc/document/ST-13432-2019-INIT/en/pdf. Accessed January 16, 2022.

17. Government of New Zealand. The Wellbeing Budget 2019. Available at: https://www.treasury.govt.nz/publications/wellbeing-budget/wellbeing-budget-2019. Accessed January 16, 2022.

18. 全國法規資料庫：公共衛生師法。民國 109 年 06 月 03 日公布。引自 https://law.moj.gov.tw/LawClass/LawAll.aspx?pcode=L0020216。引用 2022/01/18。

19. WHO. Assessing the National Health Information System: an Assessment Tool, version 4.0. Geneva: World Health Organization, 2008.

20. WHO. WHO NCD Accountability Framework for NCD Implementation Roadmap, 27 October 2021. Available at: https://www.who.int/publications/m/item/who-ncd-accountability-framework-for-ncd-implementation-roadmap. Accessed January 18, 2022.

21. WHO. WHO STEPS Surveillance Manual: the WHO STEPwise Approach to Chronic Disease Risk Factor Surveillance. Geneva: World Health Organization, 2020.

22. Riley L, Guthold R, Cowan M, et al. The World Health Organization STEPwise Approach to Noncommunicable Disease Risk-Factor Surveillance: methods, challenges, and opportunities. Am J Public Health 2016;**106**:74-8.

23. 衛生福利部國民健康署：2016 國民健康署年報。臺北：衛生福利部國民健康署，2016。

24. 衛生福利部國民健康署：2015 臺灣菸害防制年報。臺北：衛生福利部國民健康署，2015。

25. 衛生福利部國民健康署：103 年癌症登記報告。臺北：衛生福利部國民健康署，2014。

26. 衛生福利部國民健康署：104 年出生通報統計年報。臺北：衛生福利部國民健康署，2016。

27. 衛生福利部國民健康署：102 年健康促進統計年報。臺北：衛生福利部國民健康署，2014。

28. Chiou ST, Marmot M. Health Inequalities in Taiwan. Taipei: Health Promotion Administration, 2016。

29. 行政院國家永續發展委員會：第 39 工作會議紀錄。引自 http://nsdn.iweb6.com/wp-content/uploads/2019/12/%E7%AC%AC39%E5%B7%A5%E4%BD%9C%E6%9C%83%E8%AD%B0%E7%B4%80%E9%8C%84%E5%A5%89%E6%A0%B8.pdf。引用 2022/01/18。

30. WHO. WHO Report on the Global Tobacco Epidemic, 2021: Addressing New and Emerging Products. Geneva: World Health Organization, 2021.

31. Lo WC, Ku CC, Chiou ST, et al. Adult mortality of diseases and injuries attributable to selected metabolic, lifestyle, environmental, and infectious risk factors in Taiwan: a comparative risk assessment. Popul Health Metr 2017;**15**:17.

32. WHO. Tobacco. 26 July 2021. Available at: https://www.who.int/news-room/fact-sheets/detail/tobacco. Accessed January 21, 2022.

33. 衛生福利部國民健康署：103 年臺灣菸害防制年報。臺北：衛生福利部國民健康署，2014。

34. 林妏純、詹建富：菸草戰爭。臺北：董氏基金會，2002。

35. 全國法規資料庫：立法院議案關係文書。中華民國 83 年 10 月 1 日，院總第一四六二號政府提案第四三七三號，行政院函請審議「菸害防制法草案」案。引自 https://lis.ly.gov.tw/lgcgi/lgmeetimage?cfcec6cfcfcdcfcec5cecbcdd2cecac6。引用 2022/01/18。

36. 全國法規資料庫：菸害防制法，版本條文 (0860304)。引自 https://lis.ly.gov.tw/lglawc/lawsingle?0033023566FA00000000000000000A000000002000000^02549086030400^00000000000。引用 2022/01/18。

37. WHO. WHA56.1 WHO Framework Convention on Tobacco Control. Geneva: 56th World Health Assembly, 2003.

38. 衛生福利部國民健康署：菸草控制框架公約（FCTC）全文下載（中文）。引自 https://www.hpa.gov.tw/Pages/Detail.aspx?nodeid=3802&pid=10233。引用 2022/01/18。

39. WHO Framework Convention on Tobacco Control. Home page. Available at: https://fctc.who.int/. Accessed January 21, 2022.

40. 衛生署國民健康局：100 年臺灣菸害防制年報。臺中：衛生署國民健康局，2011。

41. 全國法規資料庫：立法院議案關係文書。中華民國 94 年 5 月 4 日，院總第 1462 號政府提案第 10142 號，行政院函請審議「菸害防制法草案」案。引自 https://lis.ly.gov.tw/lgcgi/lgmeetimage?cfc9cfcecececfcec5cdc7c9d2cccece。引用

2022/01/18。

42. 全國法規資料庫：菸害防制法，版本條文 (0960615)。引自 https://lis.ly.gov.tw/lglawc/lawsingle?0033023566FA00000000000000000A00000000200FFFFFD00^02549096061500^00000000000。引用 2022/01/18。

43. 全國法規資料庫：全民健康保險法，版本條文 (0830719)。引自 https://lis.ly.gov.tw/lglawc/lawsingle?000423774C8800000000000000000A000000002000000^01189083071900^00000000000。引用 2022/01/18。

44. 全國法規資料庫：菸酒稅法，版本條文 (0890328)。引自 https://lis.ly.gov.tw/lglawc/lawsingle?00BE7059867E00000000000000000A000000002000000^01622089032800^00000000000。引用 2022/01/18。

45. 全國法規資料庫：菸害防制法，異動條文及理由，民國 98 年 1 月 12 日。引自 https://lis.ly.gov.tw/lglawc/lawsingle?0033023566FA00000000000000000A00000000200FFFFFD00^02549096061500^00000000000。引用 2022/01/18。

46. 全國法規資料庫：菸害防制法。民國 98 年 01 月 23 日修正。引自 https://law.moj.gov.tw/LawClass/LawAll.aspx?pcode=L0070021。引用 2022/01/18。

47. 全國法規資料庫：立法院議案關係文書。中華民國 97 年 11 月 12 日，院總第 1462 號政府提案第 11455 號，行政院函請審議「菸害防制法第四條及第三十五條條文修正草案」案。引自 https://lis.ly.gov.tw/lgcgi/lgmeetimage?cfc8cfcdcfc6c8cdc5ceccced2cecccb。引用 2022/01/18。

48. 全國法規資料庫：菸害防制法，立法沿革。引自 https://law.moj.gov.tw/LawClass/LawHistory.aspx?pcode=L0070021。引用 2023/05/12。

49. 全國法規資料庫：菸酒管理法。民國 106 年 12 月 27 日修正。引自 https://law.moj.gov.tw/LawClass/LawAll.aspx?pcode=G0330011。引用 2022/01/18。

50. WHO Framework Convention on Tobacco Control. Guidelines for Implementation of Article 5.3: Protection of Public Health Policies with Respect to Tobacco Control from Commercial and Other Vested Interests of the Tobacco Industry, 1 January 2008. Available at: https://fctc.who.int/publications/m/item/guidelines-for-implementation-of-article-5.3. Accessed January 21, 2022.

51. 衛生福利部國民健康署：禁菸場所停看聽。引自 https://www.hpa.gov.tw/Pages/List.aspx?nodeid=1548。引用 2023/05/12。

52. 司法院釋字第 794 號解釋：限制菸品業者顯名贊助活動案。

53. WHO. WHO Report on the Global Tobacco Epidemic, 2008: The MPOWER Package. Geneva: World Health Organization, 2008.

54. 衛生署國民健康局：98 年臺灣菸害防制年報。臺中：衛生署國民健康局，2009。

55. 衛生福利部國民健康署：109 年臺灣菸害防制年報。臺北：衛生福利部國民健康署，2020。

56. WHO. WHO Report on cancer: Setting Priorities, Investing Wisely and Providing Care for All. Geneva: World Health Organization, 2020.

57. WHO. WHA58.22 Cancer Prevention and Control. Geneva: 58th World Health Assembly, 2005.

58. WHO. Planning (Cancer Control: Knowledge into Action: WHO Guide for Effective Programmes; Module 1.). Geneva: World Health Organization, 2006.

59. WHO. WHA70.12 Cancer Prevention and Control in the Context of an Integrated Approach. Geneva: 70th World Health Assembly, 2013.

60. 衛生福利部統計處：死因統計／歷年統計。引自 https://dep.mohw.gov.tw/DOS/lp-5069-113.html 。引用 2022/02/11。

61. 全國法規資料庫：立法院議案關係文書。中華民國 91 年 6 月 15 日，院總第 1140 號政府提案第 8671 號，行政院函請審議「癌症防治法草案」案。引自 https://lis.ly.gov.tw/lgcgi/lgmeetimage?cfcacfcecec8cfcfc5c8cfcdd2c8cfc8。引用 2022/02/11。

62. 全國法規資料庫：癌症防治法及其立法歷程。引自 https://law.moj.gov.tw/LawClass/LawHistory.aspx?pcode=L0070008。引用 2022/02/18。

63. 全國法規資料庫：癌症防治法法條沿革。引自 https://lis.ly.gov.tw/lglawc/lawsingle?00223268157500000000000000000032000000007000000^02565107050800^00000000000。引用 2022/02/18。

64. 行政院衛生署：國家癌症防治五年計畫。臺北：行政院衛生署，2005。

65. 行政院衛生署：第二期國家癌症防治計畫—癌症篩檢（99-102 年）。臺北：行政院衛生署，2009。

66. 衛生署國民健康局：2011 國民健康局年報。臺北：衛生署國民健康局，2011。

67. 衛生福利部：第三期國家癌症防治計畫（103-107 年）。臺北：衛生福利部，2015。

68. 衛生福利部：第四期國家癌症防治計畫（108-112 年）。臺北：衛生福利部，2019。

69. 衛生福利部國民健康署：107 年健康促進統計年報。臺北：衛生福利部國民健康署，2020。

70. 衛生福利部國民健康署：108 年健康促進統計年報。臺北：衛生福利部國民健康署，2021。

71. 衛生福利部國民健康署：2021 國民健康署年報。臺北：衛生福利部國民健康署，2021。

72. Chiu HM, Chen SL, Yen AM, et al. Effectiveness of fecal immunochemical testing in reducing colorectal cancer mortality from the One Million Taiwanese Screening Program. Cancer 2015;**121**:3221-3229.

73. The Economist Intelligence Unit. Controlling Cancer: the State of National Cancer Control Plans in Asia－A Report from the Economist Intelligence Unit. London: The Economist Intelligence Unit, 2015.

74. The Economist Intelligence Unit. Breast Cancer in Asia: The Challenge and Response－A Report from the Economist Intelligence Unit. London: The Economist Intelligence Unit, 2016.

75. The Economist Intelligence Unit. The Quality of Death: Ranking End-of-life Care across the World－A Report from the Economist Intelligence Unit. London: The Economist Intelligence Unit, 2010.

76. 全國法規資料庫：學校衛生法。引自 https://law.moj.gov.tw/LawClass/LawAll.aspx?PCode=H0020050。引用 2022/03/22。

77. 陳國群、劉影梅、蔡世澤：糖尿病學生健康照護手冊。臺北：教育部，2003。

78. Liou YM, Yang YL, Wang TY, Huang CM. School lunch, policy, and environment are determinants for preventing childhood obesity: Evidence from a two-year nationwide prospective study. Obesity Research & Clinical Practice 2015;9:563-572.

79. 劉影梅、王錠堯、林秀蓉、莊雅萍、陳蕙君：實證、轉譯到實踐：臺灣兒童青少年的肥胖防治經驗。彰化護理 2012；19：7-11。

80. Liou YM, Hsu YW, Ho JF, Lin CH, Hsu WY, Liou TH. Prevalence and correlates of self-induced vomiting as weight-control strategy among adolescents in Taiwan. Journal of Clinical Nursing 2012;21:11-20.

81. Chien LY, Liou YM, Chang P. Low Defaecation Frequency in Taiwanese adolescents: Association with dietary intake, physical activity, and sedentary behavior. Journal of Pediatrics and Child Health 2011;47:381-386.

82. 劉影梅、江季蓁、柯雨汝：以健康促進學校模式推動健康體位計劃。屏縣教育季刊 2013；56：5-16。

83. Hinterlong JE, Holton VL, Tsai CY, Liou YM. Association of multimedia teaching with myopia: A national study of schoolchildren. Journal of Advanced Nursing 2019;75:3643-3653.

84. 何巧琳：兒童近視防治實證與實踐。國立陽明大學護理學系碩士論文，2019；268p。

85. 日本学校保健安全法. Available at: https://elaws.e-gov.go.jp/document?lawid=333AC0000000056. Accessed April 1, 2016 [In Japanese].

86. Tennessee laws. Available at: https://www.tn.gov/education/health-and-safety/coordinated-school-health/school-health-laws.html. Accessed September 1, 2021.

87. 劉影梅、江季蓁、柯雨汝：以健康促進學校模式推動健康體位計劃。屏縣教育季刊 2013；56：5-16。

88. 江季蓁、劉影梅、洪嘉文、何卓飛、呂生源：不同國家兒童及青少年身體活動

量的推薦量與政策比較。國民體育季刊 2009；**38**：73-79。

89. Bauman A, Bull F, Chey T, Craig CL, Ainsworth BE, et al. The International Prevalence Study on Physical Activity: results from 20 countries. International Journal of Behavioral Nutrition and Physical Activity 2009;**6(21)**:1-25.

90. Liou YM, Jwo CJC, Yao KG, Chiang LC, Huang LH. Selection of appropriate Chinese terms to represent intensity and types of physical activity terms for use in the Taiwan version of IPAQ. Journal of Nursing Research 2008;**16(4)**: 252-263.

91. 李柏翰：不只是健康照護：全民心理健康及其政策意涵。月旦醫事法報告 2021；44-63。

92. 張珏、滕西華：衛生福利部心理及口腔健康司組織職能評估之研究（國家發展委員會委託研究計畫成果報告，計畫編號：NDC-DSD-102-023）。2014。

93. 林憲：行為規範與心病：談精神衛生法。臺北：健康世界雜誌社，1991。

94. 張珏：公共心理衛生。王榮德、江東亮、陳為堅、詹長權主編：公共衛生學（中冊）。臺北：陳拱北預防醫學基金會，2007。

95. 張珏：衛生署組織再造：心理健康機制之建立。台灣公共衛生雜誌 2005；**24**：185-8。

96. WHO. Promoting mental health: Concepts, emerging evidence, practice – Summary report. Geneva: World Health Organization, 2004.

97. 張珏、胡鈞涵、顏采如、王長偉：「蒐集國外心理健康法規」計畫（衛生福利部 106 年度委託研究計畫成果報告）。2017。

98. Keyes CLM, Dhingra SS, Simoes EJ. Change in level of positive mental health as a predictor of future risk of mental illness. Am J Public Health 2010;**100**:2366-71.

99. 李柏翰：突破政治綁架：國際人權在地化。法律人潮流誌 2019；**20**：8-11。

100. WHO. The World health report 2001 – Mental health: New understanding, new hope. Geneva: World Health Organization, 2001.

101. WHO. Mental Health Atlas 2020. Geneva: World Health Organization, 2021.

102. WHO. WHO Landmark Report: Mental health and Development: Targeting people with mental health conditions as a vulnerable group. Geneva: World Health Organization, 2010.

103. WHO-EURO. Mental health: facing the challenges, building solutions. Report from the WHO European Ministerial Conference. Copenhagen: Regional Office for Europe of the World Health Organization, 2005.

104. WHO. Risks to mental health: An overview of vulnerabilities and risk factors. Geneva: World Health Organization, 2012.

105. WHO. The impact of COVID-19 on mental, neurological and substance use services: results of a rapid assessment. Geneva: World Health Organization, 2020.

106. 張珏、李柏翰、溫桂君、張菊惠：國際人權法與心理健康權。中華心理衛生學刊 2015；**28**：449-68。

107. 張珏、王長偉、顏采如、溫桂君：離開了心理健康就不能稱之為健康，心理健康司宜專責且獨立。台灣公共衛生雜誌 2015；**34**：240-53。

108. 張珏、謝佳容：心理健康主流化：促進與復元。護理雜誌 2014；**61**：18-25。

109. Jenkins R, Minoletti A. Promoting mental health: A crucial component of all public policy. In: Leppo K, Ollila E, Peña S, Wismar M, Cook S, eds. Health in All Policies: Seizing opportunities, implementing policies. Helsinki: Ministry of Social Affairs and Health, Finland, 2013;163-81.

110. 張珏、溫桂君、周才忠：心理健康融入各項政策先驅評估計畫（衛福部，計畫編號：MOHW-TD-M-111-H003 & MOHW104-TDU-M-212-122025）。2015/2016。

111. Botezat I, Campion J, Garcia-Cubillana P, et al. Situation Analysis and Policy Recommendations in Mental Health in All Policies. Lisboa: Joint Action on Mental Health and Well-being & European Union, 2015.

第 9 章
食品安全及品質管理相關法規

康照洲　撰

學習目標

一、瞭解食品安全的重要性

二、瞭解食品污染物之種類

三、瞭解政府的管制系統及演化

四、瞭解食品管理的法規

前　言

　　不安全食物，泛指因為食品中含有有害物質，而導致腹瀉疾病、甚至癌症之健康危害。而這些有害物質，主要來自食品本身、病原菌或化學物污染、及惡意添加。據世界衛生組織（World Health Organization, WHO）於 2020 年的食品安全報告中指出 [1]，每年約有 6 億人，幾乎是每 10 人就有 1 人，因為吃到污染的食物而生病，造成 42 萬人死亡。腹瀉疾病是吃到受污染食物後最主要的病症，每年造成 5 億多人生病，23 萬人死亡。其中，小於 5 歲的兒童佔有 40% 的食因性疾病，每年約 12 萬兒童死亡。由於醫療費用及生產力損失，食品中毒造成每年約美金 1 千多億的損失。由於食品中毒造成的社會及經濟衝擊巨大，且因食品供應鏈橫跨世界各國，故 WHO 也呼籲各國政府、製造商及消費者應該共同合作，以確保食品安全。

第一節　食品安全與中毒

　　雖然一般傳統食品被認定為安全的食品原料，但是也可能造成食品不良反應或危害，包含食因性、污染及不當使用。食因性，包含因食物本身含有毒 / 藥性物質，如植物性毒素，包含酵素抑制劑、植物酚類、類黃酮酚類，危害性較大者如蓖麻子、雞母珠中的植物凝集素（亦稱毒蛋白），以及馬鈴薯、竹筍、蘋果等所含的生氰配醣苷以及未成熟的番茄或發芽的馬鈴薯所含之龍葵鹼等。未經精煉的棉子油中所含會造成不孕的棉子酚 [2]，其安全性也在 2013 年發現的大統混油事件時被廣泛討論。動物性食品中毒中，以水產食物導致中毒的案例較多，例如貝毒素引起麻痺性貝類中毒，以及河豚毒素所引起的河豚中毒等。另外，也很常見的是所謂鯖魚毒素所引起的鯖魚中毒。其他如因吃魚膽、魚子中毒的事件，也時有所聞。蘇鐵及樹薯中毒，以及在臺灣曾發生過造成多人肺纖維化的守宮木 [3]，則是因為食材的不當製備所導致的食品中毒。食品過敏大多是因為一些特定食品含有過敏原，而導致的中毒現象。食品過敏原大多是食品中的特定蛋白質或特定化學物質，例如牛奶、蛋類、花生，以及食品添加物（亞硫酸鹽及味精）與甲殼類水產品等 [4]。乳糖不適症及蠶豆症等遺傳疾病，則是因為體內缺乏了水解乳糖的乳糖酶及 Glucose-6-phosphate dehydrogenase 所引起的。最後，在食品製備過程中，也會產生一些毒

性物質，如燒烤、油炸、炭烤、煙燻過程中所產生的致癌物──苯芘（benzo[a] pyrene），於炒菜油煙中所發現具有基因毒性的雜環胺（heterocyclic amines），以及炸薯條中的丙烯醯胺（acrylamide）等 [5]。

除了食因性的食品中毒外，食品中毒事件主要來自食品污染物，包括來自環境或是製備過程的污染。可分為生物性污染，包含細菌、病毒、黴菌及變異蛋白質，以及化學性污染，如重金屬及化學物質等。

由細菌及其毒素、病毒所引起的食品中毒常占食品中毒案件的 50% 以上。比較明顯常見的細菌性污染，依序為沙門氏菌、仙人掌桿菌、腸炎弧菌、金黃色葡萄球菌、病原性大腸桿菌、肉毒桿菌等。此外，諾羅病毒中毒事件，自民國 99 年起，有逐年增加趨勢 [6]。美國 CDC 估計，在美國每年約有 1 百萬人受到沙門氏菌的感染，造成 2 萬 6 千多人住院，400 多人死亡。另外，腸出血性大腸桿菌也曾在多個國家與地區造成中毒事件，包括 1993 年於美國 [7]、1996 年在日本曾經造成大規模學童的中毒，2011 年在歐洲造成 8 國約 4,000 人感染，超過 50 人的死亡。

在臺灣，雖然細菌性中毒的案件也有發生，但死亡案例較少。不過，也曾經發生過因肉毒桿菌中毒而導致死亡的案例，例如 1986 年的蔭花生及 2010 年的真空包裝豆干事件。農作物在生長、收割、運輸、貯存、加工或銷售等過程中，如果衛生環境不好，很容易發生被產毒黴菌污染。黴菌毒素食品中毒的特點，是有一定的地區性和季節性，而且發病率和致死率也較高。至於麥角黴菌、黃麴黴菌、與赭麴黴菌，則是比較常見的黴菌。尤其是黃麴毒素，會造成肝病變，是早期造成國人肝病的主要原因之一。在國內，由於衛生環境的改善，黴菌污染問題已少見；但是在進口產品中，仍有查獲黴菌污染之案例。

除細菌、病毒、黴菌之外，由於變異性普利昂蛋白造成羊騷症、狂牛病而導致新型庫賈氏症的發病案例，於 2000 年造成 28 起死亡而達到最高峰。自 1996 年開始，各國實施飼料禁令之後，就大幅控制了狂牛症的發生 [8]，到 2017 年，全球僅有 4 例發生。臺灣政府在 2009 年擬開放美國帶骨牛肉時，也因為美國仍有狂牛症的問題，導致許多立委及消費者的反對；最後在美方同意修正屠宰方式、限定經檢驗核准之屠宰場才能出口，以及修訂當時之食品衛生管理法，限定進口產品規格等，才得以進口。

常見的化學性污染，包含重金屬、持久性有機污染物、農藥和動物用藥之殘留等。一般重金屬的污染來自鉛、鎘、汞、砷、銅等工業常用之重金屬 [9]，其中又以日本發生過的有機汞之污染造成水俁病 [10] 以及鎘污染所造成痛痛病 [11] 最為

人所知。其中，大型魚類有機汞的污染，仍然受到世界各國食品衛生管理單位所重視。而工業廢水造成環境污染有時需要幾十年的整治，因此，更需要嚴肅認真以待，並謹慎處理。臺灣早期因為工業發展的過程，造成環境污染，尤其是電鍍業及廢棄物處理造成重金屬污染，發生多起重金屬污染事件，例如：1950 年代末期飲用深井水含有高量砷導致烏腳病、1982 年桃園市爆發鎘米事件、1986 年二仁溪污染造成的綠牡蠣事件。鉛污染的狀況，因禁用含鉛汽油及舊鉛管的替代後，已大幅度改善。不過至今鎘米事件仍偶有所聞。

持久性有機污染物，依環保署的定義，為具有持久性、半揮發性、生物累積性、高毒性特質之環境污染化學物質，如戴奧辛及多氯聯苯等。比利時曾於 1999 年時發生戴奧辛污染飼料事件，德國於 2005-2012 年間也發生多起污染事件。臺灣也曾發生過多起污染事件，例如於 2005 年發現戴奧辛污染鴨蛋及 2017 年雞蛋污染，分別顯示臺灣在廢水排放的管理及飼料管理仍有努力的空間，長期暴露戴奧辛會導致癌症的發生。像 1968 年日本及 1979 年臺灣發生的多氯聯苯污染食用油事件（亦稱油症）[12]，雖然事隔幾十年，患者之健康仍受到危害，顯示持久性有機污染物具有長期的危害性，必須受到重視 [13]。

作物栽種及畜牧時農藥及動物用藥的使用，所造成農藥及動物用藥的殘留，一向是食品安全關切的重點之一。過量的農藥殘留表示農民使用不當，違規態樣包括合法准用但使用過量或未依正確使用或採收，合法農藥使用在非核准的作物，以及使用未經核准的農藥。雖然大部分的殘留農藥，在清洗過後大多不會造成立即的傷害，但是對於一些在微量且長期食用具有致癌性或對生態危害之環境賀爾蒙之農藥 [14]，仍有需要特別關注，例如 DTT 及有機錫等具有環境荷爾蒙及蓄積性等特性之農藥，對人體及生態的危害，以及芬普尼對蜜蜂的影響等。適度的使用動物用藥，可以避免家畜禽、水產等畜養時，因動物生病而造成經濟上的損失，但是不當的使用可能會造成產業的衝擊與人類健康危害，例如過度使用抗生素可能造成細菌的變異，受到許多國家農業主管機關的重視與關切。另外，商人利用一些賀爾蒙製劑或生長刺激素來達到快速生長或肌肉質量的改變而獲利，有鑑於過去己烯雌酚（DES）於家畜類飼養使用的問題，這類物質可能會造成人體健康的影響一直是食品毒理學者關切的問題。歐盟則採取避免使用荷爾蒙製劑，包含乙型受體素，添加於家畜飼養或飼料，也不歡迎以荷爾蒙製劑飼養的家畜產品之進口 [15]。

第二節　我國食品管理制度與法規

由於食品，包含農產品、初級加工品、加工食品，從源頭生產到消費者食用之間需要經過繁雜的步驟，因此如何架構一個完整的從農場到餐桌的管理，一直是世界各國政府施政及管理的重點。食品鏈管理可區分為四大面向，包含原物料管理（含食品原料、農業用藥及添加物等）、產銷鏈管理（含生產、加工製造、銷售、稽查等）、進口管理、以及市場管理，而其主管機關涵蓋農業、衛生、環保、經濟、財政等政府相關部門，因此部會之間的合作與協調，更顯得重要。

我國目前的管理架構是屬於一種多機構管理之模式，由農政單位負責農產品之畜養、屠宰及栽種，農藥及動物用藥之核准、進口食品之檢疫等，主要執行單位有農業部下的農糧署、漁業署、畜牧處、動植物防疫檢驗署；衛生單位則負責農產品販售及查驗，加工品之生產、包裝、販售，製造及後市場的稽查、檢驗，及進口食品之衛生檢驗等，主要執行單位為衛生福利部（衛福部）下的食品藥物管理署；環境保護署（環保署）負責食品相關化學原料及農產品畜養及栽種環境之把關。除此之外，還有海關對所有食品相關產品進口之管控，教育部管理學童營養午餐，工廠及商業登記則由經濟部的工業局及商業司負責等。而其中最重要的應屬農委會、衛福部、環保署等三個部會，分管農產品生產及農藥管理、食品加工與進口及後市場監管、食品生產相關化學原料及作物生長環境等業務。

衛生福利部（前為行政院衛生署）為食品安全衛生管理法之中央主管機關，是我國食品安全管理體系中最重要的部會，食品藥物管理署（前為食品藥物管理局）則為主要執行單位。我國食品管理機關在多次食安事件之後，皆有重大變革，例如因應 1979 年發生的多氯聯苯油品事件，行政院衛生署於 1981 年正式成立食品衛生處，而地方政府也開始設置專責的食品衛生科（或課），共同負責食品衛生管理、稽查及檢驗工作。而在 2008 年三聚氰胺事件發生之後，更將原衛生署內部四個內部單位／機關，包括食品衛生處、藥政處、藥物食品檢驗局、管制藥品管理局，仿美國食品藥物管理署架構，合併後成立食品藥物管理局（Taiwan Food and Drug Administration, TFDA），在 2013 年行政院衛生署改制為衛生福利部後，更名為食品藥物管理署。

由多部會各司其職來處理複雜的食品生產、製造及產銷鏈，或許可以分擔部會的職責，但也因為多部會的參與，容易出現管理的死角與漏洞，例如環境污染與非法用藥導致禽畜類飼養場或海鮮類之養殖場生產動物之污染（可參照養殖魚類藥物

殘留及飼料污染等事件），以非食品類貨號進口之飼料油、花卉、添加物等流入食品鏈（可參照混油及花茶事件等事件），不可供食品使用之化學物質被當成食品添加物等（可參照塑化劑及碳酸鈣等事件），在臺灣都曾導致食安事件，因此有賴部會協調機制，以降低食安事件發生的風險。為解決相關問題，政府於 2001 年建立環境保護與食品安全協調會報（簡稱三部會署會報），由農業、衛生、環保三個業務主管機關副首長定期召開，針對市場及環境調查之結果，共擬解決之道。為廣納學者、產業及消費者代表之建議，在 2009 年於行政院成立食品安全會報，由副院長擔任召集人，負責部會業務協調，為一任務編組，然因為食安事件頻傳，食品安全衛生管理法於 2014 年修法明定行政院必須成立食品安全會報，並升高層級由院長擔任召集人，職司跨部會協調食品安全風險評估及管理措施，以及建立食品安全衛生之預警及稽核制度。另外，在 2014 年因為油品引起的食品安全事件，於行政院成立了一常設性任務編組，食品安全辦公室，負責協助政策之擬定，督導及協調政策之執行，以及食品安全相關業務之推動。

世界各國依其歷史背景、社會環境及施政重點，發展出管理模式，然而整合式的單一管理及獨立風險評估之管理模式似乎是一種趨勢。單一機關管理，亦即從農場生產到加工以至於通路等都由單一機關來管理，這樣的制度或許可以解決多機關管理需要花費許多協調的缺點。以功能整合分工的整合式管理，雖然仍然包含多機關管理，但非以產品特性區分，例如將產銷管理與稽查分屬不同機關，或是在進出口管理中整合檢疫及檢驗。然而許多國家對於食品的管理都是被動且漸進式的演化，除非因為發生事件後，才大幅度的改進。比利時因戴奧辛污染事件後的改變或是臺灣因三聚氰胺後的組織重整，都是一個很好的案例。

比利時一向以美食及食品安全為傲，然而在 1999 年因為多氯聯苯污染飼料，引發了全國性的食安問題，不僅帶來健康危害，也造成巨大經濟損失。除了經濟影響外，此事件也讓時任農業部長及衛生部長請辭，同時讓執政黨在後續選舉失利，具有政治影響。有鑑於分段式的管理容易造成問題，因此比利時政府針對農產品及食品的管理，進行整合，成立聯邦政府食品與食物鏈安全管理中心（Federal Agency for the Safety of the Food Chain, FASFC），負責監管所有與食品相關，包含農產品生產、食品加工、製造及販售等業務（from farm to fork，農場到餐桌）。該機構於 2000 年成立時，原隸屬衛生相關部門（Ministry of Social Affairs, Public Health and Environment），在 2008 年時轉到農業相關部門（Ministry of Agriculture）。臺灣因三聚氰胺事件，進行了食品相關管理的改革，但也僅於衛生部門內的整合，似

乎解決了管理及後端稽查檢驗的問題，然整體的管理仍屬於分段或片段式的管理，因此雖然在處理塑化劑或順丁稀二酸澱粉事件發揮了一定的作用，然而陸續又再發生花茶農藥及混油的事件，顯示在管理制度上仍有待改進。有關食品管理制度的論述及其優劣點，可參考聯合國糧食及農業組織（Food and Agriculture Organization, FAO）及 WHO 共同出版的 *Assuring Food Safety and Quality: Guidelines for strengthening national food control systems* [16]。

除了以產品為導向的管理架構，也有些國家採取不同策略來強化食品管理，例如以風險分析架構來預防及處理食安事件。食品管理政策的形成，通常包含風險評估與風險管理，以及風險溝通，而許多國家就依此為管理架構建置之依據，其中以歐盟的食品安全局及日本的食品安全委員會為具代表性，其主要重點在將風險評估及風險管理分由不同機構來執行。另外，也有些國家把法規政策制定機關與負責管理執行的機關分開，例如將管理及稽查分由不同機關負責，其邏輯有點像將會計與出納分由不同人負責，藉此預防食安事件的發生。

在英國首度發現牛海綿狀腦病（Bovine Spongiform Encephalopathy, BSE），也就是俗稱的狂牛病（Mad Cow Disease），會導致人類罹患新型庫賈氏症（variant Creutzfeldt-Jakob Disease, vCJD），而疫情持續蔓延的情況下，歐洲人民對歐盟普遍失去信心。歐盟執委會決定加強獸醫查核，並於 1997 年提出消費者健康與食品安全的宣示說明，強調需由科學建議、風險分析，以及監管與查核等三方面著手改進，以保障消費者健康。風險分析包含風險評估、風險管理及風險溝通三大面向，大部分的政府監管體系將強調科學性的風險評估與兼顧經濟、法律、道德及政治的風險管理單位，甚至於風險溝通，皆放在同一機構裡，因此當食安事件發生或政府管理決策與民眾認知有落差時，就會造成民眾對政府管理機構的「科學獨立性」，產生不信任與溝通不良。為了重拾人民對政府的信心，透過歐洲議會及歐盟理事會共同決定的程序，在 2002 年 1 月 28 日完成立法（REGULATION (EC) No 178/2002），成立歐洲食品安全局（European Food Safety Authority, EFSA），為歐盟負責食品衛生安全風險評估的獨立機關，此為政府將風險估獨立於風險管理的行政體系之外的範例。

與食品管理相關的法規非常多，最主要的包含農業相關的農藥與動物用藥之管理，以及衛生管理相關的法規，其中與消費者比較相關的當屬食品安全衛生管理法，以及各類衛生標準，包含食品衛生、食品添加物、農藥、動物用藥、輻射等，其他如健康食品管理法、查驗登記及許可證管理辦法、輸入查驗辦法、食品安全管

制系統準則、食品業者登錄辦法等，則與生產者較相關。

內政部於 1969 年擬具食品衛生管理條例草案，1975 年公布首部食品衛生管理法（現為食品安全衛生管理法），至今因管理的變革，生產製造的演變，及政策或因應食安事件，經過多次修法，而其中比較大幅度的修法在於 2000 年時為了加入 WTO，以及 2013 年因為重大食安事件所作的修法，更於 2014 年將法的名稱修正為食品安全衛生管理法（簡稱食安法）。

由於多起食安事件的發生，顯示原有的食品衛生管理法規內有許多需要加強之處。因此，經過多次公聽會之後，由食品藥物管理局（現食品藥物管理署）提出增修條文草案，經立法院審議於 2013 年通過公布全文 60 條，比原條文多了 20 條，可謂最大幅度的增修。其中加重了業者的責任與追溯追蹤機制，包括了業者的強制登錄、產品買賣必須建立追溯追蹤系統。更於 2014 年新增食品業者應使用電子發票，讓主管機關得以透過申報系統之資料追溯或追蹤有問題的產品及原料。除此之外，業者須訂定食品安全監測計畫、設置實驗室、定期檢驗產品以減少不合格產品的上市，並加強從業人員專業化。

由於食品從原料生產到加工，過程繁複且不易監管，而過去許多食安事件也是因為透過檢舉才發覺，例如順丁烯二酸澱粉及劣質油品事件。為了保護檢舉人，因此透過多次修法，訂出加強檢舉人保密規定、放寬檢舉人減免刑責之適用範圍、加重罰則、保障檢舉人等法規。為遏止黑心商人，加重違規行為之罰鍰、刑度及罰金外，並增訂情節重大者，得命其歇業或廢止相關登記之規定。多次修法也針對標示規定做出多項要求，包含食品添加物全成分標示、強制標示製造廠商、生產農牧場或生產系統，同時設立食品安全保護基金等立法，落實保護消費者權益。

除了強化業者的管理，為了讓食安管理體系具有科學證據、事先預防、資訊透明等原則，在 2013 年修法時，首度將風險評估體系納入食安法第 4 條，並於 2019 年完備利益迴避等規範。在此法規下，要求主管機關應成立各項食品諮議會、加強政府監測、辦理風險評估，包含食品衛生安全與營養、基因改造食品、食品廣告標示、食品檢驗方法等業務。有鑑於過去發生的三聚氰胺、塑化劑、日本核災等突發食安事件，本條文也納入建立預警措施，讓中央主管機關得於重大或突發性食安事件，必要時得依預警原則、風險評估或流行病學調查結果，公告對特定產品或特定地區之產品採取特殊管理措施，例如在塑化劑及順丁烯二酸澱粉事件時發布暫定殘留標準，日本核電廠事故後禁止五縣市產品進口等。

臺灣的管制系統，主要是依食安法所訂定的食品之《良好衛生規範準則》

（GHP），要求所有食品業者，包含所有類型涵蓋製造業之工廠管理，皆須遵守。此與部分國家，如美國，將製造業者另以「良好製造規範」（GMP）來管制有所不同。由於食品產業的類別、規模以及產品具有多樣性，規模也不一，因此這些國家會成立特別小組，隨時修正其管理規範，以因應新的食品科技以及未知風險的產生。更重要的是，要避免因過度規範而阻礙了產業的發展。雖然全面實行 GMP 制度的國家並不多，由於食安事件層出不窮，世界各國都漸漸朝著建立 GMP，以源頭生產管理的方向邁進。除了以上之一般管制系統，我國也效法其他國家，針對特定具經濟效益或高風險之產品類別以「危害分析重要管制點」（Hazard Analysis and Critical Control Point, HACCP）來加強管制，並於 2000 年修正食品衛生管理法，規定經中央主管機關公告指定之食品業別，必須符合食品安全管制系統之規定，目前涵蓋「食用油脂」、「罐頭食品」、「蛋製品」、「水產加工」及「肉類加工」以及餐盒等製造業者。

　　危害分析重要管制點（HACCP），是以重要管制點來管理生產製造流程，來管制具經濟價值或易產生安全問題之食品製造。最早是為了確保太空人所食用之食物之安全而發展之制度。美國國際食品保護委員會首先於 1971 年公布 HACCP 制度之概要，並於 1989 年發布了 HACCP 的七項原則（參照美國 FDA 網站 [17]）。而國際食品法典委員會（CODEX），亦於 1993 年公布了 HACCP 的準則（參照 FAO 網站 [18]）。臺灣則自 1998 年起，輔導餐飲業實施 HACCP 系統，並於食品衛生管理法第 21 條內，規定經中央主管機關公告指定之食品業別，應符合中央主管機關食品安全管制系統之規定。並自 2003 年起，陸續將水產品、肉類加工品、餐盒、乳品加工等納入管理，於 2014 年公告食品安全管制系統準則（參照食藥署網站 [19]）。

第三節　食品安全與倫理

　　食品從原料、加工到成品，經過許多複雜之過程，從農產品的生產，到加工產品使用的原料、添加物、加工方法，以至於產品的包裝、運銷，皆有可能因管理不當或疏忽，造成最終食物安全的疑慮。臺灣過去發生食安事件的成因，包含環境污染、原料或添加物使用不當、生產及製造過程疏忽，大多為人為因素，近年來的食安事件更是因為黑心商人惡意摻偽、假冒等因經濟因素之犯罪行為所造成。雖然其

中有許多可以透過教育及強化管理適度的予以解決，但是許多因素卻是需要透過法規及制度改善、長期整治及食安倫理的教育。

　　雖然大部分的食安事件是由於商人於生產過程中之疏忽或惡意為之，但是政府制度的不完善，也容易造成黑心商人犯法的空間與機會，在 2015 年所發生英國藍花茶事件，代表的是一種問題樣態。當乾燥花卉被進口用來做煉製精油或非食用香料所用時，不須合乎食用衛生標準，也不會經過食品主管機關檢驗過，原不應當食品用途，不肖商人卻拿來當成食品用之花卉產品，與茶葉混和成花茶販賣，而導致農藥殘留不合乎食用衛生標準。花卉以及許多複合性產品，如澱粉、鹽、奶粉、油品及許多可同時供一般工業及食品用的化學物質，如果在進口時沒有依照正確的進口號列申請，不僅無法追蹤這些產品的流向，讓工業用原料進入食品鏈，也無法保證其是否符合食品的衛生標準。除了進口問題，在國內生產的化學藥品，不論是工業用或食品用（或藥用），在早期並沒有分流或分級管理，因此也增加了非食品級化學添加物或是毒性化學物質（例如塑化劑）流入食品加工鏈。這些制度上的問題，也都曾經造成國內食安問題，因此更加凸顯了管理制度的重要性。

　　臺灣食品添加物的管理屬於一個正面表述的方式，亦即，在食品加工時所使用的添加物必須先取得主管機關之核准，使用順丁烯二酸來修飾澱粉於 2013 年造成的食安事件（參照國家衛生研究院資料 [20]），基本上是一個使用未核准添加物的案例。然而由於所牽涉的食品，例如粉圓、麵條、芋圓、板條、肉圓、粉粿、關東煮等，皆為社會大眾日常經常接觸，因此造成社會大眾的關切。在案發當時經過調查，其使用歷史可能超過 30 年以上，由於經過順丁烯二酸處理過的澱粉能讓產品的彈性與保存性皆大幅改善，因此廣為業界使用，然因順丁烯二酸並非常規檢驗的項目，因此從未被發現。臺灣在食品添加物之使用在 1983 年始才有較嚴謹規範，然而在此之前已經有許多添加物在使用，假設沒有廠商去辦理登記，但是加工廠因慣例而繼續使用，就會造成後來的產品違法。順丁烯二酸或許只是其中一個案例，若無更好的制度來管理，日後可能會持續發生類似之食安事件。反觀美國在 1958 年時立法要求新上市的食品添加物需要先取得核准，但是針對在 1958 年以前使用的食品添加劑，亦主動訂定規範及新的評估方式，通過評估者視為公認安全，即可合法使用（GRAS compound, Sections 201(s) and 409 of the Federal Food, Drug, and Cosmetic Act），這樣的立法，不僅可以規範到新的食品添加物，對於已有使用歷史的添加物，只要是安全無虞的，仍可繼續使用。這個案例更讓我們瞭解到在制定法律規範時，必須多方面考量，才不會造成管理上的漏洞。

　　攙僞假冒是商人用劣質或低價的原料、錯誤的標示或者是技術性的造假等，來欺騙消費者之行為，總稱為經濟動機摻假（Economic Motivated Adulteration, EMA），是為近年來國際間最常發現的食品事件之型態，例如假蜂蜜、標示為天然之非天然原料、非有機的產品標示為有機、以低價油透過混和適當脂肪酸比例冒充高級油品、錯誤標示魚種或肉類等。由於過去並未發生過嚴重的健康風險，因此被歸類為詐欺行為，直到類似三聚氰胺事件的發生，才認知 EMA 所造成的食品詐欺事件，也有可能導致健康危害。而 2011 年在臺灣所揭露的塑化劑事件，也讓社會開始關切長期低劑量攝取有害物質，可能造成之健康風險。攙僞假冒事件在世界各國也都有不同類型的事件發生，蜂蜜、橄欖油等是較常見的案例，讀者可參考美國藥典委員會（US Pharmacopeial Convention, USP）於 2012 年開始創建的 Food Fraud Database 內所列常見的樣態，在臺灣，除了上述所列的樣態，素食摻葷或以其他肉品假冒牛肉等較輕微的事件，也是常見。近年來透過案件的調查與檢舉，才發現塑化劑、非法化製澱粉、混油等事件早已長期存在。據調查，以塑化劑取合法複方添加物「起雲劑」配方中的油脂，在 1980 年之前就已被業界廣泛使用，由於低劑量塑化劑並不會造成立即危害，且塑化劑並非常規食品衛生檢驗項目，且業者在購買起雲劑時也沒有做品質檢驗，因此造成違規產品長期存在而不知。除了黑心商人的惡意行為外，此事件也凸顯了政府及使用添加物的廠商，對於已核准的合法添加物，並未做好市場稽查及品管的責任，再加上墨守成規的衛生稽查檢驗，也容易讓黑心商人有機可乘。

　　未經加工之食物或加工食品之原料，大多來自天然動植物或人工栽種的植物以及飼養的牲畜，因此一旦生產的環境受到污染，其所生產的食物就有可能遭受污染，進而造成重大食安事件。如第一節所述，日本四大公害中造成水俁症的有機汞污染，與造成痛痛病的鎘污染，以及比利時因戴奧辛飼料造成雞、牛、豬的污染，皆是著名的案例。在臺灣也曾發生因環境及人為的污染而造成食安事件，例如農作物鉛污染、桃園觀音鄉之鎘米事件、二仁溪銅污染導致綠牡蠣的出現、彰化縣戴奧辛鴨、芬普尼及戴奧辛雞蛋、及水產養殖孔雀石綠的污染。這些事件的發生，雖然有許多是因為人為的疏忽或惡意行為所造成的，然而因為環境、廢棄物排放及處理、農產品生產及製造場所、食品加工廠及銷售市場，分由不同主管機關負責，也可能造成的監管死角，導致類似事件不斷發生。

　　食品安全衛生管理法（原食品衛生管理法）及其施行細則，為主要的食安的管理法，歷經多年的修正已漸趨完整，然而未來仍有需要精進或修正的地方。包含食

安事件的多樣化及科技的發展，例如 3D 列印食品、人造肉、非傳統食品等新興食品；過去由於食安事件頻發，於立法時朝野皆朝重罰的方向修法，出現罰款範圍過大（例如 6 萬到 2 億），或缺乏比例原則（例如食安法第 49 條），造成地方衛生局或法院在裁處時之困擾（可參照案例說明，參考文獻 [21]，但仍建議多參照不同案例說明）；國內外在法規制度上的不同，是否會造成貿易障礙，影響食品產業或是進口產品的食安風險等問題，都有待各方共同努力，建置一個更健全的法規及管理制度。

結　語

食品安全，不僅牽涉到國人的健康，更影響到食品產業的發展。從農場到餐桌之食品鏈，包含了生產、加工、製造、銷售、攝食等步驟；而每個步驟，又牽涉到多項原料、添加物、及加工等複雜程序，造成監管之困難。因此，必須依賴政府、產業、消費者及媒體的共同監督，尤其是政府（行政）及產業之食安倫理的重視與建立。行政倫理上，應依國情建置完善的體制與法規，以及強力監管、違法必究之態度；而商業倫理上，應落實企業品質及自主管理、誠信領導、職業道德教育、制定倫理機制、及建立內部揭露機制等。希望透過本章的說明，讓大家對食安的管理有個初步的概念，期待共同建立食安文化，保障消費者之權益及健康。

註：由於每年法令規章都會有增修，讀者應當注意主管機關的公告，取得最新訊息。

關鍵名詞

牛海綿狀腦病（Bovine Spongiform Encephalopathy, BSE）
國際食品法典委員會（Codex Alimentarius Commission, CODEX）
己烯雌酚（Diethylstilbesterol, DES）
歐洲食品安全局（European Food Safety Authority, EFSA）
經濟動機摻假（Economic Motivated Adulteration, EMA）

聯邦政府食品與食物鏈安全管理中心（Federal Agency for the Safety of the Food Chain, FASFC）

良好衛生規範準則（Good Hygiene Practices, GHP）

良好製造規範（Good Manufacturing Practices, GMP）

公認安全（General Recognized as Safe, GRAS）

危害分析重要管制點（Hazard Analysis and Critical Control Point, HACCP）

美國藥典委員會（US Pharmacopeial Convention, USP）

新型庫賈氏症（variant Creutzfeldt-Jakob Disease, vCJD）

複習問題

1. 請簡述食品中毒的因素。

2. 請簡述臺灣食品管理制度之演化及主要之政府管理機關。

3. 臺灣的食品管理架構內，有哪些跨機關協調機制與組織？

4. 請說明比利時及歐盟食品管理制度因什麼食安事件而有重大改變，改變之重點為何？

5. 請說明臺灣與食品管理及安全相關之法規。

6. 何謂 Economic Motivated Adulteration 食品經濟動機摻假事件，請舉例說明之。

7. 臺灣曾爆發塑化劑及順丁烯二酸化製澱粉等食安事件，請說明這兩件事件發生之原因，並分析為何經過數十年才被發現。

引用文獻

1. https://www.who.int/news-room/fact-sheets/detail/food-safety

2. Qian SZ, Wang ZG. Gossypol: a potential antifertility agent for males. Annual Review of Pharmacology and Toxicology 1984;**24**:329-360.

3. https://www.cdc.gov.tw/File/Get/ENBpg8bzA94D3bmp0iZWwg

4. https://www.fda.gov/food/food-labeling-nutrition/food-allergies

5. Felton JS, Knize MG. A meat and potato war: implications for cancer etiology, Food Chem Toxicol 2001;**39(5)**:423-36.

6. https://data.fda.gov.tw/opendata/exportDataList.do?method=ExportData&InfoId=115&logType=2

7. Thomas DE, Elliott EJ. Interventions for preventing diarrhea-associated hemolytic uremic syndrome: systematic review. BMC Public Health 2013;**13**:799.

8. https://www.cdc.gov/prions/bse/feed-ban.html#:~:text=As%20of%20October%2026%2C%202009,in%20Canada%20(see%20below)

9. Rai PK, Lee SS, Zhang M, Tsang YF, Kim KH. Heavy metals in food crops: Health risks, fate, mechanisms, and management. Environment International 2019;**125**:365-385.

10. Harada, M. Minamata disease: methylmercury poisoning in Japan caused by environmental pollution. Crit Rev Toxicol 1995;**25(1)**:1-24.

11. Bernhoft RA. Cadmium toxicity and treatment. The Scientific World Journal 2013;394652.

12. Hsu ST, Ma CI, Hsu SK, Wu SS, Hsu NH, Yeh CC, Wu SB. Discovery and epidemiology of PCB poisoning in Taiwan: a four-year followup. Environ Health Perspect 1985;**59**:5-10.

13. Weber R, Watson A, Forter M, Oliaei F. Review Article: Persistent organic pollutants and landfills — a review of past experiences and future challenges. Waste Manag Res 2011;**29(1)**:107-21.

14. Mnif W, Hassine AIH, Bouaziz A, Bartegi A, Thomas O, Roig B. Effect of Endocrine Disruptor Pesticides: A Review. Int J Environ Res Public Health 2011;**8(6)**:2265-2303.

15. Serratosa J, Blass A, Rigau B, Mongrell B, Rigau T, Tortadès M, Tolosa E, Aguilar C, Ribó O, Balagué J. Residues from veterinary medicinal products, growth promoters and performance enhancers in food-producing animals: a European Union perspective. Rev Sci Tech 2006;**25(2)**:637-53.

16. FAO food and nutrition paper 76.

17. https://www.fda.gov/food/hazard-analysis-critical-control-point-haccp/haccp-principles-application-guidelines#:~:text=Seven%20basic%20principles%20are%20employed,and%20record%2Dkeeping%20and%20documentation

18. https://www.fao.org/3/y1579e/y1579e03.htm

19. https://www.fda.gov.tw/tc/siteList.aspx?sid=10841&pn=2

20. http://nehrc.nhri.org.tw/foodsafety/Maleic_acid.php

21. http://www.prosecutors.org.tw/NewsContent.aspx?id=13144&type=4

第三篇

公共衛生專業倫理

第 10 章
公共衛生倫理之理論與準則

吳建昌　撰

學習目標

一、瞭解公共衛生倫理與公共衛生專業倫理準則的重要性

二、瞭解公共衛生、公共衛生倫理的定義及兩者的關係

三、瞭解公共衛生倫理與其他學門之間的關係

四、瞭解公共衛生倫理理論與原則的主要內容

五、瞭解公共衛生倫理分析的方法學與步驟

六、瞭解公共衛生倫理準則的作用與內容

前　言

公共衛生（public health）作爲一個融合價值與科學之學門，其目的乃是運用科學方法，以合乎倫理的措施來增進群體健康（population health）。人類社群採取公共衛生措施（包括醫療、人群管制、社會與環境調整等）來避免疾病與增進健康，已有數千年之歷史。但是，公共衛生之研究、理論與實踐的進步，則是最近的發展。強調群體健康價值與避免權力濫用之公共衛生倫理，則直到 1990 年代才逐漸成形 [1]。

時至今日，公共衛生倫理不僅已經成爲一個重要之學術領域，而且依據公共衛生倫理理論與原則而擬定之公共衛生專業倫理準則（public health code of ethics），亦成爲公共衛生專業人員面對各種公共衛生挑戰時，進行公共衛生分析與決策之工具與指引。在 COVID-19 大流行之前半年，我國公共衛生師法於 2020 年 6 月 3 日公布實施。其中，第 18 條第 1 項規定：「公共衛生師執行業務，應遵守公共衛生專業倫理規範。」且同條第 2 項規定，該倫理規範，由「公共衛生師公會全國聯合會擬訂，提請會員（會員代表）大會通過後，報中央主管機關備查」。而且，根據同條第 3 項第 4 款，違反該倫理規範，乃公共衛生師被公共衛生師公會或主管機關移付懲戒的情事之一。目前我國公共衛生師人數尚少，上述法律規定之專業倫理規範尚未出現。

爲了要將該做的事情正確地完成（Do the right things right），公共衛生專業人員與機構經常必須在不確定的情境下依據價值判斷進行決策，皆讓我們瞭解到公共衛生倫理之理論與準則的重要性，有必要以專章介紹，以協助公共衛生專業人員合乎倫理地從事公共衛生的業務。

第一節　公共衛生的定義與公共衛生倫理

公共衛生的定義揭示公共衛生的價值與目的，以及達到該目的的作用方式，可彰顯公共衛生的倫理內涵與範圍，因此在討論公共衛生倫理之前有必要討論公共衛生的定義。

一、公共衛生的定義

　　公共衛生，顧名思義，涉及採用某種措施來促進人類群體的健康或避免危害。因此，公共衛生以群體健康爲對象，但是並非等於群體健康。Winslow 於 1920 年提出公共衛生的定義，「藉由有組織的社群努力，公共衛生是避免疾病、延長壽命及提升健康與效率的科學與技藝。」美國醫學研究院（Institute of Medicine）於 1988 年提出之定義則指出，「作爲社會整體，我們爲了確保人們健康而集體做的事。」綜合這兩個定義，公共衛生事務需要社會集體的努力，運用科學（研究與實踐）及技藝（技術與經驗），確保讓群體能夠健康的各種條件的實現 [2]。爲了更深化我們對於公共衛生定義的瞭解，底下將探討「健康」與「公共」的概念內涵與範圍。

　　「健康」這個概念本身即是充滿了多義性；舉例而言，最直覺的定義是，沒有符合疾病的診斷就是「健康」；而一個流行病學屬性的定義則爲，「健康」乃是生物統計分析上屬於正常之生理或心理狀態，正常與否端視要選擇距離平均值幾個標準差的範圍內而定；根據另一種類似的說法，健康爲「正常種屬功能」（normal species functioning），不健康乃是偏離了一個種屬的典型成員之自然功能組成 [3]；而對於「健康」最寬廣且最理想性的定義，則是世界衛生組織（World Health Organization）於其章程中提出，「健康乃是完全的身體、精神與社會的福祉狀態，並非僅僅沒有疾病或衰弱而已。」（https://www.who.int/about/governance/constitution）。

　　具有價值意涵之健康定義，將指引我們運用科學與技藝而奮鬥之目標與範圍，因此在從事公共衛生倫理討論時，有時候我們需要檢視公共衛生措施所採用群體「健康」的概念，在追求理想與各種現實條件的衡量下，是否具有倫理上的正當性。基於公共衛生倫理之理想性，除非有特別強調不同之健康定義的情境，本章將以世界衛生組織之定義作爲健康概念之主要內涵。

　　「公共」概念的內涵，首先是彰顯在健康的群體性，也涉及群體的疾病現象與風險因子、健康與疾病負荷的分布、以及各群體對於健康價值的態度；因此，群體健康不僅是個人健康的累積，也具有在群體層次的健康特徵。第二，「公共」反應出政府與公家機關處理事務的政治性；一方面，對於政府可以採取何種作爲來達到群體健康，不同政治哲學取向的論述將導出不同的效果，政府面對來自於不同主張的衝突時，則必須透過一定的政治活動機制來選擇政策措施。另一方面，政府承擔

提升群體健康的集體責任，有時候必須針對某個群體採取強制的政策措施，也必須爲公共衛生施政公開提出倫理上的正當理由。在現代民主國家，透過民主決策之政治機制，協調不同的政治哲學主張，以做出大家可以接受的（即使是強制性的）公共衛生政策措施，亦是公共性的表徵。第三，「公共」的概念彰顯以集體的努力來達到健康目的之作爲；包括機構、利害關係群體、政府等，需要透過某種集體溝通愼思的程序，做出一個可以爲大眾所接受的政策，透過制定法律、辦法或計畫的方式，共同合作，透過調整社會架構、制度或累積個別具體實踐來達成公共衛生的目的 [4,5]。

二、公共衛生倫理

在瞭解公共衛生的定義後，下一步要探詢的問題是，我們應該如何採取作爲來達到公共衛生的目的。科學與技藝能夠讓我們預測某些公共衛生措施可能產生的效果，但是這些公共衛生措施是否應該採用，則必須通過價值分析而後進行抉擇。

公共衛生倫理與醫學倫理（medical ethics）作爲規範倫理學，都是廣義生命倫理學（bioethics）的一支，因爲醫學倫理之發展較公共衛生倫理爲早，因此在公共衛生倫理發展的早期，頗受醫學倫理理論之影響。但是，公共衛生倫理與醫學倫理仍有相當之不同。

醫學倫理乃是協助醫學專業進行價值判斷，實踐醫學目的之學問。早期以減輕病人痛苦並爲病人謀求福祉作爲醫療爲目的；1960-1970 年代生命倫理發展之時，則轉爲強調尊重病人及受試者的自主。隨著公共衛生事件與活動（例如，政府健康促進活動、健康照顧資源分配、愛滋病疫情防治）受到矚目，有倫理學家轉而提倡以社群及群體健康作爲倫理分析的核心，而非個人與自主；在 20 世紀末到 21 世紀初，公共衛生倫理論述逐漸增加，提出公共衛生倫理語彙、分析架構及模範課程，美國公共衛生倫理學會也於 2002 年提出公共衛生機構與專業的倫理準則，結合過去公共衛生行動的經驗，擴展公共衛生倫理視野，不僅探討政府強制力對於人民自由限制的正當性，也探討調整政治、經濟、社會架構與制度的適當性 [1,6]。晚近文獻則甚至強調「健康一體」（one health）的概念，進一步檢視應如何保障其他生命種屬健康與調節環境變化，以達到公共衛生的目的 [7]。

現代醫學倫理以個人健康爲核心，強調個人自主與權利、醫病間的忠誠關係；公共衛生倫理則以群體健康爲核心，強調公共衛生行動的功效、社群的良善利益與

必要的強制措施。醫學倫理與公共衛生倫理仍有銜接與重疊之處，針對同一健康事項，二者並非必然產生衝突關係；例如，學者建議應該在醫學照顧與公共衛生措施之間建構橋樑，調和兩種健康福祉照顧的活動，當一位醫師抉擇高價治療資源的運用方式、衡量通報感染法定傳染病的個案資訊、或者考量醫師的社會責任之時，就是醫學倫理與公共衛生倫理共同作用之處，公共衛生倫理並非不顧個人自主、健康與福祉之考量，取得兩種倫理思維的和諧仍是值得努力的目標 [8]。

根據公共衛生倫理分析的來源與運作方式，可將公共衛生倫理分為四類：專業倫理（professional ethics）、應用倫理（applied ethics）、倡議倫理（advocacy ethics）及批判倫理（critical ethics）。這四類分析方式乃是特徵性的分類，彼此之間有所重疊，並非互斥的關係，以下分別說明之：

第一類，公共衛生的專業倫理，乃於公共衛生專業實踐的歷史中所確認的公共衛生核心任務、倫理價值及倫理判斷的原則，不僅可指引專業人員的適當作為，也可建立公共衛生專業在大眾心中的合法性與信任感。

第二類，公共衛生的應用倫理，聚焦於公共衛生行動，從外於公共衛生倫理專業的規範倫理學的理論與原則，對於專業人員及社會大眾提出倫理建議，它不強調公共衛生專業的形象與美德，且可能與上述專業倫理的傳統分析產生衝突。

第三類，公共衛生的倡議倫理，強調公共衛生行動的社會目標，專注於社會公平與正義，關懷弱勢者與人權保障的議題，尋求調整社會結構與機制來降低對於健康的不良影響。

第四類，公共衛生的批判倫理，此種倫理分析方式嘗試結合前三種公共衛生倫理分析的強項，具有歷史觀與社會價值觀，不僅檢視疾病與健康的個別生理與行為作用因素，也注意社會文化態度與權力的架構與制度，強調公平與人權，提倡在社區能夠對於公共衛生決策有公開的參與討論，提升社區公共衛生作為的能力，甚至對於現行的社會的政治文化價值提出批判，以達到公共衛生的合理目標 [6]。

公共衛生倫理觸及的範疇寬廣，以公共衛生事項特質進行分類，有助於歸納出公共衛生倫理之重點，然而分類方式不止一種，端視我們分析探討之角度而進行運用；例如，我們可以將公共衛生倫理的探討範疇分為：健康促進與疾病預防、風險評估與管制、流行病學與其他公共衛生研究及結構與社會經濟不平等 [6]。也有依公共衛生倫理涉及的公共衛生事件而區分為：公共衛生監測、傳染病防治、食品與營養衛生、職業衛生、環境衛生、遺傳生殖與公共衛生、精神衛生、慢性疾病防治、健康照顧系統、健康不平等、傷害預防、緊急災害應變等。兩種或更多種公共

衛生倫理分類項目彼此交織，造就了公共衛生倫理複雜但有跡可尋的分析網絡。

公共衛生倫理涉及事項繁多，經常與其他科學學門領域產生交錯，而其他學門對於公共衛生事項分析的貢獻，也會成為公共衛生倫理分析的素材。以科學為例，公共衛生倫理乃是結合科學與價值的分析，舉凡生物因子（例如，細菌學或病毒學研究）、社會或環境因子（例如，社會流行病學、氣候變遷）對於健康或疾病的影響，以及公共衛生的經濟與效果評估（例如，經濟學），公共政策制定與施行的群眾反應（例如，政治分析）等，皆需相應的科學研究作為公共衛生倫理考量之依據。公共衛生倫理學者關注科學研究過程是否符合研究倫理的要求，不僅重視科學證據品質的評估（研究方法、信度與效度等）、科學證據之詮釋是否符合科學與理性之原則，亦瞭解公共衛生政策措施擬定或評估相關科學的有限性與不確定性，避免忽略了傳統科學研究外的重要經驗證據（例如，在地社群的第一手經驗），並可能依據科學不確定性之程度調整倫理價值分析的權重。

屬性上與公共衛生倫理同為規範學門的公共衛生法律，其與公共衛生倫理的關係特別值得一提。首先，每個國家皆有公共衛生的相關實體法律規定，立法系統制定這些法律時，應使其內容符合憲法對於人民基本權利的保障，而行政系統之公衛生機構與專業人員執行公共衛生業務時，皆必須遵循這些法律規定，有爭議時則由司法系統進行裁判確認合法之公共衛生行動為何。公共衛生法律規範對於公共衛生有三種作用的模式：以法律建構公共衛生系統的架構與權力；以法律達到提升公共衛生的目標；某些非以健康為目標的法律，剛好產生群體健康的效果 [9]。

在公共衛生法律的發展與適用中，公共衛生倫理分析也扮演重要的關鍵角色。一方面，當公共衛生法律規範有幾種可能公共衛生行動選項時，或者公共衛生法律沒有特別規定時，公共衛生倫理的分析可以協助我們選擇最符合倫理理想的作法。另一方面，當公共衛生法律之規定與公共衛生倫理分析的結果有衝突時，我們應該檢視這些公共衛生法律規範的依據，是否有調整改善使其更符合倫理理想的機會。因此，上述批判倫理的運用即可導引出制定或修正公共衛生法律規範的要求；所謂法律是最低限度的倫理要求的說法，並不一定正確，因為過去有些法律是完全不合乎倫理要求的（例如，以防疫之名行種族隔離之實）。

第二節　公共衛生倫理的理論與原則

　　公共衛生倫理發展至今，仍沒有大一統的理論。各個重要的倫理理論有其核心概念、價值與優缺點，並無理論能夠涵蓋公共衛生所有的重要價值，而且理論處理的層次較爲抽象，必須透過將之轉換爲原則（principle）或比原則更爲具體的規則（rule），才更能夠讓公共衛生專業人員透過愼思明辨，在特定的事件中做出決定。例如，康德主義（Kantianism）是倫理理論，據其所發展出來的尊重自主（respect for autonomy）是倫理原則；而隔離檢疫的規定爲倫理規則，可以更直接指引我們如何從事公共衛生活動。倫理理論之特徵會反應在倫理原則或規則之中，在底下將介紹公共衛生倫理討論中常見之倫理理論，有助於我們掌握公共衛生倫理原則與專業倫理準則內容的來源。

一、功效主義（utilitarianism）[10]

　　功效主義強調，使功效（utility）最大化的行爲，才是倫理上正確的行爲。對於功效的測量，有三種常見的理論：第一種，能夠帶來人們主觀快樂的活動，才是有功效的活動；第二種，能夠滿足人們慾望或偏好的活動，才是有功效的活動；第三種，符合某種客觀內在價值（例如，健康、自主、知識、關愛等）的活動，才是有功效的活動。這三種理論彼此之間，具有某種關聯性，例如我們會對於自主或快樂具有慾望，成就自主或滿足慾望會讓我們快樂。然而，也有可能某人的慾望或快樂的來源（例如，凌虐他人）抵觸客觀的內在價值，因此功效存在與否，仍必須就具體情境而論。

　　依據功效計算的單位，可以分成個別行動功效主義（act utilitarianism）與規則功效主義（rule utilitarianism）。個別行動功效主義主張，我們要讓每個個別行動的功效最大；而規則功效主義則認爲，若是有一個倫理規則能夠帶來最大的功效，則我們的每個行動都要依據這個規則而爲。當個別行動的功效計算變成難以克服的巨大工作量，或者人們無法進行良好功效計算之時，規則功效主義（例如，交通規則）可以帶來效率；然而，依據規則功效主義的行爲，不見得必能同時符合個別行動功效最大化的要求。許多公共衛生政策措施的成本效益評估或成本效能評估，皆是以功效主義爲理論基礎。

二、康德主義（Kantianism）[10]

大哲學家康德主張，理性地履行道德義務的自主行為，才是合乎倫理的行為。因此，康德主義又稱義務論（deontology）。康德提出道德法則的上位概念——「定言令式」（categorical imperative），認為當一個人有意地遵循符合定言令式的道德法則時，才是「意志的自主」（autonomy of the will），這個人就具有自主賦予的尊嚴、價值與正確的動機。

康德提出定言令式的形式中，最著名的為以下二者：第一，我們只依據「我們能在行動同時願意將之當作普遍法則」的道德原則而行動。亦即，我們採用的道德原則不能選擇性地施用；例如，我們不能只允許自己說謊，而要求他人講實話。第二，在我們對待人的行動中，不管是對自己或他人，我們必須將每一個人當作目的，而非僅僅作為達到目的之手段。例如，當某人自願參加藥物的人體試驗，他雖然成為產生科學知識之手段，但是實驗者尊重此人的尊嚴與權利，仍然以此人為目的，因而在此種情境下的人體試驗乃是合乎倫理的。

康德主義與功效主義最大的不同，在於康德主義並不以結果作為合乎倫理與否的判斷依據，而是強調個人的尊嚴與自主，因此，康德主義反對功效主義不具個別性地累積整體功效的作法。在許多倫理學的論述中，定言令式的第二形式與個人自主是最常被引用的內容。

三、個人權利理論（rights-based theory）

權利是個人或群體可以向其他人、群體或社會提出的正當主張。擁有權利，就是個人處於一種地位，可以決定權利事項上他人應該如何做。可以根據國家法律規定進行主張，是法律上的權利。可以依據某個社會道德系統提出訴求，則是道德上的權利；強調個人擁有以人性（humanity）為基礎的普世權利，保障個人的自由與利益，不待某個國家的法律或某個社會道德系統肯認，則為人權；人權可以來自於哲學論述，也可以來自於國際人權公約，因此人權之主張可能不僅具備倫理的批判力，也可能具有國際法的約束力。法律權利、道德權利與人權之範疇與內容，不一定完全相同，而通常是人權的理想性超過國家的法律權利或某個社會的道德權利 [10]。

人權可區分為消極權利（negative right）與積極權利（positive right）；消極權利

乃個人主張免於國家管制的權利，例如，美國人拒絕接受國家的施打疫苗、或者拒絕國家要求人民戴口罩的命令，其並不包含要求國家提供支持服務等的積極權利。因此，當國家怠於協助社會中的弱勢群體改善其生活狀況，弱勢群體要求國家投注資源改善此狀的權利，乃是運用其積極權利，有助於減輕群體不平等的情況。人權相關規範有直接強調積極權利而要求國家保障人民的健康；於 1947 年，聯合國世界人權宣言（Universal Declaration of Human Rights）第 25 條強調，包括食、衣、住、醫藥及必要的社會服務等項目，人人皆有保障其個人及其家屬健康福祉所需的生活水準的權利。雖然該宣言不是具有法律約束力的公約，目前該宣言的內容經過後續官方單位的採用，已經成為國際習慣法；聯合國經濟社會文化公約（International Covenant on the Economic, Social and Cultural Rights）第 12 條則規定，政府應肯認人人皆有獲得最高可達身體與精神健康水準的權利 [2]。

　　公共衛生、倫理與人權互相關聯，皆有相似的目標，其主張只有在人們能夠享有人權（免於不當對待、社會污名或經濟依賴等）之時，他們的健康社會決定因子（social determinants of health）才能得到適當調整，確保使其健康的條件；例如，在婦女受教權、充分良好的生活水準、醫療權、及人身安全的保障上，能夠顯著地幫助這些婦女免於 HIV 或 AIDS 疾病的傷害 [11]。然而，為了達到公共衛生的目的，有時也需要採取限制人權的行動（例如，在 COVID-19 時期的強制篩檢、隔離檢疫）。公共衛生、倫理與人權之間的關係，有多種面向，錯綜複雜，經常需要在個案層次進行權衡。

四、社群主義（communitarianism）

　　將社群視為在一個特定時間地點具有共同認同的群體，社群主義主張在社群的實踐與介入中，要強調社會習俗、社會凝聚與社群的價值。因此，社群主義倫理學認為倫理道德是文化的概念，並不認為倫理是基於理性而發展出來的恆久不變的真理。社群主義批判個人自由主義過度強調個人權利，認為我們應該肯定「人」的建構本身乃是社會性的（亦即，受到許多社會因子的影響），社群習俗與社會脈絡對於倫理與政治思辯產生影響，當群體健康作為社會良善的一環，我們應該努力達成公共衛生的社群目標，而非以「普世的」個人權利或利益的論述阻礙社會良善的實現 [12]。

　　社群主義可以發揮三個功用：首先，當某事件的不同向度人權主張彼此之間產

生衝突之時，文化價值可以協助我們選出具有優先性的權利主張，例如強調個人自由的美國人，可能會寧願犧牲防疫的社會良善而反對強制戴口罩的命令，但是在強調團結及共同社會良善的臺灣，則大多數人願意忍受戴口罩的不便；第二，根據社群內部的實踐與論述，文化因素可以影響我們正當化權利的方式，例如，新加坡特殊的民主制度可以強化人民與家庭及國家的關聯性；第三，文化因素可以為不同政治實踐與制度提供倫理道德的基礎，例如強調儒家主義的臺灣，許多公共衛生的措施（包括長期照顧等）仍然是植基於家庭照顧的功能 [13]。

社群主義可分為兩類：第一類為強硬的社群主義（militant form），反對普世的個人主義，強調人是由社群價值所建構，社群良善重於個人權利與利益；另一類則是緩和的社群主義（moderate form），強調可以藉由個人彼此間相互主觀（inter-subjective）的同意，將個人主義納入社群共同接受的價值之中，因此社群主義與個人自由權利的主張，並不一定會產生衝突 [12]。

五、正義理論（theories of justice）

正義的理論有很多種。我們可將正義分為程序正義（procedural justice）與實體正義（subjective justice）。實體正義涉及何種決策或執行的實體結果符合正義的要求。根據何種程序來進行決策才是公平的，則涉及程序正義的理論。例如，我國《行政程序法》第 1 條規定：「為使行政行為遵循公正、公開與民主之程序，確保依法行政之原則，以保障人民權益，提高行政效能，增進人民對行政之信賴，特制定本法。」該條揭示了，程序的公正、公開、民主、效率、人民信賴及權利保障，皆是程序正義需要達成的政策目標。即使採用一個完美的符合正義的程序，不保證能夠帶來符合實體正義的結果，在大部分的程序規定皆非完美的情況下，我們需要理論來檢視決策措施的規劃與結果是否符合實體正義的要求 [14]。

實體正義也有多種理論；從刑法的觀點，「以眼還眼，以牙還牙」，乃是應報正義（retributive justice）的觀點；從民法的觀點，「欠債還錢」，乃是矯正正義（corrective justice）；而從國家行政的觀點而言，如何在群體內或群體間分配利益、負擔及其他事物，則涉及分配正義（distributive justice）的觀點。從最廣義的分配正義的觀點，應報主義是一種分配處罰的方式；而強調造成他人損失者應負損害賠償責任的矯正正義，其實也是分配損害成本的一種方式。因為從公共衛生行政之觀點，分配正義乃是最常見的議題，因此底下將對主要的分配正義的理論進行介紹。

　　分配正義牽涉到，在「何時間段落」將「何事物」依據「何種標準」分配給「何人」。牽涉到時間段落考量之部分，最常見的論述是關於世代正義（intergenerational justice）的理論，此亦為永續發展（sustainable development）中的重要議題，例如，我們這一代的人要如何保護環境，才能夠對於未來世代的群體健康有所助益，讓未來世代可以過得比在有環境污染的情境中更好 [15]。

　　關於在「何人」之間進行比較分配的議題，例如，到底是在個人之間或在群體之間進行比較分配，乃是學者爭論的重點之一。社會學或公共衛生研究發現，有些群體（女性、少數群體、失能者、貧窮者、失業者等）的某些健康福祉指標的表現，較其相對的群體為差（藉著平均值與標準偏誤之計算而得），藉此發現群體分配不正義的問題 [16]。在另一方面，即使在這些群體裡面，成員彼此之間仍有明顯的差異性，群體平均值比較並無法反應此種現象，只有從個人層次進行比較分配，才能達到分配正義的理想。綜合而言，學者都同意，應該找尋出造成不正義的機制是什麼，然後進行必要的調整；因此，結合個人層次及或群體層次的分析，皆有助於全面性地探詢並呈現不正義的現象，在不同層次同時介入，將有助於改善不正義的狀況。

　　關於要依據何種分配標準及分配什麼，乃是被討論最多的議題。諾貝爾經濟學獎得主 Amartay Sen 曾經問過一個重要的問題：「什麼事物要平等？」（equality of what?）他強調平等的重要性，即使在表面上不重視平等的理論中，也隱藏著平等的思維；例如，功效主義者強調功效最大化，不在意功效的分配方式，但仍會將每個人的單位功效等值看待。因此，真正的爭議在於，需要平等的空間及比較的單位（currency），不同理論有不同主張 [17]。底下將介紹平等主義（egalitarianism）的主要論述，幫助讀者瞭解分配正義的計算單位，並提及非以平等作為主要訴求的分配正義理論。

　　主要平等主義計算平等的計算單位，包括：福利（welfare）、資源（resource）、機會（opportunity）、能力（capability）等。福利平等主義者主張，當我們將福利定義為一個人在其生命歷程中能夠過著好生活的狀態，政府應該努力使每個人都能夠享有平等的福利。要達到這樣的理想，可能遭遇到幾個難題；例如，有些人可能具有選擇奢侈的品味，則要讓這些人達到同樣的福利程度，將會造成他們享用比其他人更多的資源，或者對於某些人而言，再多的資源也無法達到相同的福利，因此造成資源的浪費，對於能夠有效率運用資源達到福利平等的人並不公平 [18,19]。

　　資源平等主義者則主張，國家應保障每個人一開始有相同的基本自由權利或財

貨。根據法律哲學家 Dworkin 之理論，在一開始資源的分配平等的情況下，每個人藉由其自主的選擇而運用資源或財貨，可能獲取不同程度的福利而達到最終福利不平等的情況。Dworkin 認為，每個人都需要為其自主選擇負責，因此，國家只有在非個人選擇（例如，個人稟賦不同或社會環境不同）造成福利不平等時，才有支持介入的必要。因為此種論述區分個人選擇運氣（option luck）及天然運氣（brute luck）的倫理差異，並以此正當化福利分配的不平等狀態，也有人將之稱為運氣平等主義（luck egalitarianism）。但是，當某些人的不智選擇造成了個人悲慘的情況時，主張國家沒有協助的義務而要求這些人自求多福，將造成殘酷的結果 [18,19]。

　　強調機會平等（equality of opportunity）的理論，包括獲取福利的機會平等，其強調政府無法做到讓每個人的福利平等，但是必須確保每個人有平等的機會根據自己的偏好來獲取福利。而將此概念進一步擴張，則若是政府的目標是讓每個人獲取好處（advantage）的機會平等，則必須整合考量資源與福利，即使在個人沒有福利欠缺之時仍然提供資源平等的機會（例如，對感到幸福的半身不遂者提供輪椅），或者在個人沒有資源欠缺時提供福利平等的機會（例如，補助藥物來減緩有充足資源者身體的病痛）[18,19]。政治哲學家 Norman Daniels 認為，健康不佳將帶來機會不平等，主張政府有義務提供人民合乎正義的健康照顧，所以其提倡全民健康保險，幫助人民達到正常種屬功能；根據不平等的財貨分配導致健康不平等的關係，其亦主張調整健康的社會決定因子以達到群體健康的目標 [20]。

　　最後要介紹的平等主義理論，是 Amartya Sen 所提出的能力（capability）平等主義。能力指的是一個人能夠達到的各種功能向度的集合，代表這個人選擇生活形式的自由程度（包括各種功能向度組合的空間）。能力乃介於資源與福利之間的轉換角色；資源是能力的工具，而能力則是追尋福利的自由，因此能力是將資源轉換成福利的自由 [17]。因為資源有限，國家對用於提升能力的資源必須有所節制，所以有學者指出，國家的責任僅限於確保基本能力的平等，或者改善社會所造成的能力減損 [19]。Nussbaum 曾提出 10 種核心的能力，包括生命、身體健康、身體完整性、知覺、思考、情緒等，皆是與健康相關者，彰顯出公共衛生的重要性 [21]。

　　上述各種平等主義，強調平等本身帶有內在的價值，但是也有學者認為，平等之所以被賦予價值，乃在於其可協助情況較糟者變得更好（leveling up），而不在於讓情況較好者變更糟（leveling down）（例如，我們不喜歡均貧），因此真正重點不在於平等，而是在於幫助情況較糟者的價值思維。充足主義（sufficientarianism）主張，我們不忍看到病人遠比健康人更糟的道德直覺，來自於病人沒有足夠的健

康，以致他們無法享有最低的有尊嚴的生活，因此國家的任務在於，確保讓人民享有最低尊嚴生活的條件、或者縮小人民與最低尊嚴生活的差距。優先主義（prioritarianism）則主張，國家應該優先將資源提供給福祉程度較低的人（從個人的一生而言），以及能夠自資源獲得較大福祉利益的人，此時將不會有讓過得好的人變糟的問題，而且在某些條件下可能帶來福祉極大化的效果。應得對待理論（desert theory）則強調，應該根據我們對一個人的道德評價來決定他應得的對待，當他實際上的所得與其應得程度的落差越大時，更應該調整對待來縮減落差。即使當一個罪大惡極的人處於困苦時，若仍未達到他應得的惡果時，應得對待理論會要求我們讓這個惡人過得更苦，因此可能拉大善人與惡人之間福祉的程度，不符合平等主義的期待 [19]。

　　從上面的介紹中，我們看到正義理論的多樣性，對於同一事項，不同的正義理論可能會導出衝突的結論，因此，我們不僅必須瞭解我們決策所依據的正義理論，同時，若我們能夠在某些決策上符合更多正義理論的要求，表示我們的決策更符合正義的理想。

六、照護倫理（ethics of care）

　　照護倫理乃是女性主義倫理學的一支，不同於功效主義、康德主義、個人權利理論及正義理論以個別的陌生人觀點為基礎，特別強調人們生活在家庭與社會的關係網絡之中，以人與人之間關係作為倫理理論建構的基礎；相較於之前各個理論（某些社群主義主張為例外），特別強調人際關係中重要的照護特質，包括同理心、同情心、洞察力、忠誠、關愛等。照護倫理主張積極反應性、照護及考量情境差異的分析，因此其關注權利的不平等、能力差異、決策判斷模式、資訊取得應用及責任承擔等事項。例如，當傳統的生命倫理學強調病人缺乏決策能力，而需要他人代理其進行決策時，照護倫理則強調支持協助病人提升或恢復其能力，使其能夠進行決策 [22]。

　　當功效主義重視長期照顧政策及措施的經濟效益時，或者個人權利理論重視有無權利要求國家提供何種長期照顧資源時，照護倫理則要我們自問「當你是失能者的子女或父母時，你會如何照護他們？」因此，照護倫理要求我們主動積極提供各種協助與支持，達到對於社會的弱勢者賦能（empowerment）的效果 [23]。

　　當社群體主義主張「人」乃是由社會所建構，女性主義強調人際關係，認為我

們進行決策時，都是藉由與他人的對話來幫助我們決定我們是誰、基於何種價值而決定如何做，因此「人」是透過各種關係來建構；尤有甚之，女性主義學者更重視，社會結構、制度與權力運用方式如何影響我們互相關照反應的模式；個人所處的政治、社會與經濟處境等社會連結，將影響我們的自我認同與自我價值，影響我們基於關係而建構之自主（relational autonomy）的內涵與展現，更進一步影響我們的獲取健康條件的機會；而且，個人利益必須與社群的利益共同考量，個人的（不）利益與他人的（不）利益很可能產生連帶之關係 [24]。

為了能夠提升關係自主及福祉，女性主義學者認為應確保自主及福祉相關的社會良善條件（例如，權力、權利、機會與自尊）之成就，進一步調整社會架構與制度，有助於關係自主及群體健康之提升。而在關係自主建構之同時，我們基於利他關係、幫助關係或人際相互性（reciprocity）發展出關係團結（relational solidarity），在此種團結中，個人不會變成達成群體目的的媒介或載體而已，此種團結不會限縮於特定社群的成員而已，而是包容地（inclusively）涵蓋某時空中所有的個體。在公共衛生的場域中，基於並運用關係團結之概念，我們瞭解到彼此的脆弱性（vulnerability），同時提升關係自主與社會正義，讓整個群體公平地獲得改善群體健康的公共財（public goods），同時改善群體健康 [25]。

七、原則主義（principlism）

Beauchamp 及 Childress 於 1979 年出版生醫倫理的鉅著 *Principles of Biomedical Ethics*，強調尊重自主（respect for autonomy）、不傷害（non-maleficence）、行善（beneficence）與正義（justice）等四個倫理原則。兩位作者認為倫理理論的主張抽象且有衝突之處，不容易成為健康照顧行動的指引，因此他們根據普遍道德（common morality）的理論，從跨社會文化的共通倫理道德理念中，抽離出上述四個原則，作為倫理思維的指引 [10]。這四個原則容易理解，方便好用，很快地就成為醫學倫理理論與實務的主流。

原則主義的倫理分析有幾個重點，首先，這幾個原則並非絕對的原則，而是具有某種初始確定性，亦即，在某些倫理衝突的情境下，有些原則必須退讓。例如，因為尊重病人自主，醫師必須遵循保守病人隱私資訊的義務，但是，在病人罹患法定傳染病的情況下，為了共同維護群體健康，醫師必須違反病人的隱私自主而進行通報。第二，這些原則之間並沒有哪個原則優先的架構，也就是說，雖然尊重自

主乃是 20 世紀生命倫理學的核心主張，尊重自主原則並不能被認為是應該實踐的
首要原則。第三，即使在決策中，有些倫理原則必須退讓，我們仍不免產生倫理
的懊悔情緒，我們仍然有殘餘倫理義務來進行修復或彌補。第四，倫理原則形成
的架構，只是作為倫理分析指引的起點，這些原則必須經過特化（specification）與
權衡，才能在實際事項上運作；而其最終目的，則為期待尋求倫理分析系統的一
致性（coherence）。（細節見第三節）例如，尊重自主原則經過特化後，我們尊重有
行為能力者的自主決定，而在行為人失去行為能力時，尊重其之前訂立之預立指示
（advance directive），亦是尊重自主的表現。而藉由持續的特化，我們可以逐漸消弭
各原則在各個情境之中的衝突性與不確定性。而在新冠肺炎大流行期間，國家為了
避免疫情擴散所造成的群體利益傷害，也可採取強制隔離檢疫的措施，但是仍應該
注意到不過度傷害到病人或群體（隔離時間盡量短，或採取以篩代隔的替代方案
等），以符合正義的方式（公平，可以申訴等）完成 [10]。

　　提出公共衛生倫理分析架構的學者，有許多運用原則主義論述之處，其超越醫
學倫理的四原則，逐步將不同倫理學說的主張轉化為更多倫理原則，彈性地擴充公
共衛生原則主義的內容，形成更為豐富的倫理分析的起始點 [26]。美國公共衛生
學會制定公共衛生專業倫理準則的歷史與原則的內容，正彰顯其亦採用原則主義路
徑的特質，將在第四節之處進行說明。

第三節　公共衛生倫理分析的方法學

　　瞭解了上述的公共衛生倫理理論與原則之後，接下來重要步驟為如何運用這些
理論與原則進行公共衛生倫理分析。在倫理分析中，一個很重要的步驟為倫理證成
（ethical justification），亦即舉出充分良好的倫理理由，來支持並正當化倫理論述的
結論。底下將介紹運用理由形成結論的倫理證成方式，以及在具體倫理事件中進行
倫理分析的步驟。

一、倫理證成的方法學

　　倫理證成方式可分為三種：由理論原則往下推演到具體決定的演繹法
（deduction）、由個別具體案例向上歸納出經典倫理考量的決疑論（casuistry）及動

態同時運用前述兩種方式的整合模式（integrated model）。

演繹法強調三段論，依據大前提（理論、原則或規則），套用到事實（小前提），然後得出倫理分析的結論 [10] 。以受試者自願接受疫苗注射試驗為例，根據康德主義，我們應該要以人為目的，不可僅僅當作一種手段（康德主義支持的倫理原則作為大前提）；受試者接受試驗疫苗注射測試前，有履行知情同意的程序，實驗者亦努力保障受試者的福祉，此時受試者乃是實驗者取得試驗疫苗效果資料的手段，但是也尊重受試者並保護其福祉，因此不僅僅以受試者為手段（小前提）；結論，上述實驗程序符合康德主義所支持的原則，所以在倫理上有正當性。

決疑論主張對於倫理事件進行個別分析，當發展出經典案例之後，其他倫理事件與此經典案例類似者，即可比照處理；當沒有先例之時，則可再開發新的經典案例。此種模式類似英美法運用判決先例之方式，可以考慮特殊倫理事件的歷史、情境、先例等各種特徵，進行精緻的分析比較。與上述演繹法相反，決疑論對於所有的規則、原則、理論或權利等採取懷疑的態度，認為這些規範內容不夠精細，無法處理複雜的現實倫理事件；決疑論者並沒有完全排斥倫理理論或原則，但是認為，在個別倫理事件中的倫理信念或論理的精緻運用，比依據何種理論或原則更加重要。藉著對於特殊倫理事件中的倫理考量達成共識，不管討論者各自運用何種倫理理論與原則，決疑論可以在個別案例中找到具體確定的倫理共識，比起理論、原則或規則，更具有指引效果 [10] 。

整合模式期待解決上述演繹法與決疑論各有偏廢的問題，且考量倫理理論的過度抽象性、無法被單獨使用來處理各種複雜的倫理議題，其借用 Rawls 反思平衡（reflective equilibrium）的理論，認為應該以倫理原則、規則及個案的慎思決定之間的平衡作為檢視的重點。Rawls 認為，我們分析的起始點是我們有最大確信的倫理慎思判斷（例如，不恣意歧視、不傷害無辜者等），因為這些倫理慎思判斷乃是在考量倫理判斷的特殊情境、制度、倫理理論與原則後，所得出之倫理結論。然而，將來遇到倫理分析架構所得出之結論與我們過去的倫理慎思判斷有衝突時，我們就必須同時進行修整理論、原則、規則及倫理慎思判斷，以求得內在一致性的平衡。而原則主義者從運用原則對於具體倫理事件的分析出發，則強調分析者需特定這些原則必須在哪些情境條件下適用，而這些條件包括：在哪裡用、何時用、為何用、如何用、用什麼工具、由誰用、對誰用、要執行或避免等。當有各種不同特化的路徑時，我們要選擇的，應該是最能夠在各種具有正當性的倫理信念之間達成一致的特化方式，而且與時俱進，不斷在遭遇各種新的倫理挑戰事件時重新取得一致性的

反思平衡。內在一致性仍不能保證倫理系統的正當性，因為海盜的行為準則可能仍然具有內在一致性，因此，原則主義者強調應該以最符合普遍道德的倫理分析作為檢視適當平衡的基點 [10]。與此類似，在公共衛生倫理原則主義的論述，則必須以公共衛生的定義與使命作為反思平衡的參考基點。

　　原則主義學者 Beauchamp 及 Childress 等人認為，他們主張四個倫理原則只是分析的起點，並未窮盡重要的倫理信念與思維，因此，也不應限制倫理原則或規則的內容或數量。原則主義在公共衛生倫理的發展，也與上述學者的論點一致，根據原則主義提出公衛衛生倫理分析架構的文獻，經常有修正增減倫理原則內容與數量的情況。學者 Childress 等共十位公共衛生倫理的學者，強調我們處於多元的民主社會，難以對於公共衛生倫理的理論內容與方法學形成共識，所以他們提出公共衛生倫理分析時應該考量的要素（原則、規則或價值等），並強調須對些要素進行特化、權衡其比重，使其能夠在實際公共衛生政策、措施或實踐上，提供指引。這些考量要素包括：（1）帶來利益；避免、預防及除去傷害；與傷害相權後，帶來最大的利益或功效。（與功效主義有關）（2）公平地分配利益與負擔（與分配正義有關）；確保公眾（尤其是利害關係者）的參與。（與程序正義有關）（3）尊重自主與行動自由；保障隱私與不洩漏秘密。（與康德主義有關）（4）信守承諾；揭露資訊並誠實、真摯地表達（與公共衛生行動的透明性及程序正義有關）；建立並維持信任（與美德及社群主義有關）。Childress 等人也提出，當公共衛生行動的倫理考量產生衝突時，公共衛生行動必須通過五個倫理要素的檢驗，才能夠進行。這些倫理要素包括，公共衛生行動必須有帶來公共衛生利益的良好機會（有效性）；預期帶來的公共利益必須超過對於個人或群體權益的侵害（衡量性）；採取的公共衛生行動乃必要而無可取代（必要性）；該公共衛生行動應尋求最小侵害的作法（最小侵害性）；公共衛生專業人員應該能夠公開說明其決策與措施的正當理由（公開證成）[27]。

　　有學者加上預警原則（precautionary principle）；該原則一種可能的定義為，當一個影響群體或環境的公共行動可能將帶來不可逆的重大危害時，即使沒有足夠良好的科學證據證明該行動與危害的因果關係，仍應採取預防措施，包括暫停該行動，以避免危害 [26]。也有學者主張上述社群主義或照護倫理的社會關聯性、社群賦權、團結性及社會責任等 [28]。由此可見，當公共衛生倫理逐漸獨立發展時，其考慮層面遠超過上述四原則，也對於後續公共衛生專業倫理準則的制定產生重大影響（請見第四節）。

二、公共衛生倫理分析的步驟

參考 Jennings 等學者於 2003 年發展出公共衛生倫理的模範課程 [29]，本章認為面對公共衛生倫理事件時，從公共衛生決策者觀點進行倫理分析的步驟，可包括底下幾點：

1. 在事件中，辨識出與公共衛生倫理相關的事實

一個公共衛生事件中，有許多人、事、時、地、物的事實，決策者必須具有倫理知識與敏感度，才能夠從複雜的內容中注意到有倫理爭議性的事實。

2. 辨識出與本公共衛生決策事項相關的倫理議題

關於公共衛生決策事項，誰來做決定、什麼事情需要做決定、以及牽涉到哪些倫理議題，都是進行倫理分析時必須一開始確認的事情。

3. 評估決策者可得的事實資訊

決策者進行做出判斷前，必須掌握所有與倫理分析相關的事實。公共衛生相關事實證據取得的方式不一，也影響這些事實相關證據的信度與效度，以及取得事實證據過程合乎倫理要求的程度，這些都會影響證據的可運用性。

4. 辨識出決策的利害關係者

決策者必須確認幾個問題：有哪些人會受到決策的影響？被影響的程度有多直接？決策者有意造成影響，或者只是可預見的影響？這些利害關係者是否對於牽涉風險的良好資訊有所理解？他們是自願或被迫承擔這些風險或者只是無辜的第三人？

5. 辨識出決策中可能受到影響的價值

從辨識出倫理相關事實與利害關係者之後，根據上述提及的倫理理論與原則，可能有許多種潛在的倫理價值受到影響，例如個人自主、福祉、公平正義等事項。

6. 辨識出相關的倫理、法律與專業指引（必要時參考相關學術文獻）

除了一般性的公共衛生倫理簡要分析架構或專業倫理準則之外，對於某些常見或具有重要性的公共衛生倫理議題，公共衛生單位或專業團體所提出的專業指引（例如，世界衛生組織於 2017 年對公共衛生監測所提出的倫理指引）（可能包括科學與倫理內容），或者相關學術文獻，也可作為決策者重要的參考。

7. 辨識決策者可得的選項

有時候公共衛生倫理事項的反應，牽涉到極端的選項，甚至是悲劇的選項，不管如何都會導致某些人受到傷害。決策者必須能夠藉由上述的分析標定可能的選項，面對自己承受這些選項後果的可能。當然，一位優秀的決策者，在考量所有的倫理價值後，有可能跳脫既定選項的狹隘框架，避免陷入倫理抉擇死胡同，進而找出更有創意並兼顧各種倫理價值的替代方案。

8. 考量決策程序與該程序涉及的價值

決策者在此考量的價值，包括權威、合法性、參與及正當法律程序等。與紙上作業的倫理分析不同，實際的公共衛生政策與實踐的過程中，這些都是必須考慮的倫理事項，否則，再好的倫理分析都可能因為決策過程所產生的問題，例如不信任與抵制，功虧一簣。

9. 進行批判式的倫理分析，以良好論述證成決策的選擇

根據本章第一節「二、關於公共衛生批判倫理的介紹」，在最佳的時間條件下，應該結合專業倫理、應用倫理及倡議倫理，不僅檢視個人與群體的生理、心理與行為因素，也檢視歷史、社會、文化及權力等架構與制度，強調公平參與決策及群體賦權，綜合各種倫理理論、原則的考量，進行倫理原則的特化權衡，以形成良好的公共衛生倫理決策。

第四節　公共衛生倫理專業準則——以美國公共衛生學會之專業倫理準則為例

　　一個專業具備幾個特徵：專門養成教育、核心知識與技能、形成專業團體、自我管制、專業倫理及利他精神。隨著公共衛生活動的專業化，制定公共衛生專業倫理準則，指引公共衛生專業人員的行動，亦成為迫切的工作 [30]。美國公共衛生學會於 2002 年制定第一版的公共衛生倫理準則，並以倫理原則思考架構的方式撰寫而成 [31]；本章前言提到，我國公共衛生師法規定公共衛生師公會全國聯合會應制定《公共衛生專業倫理規範》，亦是基於同樣的期待。

　　然而，以倫理原則架構所呈現專業倫理準則，其作用方式有以下幾種模式：

　　第一種模式，專業準則所提供者，如上述原則主義學者所言，乃是專業人員倫理分析思考的指引，並沒有強制性，也沒有提供標準答案。

第二種模式，則是將之作為對於社會的宣示，強調從事專業人員行動時的目的理想與利他精神，將公共利益置於個人利益之上。

第三種模式，則將專業準則當作行為的義務標準，以此作為對專業人員監督、管制或課責的依據，具有某種類似法律條文的性質。

讀者在閱讀專業倫理準則時，必須注意到上述這些差異，以免產生誤解、誤用的結果。我國將來制定完成的公共衛生專業倫理規範，將會具有第三種模式的特色；然而，根據底下的介紹，美國公共衛生倫理學會強調多元價值思維，比較傾向於採用第一種及第二種模式。也因此，我國的公共衛生專業倫理規範之內容與呈現模式，將來亦應與美國公共衛生專業倫理準則有所區隔，以免造成過度課責的效果。

美國公共衛生學會於 2002 年發布第一版的公共衛生倫理專業準則後，隨著公共衛生科學與專業的發展，更新公共衛生專業倫理準則將有助於教育訓練，因此於 2015 年啟動工作小組 [32]，於 2019 年公布修正完成專業倫理準則，其內容豐富，值得作為我國之參考，故於底下進行較為詳細的介紹。

2019 年版的專業倫理準則較 2002 年版的規模更龐大，其設定的行動主體不僅包括公共衛生機構，也包括公共衛生相關專業人員，其擴大所參考的公共衛生倫理理論與價值系統（包括社群共同目的、人權分析架構、提升人類福祉等），希望藉由公共衛生政策與實踐來確保群體與個人的健康。該準則第二節介紹公共衛生倫理的「什麼」（what），臚列了正當化公共衛生行動的高層次共通基礎價值。第三節則對於公共衛生倫理的「如何」（how）提供指引，列出慎思決策過程中的考量，協助公共衛生專業人員確保，其公共衛生權力的運用能夠符合公平有效的期待。第四節則對於美國公共衛生評鑑委員會（Public Health Accreditation Board）所列出來的 12 種公共衛生功能範疇，提出行動與實施策略的倫理指引。該準則期待所有的公共衛生專業人員，都能夠辨識公共衛生事項中的倫理面向；能夠對於遭遇的倫理困境與衝突的價值進行論述；使用包容性的方法與利害關係個人及團體互動來審議選項及應採取的行動；並於執行解決方案後進行評估，尤其是在資訊有限或情事進展迅速的情境下，保持繼續修訂的可能 [32]。

該準則強調其並非公共衛生專業的自利的陳述，其具有中立的倫理價值，可以要求專業人員對於他們所服務的人們，承擔責任並具有可信性。作為整個專業的集體良心的文字宣示，該準則也可以作為測量專業表現的標準，其呈現專業對於社會的特別承諾與自我認同，將公共利益與信賴置於個人利益之前。然而，準則並非對

於專業管制或課責的文件，而是協助專業進行倫理分析的指引，其對於倫理理論採取多元主義觀點，呈現多種價值的互補與衝突之處，並顯示這些價值對於公共衛生實踐可能的影響。本準則強調提升人們的福祉，不僅強調生物性健康，也著重提升各種能力（例如，行動主體性、創造性、智力、瞭解、情感投入等）與機會的社會條件。提升人們福祉需重視人與人之間的相互依存性，並調整由此相互依存而衍生的社群或系統性的健康社會因子現象，故強調人權、自由、平等及社會與環境正義。公共衛生專業行動受到許多系統性、機構性、文化與心理的影響，公共衛生專業倫理準則的制定與公布只是培養專業倫理素養的開始，更進一步則需要輔助的強化活動（工具、資源、思辯、訓練發展、與定期社區會議）來提升該準則的影響力，並解決實際世界的問題，如此一來，專業的倫理能力獲得提升，有助於避免過去的錯誤與危機，處理不利於人們福祉的結構與文化因子 [32]。

因為篇幅的限制，本章介紹該準則關於公共衛生倫理的「什麼」與「如何」之外，僅就兩個公共衛生的功能範疇進行例示介紹。

一、公共衛生的核心價值與相關義務 [32]

該準則採用原則主義的精神，認為其所列出的核心價值同等重要，沒有優先性的差異，而且這些核心價值具有概念的多面性與實踐的多樣性，無法被簡單地定義出來，而需要持續且明確的反思與再肯定。底下將這些核心價值簡短介紹。

1. 專業主義與信任：公共衛生專業乃是倚靠最高的倫理、科學與專業標準來取得公眾的信賴。當專業人員必須在科學證據不充分的情境下作出反應時，必須有倫理分析架構來協助決策。公共衛生專業人員必須持續提升能力、誠實、準確度、不受利益的不當影響，並且願意透明地揭露造成衝突的利益影響。

2. 健康與安全：健康與安全是人類福祉的基礎條件。公共衛生組織與人員有避免與最小化健康傷害的倫理責任，並應提升並保護公眾安全、健康與福祉。

3. 健康正義與公平（equity）：要提升人類的福祉，應有必要的資源與社會條件，以確保個人與社群皆有平等的機會來實現健康或其他能力。公共衛生機構與專業人員有倫理義務運用其知識、技能、經驗與影響力，提升健康利益、負擔與機會的公平分配，不受個人或群體社會地位的影響。公共衛生行動不應惡化健康不公平的狀況，不僅處理稀有資源分配的問題，對於因為發

聲、權力與財富不平等所造成的結構與制度的宰制模式，也要進行修正。

4. 相互依存（Interdependence）與團結性（Solidarity）：每個人的健康都與人類社群其他人的健康相連結，與其他生物相連結，也與環境生態系統的整全性及功能狀態相連結。公共衛生機構與專業人員有倫理義務，藉由保護與提升人類、社會、非人類動物及他們生存於其中的生態的福祉，來促進個人、社會與環境的正向關係。在資源使用上，也要注意潛在的世代正義衝突的問題。

5. 人權與公民自由：雖然在某些情況下強制性的法律措施具有倫理正當性，整體而言，仍須有尊重個人自主、自我決定、隱私與免於人際或制度宰制的社會文化條件，才能執行有效且合乎倫理的公共衛生行動。公共衛生應尊重並協助維持這些有利的條件。

6. 包容（Inclusivity）與參與（Engagement）：要避免不良的健康結果，保護提升人類、社會與生態系統的福祉，應邀請受影響的個人與社群來參與決策的過程。公共衛生專業人員與組織有倫理責任維持決策與行動透明性，對於公眾負責，包容並邀請多樣的群眾、社區或利害關係者來參與決策。

二、倫理分析的指引 [32]

準則認為，倫理分析可以協助公共衛生倫理專業人員與組織評估應該怎麼做以及這麼做的理由。當有些價值與倫理義務衝突時，倫理分析可以協助找到共通點，尋求維持專業整全性的妥協方案。解決倫理衝突並不代表找到正確的答案，而是在考量所有情事後，找到目前合乎倫理的方案繼續前行。

準則認為，公共衛生倫理分析，具有 4 個成分：決定公共衛生行動的目標；辨識出倫理相關的事實與不確定性；對於受影響的個人與社群的健康與權利，進行意義與影響的分析；分析公共衛生行動是否符合公共衛生價值的要求。

上述分析的活動，包括：評估最佳可得事實證據；瞭解受影響利害關係者的生命經驗；明白地考量公共衛生行動或計畫的正當性是否能夠被公開地解釋及證成；尊重受影響利害關係者的利益與價值，讓這些人直接或間接參與決策程序。

準則列出了 8 個考量點，認為這是在所有的公共衛生決策審思的過程中，都應該考量到的事情，以確保公共衛生的權力不會產生恣意或歧視的結果，也不會濫用公眾的信任。準則對於這些考量點的優先性不加區分，也沒有明示考量點衝突時應

該如何解決,而是強調,若在決策之前沒有想過這 8 點,不能認為決策有經過良好的倫理檢視。

1. 容許性(Permissibility):一個公共衛生行動,即使會帶來好的結果,是否在倫理上仍然是錯誤的?

準則認為,除了公共衛生行動的結果,也要考量公共衛生行動的動機與意圖。公共衛生專業人員仍需要考量該公共衛生行動的社會文化情境;即使該公共衛生行動可以獲取將來有益於公共衛生的資訊,也可能因為社會文化或歷史的經驗與共識而被禁止。酷刑與歧視皆被認為是倫理上不容許的行為,但即使在倫理上屬於可容許行為的公共衛生行動,也必須進行困難而重要的價值權衡;例如,防治性病的過程中,採取實名追蹤制有助於限制性病的散播,但可能會侵害到隱私權。

準則認為,在任何時候,合乎倫理的公共衛生行動必須合乎法律的要求。當公共衛生專業人員與機構期待修正法律的內容時,也要努力依循民主法律程序來進行。

2. 尊重(Respect):即使公共衛生行動有利於健康,是否會對於個人或社群產生羞辱或不尊重的效果?

準則認為,尊重能夠帶來社會交易與關係中的尊嚴感。尤其在需求與資源不平等的情況下,尊重更是重要。尊重也能夠提醒我們正義與公平、相互依存與團結性的價值。未成年人或認知障礙者,可能無法完全參與民主審議或做出同意決定,對於他們的尊嚴保障特別重要。

3. 相互性(Reciprocity):我們已經採取合理的措施來減輕公共衛生行動對於個人或社群可能的傷害或損失嗎?

準則認為,根據相互性的倫理理想,社會生活應該反應出相互交換與合作,而非單方面的作用。公共衛生機關應該要在合理的可能內,盡量降低人們遵循公共衛生政策時的負擔,也要使個人與社群在公共衛生的負擔處在合理的範圍內。例如,公共衛生專業人員被派往一個公共衛生危機區域時,應確保這些人員有適當的訓練與設備。當人民受到強制隔離與保持社會距離時,公共衛生人員或機關有倫理責任來提供適當的醫療協助、居住環境、營養、外界聯繫及其他人權保障。

4. 效能性(Effectiveness):根據最佳證據與過去經驗,期待公共衛生行動達到預期目標是否合理?

準則認為,根據最佳的資訊,若是公共衛生行動沒有達到有效成功的合理可能性,則該行動無法取得倫理正當性。例如,在流行病的情境時,特別是在我們不

熟悉的病原或嚴重傳染疾病時，即使沒有證據支持隔離檢疫、旅遊限制或集會的效能，政府仍有可能基於政治理由而採取這些措施。因為這些措施會帶來實質的人類、環境與經濟成本，欠缺效能證據將可作為倫理上反對這些措施的理由。

5. 負責地使用稀有資源（Responsible use of scarce resources）：公共衛生行動是否有良好的管理並值得公眾對於公共衛生專業人員的信賴？

準則認為，所有的公共衛生行動，尤其是涉及困難倫理抉擇的時候，都會用到稀少資源；這些稀少資源包括：人的技術、稟賦與時間；醫療設備、供應或其他基礎設施；自然資源；可用於其他活動的資金。相較於其他現在或未來的需求或健康目標，該公共衛生行動是否更值得使用這些資源。例如，為了準備應付未來可能的公共衛生危機，可能需要儲存大量的醫療供應或設備；但是，這些儲存的資源有可能最終都沒有用到，而其他公共衛生計畫或服務也因此得不到資金支持。

6. 比例性（Proportionality）：公共衛生行動是否顯示公共衛生專業人員明智而謙卑地使用他們的權力？

準則認為，每個公共衛生行動或決策都會有正面與負面的效果。比例性強調在權衡利益與成本後，公共衛生行動利益與成本的分配是否公平合理、沒有歧視。若公共衛生行動只對少數帶來重大利益，但對許多人帶來剝奪與傷害，就是不合比例性的要求。例如，即使為了公共衛生與安全要採取限制個人自由的措施，也要採取能達到目標且限制最小的替代方式。比例性的概念可以運用在時間向度，也可以運用在空間向度，包括對於現在與未來世代的不同地區是否會產生不合比例的傷害。

7. 課責（Accountability）與透明性（Transparency）：公共衛生行動是否能夠禁得起仔細的倫理檢視，並能夠以大眾瞭解的良好理由來證成？

準則認為，公共衛生行動需要個人或社群的信任、支持與自願的合作。而信任來自於課責性與透明性；公共衛生專業人員解釋行動與動機、提供理由與證據時，皆顯示他們對於受影響的社群與利害關係者的尊重，而且也協助公眾瞭解困難與目標的重要性。即時的透明性，尤其是在公共衛生危機的情況下，不一定做得到，而且為了避免公眾的恐慌，也可能會限制透明性的程度。但是，即使如此，事後的透明性，包括揭露證據與倫理上的理由，都是良好的倫理作為。

8. 公眾參與（Public participation）：當決定公共衛生行動時，所有的可能受到影響的利害關係人是否都有良好的機會來參與？如果有些人被有意地排除於決策之外，是否有倫理上的正當性？

準則認為，公眾參與指的是，公眾的成員有良好的機會參與公共衛生研究、決策、計畫、政策與實踐。參與者與公共衛生專業人員之間，應該有相互的瞭解並進行對話與意見交換。當決定影響到少數或邊緣化的社群的信任時，或者具有高度敏感性與分歧性時，都需要協同努力邀請受到影響的利害關係人參與。公眾參與有可能提升決策的合法性、透明性與正義，也能建立公共制度的可信性。

準則認為，公眾審議的方式多樣，但其皆強調使用平衡的、不偏私的證據與資訊來確保審議者獲得良好的告知。審議過程中，審議者有時間討論、反思及共同學習，以辨識出倫理、心理、社會、文化與經濟的影響，以及難以妥協的決定。公眾審議的目標在於找出集體解決方案，對決策者直接提供回饋；證據顯示，當良好執行的時候，公眾審議可以帶來更瞭解情況的、慎思的、公益心的、平等的討論，做出相互支持的決定。準則提醒，公共衛生專業人員也要適度注意到某些未成年人或認知障礙者並無法完全參與公共討論。

三、公共衛生功能範疇政策與實踐的倫理行動指引：舉例說明 [32]

在更具體的公共衛生功能範疇，準則再次強調，所謂倫理指引只是在幫助公共衛生組織與專業人員更睿智地做出判斷，而不是排除判斷的需要，或是排除合理的、負責任的個案斟酌的可能。所以，就準則而言，指引並非不管情況如何皆必須被遵守的規則；雖然公共衛生專業人員可以假設應該遵循指引的建議，但是事實與情況可能導致排除這樣的假設。也就是說，指引只能當作倫理分析的起點，可以因特殊的條件與因素而被推翻。因此，準則基本上採用原則主義者的思維，強調特化與權衡的必要性。

底下將以兩個功能範疇，擬定公共衛生政策與計畫（功能範疇 5）及執行公共衛生法律（功能範疇 6），進行例示介紹。

1. 擬定公共衛生政策與計畫（功能範疇 5）

準則認為，公共衛生措施應該基於最佳可得的科學證據，並且納入從過去公共衛生活動及社群參與所得的知識。公共衛生措施要納入從受影響社群的回饋、地方價值與習俗、並採用適當作為來避免社群成員受到傷害或污名化。而且，公共衛生專業人員應尊重受影響個人的隱私與自主，將個人自由的侵害、負面健康或社會後

果降到最低。

準則將針對此功能範疇提出指引，認為公共衛生政策或計畫擬定時，應該：

（1） 納入社群成員的意見，並注意到地方價值與習俗。

（2） 在最大的可能程度內，納入經科學檢視、以研究為基礎的資料。

（3） 考慮過去擬定或執行涉及某社群及類似社群政策計畫的經驗，並將這些經驗學習所得納入未來擬定與執行的行動中。

（4） 倡議提升社群健康福祉的政策，共同尊重受到政策計畫影響的個人與群體的隱私、尊嚴與公民自由。

（5） 避免對於社群內特殊團體造成非預期的污名化效果。

（6） 對於受到既有不平等與不公影響的所有弱勢群體，要以改善他們的健康與健康照顧為目標。

（7） 考慮，並在可能的情況下，處理個人遺傳與行為之外的健康決定因子，這些因子包括人們長大、生活、工作與老化的環境，也可能包括個人資源、社群資源、風險暴露、以及機會的結構。

（8） 排除或減低對於社群或環境的負面影響，且當這些負面影響會不成比例地作用在經常遭遇健康不公者身上時，更需如此。

（9） 確保合理的替代方案已經被考慮過、評估過，在將傷害風險降到最低時，採用的公共衛生政策計畫能夠最有效地達到宣示的目標。

（10）在政策計畫執行後，運用中立機制評估其倫理適當性，並建立機制調整這些政策計畫以確保它們能夠持續符合倫理的要求。

（11）確保公共衛生政策計畫有注意到，受到政策計畫影響的個人的種族、族群、生理性別、性傾向、性別認同、以及其他獨特的個人特質。

2. 執行公共衛生法律

準則認為，藉著確保個人及企業遵守公共衛生法律，政府管制機關應該與公共衛生專業人員、組織合作，保護個人及群體健康、安全及福祉。政府機關獲得授權執行法規，以提升健康、防護傷害或疾病，確保執行公共衛生功能的組織具有行政能力，對於其管轄區域內的健康安全事項進行監督與反應。執行公共衛生法律提供給政府機關一個機會，讓它與社群建立信任，改善那些行動上能影響健康的組織的課責度，降低健康的不平等。不管執行公共衛生政策與否，政府機關都應避免惡化健康不平等的現象。政府公共衛生機關有義務有效地執行公共衛生法律，以實現公

共衛生的價值與目的。

　　準則認為，執行公共衛生法律的政策與措施，應該：

（1）由獲得授權執行公共衛生法律的政府機關建立。

（2）減低健康不平等。

（3）在可行範圍內，避免侵害個人自由與隱私。

（4）鼓勵非政府組織的參與。

（5）包括適當地公布公共衛生法律，教育公眾如何遵守法律的內容與精神。

　　綜合而言，運用本準則，必須先依據其倫理分析的指引，考量容許性、尊重、相互性、效能性、負責地使用稀少資源、比例性、課責與透明性、以及公眾參與，檢視最後的決策內容是否符合公共衛生的核心價值，再加上個別公共衛生功能範疇的特殊倫理考量，即可成就一個良好的決策指引，而在指引不足之處，也可蒐尋其他公共衛生權威單位或相關公共衛生倫理學術文獻，作為更進一步的參考。

結　語

　　公共衛生事務需要社會集體的努力，運用科學（研究與實踐）及技藝（技術與經驗），確保讓群體能夠健康的各種條件的實現。公共的意涵在於政府承擔責任、採取公共政策、結合集體的努力來達到提升群體健康的目的；而作為公共衛生的理想目標，健康不僅是不生病，而且是「完全的身體、精神與社會的福祉狀態」。

　　公共衛生倫理作為學術與實踐，主要在於根據公共衛生的定義與任務，指引公共衛生的適當作為。其不僅在於強調專業形象與核心價值，也在於關懷弱勢與公平正義，從歷史文化與社會結構制度進行批判，達到公共衛生的合理目標。本章介紹功效主義、康德主義、個人權利理論、社群主義、各種正義理論、照護倫理及原則主義，強調公共衛生倫理發展中，明顯地採用原則主義的軌跡。透過整合上述各種倫理理論的論述，公共衛生倫理原則的數量與內容，則遠超過醫學倫理的四原則，亦反應在美國公共衛生學會的專業倫理準則之中。

　　美國公共衛生學會的專業倫理準則不僅可以彰顯公共衛生專業的核心精神與形象，也可以提供倫理分析的專業指引。運用本章介紹的公共衛生倫理方法學，包括整合模式及倫理分析的步驟，從經典案例分析及實作中學習，公共衛生專業人員應

可獲得不錯的學習成效。

　　我國公共衛生師法第 18 條之公共衛生專業倫理規範，乃是作爲管制及懲戒之用，揭示公共衛生行動的最低法律倫理要求，與上述宣示與指引型的專業倫理準則不同，因此，公共衛生專業人員需釐清各種專業準則的目的，俾有所依循，且不失公共衛生倫理的理想性，持續提升群體健康與福祉。

關鍵名詞

公共衛生法律（public health law）

公共衛生倫理（public health ethics）

分配正義（distributive justice）

反思平衡（reflective equilibrium）

充足主義（sufficientarianism）

功效主義（utilitarianism）

平等主義（egalitarianism）

正義（justice）

決疑論（casuistry）

社群主義（communitarianism）

倫理證成（ethical justification）

原則主義（principlism）

能力（capability）

專業倫理準則（professional code of ethics）

康德主義（Kantianism）

照護倫理（ethics of care）

資源（resource）

演繹法（deduction）

福利（welfare）

整合模式（integrated model）

機會（opportunity）

優先主義（prioritarianism）

應得對待（desert）

權利（right）

複習問題

1. 公共衛生的定義為何？請就「公共」與「衛生」兩者來進行解釋。

2. 請試舉出三種公共衛生倫理的分類方式。

3. 請說明公共衛生倫理與醫學倫理的異同。

4. 請說明公共衛生倫理與公共衛生法律之間的關係。

5. 在一個醫療糾紛的案件中，法院認定醫師沒有幫病人做某疾病的簡單篩檢，以致於該病人錯失治療的機會而罹患重病，因此法院認為從個案成本效益觀點來講，醫師有責任幫該病人做簡單篩檢，判決醫師敗訴。請問，依據功效主義分析，法院的判決是否有正當性？是否將來每個病人都應該進行該疾病的簡單篩檢？

6. 根據世界衛生組織的報告，基於社會習俗，目前在非洲地區、中東地區及亞洲共有 30 個國家之中，約有 2 億的女性曾接受女性生殖器切割（female genital mutilation，通常是 15 歲以前完成）。請查詢世界衛生組織的官方網站，取得相關資訊後，從康德主義、社群主義、個人權利理論及照護倫理的觀點，論述女性生殖器切割是否具有正當性。

7. 我國全民健康保險法第 51 條第 3 款規定，藥癮治療不列入全民健康保險的給付範圍。關於此規定，請運用正義理論當中的各種理論，舉出三個贊同的理由及三個反對的理由。

8. 在新冠肺炎大流行時期，關於是否強制施打新冠肺炎疫苗，曾有爭論。請運用 Beauchamp 及 Childress 的原則主義分析討論，強制施打新冠肺炎疫苗如何與四個原則都有關係？根據原則主義，應如何解決原則之間衝突的問題？

9. 新冠肺炎大流行歷時甚久，總共歷經數個不同變種病毒的大流行。我國在 2021 年 Delta 變種病毒流行時期，與 2022 年 Omicron 變種病毒流行時期，有不同的

隔離檢疫政策規定。請根據公共衛生倫理分析的步驟進行檢視，在哪些步驟的分析可以導致不同的政策結論。

10. 公共衛生專業倫理準則的可能作用包括哪些？美國公共衛生學會所提出的專業倫理準則與我國公共衛生師法的專業倫理規範，其作用方式是否相同？

11. 美國公共衛生學會專業倫理準則的核心價值，蘊含公共衛生倫理理論的內容，請舉出三個例子說明這些核心價值與公共衛生倫理理論的關係。

12. 美國公共衛生學會專業倫理準則的倫理分析指引的部分，有包括哪些考量？

13. 美國曾經有一位住在貧窮區的貧窮黑人小孩 B，母親因為忙於工作，沒有時間準備三餐，且無法負擔餐廳費用，只好讓 B 到附近的麥當勞飲食。經過多年後，B 體重過重，得了高血壓、高血脂、糖尿病及心臟病，B 狀告麥當勞，指責麥當勞不健康的飲食造成 B 多病纏身。請問，身為一個公共衛生專業人員，你在這個案子中看到哪些公共衛生倫理的議題。經過公共衛生倫理分析後，你認為誰應該為了 B 生病負起責任？

14. 我國健保資料庫的資料，經過衛生福利部加密之後，是否可以直接提供給研究人員作為公共衛生研究之用，產生了憲法爭議，業已經憲法法庭於 111 年憲判字第 13 號〔健保資料庫案〕做出判決（https://cons.judicial.gov.tw/docdata.aspx?fid=38&id=309956）。在本案中，牽涉到哪些公共衛生倫理的議題？請根據美國公共衛生學會專業倫理準則進行分析，說明是否應該許可健保資料庫的上述使用。

15. 在新冠肺炎大流行時期，許多從事公共衛生相關工作的人員（包括：醫師、護理師、公共衛生師等）必須超時工作，冒著被感染的風險進行疫情防治。身為第一線公共衛生專業人員，應如何面對這樣的狀況，才具有公共衛生倫理的正當性？

引用文獻

1. Kass NE. Public health ethics: from foundations and frameworks to justice and global public health. Journal of Law, Medicine & Ethics 2004;**32(2)**:232-42.

2.　Gostin LO. Public health, ethics, and human rights: A tribute to the late Jonathan Mann. The Journal of law, medicine & ethics 2001;**29(2)**:121-30.

3.　Daniels N. Normal functioning and the treatment-enhancement distinction. Cambridge Quarterly of Healthcare Ethics 2000;**9(3)**:309-22.

4.　Verweij M, Dawson A. The meaning of 'public'in 'public health'. Ethics, prevention, and public health 2007;13-29.

5.　Coggon J, Gostin LO. The two most important questions for ethical public health. Journal of Public Health 2020;**42(1)**:198-202.

6.　Callahan D, Jennings B. Ethics and public health: forging a strong relationship. American journal of public health 2002;**92(2)**:169-76.

7.　Degeling C, Johnson J, Kerridge I, Wilson A, Ward M, Stewart C, et al. Implementing a One Health approach to emerging infectious disease: reflections on the socio-political, ethical and legal dimensions. BMC Public Health 2015;**15(1)**:1-11.

8.　Lurie N, Fremont A. Building bridges between medical care and public health. Jama 2009;**302(1)**:84-6.

9.　Kershner S, Wolf LE. The Intersection of Law, Ethics, and Public Health in the United States. In: Mastroianni AC, Kahn JP, Kass NE, eds. The Oxford handbook of public health ethics. New York: Oxford University Press, 2019;88-103.

10.　Beauchamp TL, Childress JF. Principles of biomedical ethics. New York: Oxford University Press, 2019.

11.　Liao SM. Human rights and public health ethics. In: Mastroianni AC, Kahn JP, Kass NE, eds. Oxford handbook of public health ethics. New York: Oxford University Press, 2019;47-57.

12.　Beauchamp TL, Childress JF. Principles of biomedical ethics. New York: Oxford University Press, 2009.

13.　Bell D. Communitarianism. 2020. Available from: https://plato.stanford.edu/archives/fall2020/entries/communitarianism/.

14.　Miller D. Justice. 2021. Available from: https://plato.stanford.edu/archives/fall2021/entries/justice/.

15.　Meyer L. Intergenerational Justice. 2021. Available from: https://plato.stanford.edu/archives/sum2021/entries/justice-intergenerational/.

16.　Young IM. Equality of whom? Social groups and judgments of injustice. Journal of political philosophy 2001;**9(1)**:1-18.

17.　Sen A. Equality of what? The Tanner lecture on human values. 1980;**1**:197-220.

18.　Gosepath S. Equality. 2021. Available from: https://plato.stanford.edu/archives/sum2021/entries/equality/.

19. Arneson R. Egalitarianism. 2013. Available from: https://plato.stanford.edu/archives/sum2013/entries/egalitarianism/.

20. Daniels N. Just health care. New York: Cambridge University Press, 1985.

21. Nussbaum M. Capabilities as fundamental entitlements: Sen and social justice. Feminist economics 2003;**9(2-3)**:33-59.

22. Scully JL, Donchin A. Feminist bioethics. 2015. Available from: https://plato.stanford.edu/entries/feminist-bioethics/.

23. Roberts MJ, Reich MR. Ethical analysis in public health. The Lancet 2002;**359(9311)**:1055-9.

24. Baylis F, Kenny NP, Sherwin S. A relational account of public health ethics. Public health ethics 2008;**1(3)**:196-209.

25. Jennings B. Relational ethics for public health: interpreting solidarity and care. Health Care Analysis 2019;**27(1)**:4-12.

26. Coughlin SS. How many principles for public health ethics? The open public health journal 2008;**1**:8.

27. Childress JF, Faden RR, Gaare RD, Gostin LO, Kahn J, Bonnie RJ, et al. Public health ethics: mapping the terrain. Journal of Law, Medicine & Ethics 2002;**30(2)**:170-8.

28. Abbasi M, Majdzadeh R, Zali A, Karimi A, Akrami F. The evolution of public health ethics frameworks: systematic review of moral values and norms in public health policy. Medicine, Health Care and Philosophy 2018;**21(3)**:387-402.

29. Jennings B, Kahn J, Mastroianni AC, Parker LS. Ethics and public health: model curriculum. 2003.

30. Hafferty FW. Definitions of professionalism: a search for meaning and identity. Clinical Orthopaedics and Related Research 2006;**449**:193-204.

31. American Public Health Association. Public health code of ethics. 2019. Available from: https://www.apha.org/-/media/Files/PDF/membergroups/Ethics/Code_of_Ethics.ashx. Accessed May 10, 2022.

32. Lee LM, Fisher CB, Jennings B. Revising the American public health Association's public health code of ethics. American journal of public health 2016;**106(7)**:1198.

第 11 章
公共衛生介入之倫理評估

黃偉堯　撰

學習目標

一、瞭解公共衛生介入的種類

二、瞭解公共衛生介入與利害關係人的關係

三、瞭解公共衛生實務介入與研究介入的倫理評估項目

四、瞭解如何評估公共衛生介入之倫理

五、瞭解在進行公共衛生介入倫理評估時，會考慮的二大面向

前　言

執行公共衛生工作時，為了達到全民健康的目標，需要執行公共衛生介入。在執行公共衛生介入時，須注意哪些事情，才能避免無意間傷害到民眾或其他相關利害關係人，是一件不容易的事情。其中，公共衛生介入不同型態的目的過程之間，涉及各利害關係人之間的衝突。因此，本章希望藉由公共衛生介入之倫理評估的討論，來釐清倫理的脈絡與倫理判斷的基本參考準則。

第一節　公共衛生與倫理

一、公共衛生的定義

根據公共衛生的定義，透過有組織的社群努力，來達到預防疾病、延長壽命與促進健康的目的 [1]。定義中的「有組織的社群力量」則是廣義的「公共衛生介入」：即任何有助於「預防疾病、延長壽命與促進身體健康」的直接或間接作為，尤其著重在社區或群體的民眾為對象的活動。而公共衛生介入可能牽涉的層面，廣及地方、國家、與國際間為確保健康目的而行使的資源使用與分配 [2]。

二、公共衛生倫理

（一）公共衛生倫理的定義

在進行公共衛生介入倫理評估前，先討論關於公共衛生倫理的定義與其相關面向。美國疾病管制及預防中心（Center for Disease Control and Prevention, CDC）指出公共衛生倫理係指：

Public health ethics involves a systematic process to clarify, prioritize and justify possible courses of public health action based on ethical principles, values and beliefs of stakeholders, and scientific and other information.[3]

　　亦即「根據倫理原則、利害關係人的價值與信念、及科學及相關資訊，針對亟欲解決的公共衛生議題，進行系統性的釐清、界定優先順序、進而研擬出合適的對應措施 [4]。」根據上述的定義來解構公共衛生倫理，其主要核心活動是有一套系統化的過程，來進行公共衛生議題的釐清、優先順序與排程；而評估依據則基於倫理原則、利害關係人的價值觀與信念、以及科學與相關資訊。

　　換言之，公共衛生倫理屬於應用倫理學，在面對兩難的抉擇時，協助做出符合倫理的公共衛生與醫療的政策選項 [4]。常見的公共衛生倫理的議題可從幾個例子來看。首先，面對新型傳染病與慢性病的興起，如何進行預防醫學與公共衛生資源的挹注與重分配。其次，當新科技、新能源不斷推陳出新地開發與運用之際，對各種個人、社會、環境與生態之健康與污染的衝擊問題，及其所涉及的倫理、法律與社會衝擊。再來，在不斷高漲的個人自主與權利意識，如何在「尊重個人自主與隱私」相對於「保護公眾安全與健康」之間停損。最後，「促進效益最大化」對上「進行公平正義的分配」的衝突點，也是公共衛生倫理的議題。

　　不同於傳統生命倫理強調醫病關係的議題，公共衛生倫理則著重在研擬、執行合適的健康政策，用以監督並促進大眾健康 [5]；其核心焦點在族群與群體利益 [6]。換言之，公共衛生倫理應以群體利益（common good）為中心，著手發展實務和分析方法，用以評估公共衛生介入措施及政策的倫理議題 [7-9]。

　　面對全球化的發展，在公共衛生研究的面向上，國際組織發展公共衛生倫理準則，如《流行病學研究之國際倫理指引》（International Ethical Guidelines for Epidemiological Studies）[10]，著重保護病患或受試者參與流行病學研究時，所帶來的社會和經濟傷害。由於流行病學研究經常牽涉單一或多個族群的大規模試驗和治療，因此著重於國際之間的分配正義與不平等，加強規範已開發國家的研究贊助者對開發中國家的病患和受試者的保護義務。該準則將個人權益保護範圍擴張至整個族群。綜觀公共衛生倫理研究範疇，由個人自主權的保護延伸至社會及族群利益的探討；並權衡個人自主權與社會及族群利益之間的平衡關係。

（二）一般道德考量

　　在公共衛生實務與政策等介入的面向上，面對公共衛生的群體對象的權利義務，必須藉由政府公權力執行公共衛生政策的執行與管制 [11]。公共衛生權責機構在擬訂政策或是證成（justify）政策的執行，會訴諸「一般道德考量」（general moral considerations），其中包含：（1）產生利益（producing benefits）；（2）避免、預

防或是移除傷害（avoiding, preventing, and removing harms）；（3）創造出最佳平衡之於產生的利益相對於傷害與其他成本之間（producing the maximal balance of benefits over harms and other costs）；（4）實現分配正義（distributive justice）與程序正義（procedure justice）；（5）尊重自主選擇與行動，包含行動自由（respecting autonomous choices and actions, including liberty of action）；（6）保護隱私與機密（protecting privacy and confidentiality）；（7）守諾（keeping promises and commitment）；（8）誠實揭露資訊與確保資訊透明化（disclosing information as well as speaking honestly and truthfully; transparency）；以及（9）建立及維持信任（building and maintaining trust）。

（三）Childress 的五項證成情境（justificatory conditions）

然而，所謂的一般道德觀點，並非絕對的。在公共衛生實務及政策落實上，常見到一般道德考量在應用時會產生衝突，形成個人自主與族群利益之間拉扯的張力 [4]。因此，Childress 提出五項「證成情境」（justificatory conditions），作為「促進公共衛生」得以凌駕於「個人自由或正義」的依據 [11]，分別為：（1）有效性（effectiveness）：必須顯示在侵犯某道德原則的代價下，確實能夠達到公共衛生的目的，保護大眾的健康。（2）比例原則（proportionality）：必須顯示可能可獲得的公共衛生利益，勝過對於一般道德考量的侵犯所帶來的傷害。（3）必要性（necessity）：政策倡導者必須以秉持善意（good faith）為出發點，並提供支持性證據，證明其所採用的強制手段具有必要性的。（4）最小侵害（least infringement）：當政策執行時，不得不侵害個人自主性時；政府必須要採取最小的侵害手段，將不良後果降至最低。以及（5）公共證成（public justification）：當公共權責機關認為政策的執行會侵害到上述一般道德原則，便負有向大眾解釋和證成政策背後的正當合理的理由，特別是那些會受影響的弱勢族群。

（四）公共衛生倫理實務原則：一般道德觀點＋證成情境

公共衛生實務與政策在結合「一般道德觀點」與「證成情境」的考量下，形成「公共衛生倫理實務原則」（Principles of the Ethical Practice of Public Health）[12]。2002 年美國疾病管制與預防中心與美國公共衛生領導學會（Public Health Leadership Society）共同提出《公共衛生倫理實務原則》，其中包含 12 項原則：

1. 公共衛生應宣告疾病的根本原因及健康的必要條件，目的在預防不良的健康結果。

2. 公共衛生應致力於實現社群的健康，並藉由尊重社群成員中個人權利之方式來實現。

3. 公共衛生之政策、計畫與優先順序的發展與評估之過程，應確保社群成員有參與之機會。

4. 公共衛生應該提倡並致力提升社群成員中弱勢者之賦權，以確保所有人都能獲得維持健康所必要資源與環境的可近性。

5. 公共衛生應尋求執行保護與促進健康之有效政策與計畫所需的必要資訊。

6. 公共衛生機構應提供社群在政策決策上所需要的資訊；並應在政策施行前，獲得社群的同意。

7. 公共衛生機構應當就公眾所給予的資源與委任下，就現有的資訊，及時採取行動。

8. 公共衛生的計畫與政策應整合社群中能預見與尊重多元的價值、信念與文化的各種不同方法。

9. 公共衛生計畫與政策應以最能改善物質和社會環境的方式實施。

10. 公共衛生機構應該保護並守密對於公開後會對個人或社群帶來傷害的隱私資訊。除非有足夠的理由認定，上述行為將為個人或他人帶來重大傷害。

11. 公共衛生機構應確保其職員具有專業能力。

12. 公共衛生機構及其職員應致力合作與聯繫，以建立公眾之信任與機構的效率。

第二節　公共衛生介入與倫理原則

公共衛生介入依據性質與目的，主要可以分為「實務介入」與「基礎研究」兩個部分。

一、公共衛生實務介入

（一）公共衛生實務介入的一般倫理原則

公共衛生實務介入是採用已經經過驗證為有效的改善或增加健康的方法，針對

特定群體或公眾，所進行的健康改變措施，追求群體的健康。由於公共衛生實務介入因其介入是以行為改變或改善健康為目標來進行，涉及生命價值的議題，因此面對倫理的要求上有下列幾項原則 [12,13]：

1. **無害**：首先是無害，面對生命的議題的各項介入，其目的應對人體健康有所提升；退而求其次，至少無害或免於惡化人體的健康。倘若有害於人體健康，便是與公共衛生介入的目的背道而馳。

2. **有效（效果）**：公共衛生實務介入應經研究實證或已取得足夠證據證明其效果，該介入方能達到公共衛生改善或促進健康的目的。

3. **效率（費用或時間）**：公共衛生介入的設計與執行方式，應考慮效率。基於資源有限的條件下，公共衛生實務介入應已達成群體或公眾健康的最大效率。效率的考量應就相同的效果下，耗費最低費用與最少時間。

4. **以群體為主，個體為輔**：公共衛生是以群體或公眾的健康為目的，因此，群體或公眾為公共衛生實務介入的主要對象。透過整體的改變措施，促使整體健康的提升，並儘可能避免單一個體健康的傷害。

5. **傷害的防治或保護**：由於公共衛生實務介入是以群體為主個體為輔的方式進行，在面對群體組成的多元性和個體的差異性可能會有不可預期或無法避免的傷害；因此，傷害的防治與保護是公共衛生介入的保護與補救措施。

6. **知情與自主**：人類世界對於人權的重視與日俱進，知情與自主是尊重個人的基本要件。因此，面對公共衛生實務介入的對象，應提供受影響的對象關於公共衛生實務介入的內涵，並尊重對象的自主選擇。除非，顯著影響群體或他人生命時，經由政府以公權力介入執行；但仍應告知公共衛生實務介入的內涵。

7. **隱私**：基於維護人性尊嚴與個人主體性和發展完整的人格，並保障個人生活隱私免於他人侵擾，以及個人資料的自主掌握，隱私權是不可或缺的基本權利。隨著網路的發展，個人資料很容易不經意被他人搜尋與收集。公共衛生實務介入對於對象的隱私，當盡其全力維護，或以匿名或無法連結的方式進行，以免對象在接受公共衛生實務介入後，帶來後續因個資或隱私外洩，所帶來的外部性效應。

（二）公共衛生實務介入的分配與優先順序（Rationing and Prioritization）

由於公共衛生實務介入，應採用已經經過驗證為有效的改善或增加健康的方法

為必要條件。因此，基本上公共衛生實務介入具備有效的特性；然而執行的方式與選擇，會影響整體公共衛生實務介入的整體成效與利害關係人權益的倫理議題。

分配與優先順序源自於資源有限，導致不可避免的倫理困境。由於公共衛生實務所關心的是維護全體人口的健康，經常面臨資源有限的情境，因此分配與優先順序的議題是急迫的。

傳統的分配與優先順序的形成過程，大多是內隱性，例如在做出臨床醫療決定或者是政府進行醫療資源分配時，可能直接由醫師或者政府與專家決定。但近年來，不少國家在進行健康照護制度改革時，關於臨床醫療或醫療資源分配的決策過程，愈來愈透明，且呈現外顯性，特點是加入考慮國家的優先順序、地方專業人員的觀點、民眾的觀點、以及實證研究結果。不過，公眾參與分配與優先順序決策的深入程度，仍存在相當大的差異。

健康照護服務的「分配」可以定義為：基於經濟成本因素對特定治療或照護的內隱或外顯之限制政策 [14,15]。

換句話說，健康照護服務的分配有可能對個人或群體，限制提供特定型態的治療或照護，即使這些治療或照護可能對這些個人或群體是有益的。

在實務上，經常可見的健康服務或資源的分配，在我國有每年的全民健康保險的地區醫療給付費用總額及其分配方式 [16]、公費的肺炎鏈球菌多醣體疫苗（Pneumococcal Polysaccharide Vaccine, PPV）[17]、季節性流感疫苗（Influenza）[18]、與全民健康保險的藥物給付範圍等等。

另外，可以從倫理理論的觀點來看待分配與優先順位，「成本效果（cost-effectiveness）與功利主義（utilitarian）」與「公平（equity）、權利（right）與分配正義（distributive justice）」兩個面向來看：

1. 從成本效果與功利主義的角度來看

成本效果：經濟學中的「機會成本」（opportunity cost）概念，是使用成本效果作為分配與優先順位的決策標準時的基本概念。機會成本是指當健康照護資源使用在某一個人或特定族群時，便無法用於其他人或族群 [19]。這同時也意味著當資源被使用時，應當發揮資源所能帶來的整體最大效益，在公共衛生的領域中，則是指全體人口的最大健康。換個角度來看，則是當不同的治療、處置或藥物對健康所帶來的效果相當時，則會偏向選擇價格較低的選項。所以，進行分配與優先順位的決策時，成本與效果兩者是需要相連帶的評估。

不過，進行成本效果分析是一件不容易的事，因爲會面臨三個困難點：首先，健康的效果或改善不容易測量與比較；其次，目前例行的治療處置或習以爲常的介入，並未獲得完全的成本效果評估；第三，有些有效果或有益的介入，在實務上或評估上卻不一定能夠呈現效果。因此，成本效果也只是分配與優先順位決策的參考標準之一。

功利主義：如果成本效益的「效益」可以等同於整體人口的「健康獲益」，功利主義理論則支持單獨使用成本效果標準來分配醫療保健資源。在此處，功利主義可以分成兩個主要類型：行爲功利主義（simple or act utilitarian）與規則功利主義（rule utilitarian）。

行爲功利主義強調的是「個人行爲的道德觀，僅依該特定個人行爲所帶來的整體結果進行判斷」[20]。在健康照護領域內，此處的整體結果經常比較狹隘的解釋爲病人的健康結果，而不是整體人口的健康結果。行爲功利主義下的成本效果分析，需要進行較複雜的情境分析，才能瞭解最好的結果是什麼，也就是需要分析在做與不做特定治療或介入的狀況下，對個人健康的效益與危害的影響，以及最後個人所能獲得的最大效用。然而，缺點是需要耗費大量的時間來處理資料，甚至因爲缺乏相關資訊與證據，而無法進行精準的分析。

規則功利主義則避免使用行爲功利主義針對個體的複雜計算法，著重以遵循特定的道德規範或規則，來產生整體的最大效果[20]。當然，這些特定的道德規範或規則是根據能產生最大效果的既有知識來建構。其代表指標之一爲生活品質校正人年（Quality Adjusted Life Years, QALYs）指標，透過加權計算社會變項，如病人家屬人數[21]與對健康照護的需要[22]。運用規則功利主義來決定分配與優先順位，可能會忽略了最大化個人整體健康，換言之規則功利主義不夠彈性來產生最大的整體健康效果；這導致整體健康需要與個人健康需要之間產生緊張關係，以至於功利主義在處理醫療資源分配與優先順位時，出現不穩定的妥協狀態。這代表除了功利主義之外，還需要其他倫理理論框架來處理醫療保健資源分配的困境。

2. 公平（equity）、權利（rights）與分配正義（distributive justice）

公平（equity）、權利（rights）與分配正義（distributive justice）是除了上述的功利主義之外，在處理醫療保健資源分配困境或倫理評估時，需要的倫理理論框架。

公平：公平是功利主義對於最大效益在個體與整體之間所產生的衝突下，降低

醫療保健資源分配與優先順位決策矛盾的切入點。面對分配與優先順位的決策時，公平是重要的考慮點之一。在公共衛生領域中，公平需要關照到健康照護的可近性（access）、健康的產出（outcome）、以及健康照護費用支出（expenditure）的公平。

不過，此處還會遇到公平（equity）與平等（equality）之間的定義差異。以健康照護資源為例，通常分配的平等是指分配到的健康照護資源是一致的，不管健康需要（need）的大小；而分配的公平，則是需要考慮健康需要的大小，來進行健康照護資源的分配 [14]。

權利：權利論提供了為何要公平地提供健康照護服務的立足點。因為，如果所有人皆被視為應當有權利擁有健康照護服務的可近性，健康照護服務的分配與優先權，則需要納入公平的考慮。權利可以分為兩類：積極權利（positive or claim rights）與消極權利（negative rights）。**積極權利**是指人民得要求政府為特定作為之權利；亦即透過政府的作為，除了對人民的消極權利加以保障外，更應有促進人民權利的功能。**消極權利**是指避免政府干預或侵害的權利，這包含人身自由、經濟自由等。健康權則是屬於積極權利的範疇，人民可以要求且政府有責任提供特定的健康服務。在我國，可以從中華民國憲法第 157 條「國家為增進民族健康，應普遍推行衛生保健事業及公醫制度」[23]，和中華民國憲法增修條文第 10 條第 5 項「國家應推行全民健康保險，並促進現代和傳統醫藥之研究發展」[24] 看到健康權的應用。

從道德的角度來看權利，權利是關注一個人的自由何時可能受他人的限制 [25]。因此，在健康照護的資源分配上，雖然可以宣稱擁有特定健康服務的權利；但是需考慮其他人同時也需要的衝突性。此時的權利，是需要視情境而定的相對概念，而非絕對的概念。

從前面關於權利的論述顯然焦點集中在個人；然而社群主義對權利的概念是社群擁有共同的道德基礎。因此，在特定情境下社群可以強制執行或者限制個人的特定作為。相對的全由社群決定也有可能產生獨斷的風險，以至於民眾無法獲得部分的基本健康照護，或者社群中的特定成員受到傷害。在資源有限的情況下，必須進行分配與優先順位決策時，無論如何，基本與有效的健康照護是必須受到保障；除非該健康服務太昂貴，同時有較便宜的可替代服務，又或者獲得效益的可能性太低，才會被排除。

分配正義：每個社會所擁有的經濟、政治和社會架構，如其法律、制度、政策等，導致社會成員之間的利益和負擔分配不同。而這些架構是人類政治過程所產生

的結果，同時也隨著時間的推移，在不同社會之間和社會內部持續地變化。因為由這些架構所產生的利益和負擔的分配，會從根本影響人們的生活，這也顯示出它們的重要性。分配正義則是探討哪些架構產生的分配，能在道德上更被接受。因此，分配正義的原則被視為政治過程和結構如何影響社會中利益和負擔分配的道德指引 [26]。

在促進健康照護資源分配與優先順位的公平時，分配正義原則同時考慮健康結果的公平性與健康服務可近性；而且採取合作的方式取得共識，將可為整體社群獲得最大的健康效益。

Rawls 提出關於分配正義的兩個原則 [26,27]：首先，每個人都應享有與他人相類似的基本自由的平等權利。其次，所有人取得職位和空間等資源是在所有人的機會是平等的狀況下；以及面對社會和經濟不平等的存在，應該儘可能促使劣勢者利益最大化。在公共衛生領域應用分配正義的兩個原則時，可以解釋為作為一個人應擁有合宜的健康照護的可近性，並且在預期對所有人可能產生長期的益處時，可以容忍短時期不平等的健康照護資源分配或優先順位。

不過，分配正義有其極限。首先，分配正義需要時間，無法立即解決健康照護資源有限的狀況下，處理健康照護資源分配與優先順位所面臨的兩難困境；其次，分配正義的原則是概念性，而不是具體明確的原則，想要促成自由與平等的目的下，形成具體可行的分配正義原則，是需要時間和共識的形成。

綜合來說，公共衛生實務介入的倫理評估，是在處理健康照護資源分配與優先順位時，需要同時顧及追求最大健康利益的功利主義之成本效益，以及公平、權利與分配正義。相較於公共衛生基礎研究，需要考慮更多社區或社群的倫理議題。

3. 公共衛生實務介入之評估

公共衛生實務介入以政府介入為主，可歸類於公共政策範疇中的衛生政策。公共政策係指「政府選擇作為與不作為的行為」[28]。從政策過程所涉及的問題認定、方案規劃、政策合法化、政策執行、政策評估與政策變遷的六大活動來看，政策評估為政策過程的最後第二個活動，從事政策內容、執行與效果評估，所得資訊作為政策變遷與政策方案決策的基礎 [29]。

據此，公共衛生實務介入從政策過程面來看政策評估，可以分成三階段：規劃階段、執行階段與效果階段。**規劃階段**定位在問題的界定與執行方案的選定，著重在問題與目標的確認與價值，以及選定的執行方案是否能實質解決問題，並且能與

所在情境的條件有合適的連結，法規制度與組織間的協調配合。**執行階段**則定位在所選定的執行方案，通常涉及執行機構、預算、人員、時間與指標等可用資源盤點的議題，以及實際執行過程中的管理、效率與合法性，也就是手段工具的正當性。至於**效果階段**，則定位在實際效果、目標達成與外在衝擊影響；實際效果的評估，以介入措施與問題解決之間的因果關係，目標達成則是與當初政策制定時所宣稱的預估目標是否達成，最後的外在衝擊則是指外溢效果，不在原先政策預估的影響範疇，所造成的衝擊。

　　而公共衛生介入的倫理評估則是在政策評估的架構下，檢視是否牴觸公共衛生倫理原則；同時涉及權力不對稱、知情、自主與隱私等的議題。詳細內容請參見本章第四節。

二、公共衛生基礎研究

（一）公共衛生基礎研究的特性與倫理挑戰

　　由於公共衛生實務介入是以經過驗證為有效的改善或增加健康的方法，針對特定群體或公眾，所進行的健康改變措施，追求群體的健康。公共衛生基礎研究則是提供「經過驗證為有效的改善或增加健康的方法」的重要來源之一。

　　公共衛生基礎研究的主題主要是涉及成效未確定的公共衛生介入的驗證，特別是針對因果關係。方法上以流行病學的分析流行病學與實驗流行病學為主，進行觀察研究與實驗研究。而研究對象以人為主的人體研究，涉及生命權、健康權與生命價值等核心議題。

　　尚未確認效果的公共衛生介入，因不知道是否有效，甚至是否有害，所以不宜貿然施行，須先以研究的型態確認介入的效果。因此進行的過程需受研究倫理與相關法規如我國的人體研究法 [30] 或人體試驗相關法規 [31,32] 約束。

　　以流行病學的實驗流行病學的原則來看，所進行研究的設計不能以單純確認致病因子的目的進行。因為是對人體進行實驗，所以其研究目的著重在治療、預防或減少死亡的發生，但不能採用實驗性流行病研究來驗證有害物質對人體之危害 [33]。

　　至於以分析流行病學所進行公共衛生基礎研究，則是就已經發生的資料透過病例對照的回溯型研究設計分析其因果關係；或者透過觀察式的世代追蹤法研究設計

來分析因果關係。此類研究不涉及人為干預與人體介入措施的研究設計；但仍需留意知情同意與個人隱私維護，尤其在有新的治療方法有益於受試者的健康時，必須及時告知受試者，以維護受試者之健康權益與人權。

（二）公共衛生基礎研究的倫理發展

公共衛生基礎研究經常面臨倫理的挑戰。在環境面向上，面對在社區中進行的公共衛生基礎研究需考慮文化、經濟、政治與社會等的情境條件；在受試者或研究對象的面向上，則須考慮知情同意、隱私以及免於傷害。

因此公共衛生基礎研究倫理的目的，首要在保護受試者；其次，確保研究應符合個人、群體與整體社會的關心或興趣；第三，檢視研究活動或計畫的倫理考量完整性，特別是風險管理、隱私保護與知情同意。

研究倫理的形成一方面是應用倫理學理論；另一方面是嘗試與錯誤的過程中累積出來的。以下則是研究倫理如何從嘗試與錯誤的過程中累積。

1. 紐倫堡公約（Nuremberg Code）

1940 年以前有關研究倫理，世人多假設研究者本身會有好的判斷與主動考慮對受試者的保護。然而經過幾個重大研究倫理事件之後，研究倫理逐漸形成規範，並進一步納入法規之中。

紐倫堡公約（Nuremberg Code）[34] 共有十項原則，是第一件有關人體試驗的國際倫理規範。第二次世界大戰之後，在德國紐倫堡開庭審理「醫師之審判」（the Doctor's Trial），針對納粹德國醫師在二戰期間，對集中營的戰俘進行不符合倫理的人體醫學試驗。1947 年 8 月 20 日終審判決，主要的論證重心在尋求普遍的倫理規範，用以建立進行人體醫學試驗必須遵循的倫理標準。並由法官歸結為十項倫理原則，在最後的判決書中，據以裁定納粹德國醫師為有罪；所謂「紐倫堡公約」或「紐倫堡守則」便是這十項原則的統稱。這十項原則分別如下表所列 [34,35]：

英文	中文
1. The voluntary consent of the human subject is absolutely essential.	一、受試者的自願同意是絕對必要的。
2. The experiment should be such as to yield fruitful results for the good of society, unprocurable by other methods or means of study, and not random and unnecessary in nature.	二、試驗的目的必須能為社會帶來福祉，且無法以試驗以外的方式獲得。試驗不可是隨機或不必要的。

英文	中文
3. The experiment should be so designed and based on the results of animal experimentation and a knowledge of the natural history of the disease or other problem under study that the anticipated results will justify the performance of the experiment.	三、試驗的設計，必須基於動物實驗的結果，以及對疾病自然發展的知識，或是預期的結果將可證明試驗的合理性。
4. The experiment should be so conducted as to avoid all unnecessary physical and mental suffering and injury.	四、試驗過程應避免所有不必要的身體或心智的痛苦和傷害。
5. No experiment should be conducted where there is an a priori reason to believe that death or disabling injury will occur; except, perhaps, in those experiments where the experimental physicians also serve as subjects.	五、任何預知可能造成死亡或傷害的試驗，絕不可進行。唯一可能的例外，是進行試驗的醫師本身也是受試者。
6. The degree of risk to be taken should never exceed that determined by the humanitarian importance of the problem to be solved by the experiment.	六、受試者的風險必須低於試驗可能帶來的益處。
7. Proper preparations should be made and adequate facilities provided to protect the experimental subject against even remote possibilities of injury, disability, or death.	七、對受試者可能造成的傷害、失能或死亡都應提供適切的保護。
8. The experiment should be conducted only by scientifically qualified persons. The highest degree of skill and care should be required through all stages of the experiment of those who conduct or engage in the experiment.	八、試驗必須由適任的人員主導。試驗的所有階段都應以最高的技術進行，並提供受試者最好的照護。
9. During the course of the experiment the human subject should be at liberty to bring the experiment to an end if he has reached the physical or mental state where continuation of the experiment seems to him to be impossible.	九、受試者可以在試驗的任何階段退出試驗。
10. During the course of the experiment the scientist in charge must be prepared to terminate the experiment at any stage, if he has probably cause to believe, in the exercise of the good faith, superior skill and careful judgment required of him that a continuation of the experiment is likely to result in injury, disability, or death to the experimental subject.	十、試驗進行期間，若發現有任何可能導致受試者傷害、失能或死亡的情況時，應立即停止試驗。

在具體法規層面上，這些原則在我國則落實在醫療法第 8 條 [31]、人體研究法 [30] 與人體試驗管理辦法 [32] 中。

2. 沙利竇邁（Thalidomide）事件

沙利竇邁（Thalidomide）事件源於沙利竇邁一種具有中樞神經抑制作用的藥物，1950 年代在歐洲和日本曾被廣泛使用作為孕婦止吐劑；後來研究顯示使用沙利竇邁的孕婦的流產率和海豹肢症（Phocomelia）畸胎率上升，致使該藥物退出市場 [36]。同時，美國食品藥品監督管理局（Food and Drug Administration, FDA）對沙利竇邁的審查認為，沙利竇邁在動物測試中，所獲得的藥理活性和人體實驗結果之間存在極大差異，從而判斷動物實驗所獲得的毒理學數據並不可靠，最後沙利竇邁並沒有取得美國的許可。

從沙利竇邁事件的教訓中，任何新藥使用在人的身上之前，必須先有動物實驗，同時也必須有嚴謹的人體臨床試驗，來決定該新藥的安全性。所以，後來輸入新藥到一個國家，需先經該國的衛生單位核可及該國的人體試驗，便是考慮該新藥的安全性與人種的適用；除非在該新藥開發的人體試驗的受試者，已包含各人類種族。

3. 塔斯基吉梅毒研究（Tuskegee Syphilis Study）

塔斯基吉梅毒研究（Tuskegee Syphilis Study）[37,38] 是一個是由美國公共衛生局（The U.S. Public Health Service, USPHS）與阿拉巴馬州的塔斯基吉研究所合作進行，在 1932 年至 1972 年間於阿拉巴馬州對近 399 名非洲裔男性梅毒患者及 201 名健康非洲裔男性進行一系列人體試驗。這些受試者為阿拉巴馬州梅肯縣生活貧困的佃農為主；該研究以提供免費醫療、餐點、喪葬保險等以吸引受試者參與實驗；然而未取得受試者的知情同意。受試者被告知將為所謂的「髒血」（bad blood）提供治療，「髒血」是地方上對包括梅毒、貧血和疲勞的綜合稱呼。

一開始梅毒是沒有有效的治療方法；1943 年起盤尼西林（penicillin）成為梅毒治療的有效且重要的治療選項，之後並被廣為使用。但塔斯基吉梅毒研究的罹患梅毒的受試者並未接受盤尼西林的治療，且繼續作為受試者被觀察。

1972 年華盛頓星報的一篇 Jean Heller 報導 [39] 指出塔斯基吉梅毒研究在將近 40 年的研究期間，罹病黑人受試者未接受適當治療。針對此一報導，衛生及科學事務助理秘書長成立特設顧問小組對塔斯基吉梅毒研究進行審查。特設顧問小組

總結塔斯基吉梅毒研究為「倫理上的不合理」（ethically unjustified）且「與所涉及的人類受試者的已知風險相比，所獲得的研究結果是不成比例且微不足道」。因此，同年 10 月特設顧問小組建議終結塔斯基吉梅毒研究；11 月衛生及科學事務助理秘書長宣布研究終止。1973 年 3 月特設顧問小組向當時的衛生、教育和福利部（Department of Health, Education, and Welfare, HEW）建言，應指導美國公共衛生局（USPHS）對塔斯基吉梅毒研究所有存活者提供所有必要的醫療服務，於是成立塔斯基吉健康受益計畫（Tuskegee Health Benefit Program, THBP）。1975 年擴增對象包含受試者的妻子、寡婦與孩子；1977 年提供的受益範圍從醫療擴增至健康。在 1972 年結束塔斯基吉梅毒研究時，有 74 名受試者存活；399 名受試者中，直接因梅毒死亡者有 29 人，因梅毒併發症死亡者有 100 人，被受試者感染梅毒的妻子有 40 人，受試者的子女出生時便染上梅毒有者 19 人 [38]，這些可以被視為塔斯基吉梅毒研究造成的受害者。最後，1997 年美國總統 Clinton 對塔斯基吉梅毒研究所造成的傷害正式道歉 [40]。

　　塔斯基吉梅毒研究被稱為「美國歷史上最惡名昭彰的生物醫學研究」[41]，其後導致了 1979 年貝爾蒙特報告（Belmont Report）[42] 和人類研究保護辦公室（Office for Human Research Protections, OHRP）[43] 的成立。塔斯基吉梅毒研究還導致聯邦法律和法規要求機構審查委員會（Institutional Review Boards, IRB）在涉及人類受試者的研究中保護人類受試者，主管機關為美國衛生與公眾服務部（Department of Health and Human Services, HHS）下的人類研究保護辦公室（OHRP）[44]。

　　從塔斯基吉梅毒研究的案例中，可以看到未取得知情同意、被傷害的弱勢者、種族的差異性、研究期間未能提供完整且最新的資訊等議題所造成的傷害。

（三）公共衛生基礎研究的倫理評估

　　就公共衛生基礎研究來評估倫理，歸納重要倫理議題有：務必取得潛在可能的受試者的知情同意，維護受試者的隱私與保密，保護弱勢族群，尊重文化與傳統的習俗，確保在選擇受試者的公平與公正，研究獲益的分享，確定提供醫療照護的標準，風險評估，與科學誠信 [45]，茲詳述如下：

1. 知情同意（informed consent）

獲得受試者的「知情同意」是以人類為受試者的研究的關鍵過程，其根本精神

在尊重人格（respect for persons）[42]，包含兩種倫理意涵：一是，人應被視爲自主的個體（autonomous agents）；二是，弱勢族群（如未成年者、精神病患等）應受到保護。依上述原則，要求知情同意應由有能力做決定的受試者，在獲得充分資訊與理解研究內容的前提下，能自主而不受脅迫或他人影響做出是否成爲研究受試者的決定 [46]。告知內容包含：研究目的、研究期間起迄、需進行的研究步驟、試驗用的介入（藥品、器材、科技等）、可預見的風險、獲得的利益、隱私保護、在研究期間受傷害時可獲得的補償或醫療照護等資訊，在研究期間可獲得任何該研究的新知，以及可聯絡的窗口等 [47]。知情同意的表格，不僅是研究者與受試者之間簽署的法律文件，同時也是重要的溝通工具。

2. 隱私與保密（privacy and confidentiality）

尊重受試者的隱私與保密是知情同意中重要的一環。在研究期間從受試者所取得的資訊必須保密，而且在未取得受試者同意之前是不可以對外揭露的。這些受試者的研究資訊應該受到保護，除了不得在收集範圍之外使用，並且不應以易於追蹤受試者的方式處理。受試者的個人資訊如姓名、生日、住址、電話、身分證字號等可辨識個人的資訊是必須保密的。我國在 1995 年公告《電腦處理個人資料保護法》，然後在 2010 年修正公告並更名爲《個人資料保護法》[48]，目的在規範個人資料之蒐集、處理及利用，以避免人格權受侵害，並促進個人資料之合理利用。對研究倫理的隱私與保密，有更明確的規範。

3. 弱勢族群的保護（protection of vulnerable populations）

屬於弱勢族群的受試者的權利不應被剝奪，這些弱勢族群如犯人、小孩、懷孕婦女等；研究設計應納入對弱勢族群的保護，進一步應針對特殊屬性提供額外的保護。而且，如果發生疏忽或不當行爲，不應要求受試者放棄權利，又或者免除研究人員、研究贊助商、機構或其代理人的責任。

4. 公平與公正（equity and fairness）

有時候研究人員會基於各種可能原因，依據受試者的年齡、文化、種族、性別、語言、健康狀況或殘障將某些人群排除在研究之外；雖然不參與研究可以讓某些族群免於成爲受試者的研究負擔或風險；但同時也造成這些族群在未來無法從研究結果中受益。譬如，藥物試驗排除特定族群成爲受試者，在未來這些特定族群可

能無法使用該藥物，因爲該藥物的安全與藥效未曾在這些族群驗證過。

5. 利益分享（sharing of benefits）

研究人員可能沒有向受試者說明他們對研究結果的未來期望，例如將研究結果商業化或上市販賣；也沒有向受試者解釋如何分享研究成果的直接或間接利益。這會造成研究者與受試者對研究結果的分享有認知上的落差，進一步產生爭議或司法案件。

6. 風險評估（assessing risk）

在研究期間，人類研究的受試者所可能受到傷害的風險與程度，並非都是很明確的。所以，研究人員、研究贊助商和研究倫理委員會需要盡其可能地討論研究相關的所有風險，以保護受試者。關於預期研究獲益下可被接受的風險，需要討論誰是與爲什麼是風險承擔者，以及由誰決定可接受的風險程度，這些問題都應該在研究開始之前先解決的。同時，也必須釐清與說明在研究過程中，或者在研究結束後研究結果公開後，所可能帶來的傷害風險。

第三節　公共衛生介入與利害關係人

公共衛生介入包含介入本身，同時包含了利害關係人。R. Edward Freeman 對「利害關係人」的定義是指：在一個組織中會影響組織目標、或被組織影響的團體或個人（any group or individual who is affected by or can affect the achievement of an organization's objectives）[49]。

一、利害關係人屬性與分類架構

Mitchell, Agle & Wood（1997）對利害關係人進行屬性釐清與分類，共整理出利害關係人的三大屬性，並歸類出三大類與七子類的利害關係人。三大屬性包含權力（power）、合法性（legitimacy）與急迫性（urgency）；而三大類與七子類的利害關係人則包含：首先是潛在利害關係人（Latent stakeholder）包含潛伏利害關係人（Dormant stakeholder）、自由利害關係人（Discretionary stakeholder）及索求利害

關係人（Demanding stakeholder）；其次是期待的利害關係人（Expectant stakeholder）包括主控利害關係人（Dominant stakeholder）、依賴性利害關係人（Dependent stakeholder）及危險的利害關係人（Dangerous stakeholders）；最後一類決定性利害關係人（Definitive Stakeholder）[50]。圖 11-1 描繪了這三種屬性彼此的關係。

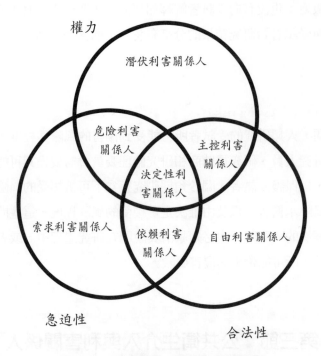

圖 11-1：利害關係人屬性與分類架構

（一）利害關係人的三大屬性

1. 權力（power）

關於權力的意涵，Salancik & Pfeffer 認為「擁有權力的人達成想要的成果的能力」（the ability of those who possess power to bring about the outcomes they desire）[51]。權力的基礎在於，兩方的關係中，有一方在一定程度上或能夠取得強制的、功利的或規範的手段，並運用該手段將其意願強加於雙方的關係中。

2. 合法性（legitimacy）

在追求利害關係人理論的規範核心（normative core）的學者們認為「真正重要的是誰或者是什麼的原則」必須基於合法性，即使合法性的核心可能被質疑。

3. 急迫性（urgency）

權力與合法性是構成利害關係人與管理者之間重要的屬性，然而還沒有呈現利害關係人與管理者之間的動態關係；因此，Mitchell 等人在此加入了急迫性（urgency）[50]。急迫性應符合兩個要件，一是利害關係人的關係或訴求具有時間敏感度；二是對利害關係人而言，該關係與訴求是重要的。因此，急迫性可被視為對利害關係人的訴求必須立即關注的程度。

（二）利害關係人的分類：三大類與七子類

1. 第一類的潛在利害關係人（Latent stakeholder）

第一類的潛在利害關係人（Latent stakeholder）只具有三大屬性其中的一項屬性，有可能不太容易感受潛在利害關係人的存在。因為他們在三個屬性來說，只具有其中的一項，有可能忽略或不需要將這些利害關係人納入考量。**潛伏利害關係人**（Dormant stakeholder）主要具備權力屬性，但是沒有合法性與急迫性的屬性，同時他們的權力是未使用的狀態；但是當潛伏利害關係人具有合法性與急迫性屬性時，就會呈現明顯的影響力。**自由利害關係人**（Discretionary stakeholder）具備合法性屬性，但沒有權力與急迫性屬性；這是一群特別的利益團體，關心企業的社會責任與績效的學者 [52]。**索求利害關係人**（Demanding stakeholder）是僅具急迫性屬性的利害關係人，沒有權力沒有合法性，通常不會被關注，被形容成像擾人的蚊子一般，在耳旁嗡嗡作響。

2. 第二類是期待的利害關係人（Expectant stakeholders）

第二類是期待的利害關係人（Expectant stakeholders），則是必須被重視的一群利害關係人，而他們對於組織有相當程度的「期待」。**主控利害關係人**（Dominant stakeholder）由於具備權力與合法性對於組織的影響力很明確，由於缺乏急迫性，所以不一定有作為，但無論如何主控利害關係人是重要的。**依賴性利害關係人**（Dependent stakeholder）具備合法性與急迫性，但是缺乏權力；因此依賴性利害關係人需要尋求具有權力屬性的利害關係人合作，通常這不會是互惠的，需要促成內在價值或引發擁護信念的動力。**危險的利害關係人**（Dangerous stakeholders）因具備權力與急迫性，卻缺乏合法性，因此容易走上街頭或暴力相向，迫使組織或管理者有所行動，因此稱之為危險的利害關係人。

3. 第三類是決定性利害關係人（Definitive Stakeholders）

最後一類是決定性利害關係人（Definitive Stakeholders），他們同時具有三種屬性（權力、合法性與急迫性），不能忽視或弄錯其要求，並且須努力滿足其所關心。典型的具備急迫性的主控利害關係人，讓原本沒有動機的主控利害關係人產生行動驅力，搭配擁有合法性與權力的屬性，通常是組織高層或領導人，因此管理者或組織獲得明確的方向或指示與行動。

上述利害關係人的分類在實用性來說，則可讓管理者或組織作爲判斷回應利害關係人訴求之優先順位的標準。將組織或管理者比照爲公共衛生介入的計畫，參考其各類利害關係人與屬性的組合，可以提供對公共衛生介入倫理評估時，從利害關係人角度來評估倫理的要求。

二、利害關係人分類架構與公共衛生介入倫理評估

（一）公共衛生介入與公共政策

公共衛生重視社群，因爲公共衛生的目標是改善或提升社群的健康。公共衛生介入要取得成功，首先取決於社群的接受、合作或參與；其次，必須尊重社群的價值觀並獲得其成員的信任。

除了接受公共衛生介入的直接對象外，其他相關團體也會影響公共衛生介入的成功。這些相關團體包含政府本身、提供公共衛生介入的團體、以及間接受到社群、政府與相關團體等因公共衛生介入而受到影響的團體，也都會直接間接影響到公共衛生介入的成功。

藉由公共政策的政策過程六大活動問題認定、方案規劃、政策合法化、政策執行與政策評估來看 [29]，可以分爲規劃、執行與評估三階段，規劃階段包含問題認定、方案規劃、政策合法化；其餘分別爲執行階段與評估階段。而每一階段與每一活動，以利害關係人的角度來看，會有不同的利害關係人組合。這樣的階段分析模式概念類似流行病學的螺狀致病模式 [53]。見圖 11-2。

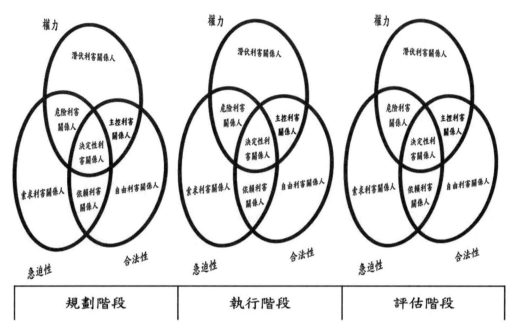

圖 11-2：以利害關係人屬性與分類架構進行公共衛生介入倫理評估的階段分析模式

（二）運用利害關係人來評估公共衛生介入的面向

　　運用利害關係人來評估公共衛生介入的倫理時，有兩個面向的評估模式，一是利害關係人對倫理的衝擊：利害關係人如何影響公共衛生介入所造成的倫理衝擊；另一則是倫理對利害關係人的影響：在倫理原則的考量下，公共衛生介入對利害關係人的影響。

1. 利害關係人對倫理的衝擊

　　利害關係人對倫理的衝擊常發生在公共衛生介入的規劃階段與執行階段。因公共衛生介入的規模大小，所考慮的利害關係人的範疇會不一樣。國際型的公共衛生介入考慮的利害關人從國家與國際組織、國內的族群、社區與個人；國內或地方自發性的公共衛生介入相對的利害關係人的複雜性會小一些。而公共衛生介入的倫理評估關注的首要是公平與正義，特別是分配的問題。通常公共衛生實務介入，必須先選擇有效介入；因為無效介入是無法達成公共衛生介入的目標，於此同時公共衛生介入本身也失去存在的價值。因此，在有效的公共衛生實務介入之後，便進入公平與正義的倫理評估，特別是在計畫執行的程序正義，讓介入的目標對象獲得良善的健康，促進整體目標對象的健康。

　　規劃階段：利害關係人因其不同屬性的組合影響規劃時期的問題認定、方案選擇與政策的合法化。雖然公共衛生介入規劃階段本身並不會直接產生倫理的衝擊；但是，公共衛生介入可能是一個執行計畫或是政策，也可能是一個法案，在規劃與合法化的過程中，面臨各種利害關係人的影響，如問題受害者、倡議者、政府官員、民意代表、甚至是問題製造者等各類的利害關係人，他們各自有不同程度的影響力與管道；一旦公共衛生介入計畫定案後，後續將對利害關係人（此處通常是公共衛生介入的目標對象，也就是民眾）的健康與權益帶來衝擊。例如針對問題所選擇的解決方案，方案本身是否真的能有效解決問題？還是該方案是為了滿足特定的利害關係人，對目標對象助益不大，甚至造成傷害。

　　執行階段：公共衛生介入執行階段面臨的利害關係人，通常是指公共衛生介入的執行者與目標對象。此處執行者通常是指第一線的工作人員或組織，可能是醫療人員、公共衛生人員、衛生所、診所、醫院與衛生行政單位，在執行任務時所排定的各種優先順位，是否會影響目標對象的健康權益與其他權益。

2. 倫理對利害關係人的影響

　　由於整體資源有限，面對倫理原則時，公共衛生介入必須做選擇。同時，倫理原則是一個參考原則，須依據所面臨情境的文化、經濟與政治等環境因素進行整體綜合的考量下，選擇一個可能的最佳倫理標準，因此並沒有實務上的絕對標準答案。也因為如此，各類的利害關係人會面臨有得有失或者相對上的得失。

　　倫理對利害關係人的影響顯然會發生在執行期與評估期。公共衛生介入進入執行期，面臨執行者性質的利害關係人可能的外溢效果所帶來的傷害，如執行者過勞或高風險；以及因接受公共衛生介入的目標對象所受到的傷害，如疫苗副作用。公共衛生介入是以群體的角度規劃與執行，不可避免會遭遇到個體的問題。因此是否獲得補救的措施，是公共衛生介入面臨倫理抉擇時的救濟作為。

　　近年嚴重特殊傳染性肺炎（COVID-19）疫苗的注射，便是一個很好的公共衛生介入倫理評估的分析情境。從利害關係人對倫理的衝擊角度來看，疫苗注射的優先順位、疫苗種類的開發與選擇、疫苗的注射地點、疫苗的注射劑次與注射間隔等公共衛生介入的決策。在政策規劃階段與執行階段，政府決策者、專家幕僚團體、民意代表、政黨、醫療團體、新聞媒體、網路媒體、以及民眾等各不同屬性組合的利害關係人，對疫苗注射這個公共衛生介入方案所產生的影響，以及進一步對倫理的影響。譬如以疫苗注射優先順位排定 [54] 對目標對象（民眾）的倫理考量，如

成本效果、公平、權利與分配正義等，同時牽涉到身分認定的模糊地帶。

　　另一個面向為倫理對利害關係人的影響，則可以從疫苗政策決策下，所帶來利害關係人的不同疫苗效果的分配、疫苗副作用、突破性染疫等結果的影響，利害關係人可能是受到健康保護或健康的損害；以及疫苗政策評估的結果所帶來對利害關係人的影響等，如疫苗政策成功或失敗歸諸於哪一類的利害關係人。

第四節　公共衛生介入之倫理評估面向

一、公共衛生介入之倫理評估架構

　　公共衛生介入的倫理評估架構可以提供決策者透過推理與審議的方式進行評估。由於健康問題的多元性性質，所以公共衛生介入的倫理評估尚未有一套明確準則；但是可以經由情境分析，藉倫理評估架構與倫理議題進行整合分析，提供決策者綜合參考的依據。

（一）公共衛生介入的倫理評估架構的階段

　　公共衛生介入的倫理評估架構可以分為三階段，分別為：情境分析、方案評估、介入的合理性 [55,56]。

1. 情境分析

　　指分析公共衛生議題與情境的倫理面向。在這階段藉由回答下列 7 個問題，來分析所面臨的公共衛生問題與所處的情境，來推理與審議倫理議題。

- 確立風險、危害與關心重點是什麼？
- 在此情境下，合適的公共衛生目標是什麼？
- 法律權限的範圍和適法性是什麼？需要使用哪些法規？
- 利害關係人的道德規範和訴求是什麼？有多強烈？
- 先前的法律或倫理案例是否與推定道德規範的界定有相關？
- 社會文化歷史的情境特性有哪些適用？
- 專業的倫理規範是否可作為指引用？

2. 方案評估

制定替代行動方案並評估其倫理面向。

- 階段一對公共衛生問題和情境的評估中，有哪些短期和長期的選項？
- 每個選項的倫理面向和壓力是什麼？
  - 效用：公共衛生介入能否產生最佳的利益與危害以及其他成本之間的平衡？
  - 公平與正義：健康的公平性是否進步？分配正義，利益和負擔是否公平分配？程序正義，是否有適當的公眾參與，包括受影響團體的參與？
  - 尊重個體與社群的利益：公共衛生介入是否尊重自決權和人權，以及公民角色和社群價值。
- 公共衛生的其他道德考慮點：是否還有其他公共衛生的重要道德因素需要考慮？例如，互惠、團結、保護隱私和保密；信守承諾和做出承諾；或披露資訊和誠實告知，也可稱爲透明度。

3. 介入的合理性

提供特定的公共衛生決策的合理理由。

- 有效性：公共衛生介入是否眞的有效？
- 比例原則：公共衛生介入所可能帶來的利益是否會超過該介入因違反的道德考慮所造成的危害？
- 必要性：是否有必要採取介入，也就是在掌控具爭議性的倫理規範後，是否就可以實現重要的公共衛生目標？
- 最小侵害：公共衛生介入是否爲限制性最小的方法或工具？
- 公共證成：決策者能否提供利害關係人、大眾與受影響族群可接受的政治文化情境下的公共證成？

二、篩檢

(一) 以篩檢爲例

篩檢（Screening）是常見的公共衛生實務介入，也是一種健康照護服務。篩檢的定義 [57]：系統性地應用檢驗或調查，鑑別具有特定疾病風險的人，以進一步

檢查或進行疾病預防；尤其是已有疾病症狀，卻未曾尋求醫療的人。不過，篩檢與一般的醫療服務性質顯然不同。一般的醫療服務為病人主動尋求醫療人員解決健康或疾病問題時，醫療人員所提供的醫療服務，病人可依從醫療服務中獲得醫療問題的改善或解決；相對的篩檢則是由醫療專業人員主動邀請健康的民眾參與，並且宣稱對民眾是有益的。此時，證明篩檢有益的證據是至關重要的，甚至篩檢是否會帶來傷害或副作用。因此，篩檢在倫理評估上，除了一般醫療的倫理評估外，還有篩檢本身特性所帶來的倫理問題。

（二）英國篩檢計畫的評估過程與標準

　　為此，英國國家篩檢委員會（UK National Screening Committee, UK NSC）為篩檢計畫訂定了評估過程與標準 [58]。針對篩檢計畫的評估標準在該評估流程中的「附錄 B：英國 NSC 封面表格範本」，評估標準分為兩大部分 20 個題項：第一部分為評估篩檢計畫的可行性、有效性和適當性的標準；第二部分為執行標準。第一部分的評估篩檢計畫的可行性、有效性和適當性的標準，分為四個面向內含 14 個題項，前提條件、篩檢工具、介入與篩檢計畫本身。第二部分為執行標準則直接內含 6 個題項。

1. 第一部分為評估篩檢計畫的可行性、有效性和適當性的標準

　　有關第一部分為評估篩檢計畫的可行性、有效性和適當性的標準。在前提條件的面向上有 3 個題項需要評估。第 1 個題項評估計畫面對的健康問題的重要性包含發生的頻率與嚴重度，運用流行病學的方法與指標評估，並確認是否可有效的解決或治療的健康問題。第 2 個題項評估初級介入解決的方案，是否具成本效益與執行的可行性。第 3 個題項評估對於篩檢結果為陽性者，必須瞭解這些人的自然史與可能心理衝擊。

　　在篩檢工具的面向上有 5 個題項需要評估。第 4 個題項評估篩檢工具是否為簡單、安全、精準且有效。第 5 個題項評估篩檢結果值在目標人群中的分布應該是已知的，並且對於篩檢結果值判定陽性的數值定義和切點標準應適切。第 6 個題項評估從樣本（檢體）採集到結果回報需為目標人群所能接受。第 7 個題項評估對於篩檢結果為陽性的人，是否提供進一步診斷的各種選項。第 8 個題項評估如果是篩檢特殊性疾病或者是遺傳基因變異項目，是否清楚設定目標人群可以選擇的方法與計畫內部審查的方式。

在介入面向上有 2 個題項需要評估。第 9 題項評估對於篩檢結果為陽性的目標人群是否有實證支持在疾病的症狀前期，比起接受一般照護的人有更好的預後，或者具有好的外溢效果；如果目前已知的介入無法對篩檢結果為陽性的目標人群有助益，則不考慮執行此篩檢計畫。第 10 題項評估要有明確且有實證支持的政策，要提供介入的目標人群條件與合適的介入種類。

在篩檢計畫面向上有 4 個題項需要評估。第 11 題項評估有三重點，首先要有實證支持（最好是隨機實驗對照）篩檢計畫能有效降低死亡率或疾病率；其次，若是計畫目的在於告知受檢者篩檢結果資訊，提供受檢者進行知情選擇，則該篩檢結果是經過實證且高品質的試驗證明信效度；最後篩檢與其結果的意義，必須為受檢者可理解。第 12 題項評估完整的篩檢計畫（測試、診斷程序、治療／干預）應該有實證支持在臨床、社會和倫理上可為衛生專業人員和公眾所接受。第 13 題項評估受檢者在篩檢計畫中獲得的益處應大於任何可能的危害，如過度診斷、過度治療、假陽性、不確定的發現與併發症等。第 14 題項評估執行篩檢計畫的機會成本至少應與整體的醫療保健支出持平，此標準應該以經濟評估的成本收益或成本效果的分析方法分析所得的證據，同時篩檢計畫能有效地運用可用的資源。

2. 第二部分為執行標準

有關第二部分為執行標準，直接內含 6 個評估題項。分別為：第 15 題項評估受檢者在參加篩檢計畫之前，各健康照護機構應優化受檢者的病情臨床管理與病人結果。第 16 題項評估應該考慮病情管理的所有其他選項（例如，改善治療、提供其他醫療服務等），以確保不會有更具成本效益的介入，或者在可用資源範圍內增加當前介入措施。第 17 題項評估針對篩檢計畫是否有管理和監控的計畫，和有共識的品質確保標準。第 18 題項評估在篩檢計畫開始之前，針對檢驗、診斷、治療和計畫管理須有足夠的人力和設備。第 19 題項評估是否對潛在可能的受檢者提供實證資訊、解釋篩檢目的與可能的後果、調查和預防或治療的介入，以協助受檢者知情決策。第 20 題項評估在為了縮短篩檢間隔而放寬的資格標準，和為了增加篩檢過程的敏感性所造成的民眾壓力是可預見的，而向民眾解釋這些作為的依據標準須具有科學的合理性。

（三）篩檢的情境（The context for screening）

關於篩檢是否實施，並無法單獨地依據上述的個別標準來評估；還需要針對篩

檢所面對特定的健康問題，考慮整體環境的情境與篩檢內容本身的特性，稱之為篩檢的情境（The context for screening）。目前篩檢的主要性質是次級預防（secondary prevention），針對已存在的健康問題進行確認，譬如乳癌篩檢、子宮頸癌篩檢、大腸癌篩檢等，希望從人群中找出早期的可能病患。雖然篩檢也有初級預防（primary prevention）的功能，不過經常面臨因果關係不是很確定的狀況，譬如飲食習慣與大腸癌之間的關係，並不是直接而明確，所以後續的影響也就不是那麼明確。

然而篩檢經常被認為很重要，主要是因為「預防勝於治療」的觀念普遍被大眾所接受。但這需要進一步釐清，特別是從時間延遲（time lag）的觀點來釐清。舉例來說，如果某一疾病可能在 40 歲時便已發生，可能在 60 歲時被診斷出來，存活至 80 歲；如果介入篩檢時，相同狀況疾病在 40 歲發生，50 歲時因篩檢而提早被診斷出來，依舊存活至 80 歲。此時，雖然早期診斷，但對於死亡或存活狀況的影響不大。

此時，該疾病是否有很好且有效的治療方法，或者存活期間的生命品質，便是評估的關鍵。在有很好且有效的治療方法或者更好的存活期間的生命品質的前提下，因篩檢所帶來預防勝於治療的價值方能存在；否則，病人可能受苦於因早期診斷所帶來的不安與擔憂，卻無法帶來疾病的治癒或更好的生命品質。因此，推動篩檢之前，需要先檢視篩檢目的與達到目的的可能性是否存在。

再者，確認篩檢計畫的目的。一般來說，篩檢計畫的目的與設計是針對群體（population），特別是政府所推動的篩檢計畫。此時用來評估篩檢計畫的目的是否達成的指標，多半採類似偵測率、偽陽性、偽陰性等群體指標。對民眾說明篩檢的利害得失時，計畫成員在對民眾說明時所強調的重點，也不會讓民眾誤會為單純對個人特有的益處。畢竟篩檢的不確定性，對一般大眾而言不一定能夠接受或理解。若是，篩檢計畫無法被大眾接受，篩檢計畫目的應該難以達成。

篩檢計畫所帶來的預期產出，應該要明確地申明，譬如降低社區盛行率、死亡率等；當然也可以是個人層次的預期產出。篩檢工具本身的有效性、精確度與可解釋的範疇等資訊，從倫理的知情同意的觀點來看，清楚而明確的告知，以及提供正確的資訊都是重要的倫理評估。

篩檢計畫的執行是一個複雜的過程，包含多元的專業工作人員與單位組織；同時需要隨時監測篩檢計畫的進行與最後的結果，是否符合篩檢計畫的主目的與各階段的次目的。確保篩檢計畫的工作人員都清楚地瞭解篩檢計畫的目的，促使工作人員在與民眾說明或接觸時，能提供正確的資訊，避免民眾的誤解；在篩檢計畫執行

各程序期間，能準確掌握篩檢計畫的目的。

最後，基本上篩檢計畫應掌握疾病自然史、使用精確度高的篩檢工具、以及提供篩檢後有效的治療處置。除此，還有其他不少的倫理議題需要評估，譬如是否篩檢先天異常的疾病、是否針對少數族群的需要採用普篩進行篩檢、成本與篩檢計畫效果的權衡、不同篩檢策略的選擇等。回到因健康問題所進行的篩檢計畫的決策時，由誰來進行決策，也是倫理評估的議題，因為會影響哪一個健康問題會被處理或優先處理、誰會獲得益處與誰先獲得益處的倫理議題。

結　語

公共衛生的目的在透過群體的力量促進人類健康，具有利他的精神，對人類影響甚大，故須以戒慎恐懼的態度來面對。公共衛生介入則是以群體的角度提供有效的公共衛生作為，在資源有限的條件下，進行符合公平正義的分配與優先順位設定。

公共衛生介入的倫理評估，首重無害，其次有效，之後考慮效率，以群體為主個人為輔的策略，並對所造成的傷害提供補救措施；而共同的倫理考量包含知情、自主與隱私保護。

公共衛生介入分成規劃期、執行期與評估期，倫理的關注隨著各階段的利害關係人的權力、合法性與急迫性的三個屬性組成不同，存在不同的內容重點、互動關係、主要訴求。

然而，目前倫理的考量並無絕對的標準，隨著社會文化、政治、經濟等因素而調整，同時也隨著錯誤與傷害的經驗累積，逐步修正。

關鍵名詞

公共衛生介入（public health intervention）
公共衛生倫理（public health ethics）
利害關係人（stakeholder）

成本效果（cost-effectiveness）

功利主義（utilitarian）

分配正義（distributive justice）

公平（equity）

平等（equality）

權利（rights）

隱私（privacy）

保密（confidentiality）

知情同意（informed consent）

自主選擇與行動（autonomous choices and actions）

弱勢族群（vulnerable populations）

公共政策（public policy）

篩檢（screening）

複習問題

1. 在整體一般性的公共衛生介入倫理評估，首重哪一項目？

2. 公共衛生介入可分為實務介入與研究介入，在進行實務介入與研究介入的倫理評估時，重要的倫理評估項目差異有哪些？為什麼？

3. 利害關係人有哪三大屬性？利害關係人有哪七種分類？在進行公共衛生實務介入的倫理評估時，利害關係人的三大屬性與七種分類具備什麼特性？

4. 公共衛生介入是以群體的角度提供有效的公共衛生作為，尤其面對資源有限的條件下進行分配與優先順序設定時，在進行倫理評估時，會考慮哪二大面向？

引用文獻

1. Winslow C-EA. The Untilled Fields of Public Health. Science 1920;**51(1306)**:23-33. doi:10.1126/science.51.1306.23.

2. Detels R, ed. Oxford textbook of public health. 4th ed. Oxford; New York: Oxford University Press, 2002. (Oxford medical publications).

3. CDC. About CDC's Public Health Ethics Activities - OSI - OS. 2019 Nov 21. https://www.cdc.gov/os/integrity/phethics/index.htm. Accessed Feb 11, 2022.

4. 蔡甫昌、陳侃倫、吳宜亭：公共衛生倫理。王榮德、江東亮、陳為堅、詹長權主編：公共衛生學。臺北：國立臺灣大學出版中心，2015；105-118。

5. Coleman C, Bouësseau M-C, Reis A. The contribution of ethics to public health. Bulletin of the World Health Organization 2008;**86(8)**:578-578. doi:10.2471/BLT.08.055954.

6. Beauchamp DE, Steinbock B, eds. New ethics for the public's health. New York: Oxford University Press, 1999.

7. Callahan D, Jennings B. Ethics and Public Health: Forging a Strong Relationship. American Journal of Public Health 2002;**92(2)**:169-176. doi:10.2105/AJPH.92.2.169.

8. Kass NE. An Ethics Framework for Public Health. American Journal of Public Health 2001;**91(11)**:1776-1782. doi:10.2105/AJPH.91.11.1776.

9. Roberts MJ, Reich MR. Ethical analysis in public health. The Lancet 2002;**359(9311)**:1055-1059. doi:10.1016/S0140-6736(02)08097-2.

10. World Health Organization Council for International Organizations of Medical Sciences. International Ethical Guidelines for Epidemiological Studies. Geneva: CIOMS, 2009.

11. Childress JF, Faden RR, Gaare RD, Gostin LO, Kahn J, Bonnie RJ, Kass NE, Mastroianni AC, Moreno JD, Nieburg P. Public Health Ethics: Mapping the Terrain. Journal of Law, Medicine & Ethics 2002;**30(2)**:170-178. doi:10.1111/j.1748-720X.2002.tb00384.x.

12. Public Health Leadership Society. Principles of the Ethical Practice of Public Health. 2.2. New Orlean: Public Health Leadership Society, 2002. https://www.apha.org/-/media/files/pdf/membergroups/ethics/ethics_brochure.ashx.

13. McGlynn EA. Evaluating the Quality of Care. In: Kominski GF, ed. Changing the U.S. health care system: key issues in health services policy and management. 4th ed. San Francisco: Jossey-Bass, 2014;343-347.

14. Bradley P, Burls A, eds. Ethics in public and community health. London; New York: Routledge, 2000. (Professional ethics).

15. Weale A. The ethics of rationing. British Medical Bulletin 1995;**51(4)**:831-841. doi:10.1093/oxfordjournals.bmb.a072998.

16. 全國法規資料庫：全民健康保險法。http://law.moj.gov.tw/LawClass/LawAll.aspx?PCode=L0060001。引用 2015/02/27。

17. 肺炎鏈球菌多醣體疫苗（Pneumococcal Polysaccharide Vaccine, PPV）。https://

www.cdc.gov.tw/Category/Page/drCQvdyf3nlxUl_BR4IkVQ。引用 2022/05/03。

18. 季節性流感疫苗（Influenza）。https://www.cdc.gov.tw/Category/Page/sc9enn8wcr LIufbqD9MFpw。引用 2022/05/03。

19. Robinson R. Cost-benefit analysis. BMJ 1993;**307(6909)**:924-926. doi:10.1136/bmj.307.6909.924.

20. Williams B. Morality: an introduction to ethics. Canto edition 1993. Cambridge; New York: Cambridge University Press, 1993.

21. Williams A. Economics of coronary artery bypass grafting. BMJ 1985;**291(6491)**:326-329. doi:10.1136/bmj.291.6491.326.

22. Nord E. Health Status Index Models for Use in Resource Allocation Decisions: A Critical Review in the Light of Observed Preferences for Social Choice. International Journal of Technology Assessment in Health Care 1996;**12(1)**:31-44. doi:10.1017/S0266462300009363.

23. 全國法規資料庫：中華民國憲法。https://law.moj.gov.tw/LawClass/LawAll.aspx?pcode=A0000001。引用 2022/05/05。

24. 全國法規資料庫：中華民國憲法增修條文。https://law.moj.gov.tw/LawClass/LawAll.aspx?pcode=A0000002。引用 2022/05/05。

25. Hart HLA. Are There Any Natural Rights? In: Waldron J, ed. Theories of rights. Oxford [Oxfordshire]; New York: Oxford University Press, 1984;79. (Oxford readings in philosophy). http://fs2.american.edu/dfagel/www/naturalrights.pdf.

26. Lamont J, Favor C. Distributive Justice. In: Zalta EN, ed. The Stanford Encyclopedia of Philosophy. Winter 2017. Metaphysics Research Lab, Stanford University, 2017. https://plato.stanford.edu/archives/win2017/entries/justice-distributive/.

27. Rawls J. Justice as fairness: a restatement. 2 printing. Kelly E, ed. Cambridge, Mass.: Belknap Press of Harvard University Press, 2001.

28. Dye TR. Understanding public policy. 14th ed. Boston: Pearson, 2013. https://www.pdfdrive.com/understanding-public-policy-d157812677.html.

29. 林水波、張世賢：公共政策。第四版。臺北：五南，2006。

30. 全國法規資料庫：人體研究法。https://law.moj.gov.tw/LawClass/LawAll.aspx?PCode=L0020176。引用 2022/03/10。

31. 全國法規資料庫：醫療法。https://law.moj.gov.tw/LawClass/LawAll.aspx?pcode=L0020021。引用 2022/03/10。

32. 全國法規資料庫：人體試驗管理辦法。https://law.moj.gov.tw/LawClass/LawAll.aspx?PCode=L0020162。引用 2022/03/10。

33. 史麗珠：流行病學原理。臺北：雙葉，2014。

34. Nuremberg Code. United States Holocaust Memorial Museum. https://www.ushmm.

org/information/exhibitions/online-exhibitions/special-focus/doctors-trial/nuremberg-code. Accessed Apr 25, 2022.

35. 紐倫堡公約（The Nuremberg Code）。國立中正大學人類研究倫理中心。https://rec.ccu.edu.tw/?page_id=62。

36. Kim JH, Scialli AR. Thalidomide: The Tragedy of Birth Defects and the Effective Treatment of Disease. Toxicological Sciences 2011;**122(1)**:1-6. doi:10.1093/toxsci/kfr088.

37. Tuskegee Study - Timeline - CDC - NCHHSTP. 2021 May 3. https://www.cdc.gov/tuskegee/timeline.htm. Accessed Apr 25, 2022.

38. Tuskegee syphilis experiment - Encyclopine | Opinion Encyclopedia (Wikipedia Plus Subjective Opinions). 2014 Sep 16. https://web.archive.org/web/20140916201335/http://encyclopine.org/en/Tuskegee_syphilis_experiment. Accessed Apr 25, 2022.

39. AP WAS THERE: Black men untreated in Tuskegee Syphilis Study | AP News. https://apnews.com/article/business-science-health-race-and-ethnicity-syphilis-e9dd07eaa4e74052878a68132cd3803a. Accessed Apr 25, 2022.

40. Apology For Study Done in Tuskegee. https://clintonwhitehouse4.archives.gov/textonly/New/Remarks/Fri/19970516-898.html. Accessed Apr 25, 2022.

41. Katz RV, Kegeles SS, Kressin NR, Green BL, Wang MQ, James SA, Russell SL, Claudio C. The Tuskegee Legacy Project: Willingness of Minorities to Participate in Biomedical Research. Journal of Health Care for the Poor and Underserved 2006;**17(4)**:698-715. doi:10.1353/hpu.2006.0126.

42. Protections (OHRP) O for HR. The Belmont Report. HHS.gov. 2010 Jan 28. https://www.hhs.gov/ohrp/regulations-and-policy/belmont-report/index.html. Accessed Nov 29, 2021.

43. Protections (OHRP) O for HR. Office for Human Research Protections. HHS.gov. 2022 Mar 4. https://www.hhs.gov/ohrp/index.html. Accessed Apr 25, 2022.

44. Office for Human Research Protections (OHRP) | HHS.gov. 2014 Sep 18. https://web.archive.org/web/20140918235845/http://www.hhs.gov/ohrp. Accessed Apr 25, 2022.

45. Armstrong-Mensah EA. Ethics in global health research, design, and practice. In: Lecture notes. Global health: issues, challenges and global action. Chichester, West Sussex; Hoboken, NJ: John Wiley & Sons Inc, 2017;153-159.

46. 研究中之知情同意。臺灣學術倫理教育推廣資源中心。https://ethics.moe.edu.tw/files/demo/demo_u27/p02.html。引用 2022/04/26。

47. Armstrong-Mensah EA. Lecture notes. Global health: issues, challenges and global action. Chichester, West Sussex; Hoboken, NJ: John Wiley & Sons Inc, 2017.

48. 全國法規資料庫：個人資料保護法。https://law.moj.gov.tw/LawClass/LawAll.

aspx?PCode=I0050021。引用 2022/04/26。

49. Freeman REE, McVea J. A Stakeholder Approach to Strategic Management. SSRN Electronic Journal;2001. http://www.ssrn.com/abstract=263511. doi:10.2139/ssrn.263511. Accessed Mar 10, 2022.

50. Mitchell RK, Agle BR, Wood DJ. Toward a Theory of Stakeholder Identification and Salience: Defining the Principle of Who and What Really Counts. The Academy of Management Review 1997;**22(4)**:853. doi:10.2307/259247.

51. Salancik GR, Pfeffer J. The Bases and Use of Power in Organizational Decision Making: The Case of a University. Administrative Science Quarterly 1974;**19(4)**:453. doi:10.2307/2391803.

52. Wood DJ. Corporate Social Performance Revisited. The Academy of Management Review 1991;**16(4)**:691. doi:10.2307/258977.

53. 陳建仁：流行病學：原理與方法。臺北：聯經，1999。

54. 公費疫苗接種對象。https://www.cdc.gov.tw/Category/Page/9mcqWyq51P_aYADuh3rTBA。引用 2022/08/16。

55. Bernheim RG, Nieburg P, Bonnie RJ. Ethics and the Practice of Public Health. In: Law in Public Health Practice. 2009. https://oxford.universitypressscholarship.com/view/10.1093/acprof:oso/9780195301489.001.0001/acprof-9780195301489-chapter-5. doi:10.1093/acprof:oso/9780195301489.003.0005.

56. Ortmann LW, Barrett DH, Saenz C, Bernheim RG, Dawson A, Valentine JA, Reis A. Public Health Ethics: Global Cases, Practice, and Context. In: Public health ethics: cases spanning the globe. New York, NY: Springer Berlin Heidelberg, 2015;3-36.

57. National Screening Committee. First Report of the National Screening Committee. Health Departments of the United Kingdom, 1998.

58. UK NSC evidence review process. GOV.UK. https://www.gov.uk/government/publications/uk-nsc-evidence-review-process. Accessed May 5, 2022.

第 12 章
人權、正義與健康不平等

葉明叡、林青青、江東亮　撰

學習目標

一、瞭解健康與人權的關係

二、說明健康人權的基本內涵與國家義務

三、辨識不正義的健康處境

四、瞭解健康不平等與健康的社會決定因素

五、瞭解當代全民健康運動的發展

六、瞭解臺灣全民健康運動的發展

前　言

　　人權與正義是兩組很特定的倫理觀念。其中，人權發展至今，已自成一套邏輯連貫的普世倫理主張，受到全世界幾乎多數國家的認可，並且在一定程度上，成為國際法律與國內法律，具有法律約束力。對公共衛生領域來說，最直接相關的就是健康人權。健康人權的要求，多數時候，都與衛生工作的目的相符；但有時候，也可能會限制其他種類的人權。原則上，各種人權彼此之間，是互相關聯、不可取捨、不可讓渡的一整套完整權利主張，公共衛生工作者需特別注意。本章分三部分：首先，介紹人權的起源，並就當前國際法體系中的健康人權，探討公共衛生與人權之間的關係。其次，介紹 20 世紀以降的全球公衛思潮，特別是社會健康決定因素以及全民健康運動。最後，則將視野拉回臺灣經驗，以三個公衛歷史時期的相關健康政策發展作結。

第一節　健康與人權

　　人權主張建立了一套最起碼水準之保障個人尊嚴的倫理要求。但光是所有個人的人權受到保障，還是會有難以解決、而被人們視為不應該發生的狀況，甚至是不正義的情形出現。本節將說明對人權的三種理解、關於國際人權公約上的健康人權，以及對人權與健康人權的保障。

一、對人權的三種理解

　　談論到人權時，至少要注意其三種用法上的區別，也就是修辭上（rhetoric）、法律上（legal）、與哲學上（philosophical）的人權 [1]。社會大眾最熟悉的，可能是作為修辭的人權。尤其在臺灣，由於較為晚近才政治民主化，人權作為當年反抗威權統治的語言，非常具有親和力，又有某種莫名的正當性。作為修辭的人權，是一種能夠喚起素樸情感（不論是同情、尊重、義憤或支持）、吸引人們注意，進而進行倡議和政治行動的有效工具。對於公衛工作來說，這種語言可以幫助公衛人員發掘社會中可能存在的問題。很多時候，可能真的有某些群體的權利受到侵害；其他的時候，則可能是因為社會結構、政策制度不良所造成的不正義後果。

　　要能夠成為有效的健康政策介入，修辭上的人權是不夠的。當代主要的政策工具，還是要回歸到法律上的人權；具體而言，就是成為各種國際條約（也就是國際法）和國內法律的人權法。這些法律的內容，規定了哪些權利屬於應該被保障的人權，以及國家、社會與個人在整個人權保障體系之中，誰有什麼東西可以向誰主張，誰有什麼義務保護誰的什麼東西。人權法律制定以後，也有一系列的行政支持，以及一系列的司法、立法監督。政府行政部門，有義務依照人權法律之規定，檢視自己轄下行政業務，是否有違反或不足之處而需要修改。在編列預算時，也要分配一部分經費去執行這些改進工作。個人和特定群體，也有權利主張其某種人權未獲得適當保障，而要求政府正視、改善；若政府怠惰不作為，也可向司法單位控告政府。法律上的人權是強大的政策工具，也是保障體系，涉及龐大公共資源分配、強硬的公權力介入。健康人權是眾多人權法律之中，明確被認可的一種人權，各國衛生部門也受到健康人權體系的課責。

　　有關人權的一個常見疑問是：在全世界這麼多樣、異質的人類社會之中，竟然存在著這種如此「普世」（universal）的東西嗎？這的確是至今仍然爭論不休的問題。我們可以見到許多國家的政府或人民，仍會提出類似「人權是西方人／歐洲人的玩意」之論調，甚至認為人權體系是一種西方帝國主義、殖民主義的遺緒。追根究柢，必須考察最後一種人權用法，也就是哲學上的人權。

　　一般而言，人權觀念係源自古希臘羅馬時代的「自然法」（natural law）觀念。根據中世紀思想家聖湯瑪斯阿奎那（St. Thomas Aquinas），上帝（God）在世間萬物都賦予它各自的天然質地，但只有在人類身上，賦予了「理性」（reason）這種質地。透過理性的運作、實踐，我們可以發現某些共同、自然的法則；這些就構成了自然法。從這種自然法中，衍生出來的那些權利，就是「自然權利」（natural rights）。這種權利並不是今日我們所理解的，某種個人可以主張的東西，而單單只是一種萬事萬物、人際互動應該保有的「狀態」（state of affairs）[2]（p. 9）。這種對權利的理解逐漸轉化，基督教神學的成分越來越低，世俗化的程度越來越高。到了17 世紀以後，開啟了整個啟蒙時代對人權的理解。哲學家約翰洛克（John Locke）在 1689 年發表了《政府論兩講》（Two Treatises of Government），主張理性就是人們的道德原則。儘管人們可能在何謂道德生活上有相當異質的看法，但從理性和自保生存，可以導出人類擁有生命（life）、健康（health）、自由（liberty）和財產（property）的自然權利，不可受到他者（尤其是統治者）任意剝奪。

　　啟蒙時代的人權觀念發展，於法國大革命和美國革命建國到達頂峰。1776

年北美十三州的英國殖民地發表《美國獨立宣言》（United States Declaration of Independence），訴諸自然權利。而 1789 年法國國民制憲議會發表《人權宣言》（Declaration of the Rights of Man and of the Citizen），同一年（1789）美國國會發表修訂憲法的《美國權利法案》（United States Bill of Rights），正面臚列「僅僅是身而為人」就應該擁有、並且能夠向他者主張的、獲得政府保障、免於政府侵犯的基本權利。此時對人權的理解，差不多是哲學上人權觀念發展的頂峰 [2]（p. 13），已經近乎於我們今日的理解。只不過當時人權主體的範疇，可能僅限於社會中主流族裔的男性成員，之後才慢慢擴展到所有人。在觀念上，後世的學者主要發展和爭執的，是這份人權清單的內容，應該包含哪些更廣泛的範圍，或是延伸應用到權利主體不只限於個人，也可能是群體或環境的權利等。

　　人權的觀念普遍盛行到全世界，並且取得國際法上的至高權威地位，是在 20 世紀中葉的事情。二次世界大戰結束，其慘烈與邪惡，使人類社會道德、人性尊嚴受到空前質疑與挑戰。作為回應，1945 年聯合國成立，1948 年聯合國大會通過《世界人權宣言》（Universal Declaration of Human Rights, UDHR），首次在全世界的層級宣告，所有人類，單單基於其身為人類的事實，就應享有某些基本權利，這就是我們今日所稱之人權。

　　所以人權到底是不是一個「西方的」觀念？在許多由西方人所著的文獻當中，人權觀念發展的敘事看起來有非常強的「歐洲——基督教」起源，但至少在 20 世紀以後，審議、起草和簽署《世界人權宣言》，以及後續一系列人權公約的參與成員，來自世界各處不同的社會文化背景，或許某種程度上而言，表示人權已經是橫亙人類社會的價值共識。此外，也有些學者致力於考察不同文化的典籍文獻，試圖證明，即使是在啟蒙的現代化計畫隨著槍砲、鋼鐵和帝國降臨全球以前，各個文化也早已各自發展出和今日人權相似的倫理觀念 [3-5]。

二、國際政治文件與國際法當中的健康人權

　　嚴格說來，《世界人權宣言》並不是國際法，而比較近似於政治宣告文件。第一個國際法意義的人權公約，為聯合國大會於 1966 年通過的《經濟、社會及文化權利國際公約》（International Covenant on Economic, Social and Cultural Rights, ICESCR）與《公民權利和政治權利國際公約》（International Covenant on Civil and Political Rights, ICCPR）（通常共同簡稱為兩公約）。由此兩公約開始，建立起了國

際人權法律、行政與監察體系，並且依此爲範本，繼續制定了後續許多個國際人權公約。

在健康人權上，1946 年的國際衛生會議中，61 個國家代表簽署了《世界衛生組織憲章》（Constitution of the World Health Organization）。該憲章，除提出至今最常被引用的健康定義外 1，也宣告了健康是一種「每個人都擁有的基本權利」（the fundamental rights of every human being）[6]。《世界人權宣言》第 25 條第 1 款也宣告，每個人都有享有健康和福祉所需的適當生活水準的權利 2 [7]。國際人權公約中，《經濟、社會及文化權利國際公約》第 12 條則要求締約國承認每個人享有生理和心理健康的權利 [8]。

國際公約就如許多國家憲法或國內法律條文一樣，僅有原則性、綱領性的文字說明，條文所述概念的具體內容究竟爲何，都需要進一步解釋，才能夠落實到充滿執行細節的政策上面。憲法有大法官會議或憲法法庭負責解釋，法律有許多的子法規、細則和命令來充實內容，人權公約也有「公約委員會」所公布的「一般意見書」（general comments）來闡釋各條文所提到的人權內容。就健康人權而言，「經濟、社會及文化權利委員會」（The Committee on Economic, Social and Cultural Rights, CESCR）在 2000 年發布《第十四號一般意見書》（General Comment No. 14），闡釋該公約第 12 條所稱健康權內涵 [9]，2016 年又發布《第二十二號一般意見書》（General Comment No. 22），針對公約第 12 條健康權之中的「性與生殖健康」（sexual and reproductive health）加以闡釋 [10]。

除了《經濟、社會及文化權利國際公約》以外，許多其他人權公約，也都有提及與健康相關的權利，如 1979 年的《消除對婦女一切形式歧視公約》（The Convention on the Elimination of all Forms of Discrimination Against Women, CEDAW）、1989 年的《兒童權利公約》（Convention on the Rights of the Child, CRC）、2007 年的《身心障礙者權利公約》（Convention on the Rights of Persons with Disabilities, CRPD）。健康原是橫跨所有群體、所有生活面向的重要議題，這些公約皆有提及健康相關權利保障，也再次確認了這個普遍事實。

---

1 也就是「健康係指生理、心理與社會之完全美好狀態，而不僅是沒有疾病或羸弱」（Health is a state of complete physical, mental and social well-being and not merely the absence of disease or infirmity）之定義。

2 "Everyone has the right to a standard of living adequate for the health and well-being of himself and of his family, including food, clothing, housing and medical care and necessary social services, and the right to security in the event of unemployment, sickness, disability, widowhood, old age or other lack of livelihood in circumstances beyond his control."

三、國際人權公約與國內法律對於健康人權的要求

以上這些國際人權公約要求，締約國之政府有義務要「尊重」（respect，不妨礙人們享有權利）、「保障」（protect，防止他者妨礙人們享有權利）與「履行」（fulfil，採取適當措施以完全實現）每一個人（everyone）的基本人權，而所有人都有權利向政府主張權利保障和實現。需特別注意，到目前為止主要的人權公約，對於權利的擁有者，都是採取非常個人主義式的理解，也就是說，當公約規定所有人都有人權時，它指的是所有的「個人們」（individuals）都擁有人權，換言之，並不是某群人共同擁有這些權利，而「非人」的其他主體（例如未出生的腹中胎兒）則不是人權的權利主體，不在人權公約的考量之中。

政府對於人權的保障，又可區分為「立即行動」（immediate action）與「逐步實現」（progressive realization）兩種情形。須立即實現者，如不可因為性別、種族、宗教等而為歧視對待，這種要求可以透過修訂法律，立即將相關政策修改為平等對待，並不涉及資源分配，政府有義務採取「立即行動」來保障人權。但有些政策，特別是涉及需要龐大資源投入的醫療衛生服務、健康環境等，並非一蹴可幾，一國之政府不可能突然憑空獲取鉅額財富或物資，讓所有人立即都獲得相同程度的照顧，或享有相同乾淨優質的環境。人權公約也有顧及這個政策現實，因此僅要求政府在確認了尊重和保障人權的承諾以後，用盡最大化可用資源（maximum available resources），在該國的能力條件許可範圍以內滿足「逐步實現」即可；若該國因為內、外在情勢所迫，人權保障出現倒退的情形，則政府有義務說明其必要性，否則保障水準應符合「不倒退」（non-retrogressive）原則。

健康人權的內涵究竟為何？《經濟、社會及文化權利國際公約》第 12 條所稱健康權，確切而言是指人人都享有「最高可獲得的生理與心理健康」（the highest attainable standard of physical and mental health）的權利。由此用詞可見，健康人權的保障，並沒有一個絕對的門檻標準，而是依照「個人的生理和社會經濟先決條件」和「國家可掌握的資源」的相對決定標準。該公約《第十四號一般意見書》第 8 點進一步闡明：

健康權（the right to health）不應理解爲健康活著的權利（a right to be healthy）。
健康權既包括自由（freedoms），也包括普遍受益權（entitlements）。自由包
括掌控自己健康和身體的權利，含性與生育上的自由，以及不受干擾的
權利，如免於酷刑、未經同意的治療和試驗的權利。相對而言，普遍受
益權則指人人都有平等機會去接受體系的健康保障，以享有最高可獲得的
健康。

　　然而，影響個人健康的因素眾多，國家不可能去掌握、介入所有面向，自然也
不可能確保每個人的健康狀態都達到相同水準。因此，健康人權所要求的是國家應
確保一個人要享有最高可獲得的健康時，所必須享有的「各種設施、物資、服務和
條件」（facilities, goods, services and conditions）的權利。根據《第十四號一般意見
書》第 11 點特別說明，這些設施、物資與服務不僅限於健康照護相關，也包括更
廣泛的「健康的基本決定因素」（underlying determinants of health），諸如安全的食
物、乾淨的飲水、營養、居住、職場與環境衛生、健康教育與資訊取得等社會環境
條件；另外，確保人們能夠在社區、國家與國際層次參與健康政策的制定，也是相
當重要的人權保障。

　　這些健康權利的保障，不論是以任何形式或在任何層級，可用《第十四
號一般意見書》第 12 點提出的「AAAQ 架構」來檢視。第一個 A 是「可使用
性」（availability），要求的是數量足夠且確實有效的設施、物資、服務。第二個
A 是「可近性」（accessibility），要求各項設施、物資、服務提供給所有人而沒有
歧視，可近性又可再分爲不歧視（non-discrimination）、物理上可近性（physical
accessibility）、經濟上可近性或可負擔性（economic accessibility, or affordability）與
資訊上可近性（information accessibility）四個面向。第三個 A 是「可接受性」
（acceptability），指所有設施、物資和服務，必須尊重醫學倫理（medical ethics）與
在文化上適當（culturally appropriate）。最後的 Q 是「品質」（quality），要求所有設
施、物資和服務在科學和醫學上都是適當的，且具有良好品質。至於具體究竟有哪
些和健康有關的設施、商品、服務和條件，在哪些公衛議題上需要被特別保障，
《第十四號一般意見書》在其他點之中也有進一步說明。總之，健康人權雖然是普
世的，但健康人權的保障水準是相對的，前述「AAAQ 架構」中所提及者，也只是
例示，並非窮盡的項目。

　　健康除了作爲以上討論人權清單的一部以外，公共衛生所採行的健康政策與

健康促進介入，也與人權有著「緊密且交織的關係」（an inextricable relationship）
[11]。一方面，這些公衛介入是實現健康人權以及其他諸多人權的必要手段，另方
面，公衛介入卻也可能造成對於人權的侵害。例如，爲了控制傳染病、謀求整體社
群健康的益處，政策可能會犧牲少數人的權益或權利，包括要求被感染者進行隔離
治療（限制移動遷徙自由），要求某些商家業者暫時停業（限制商業自由），或是要
求某些狀況下人們必須留下可供疫情調查的足跡資訊（限制隱私）等。研究這個議
題的領域，通常稱爲「健康與人權」（health and human rights）研究。強納生曼恩
（Jonathan Mann）建議，衛生部門和衛生工作者在推動任何健康政策介入時，都應
該要時時保持一種警覺，採取一種「先預設每個政策介入都有可能危害到人權，直
到證明不會爲止」[11]（p. 16）的態度。

最後，必須說明一個殘酷事實，儘管人權公約對健康有以上理想，世界上仍有
許多人並未被實質納入人權保障體系 [12]，包括臺灣。自 1971 年中華民國失去代
表中國資格、被逐出聯合國以後，臺灣就無法再繼續參與上述國際人權體系，無法
簽署人權公約，也無法成爲締約國。這一方面使得臺灣在健康人權保障上的經驗，
缺乏與國際社群正式交流的機會（非正式的管道，還是有很多人在努力與國際社群
進行具有實質意義的交流活動），另一方面也使得在臺灣生活的個人們的人權保障
缺乏監督（臺灣政府免於國際人權體系的監督機制）。這個事實也彰顯出國際人權
法體系以及所謂「普世」的價值主張，其實現仍是受制於現實條件的人爲建構。

儘管國際現實如此，臺灣人還是展現出對於人權價值的高度贊同，透過立法
將前述多數人權公約給「國內法化」（internalization），成爲法律。自最早立法院於
2009 年通過《公民與政治權利國際公約及經濟社會文化權利國際公約施行法》（常
簡稱兩公約施行法）以來，已通過五部人權公約施行法。這些施行法的第 2 條條文
都會有類似陳述：「公約所揭示……之規定，具有國內法律之效力」；換言之，施行
法使國際公約的內容，直接等同於國內法律的要求。這是一種國家對於國際公約做
出的高度政治和倫理承諾，尤其臺灣是在民主化以後立法通過這些施行法，表示在
間接意義上，是臺灣全體人民對於國際公約做出的高度政治和倫理承諾。

第二節　健康與正義

　　健康人權能夠處理所有的健康相關規範議題嗎？健康人權如果獲得了保障，就表示「沒有道德上不應存在的」群體健康問題了嗎？答案是否定的。健康人權提供了一個「起碼水準」（threshold level）的倫理要求判斷標準，但超乎這個水準以上，仍然可能有不應該存在、倫理上有錯誤的健康情形。因此，我們需要進一步借助「健康正義」與「健康不平等」兩個重要的概念。正義的概念在人類社會歷史中源遠流長，隨時間多有變化，但與人權不同之處，至今並沒有一套普世公認的正義原則。儘管如此，訴諸正義（或是控訴遭到不義對待），卻似乎又是相當普遍存在於不同社會中的共通倫理訴求。本節擇要探討正義的概念及其三大主流理論：功利主義（utilitarianism）、平等主義（egalitarianism）與社群主義（communitarianism）。

一、正義的概念

　　和看似已經某種程度上定於一尊（至少在國際人權法體系和臺灣國家法律之中）的健康人權不同，何謂健康正義至今仍是眾說紛紜。有些狀況中，我們可以透過樸素的直覺和推理發現明顯的不正義存在；但有許多時候，不正義的健康狀態與社會結構共存，隱而難見；而更多時候，我們甚至連怎樣算正義或不正義都無法取得共識。正義的理論仍在爭論之中。底下從「矯正式正義」（corrective justice）與「分配式正義」（distributive justice）兩種正義觀念的區分開始談起。

　　正義的觀念可能比權利的觀念在人類社會中還要有更久遠的歷史。在某些時代，正義就是所有人的權利都獲得保障，「讓所有應該得到東西的人，都得到他應得的東西」，或是比較極端形式的「以牙還牙，以眼還眼」；在有些時代，正義就是所有事物的德性（virtue）都能夠獲得彰顯，房屋就做房屋該做的事（遮風避雨），車子就做車子該做的事（供人乘坐），人就做人該做的事（發揮理性、經營生活）。不論是哪個版本，只要在社會互動中，有一個犯錯者（wrongdoer）改變、傷害了自己或他人的本分或應得之物，造成有人受害（victim），那麼正義就會要求犯錯者有義務矯正這個不正義的處境。這類正義稱為「矯正式正義」，似乎有某些共存於人類天性之中的成分，使得不同文化的人類社會，都演化出這類相似的樸素正義要求。

　　健康議題可能是矯正式正義的其中一個應用面向。例如，某間工廠排放大量未

經處理的有毒廢水到河川中，造成生態破壞、污染仰賴河川灌溉的農田、農作、毒害周遭引用河水的居民，群情激憤。矯正式正義會要求，犯錯的工廠有義務要將環境恢復，將農作的經濟損失（農田可能五十年無法耕作）、居民的健康損失（可能有急性症狀，甚至永久失能）恢復，若無法恢復，必須賠償。這種正義很容易想像，近似於我們現代民法法典中的損害賠償原理。健康議題特殊之處在於，不若其他類型的財產或物質，健康的損失時常無法恢復，也難以轉換為金錢來衡量應該賠償的價值。試想，我們如何估計，居民因為自飲水攝取毒物而造成腎臟壞死，必須終身洗腎，或因而罹癌而短少二十年壽命的金錢價值？這種不正義的錯誤，又能如何矯正？

除了難以矯正，在健康議題上，造成傷害的犯錯者也時常難以辨識。一個人被診斷為多重慢性病，我們如何知道此健康損失可歸咎於誰呢？是他自己的生活型態不良、居住的環境難以取得新鮮食物、教育、知識不足、低落社經地位、難以取得醫療保健服務，或基因遺傳生下來就注定？這些因素，又有哪些是可歸因於他自己，哪些可歸因於別的犯錯者，而不應該存在呢？

除了生理健康，心理健康與社會污名則更難以衡量。例如，人們對於傳染病的錯誤認識，認為 HIV/AIDS 就是因為特定性傾向、或道德上的墮落，才會感染的疾病，進而又根據社會的道德風尚來污名化特定群體，造成心理健康損失，以及社會排除、污名等傷害。矯正式正義會有什麼要求？如果社會的風尚，就是認為同性別之間的性行為是一種墮落，那麼將 HIV/AIDS 感染者排除於社會互動之外，豈不是一種正義的展現嗎？有什麼錯誤需要矯正的嗎？

二、正義三大主流理論

儘管矯正式正義在健康議題上有以上應用，也有其侷限，特別是，矯正式正義關注於個人層次之間的「犯錯──受害」因果關係與責任追究。但在複雜的社會處境中，許多的傷害與不利益，難以找到單一可歸咎的個人，其成因常是社會、政治、經濟結構的綜合結果。因此，除了課予個人矯正不義的義務，正義理論也要課予集體矯正不義、消弭結構性不平等的社會義務（social obligations），在關注群體健康、健康平等的公衛領域更是如此。是以，當代健康正義議題的討論，很大一部分聚焦在「分配式正義」之上。分配式正義主要關心的是，社會中的資源，應該要以何種原則分配給社會中的成員，才算是正義；或者是反過來說，因為我們

「虧欠」（owe）彼此什麼東西，因此我們有義務透過資源重分配的方式來互相幫助[13]。什麼是正義的分配原則，以及哪些是應該被分配的東西，仍有許多爭論中的版本，以下簡要介紹三大類主流理論。

（一）功利主義的回答

功利主義（或譯爲效益主義、功效主義）的正義觀點主張，能夠帶給最多人最大幸福（happiness）的政策，就是最正義的選項。幸福是對人類效用（utility）一種廣泛的總稱，我們如何判斷一種分配方式或一個情境正不正義，就是要看是不是在所有可能的條件下，已經獲得了最大的幸福。在公共衛生領域，這是多數健康政策的主要正義原則，直觀上很容易被人們接受：在資源有限的狀況下，我們當然要做出最有效益的分配，相同一筆衛生預算，當然要選擇那個能夠產出最大健康總量（健康作爲一種幸福的形式）的那組政策來推行；同樣一個可供移植的心臟，當然要移植給產生效用最大的病人，可能是預期能夠活最久，或是移植手術預後會最好的那位待受贈者。這種正義觀點非常適用於政策決策，而且與當代的社會科學、健康經濟的「成本效益分析」（cost-effectiveness analysis）方法有高度親和性，也相當符合「以證據爲基礎的」（evidence-based）政策制定邏輯。最正義的政策，就是成本效益最好的那個選項。但功利主義也有一些根本的難處。首先，我們怎麼知道某件事對一個人來說叫做幸福呢？例如，失去一隻手臂，對一個九十歲的老人和一個二十歲的年輕人這兩個人來說，幸福損失的程度一樣嗎？如果和一個天生就沒有手臂的二十歲障礙者的幸福程度相比呢？在政策進行群體效益計算時，這些損失量可以相加嗎？其次，如果我們總是將最大效益，或最佳成本效益視爲最正義的選項，那麼即使有人的某些東西（例如前面談論許多的健康人權保障）在抉擇過程中，因爲效益或成本效益低落而被放棄，可能也是正義的。像這樣，如果什麼東西都能拿來比較、計量、交換，可能會造成對人類價值根本剝奪。

（二）平等主義的回答

平等主義的主張與前面討論的健康人權最爲相似，這類主張認爲，人類有些普世、共通而且「相等的道德地位」（equal moral status）或「人性尊嚴」（human dignity），或者有些普世、共通而且「相等的」倫理義務要遵守，或有些普世、共通而且「相等的」權利、機會或其他東西應該獲得保障。在這些應該相等的面向上，絕對不能如前述功利主義那樣進行交換。例如，某種正義可能會要求一個人在

任何時候都不應說謊，就算說謊話能夠讓其個人、甚至其身處的社會獲得巨大幸福，也不應說謊。平等主義的分配式正義理論，就是由這種地位或義務平等的觀點，延伸到機會平等或實質獲得的資源平等的分配主張。

當代最重要的正義理論家約翰羅爾斯（John Rawls）就是平等主義論者，他在 1971 年出版《正義論》（*A Theory of Justice*），主張正義有兩個主要原則，第一為自由原則，要求每個人都應享有相同的最大程度基本自由（the most extensive basic liberty），如公民與政治權利、言論自由、個人良心、財產權等；第二為平等原則，要求基本社會資源應該依照兩個小原則來分配，如此就算產生的結果就算有差異，也是正義的：第一，基本社會資源的分配，要依照對社會中最弱勢者最有利（the greatest benefit of the least advantaged）的方式來進行；第二，要求社會中所有發展機會與工作職缺，不但要對所有人開放，而且確保最終所有人都有平等的機會（fair equality of opportunity），來追求自己想要的人生規劃（plans of life）[14]。這本書是當代最重要的正義主張，並為第二次世界大戰後在歐洲擴張的福利國家（以及之後其他後進工業國家的福利擴張，包括臺灣）建立了強大的規範基礎。

在健康領域，這種平等主義的正義會要求，每個人都應該有相等的機會獲得健康服務，而且不僅只是獲得「相同數量的相同服務」而已，而是依照各人不同情況下的健康需要（health needs）獲得對應所需的健康服務。我們可以繼續追問，為什麼每個人都應該得到這種服務呢？是因為健康服務本身內建的價值嗎？可能不是，而是因為合適的健康服務是維持各人「正常功能」（normal functioning）。如此，每個人都能夠合理享有在自己所處社會中「平等份額的正常機會範圍」（fair share of the normal range of opportunities）[13]。這種正義觀念，會要求社會資源依據能夠滿足每個人的這種機會來進行分配。

平等主義是這類正義主張的通稱，學者們有眾多不同的理論版本。平等主義的分配主張，通常涉及大量的資源籌措與重新分配；具體而言，在現代國家就是以稅收或社會保險費的方式來徵收，用來支付各式衛生福利體系所需的費用。因此，平等主義也就是今日福利國家的重要正義理論與政治正當性基礎。

（三）社群主義的回答

相比於前面兩種正義理論流派，社群主義是一種較為鬆散的集合。社群主義論者大致會有一共同主張，就是認為什麼是正義，必須由每個「社群」（community）自己內部的價值來決定，並沒有如功利主義或平等主義那般，有一個從天而降的普

遍正義觀念（如最大幸福原則、個人平等機會等）能夠適用於所有社群。

　　社群主義者因而有一種保守、最符合現狀的傾向，因爲不管在哪裡，現狀就是截至目前爲止那個社群（可能是文明、文化、國家、地區、城市、宗教、宗族等）中大多數人所相信並實踐的那些傳統價值。例如，假設在某社群中，人們認爲生育和養育家族男性繼承人是女性的責任（所以未進入家庭或生不出來的女性就是不負責的女性），而且是女性的主要價值（所以相比於其他事業和生涯機會，女性在條件許可時應優先選擇生育和養育），健康服務以此來設計就是最正義的安排。從當代（尤其是個人主義與健康人權）視角來看，這可能是一種對於女性地位的貶低、機會的剝奪、人權的侵害，甚難想像有何倫理正當性可言，但這種主張仍實際存在許多社群之中。

　　社群主義一方面令許多人厭惡，但另一方面又有很高的吸引力，它成功地掌握到我們每個「個人」終究是「社會性動物」的根本處境。我們出生下來，對於何謂善與正義的理解、自我價值認知，都是透過與社群的其他成員互動而建構起來的，而所有成員的互動，又是不斷延綿承襲自整個社群過去的歷史文化傳統而來，所以由社群來主導價值取向、指導正義的觀念，是應該的作法。回到前面案例，在那個社群中的女性，可能不會如當代人們一般，認爲自己的地位、機會被剝奪，反而，她們可能還相當擁護生育繼承人的女性價值。

　　最後，還有許多其他的正義觀念，無法被歸納爲以上三者之中任何一種，而且也不僅只是在處理「分配」的問題。若所有正義理論都難以處理我們遇到的分配問題，我們可能會走向「程序式正義」（procedural justice）的回答，也就是各式各樣民主審議程序，用投票、委員會議、參與式民主等各種方式，由受到政策影響的人們自己來決定健康資源應該如何分配，或是正義該如何達成。對於衛生部門和健康政策制定者來說，瞭解所處社會的主流正義觀念有非常實務的考量，因爲這牽涉到政策目的要如何設定，以及政策工具要如何運用、如何評估，才能夠使政策達成正義的目的。總之，健康正義的討論，補充了個人主義式且僅有「起碼水準」的健康人權的不足，處理了錯誤的追究和矯正，以及資源分配的問題。

第三節　健康不平等與全民健康運動

　　接下來，我們將討論健康不平等的概念與全民健康運動的發展。要消弭健康不平等，可說是當代公共衛生工作的主要倫理目的，很少人會認爲這個目的有什麼問題。但是，健康（或不健康）的狀態，在不同個體之間、不同群體之間，可能會因爲各種原因而有不同分布，這些分布的差異，哪些是自然現象無法避免？哪些是可避免的錯誤或不義，並應該透過集體力量來改善？

一、健康不平等

　　雖然社會經濟發展與公共衛生進步，讓全球健康大幅改善，但不同國家或不同族群間的進步幅度並不相同。舉例來說，全球高所得國家與低所得國家人民，有 18 年的平均餘命差距 [15]；若以嬰兒死亡率比較，在北歐的冰島爲每千個嬰兒只有兩名死亡，在非洲東岸的莫三比克卻是每千名嬰兒有高達 120 個死亡 [16]。再者，即使是在高度發展國家如英國或美國，國內不同族群亦存在健康差異；舉例來說，2010 年英國社經最劣勢地區（most deprived area）與最優勢地區比較，男性平均餘命少了 9.1 年，女性平均餘命則少了 6.8 年，到了 2014-2016 年間，差距更分別擴大爲 9.3 年與 7.3 年 [17]；又如，美國的嬰兒死亡率從 2000 年千分之 6.9 名，降至 2017 年的 5.8，但是非裔美國人與白人的嬰兒死亡率的差距，在 2017 年仍然高達兩倍 [18]；由此可見，隨著科技進步與公共衛生發展，各族群間的健康差異不一定會隨之改善，甚至有增加的趨勢，日益嚴重的健康不平等是不容忽視的議題。

（一）何謂健康不平等？

　　根據 Whitehead（1990）的定義，健康不平等的現象是指在不同社會群體之間的健康狀態出現非必要（unnecessary）且可避免（avoidable），以及不公平（unfair）且不正義（unjust）的差異 [19,20]。因此，任何系統性的健康差異，都可能是健康不平等的現象。例如，不同群體之間，因爲不同的性別、種族、社會經濟狀況（職業、教育程度、收入、居住地區）等，導致健康風險暴露的差異，而造成健康上的落差，就是健康不平等。最常用來評量健康不平等的指標，則包括平均餘命（life expectancy）、死亡率（mortality）、疾病發生率（morbidity）、嬰兒死亡率（infant mortality）、以及各種健康風險行爲（如酗酒、抽菸等）發生機率的差異。

　　健康不平等是全球都重視的公共衛生議題。與健康不平等相關的名詞很多，文獻上常常發生各個名詞混用的情形，然而不同名詞之間的差異不僅是字面上的，也同時隱含價值與道德批判強度的差異。呂宗學等人以 Whitehead 的健康不平等定義爲基準 [19]，整理了文獻上主要使用的四個名詞差異：健康差異（difference），健康落差（disparity），健康不平等（inequality），與健康不公平（inequity）[21]。其中健康差異與健康落差，較屬於計量統計描述，主要用來描述不同群體屬性之間健康結果（health outcomes）上的不同分布，較無價值判斷。另一方面，健康不平等與健康不公平則屬於價值判斷論述，比較具有規範性（normative）。然而這並非絕對的區分，文獻上也常見描述健康差異與健康落差，隱含價值判斷，尤其健康落差（health disparity）一詞常見於美國研究與政府出版品，所描述的健康落差，如種族的健康落差、城鄉居民的健康落差，也都有價值批判的意涵。

（二）健康的社會決定因素

　　根據世界衛生組織的定義，健康的社會決定因素（Social Determinants of Health, SDOH）係指人們出生、成長、生存、工作，乃至終老的日常生活條件，以及影響這些日常生活條件的因素，包括經濟政策與制度、發展議程、社會規範、社會政策和政治制度 [22,23]。「健康的社會梯度」（social gradient in health）則是指健康的社會決定因素的集合狀態；一般而言，社會梯度越低，健康也隨著越低。

　　健康的社會決定因素是健康不平等的關鍵因子，其重要性往往不亞於醫療服務的效果或健康行爲的選擇。例如：許多相關研究發現，社會決定因素對於健康結果的貢獻度，可以高達 30-55% [24,25]。然而，族群間社會決定因素的差異，卻又往往是某些經濟或是社會政策的結果，例如經濟成長的政策可能使貧富差距拉大，加深了健康的社會決定因素的差異性，進而導致族群間健康差異的惡化。因此，許多政策的設定目標雖與健康無直接相關，但是政策實行的結果卻影響了健康平等。

　　國際公共衛生界對於健康的社會決定因素已經有過許多討論，也發展出眾多不同的架構，用以描述各種不同類別的因素與影響。大致上，健康的社會決定因素可以分爲個人層次與群體層次兩類。個人層次的決定因素如性別、種族、社經地位、教育程度、工作狀態、移民狀態、個人擁有的社會資本等。群體層次的決定因素則像是居住地區的資源剝奪指數、可負擔的居住、交通便利程度、接受教育機會、生活必需品的可取得容易度、醫療服務的提供等等。兩種健康的社會決定因素最大不

同，在於群體層次的決定因素可以透過適當公共政策而改變，因此當群體層次決定因素的差異造成健康不平等時，公共政策在消弭健康不平等所扮演的角色便極為重要。

世界衛生組織健康的社會決定因素的行動概念架構（Conceptual Framework for Action on the Social Determinants of Health）[23]，完整描述了健康的社會決定因素如何影響健康平等，也為全球健康不平等建立討論基礎。在這個架構中，各種因素可以分為結構因素（structural determinants）與直接因素（immediate determinants）；其中，健康與公共衛生體系能夠影響的是直接因素，例如健康行為因素、生物性因素、心理社會因素等。另一方面，結構因素則包含個人的社會經濟地位（socioeconomic position），如性別、教育、收入，以及社會經濟與政治的環境，如總體經濟政策、公共政策、文化價值等等。根據該架構，在「健康的社會決定因素不平等」與「健康不平等」的現象中，不同因素彙整決定了「社會地位」（social position），而社會地位的差異造成健康的差異。

隨著更多的研究與更豐富的討論，加以各國或各地區的政經與文化差異，以及面臨的健康議題不同，各國或各地區紛紛發展出不同的健康的社會決定因素架構。例如，世界衛生組織歐洲區署（European Region）在 2019 年提出的架構中 [24]，健康的社會決定因素包含五大類：健康服務、所得的保障與社會安全保護、生活條件、社會資本、以及就業與工作環境。此架構旨在大量討論「原因的原因」（The causes of causes）所造成的健康不平等，而過去經常討論的直接原因，如醫療照護，在架構中已經不存在，也可見歐洲對健康不平等的問題，已跳脫醫療照護的思維，由更宏觀的角度全面檢視。

另一方面，美國 2030 健康白皮書 [26]，除沿用世界衛生組織的社會決定因素定義外，更進一步提出五個關鍵領域的國家目標，包括：醫療保健可近性與品質、教育可近性與品質、社會與社區脈絡、經濟穩定性，以及鄰里與建築環境。其中，居住與生活環境的治安、交通安全、噪音等等都列入考量，反映了美國在意外事故與治安風險對健康的隱憂；而這個架構仍保留了醫療服務的因子，乃源自美國國內醫療服務的可近性有明顯的族群差異，也是美國健康不平等的重要因素。

綜合眾多不同的理論，本文歸納了一個架構，如圖 12-1。其中主要分為社會層次因素與個人層次因素，而這些因素影響到健康體系與生活條件，進而影響健康結果與健康平等。在這個架構之中，健康體系的照護仍然是重要的一環，醫療資源缺乏與不均能夠直接造成健康的不平等；但是個人與社會層次的社會經濟條件也同樣

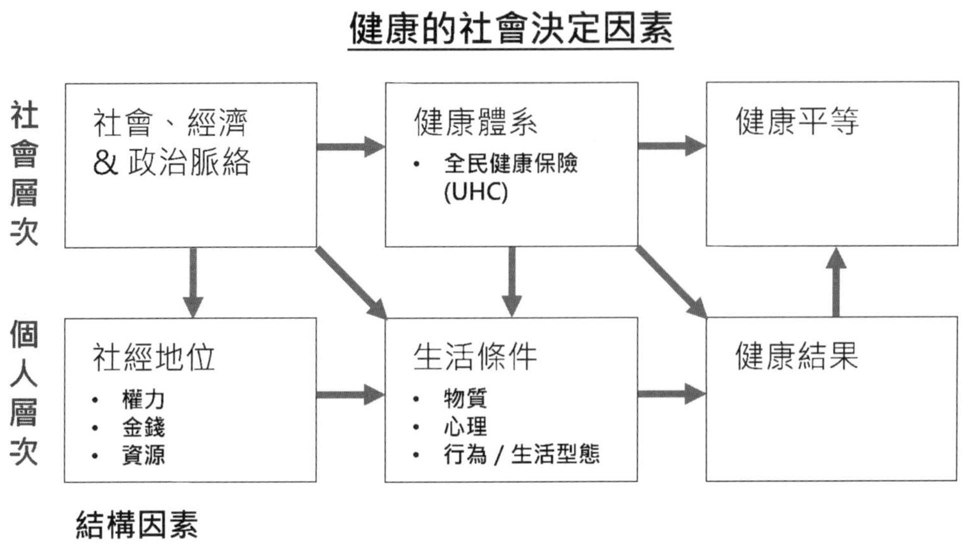

健康的社會決定因素

社
會
層
次

個
人
層
次

| 社會、經濟 & 政治脈絡 | 健康體系・ 全民健康保險 (UHC) | 健康平等 |

| 社經地位・ 權力・ 金錢・ 資源 | 生活條件・ 物質・ 心理・ 行為／生活型態 | 健康結果 |

結構因素

圖 12-1：健康的社會決定因素架構圖

重要；而社會經濟條件、健康體系、與生活條件，最終都會影響健康結果，進而影響健康平等。

　　綜觀來說，健康的社會決定因素架構與影響雖然有各種不同討論方式，但健康的社會決定因素的重要性，以及這些因素對健康不平等與不公平的影響已是不容否認。我們應該瞭解，不論是個人層次、社會層次或結構因素的差異，都是有機會透過政策改變的，且政策並不局限於公共衛生，而是包括了總體經濟政策、教育政策、稅賦政策等。因此改善健康不平等，不只是政府公共衛生部門的責任，而應該是全政府、跨部門的努力。

二、全民健康運動

　　全民健康（Health for All）指的是在一個國家內的所有人民都有獲得健康的權利，因為健康是基本人權。推動全民健康，是針對健康不平等的主要公共衛生行動，也是世界衛生組織自 1970 年代的重要政策願景。在 1977 年，世界衛生大會首次將全民健康列為重要目標，並期許在 2000 年以前達成，也就是著名的「Health for all by the year 2000」。隔年 1978 年，世界衛生組織與國際兒童基金會一起在哈薩克當時的首都阿瑪阿塔（Alma Ata），舉辦基層醫療保健服務國際研討會

（International Conference on Primary Health Care），與會國家與國際組織共同發表宣言，呼籲在 2000 年之前實現全民健康，稱爲阿瑪阿塔宣言（Declaration of Alma-Ata）[27]，該宣言以消除健康不平等並達成全民健康爲目標，乃公共衛生推行全民健康的重要里程碑。

阿瑪阿塔宣言中，確立基層醫療保健服務爲「全民健康」的關鍵。1981 年，在秘書長 Halfdan Mahler 的帶領下，世界衛生組織定義全民健康一詞，並提出全民健康政策擬定的指導方針，強調健康照護系統的建立與社區參與，主要方向涵括：基層醫療保健服務的推動，個人、家庭或社區的全面參與，資源的規劃與運用，各項推行運動的監測與評估，以及跨區域跨部門，甚至跨國的討論與合作 [28]。然而由於各國公共衛生現況與政策目標不盡相同，世界衛生組織也鼓勵各區或各國，建立自己國家的全民健康政策計畫，例如歐洲的「全民健康目標：歐洲健康政策」，其策略設定五大類共 38 個目標 [29]，其中五大類包含全民健康的 2000 年指標、健康生活型態、健康環境、適當的照護、對研究以及健康發展的支持等，與世界衛生組織的指導方針呼應，而全球消除健康不平等的運動也在各國努力下展開。

可惜 2000 年全民健康的運動，成效未竟理想，深究其因，全民健康的政策目標過於龐大與理想化，在執行面卻不夠實際，尤其是跨部門與跨國的合作牽涉複雜，達成難度極高。再者，許多政策並未從社會條件出發，忽略了健康不平等的上游原因，即健康的社會決定因素，因此即使大幅度推行，也無法從根本解決健康不平等的問題。雪上加霜的是，1980 年代初期，由於二次石油危機，新自由主義經濟興起，強調自由化、民營化、及政策鬆綁 [30]，隨之而來的貧富差距擴大，惡化各國間與族群內的健康不平等。整體而言，全民健康運動成效不彰，隨著 Mahler 在 1988 年卸下職務，全民健康運動也暫時式微。

直到 2005 年，世界衛生組織在秘書長李鍾郁的領導之下，成立健康的社會決定因素委員會（The Commission on Social Determinants of Health），全民健康的概念才又被重新重視。李鍾郁秘書長任命知名國際健康平等學者 Michael Marmot 爵士爲該委員會主席，重新從健康的社會決定因素出發，推行全民健康的理念，宣示消弭健康不平等的堅定立場。健康之社會決定因素委員會接著在 2008 年提出《用一代的時間弭平健康落差》（Closing the Gap in a Generation）報告 [22]，並在 2009 年第 62 屆世界衛生大會（WHA），通過「針對健康之社會決定因素採取行動，以減少健康不平等現象」的決議。至此，消弭健康不平等在世界衛生組織有了憲章級（constitutional level）的規範與立場宣示。

　　健康的社會決定因素委員會在 2008 年報告中，提出了三個消弭健康不平等的行動原則：第一，改善人民出生、成長、生活、工作、以及老化的生活條件；第二，正視權力、財富、以及資源上的分配不平等，因為這些分配不平等會導致生活條件的不平等；第三，測量與瞭解健康不平等的問題，並評估行動成效。由於健康之社會決定因素牽涉面向極廣，世界衛生組織於 2015 年 5 月第 68 屆世界衛生大會，進一步提出促進健康及健康公平的國家跨部門行動架構，期待各國各部會公私部門全體動員，具體落實世界衛生組織所倡導的「健康融入所有政策中」（Health in all policies），推展並落實健康公平國家計畫。

　　同年（2015）的 9 月，聯合國永續發展會議（UN Sustainable Development Summit）通過 2030 年永續發展議程，並以 2016 年為永續發展元年，期在 2030 年前，共同解決包括貧窮、水污染、氣候變遷、城市永續等問題。在永續發展議程中，共有 17 項永續發展目標（Sustainable Development Goal, SDGs）[31]，包含 169 項細項目標（Targets），其中第三項永續發展目標（SDG3）為：「確保健康的生活，促進各年齡層所有人的福祉」[32]，簡稱健康福祉目標或健康目標。SDG3 共列舉 13 個細項目標，並設定 28 個健康指標為改善健康福祉政策的方向；其中，細項目標 3.8：全民納保，則是整體健康目標的基礎，冀望透過全民納保，能提高健康照護的公平性，並進而改善健康 [33]。必須一提的是，除了健康福祉目標外，其他 16 項永續發展目標也都與落實全民健康息息相關，例如針對弱勢族群提供社會安全保護（SDG 1.3）、終結全球營養不良（SDG 2.2）、學齡前兒童的發展與教育（SDG 4.2）等。SDGs 的倡議，呼應全民健康改善社會經濟因素的訴求，不但將健康效應評估納入所有非健康政策的決策過程中，也示範如何使健康部門以外的所有公共政策，如環境或教育政策，同時具備健康意涵以及體現「健康融入所有政策中」的精神。

第四節　臺灣經驗

　　在這一節裡，我們將視野拉回臺灣。當 1946 年世界衛生組織憲章提出健康為基本人權的時候，1947 年剛由國民大會通過、總統公布的《中華民國憲法》，不但於第 15 條載明：人民之生存權、工作權及財產權，應予保障，更於第 157 條規定：國家為增進民族健康，應普遍推行衛生保健事業及公醫制度 [34]。然而，隨

著流行病學轉型與對健康／生病決定因素的瞭解，戰後臺灣落實健康人權的行動大致分為三個階段：傳染病防治期（1945-1970），全民醫療照護期（1970-2000），以及全民健康促進期（2000迄今），茲分別說明如下：

一、傳染病防治期

臺灣公共衛生事業始於日據時代，到了1940年代即獲得很好的成就；不但疾病大流行已經不容易見到，而且男女平均壽命都明顯超過四十歲，準備邁入流行病學轉型第二期。但不幸的是，二次世界大戰的蹂躪，疫病再度猖狂，傳染病防治成為光復後最刻不容緩的公共衛生議題 [35]。

為了推動公共衛生工作，國民政府接管臺灣後第一步，就是建立獨立衛生行政體系。首先，將總督府警察局衛生課改制為衛生局，隸屬行政長官公署民政處，下設衛生試驗所及檢疫總所，於是衛生行政便與警察業務分開。接著，長官公署於1947年改組為臺灣省政府，衛生局亦隨之改組為衛生處，直屬省政府，而原各州廳之衛生單位則先改制為衛生院，再改組為衛生局。

最值得稱讚的是，政府決定在各鄉鎮市區興建衛生所。1945年首創十五所，以後在中國農村復興委員會補助下，短短五年內即達成每一鄉鎮市區一間衛生所的目標。衛生所的任務，主要是提供多元基層醫療保健服務，包括：一般診療服務、衛生教育、婦幼衛生（家庭計畫、產前產後檢查、接生）、預防接種、砂眼和寄生蟲治療等。雖然如此，特定公共衛生政策，例如：瘧疾撲滅計畫、結核病防治計畫、助產士下鄉計畫等，則採類別專案計畫辦理。但不管衛生所的預防保健服務或專案衛生計畫，一般而言，大都以全民為對象，而且以免費或低自付費用為原則。

1965年當世界衛生組織宣布臺灣為瘧疾根除地區時，臺灣已經進入流行病學轉型第三期。在此期間，男女平均壽命皆超過65歲，並且隨著死亡率大幅下降；非傳染性疾病例如：癌症、中風、心臟疾病、高血壓、糖尿病和意外事故等，已經取代傳染性疾病，成為主要的人口健康問題，也帶來醫療體系改革的挑戰。

二、全民醫療照護期

由於非傳染性疾病不僅成因複雜，而且一旦罹患大多無法痊癒，醫療可近性逐漸成為臺灣備受重視的公共衛生議題。1971年，行政院衛生署成立後，為了保障

就醫人權，不再對醫療照護採取自由放任的態度，而臺灣也因此邁入全民醫療照護期 [36]。

　　面臨醫療需求日益高漲的挑戰，政府以增加醫療資源爲主要對策。首先，決定擴展醫學教育，以期達到每千人口一名執業醫師的目標。於是，不僅原有六所醫學院校同時擴大招收醫學生及增設學士後醫學系，更相繼成立三所新醫學院校，使每年醫學生招收人數由 600 名增加至 1200 名。但有關醫師人力的地理分布，主要仍依賴市場力量，直到 1983 年推動群體醫療執業中心計畫時，才開始安排一般公費醫學師下鄉服務。

　　其次，政府規劃以每千人 4 張病床爲政策目標，並且積極增建與擴建省市立醫院。1979 年，實施「加強農村醫療保健四年計畫」時，更試圖建立以公立醫院爲主的醫療網。但最後不僅此一構想沒有實現，私立醫院甚且相對加速成長，因此 1985 年當再次推動醫療網籌建工作時，便將所有公私立醫院納入計畫範圍。

　　遺憾的是，由於政府在醫療財源籌措上的努力非常有限，大多數民眾一直沒有健康保險的保障。勞工保險（簡稱勞保）與公務人員保險（簡稱公保）是當時臺灣最主要的社會保險，兩者皆提供醫療給付。但是截至 1970 年，祇有 8% 的人口參加勞保或公保。此外，省市立醫院與衛生所就如同私立醫療院所一般，也向病人收取醫療費用。

　　到了 1970 年代後期，國內一些經濟學家開始關心家庭功能的式微，並且主張發展社會福利以彌補，埋下了全民健保的種子。另一方面，由於中美斷交以及反對政治勢力的逐漸抬頭，執政黨爲了免於合法地位的危機，亦在短短幾年內通過與修正一些重要社會福利法案，使 1980 年代社會保險人口的大幅成長。

　　然而，更重要的是，1986 年 2 月 28 日行政院俞國華院長在立法院院會上，宣布公元 2000 年爲全民健保目標年。1988 年，經建會在行政院的指示下，成立全民健保小組進行規劃，並於兩年後完成「全民健保制度規劃報告」報院，1990 年由衛生署在第一期的規劃基礎上，接續進行第二期規劃工作。伴隨臺灣民主化發展，在政黨政治競爭之下，立法院於 1994 年 7 月 19 日三讀通過制定《全民健康保險法》，並且爲了避免全民健保開辦初期的混亂影響 1995 年底的立法委員選舉以及 1996 年初的總統大選選情，要求成立才兩個月的中央健保局於 1995 年 3 月 1 日全面實施全民健保。

　　整體而言，全民健保政策相當成功 [37]。不僅達到保障公平就醫的目標，而且大幅減少因病而貧的人口，因此民眾滿意度經常超過七成。另一方面，全民健保

在控制醫療費用於合理範圍內的努力，也值得肯定；目前臺灣的醫療保健支出占國內生產毛額比例仍維持在 7% 以下，比 OECD 國家平均大約低 3%。

雖然如此，全民健保仍有許多改善的空間 [38]。首先，在有效利用醫療保健資源上，「看病多、拿藥多、檢查多」等浪費或濫用現象相當常見。其次，醫療照護只是諸多健康決定因素之一，而且大都是在下游救人，因此全民健保實施以後，臺灣健康不平等的問題依然嚴重，例如：直到 2020 年，臺東與臺北之間的平均壽命差距仍然高達 7.6 歲。

三、全民健康促進期

當臺灣熱衷追求全民醫療的時候，歐美先進國家則著手檢討醫療的效用，並且積極提倡健康促進。1974 年加拿大衛生福利部長 Marc Lalonde 發表「A New Perspective on the Health of Canadians」，正式揭開健康促進運動的序幕。等到 1979 年美國公共衛生署署長發表《健康政策白皮書》（Healthy People）之後，英國、瑞典、日本、澳洲等國更是紛紛響應。當第一次世界健康促進大會於 1986 年在加拿大渥太華召開時，健康促進已經成為一股不可抗拒的世界潮流，而其實踐也從聚焦個人生活型態的選擇，擴大到創造有利健康生活的社會環境或場域 [39]。

臺灣的健康促進運動起步相當晚，直到 1989 年 8 月 12 日衛生署長發表「臺灣地區人口突破兩千萬時的省思」，才有微弱的聲音，且傳達的訊息主要是個人責任。在這封致國人信中，署長特別指出：「一般人均容易忽略自我保健的重要性」，因此主張「健康是權利，保健是義務」，呼籲每位國民要改變「有病才求醫」的觀念，主動力行保健義務，例如：戒菸、戒檳榔、少喝酒、多運動、注意營養與睡眠 [40]。

但是，缺少政治意願則是更大的阻力。例如：衛生署在 1990 年即著手研訂國民健康目標，並展開以全人口為基礎，規劃一部涵蓋有健康促進、健康維護及預防保健服務三個面向的「國民保健計畫」。但卻十分遺憾，1993 年發表的衛生白皮書雖然提出「邁向衛生大國，追求全民健康」的總目標，但未能找到所訂定的具體國民健康目標。由於衛生署本身對健康促進的重視有待加強，與其他部門（例如：經濟部及農業發展委員會）的合作也自然有限。

2001 年衛生署整併保健處及所屬三個研究所，成立國民健康局（復於 2013 年改制為衛生福利部國民健康署，簡稱國健署），是一項重大突破 [41]。除傳統婦幼

衛生工作外，國健署的主要任務是慢性病防治，包括提供預防篩檢及養成國人健康生活型態。隨後爲創造有利健康生活的場域，中央及地方政府自 2002 年起陸續以專案方式推動健康城市、健康學校、健康醫院及健康職場。

2008 年，衛生署再度向前跨出一步，發表《2020 健康國民白皮書》，提出兩個國家政策目標：延長健康平均餘命與追求健康公平性 [42]。而爲了達成目標，白皮書以新公共衛生典範爲參考架構，強調支持性社會環境、健康生活方式，以及優質醫療照護三類健康決定因素，並且特別關心兒少、老人、婦女、原住民、社經弱勢以及身心障礙等六大群體。

巧合的是，同一年世界衛生組織的健康社會決定因素委員會建議：必須從改善日常生活條件以及解決權力、金錢與資源的分配著手，以消除健康不平等 [22]。也就是說，必須追究原因的原因，重視治理、政策、文化價值等最上游面向。臺灣現在雖然已經瞭解將健康融入所有政策的重要性，同時 2016 年出版的《臺灣健康不平等報告》更明白指出：臺灣的健康不平等現象與社會、政治、經濟等因素息息相關 [43]，但遺憾的是，迄今健康促進運動，仍以在不同場域推動健康生活方式的養成爲主，而有關跨部門對健康之社會決定因素採取行動的部分，則亟待未來繼續努力。

結　語

本章介紹了健康人權的概念起源、基本內涵以及修辭、法律與哲學上的三種理解，其中，就法律上的理解而言，國際社會已經建立起一套國際人權法體系與相關政治制度，算是某種程度受到各國承認的普世價值。人權公約課予締約國政府「尊重」、「保障」與「履行」每一個人基本人權之義務，健康人權主要由《公民權利和政治權利國際公約》所規範，亦散見於其他各人權公約中。健康人權與衛生工作息息相關，衛生政策也與其他人權有緊密交織的關係。

人權爲每個人的人性尊嚴提供了「起碼水準」的保障，但這並不是全部。對於健康正義和健康平等，我們可能有更高的期待。本章也介紹了健康正義的主要理論，幫助我們辨識出需要矯正的健康不正義。矯正式正義要求犯錯者恢復、賠償受害者的損失，分配式正義則進一步要求社會整體負起義務，分配資源給我們虧欠彼此的東西，例如，某種平等主義會主張，政府應提供一個能讓所有人「有平等機會

獲得健康」的環境，效益主義會主張最大化快樂，而社群主義可能會主張彰顯社群的價值。

最後本章介紹全民健康運動與健康之社會決定因素之歷史與當代發展，以及臺灣的經驗。健康不平等是指在不同社會群體中，健康狀態出現非必要（unnecessary）且可避免（avoidable）的差異，亦即任何系統性的健康差異，都可能是健康不平等。健康的社會決定因素則是指人們成長、工作和老化的生活條件，以及影響生活品質、風險、健康的狀態等的相關因子。自 1970 年起，全民健康成為重要的政策目標，然而第一波的全民健康運動並不成功，主要原因是過於理想的目標設定，與過於龐大複雜的跨部門行動不易實行。自 2008 年以後另一波全民健康運動，明確訂立改善健康不平等的三個計畫策略，並著重在健康的社會決定因素條件。世界衛生組織於 2015 年第 68 屆世界衛生大會，進一步提出促進健康及健康公平的國家跨部門行動架構，期待具體落實「健康融入所有政策中」，推展並落實健康公平國家計畫。

臺灣的全民健康運動，從早期的傳染病防治，處理基本的傳染病與環境衛生問題，到 1970 年代環境改善、疾病轉型後，著重於提供全民醫療照護，醫療專業人力與醫療機構有大幅成長，1980 年代家庭結構隨經濟產業轉型，社會福利開始擴張，醫療服務的財源籌措也成為改革重點，1995 年全民健保實施，確保就醫財務公平性，臺灣的醫療照護體系結構大致底定。1990 年代，健康促進開始在臺灣受到重視，2001 年成立專責單位國民健康局。儘管有這些努力，健康不平等依舊存在，相比於醫療服務，社會整體資源對於健康促進、預防保健服務仍是較低度投入，衛生部門以外的行政部門也仍需進一步整合，對健康之社會決定因素採取行動，以實現人人健康或全民健康的目標。

關鍵名詞

《經濟、社會及文化權利國際公約》（International Covenant on Economic, Social and Cultural Rights, ICESCR）

《世界衛生組織憲章》（Constitution of the World Health Organization）

最高可獲得的生理與心理健康（the highest attainable standard of physical and mental health）

可使用性（availability）

可近性（accessibility）

可接受性（acceptability）

品質（quality）

功利主義（utilitarianism）

平等主義（egalitarianism）

社群主義（communitarianism）

健康差異（health difference）

健康落差（health disparity）

健康不平等（health inequality）

健康不公平（health inequity）

健康的社會決定因素（Social Determinants of Health）

全民健康運動（Health for All Movement）

健康融入所有政策中（Health in all policies）

複習問題

1. 試舉一例，從人權保障的「AAAQ 架構」來檢視，在臺灣的公共衛生政策現況中，有哪些人的哪些健康人權，可能尚未獲得完整保障？

2. 試舉一例說明，在臺灣的衛生政策實施現況中，有哪些措施和政策介入，可能造成對於人權的不當限制，甚至危害？

3. 請說明健康不平等的定義，並解釋健康不平等各種名詞的差異性。

4. 健康的社會決定因素包含哪些？請舉例說明。

5. 請簡要說明國際上全民健康運動的歷史沿革與推展成果。

6. 請簡要說明全民健康運動在臺灣的推行現況以及未來努力的方向。

引用文獻

1. Gostin LO. Public health, ethics, and human rights: A tribute to the late Jonathan Mann. The Journal of Law, Medicine & Ethics 2001;**29**:121-30.

2. Griffin J. On Human Rights. Oxford: Oxford University Press, 2008.

3. Donnelly J. Human Rights and Human Dignity: An Analytic Critique of Non-Western Conceptions of Human Rights. American Political Science Review 1982;**76**:303-16. doi:10.1017/S0003055400187015.

4. Cobbah JA. African values and the human rights debate: An African perspective. Human Rights Quarterly 1987;**9**:309-31.

5. 陳瑤華：人權不是舶來品：跨文化哲學的人權探究。第 2 版。臺北：五南，2015。

6. Constitution of the WHO. Available at: https://www.who.int/about/governance/constitution. Accessed Feb 8, 2022.

7. UN. Universal Declaration of Human Rights. Available at: https://www.un.org/en/about-us/universal-declaration-of-human-rights. Accessed Feb 8, 2022.

8. OHCHR. International Covenant on Economic, Social and Cultural Rights. Available at: https://www.ohchr.org/en/professionalinterest/pages/cescr.aspx. Accessed Feb 8, 2022.

9. Committee on Economic, Social and Cultural Rights (CESCR). General Comment No. 14: The Right to the Highest Attainable Standard of Health (Art. 12 of the Covenant). Available at: https://www.refworld.org/docid/4538838d0.html. Accessed March 27, 2020.

10. Committee on Economic, Social and Cultural Rights (CESCR). General Comment No. 22 (2016) on the right to sexual and reproductive health (article 12 of the International Covenant on Economic, Social and Cultural Rights). In: Editor, ed.^eds. Book General Comment No. 22 (2016) on the right to sexual and reproductive health (article 12 of the International Covenant on Economic, Social and Cultural Rights): United Nations Committee on Economic, Social and Cultural Rights, 2016.

11. Mann JM, Gostin L, Gruskin S, Brennan T, Lazzarini Z, Fineberg HV. Health and Human Rights. Health and Human Rights 1994;**1**:6-23. doi:10.2307/4065260.

12. Yeh M-J, Liao W-H, Serrano R. Protecting Universal Health Coverage in Non–United Nations Member States: Lessons From Taiwan. American Journal of Public Health 2019;**109**:1101-2. doi:10.2105/ajph.2019.305154.

13. Daniels N. Just Health: Meeting Health Needs Fairly. Cambridge University Press, 2007.

14. Rawls J. A Theory of Justice. Cmabridge, MA: Harvard University Press, 1971.

15. WHO. World health statistics 2019: monitoring health for the SDGs, sustainable development goals. Geneva: World Health Organization, 2019.

16. WHO. Social determinant of health: Key concepts. Available at: https://www.who.int/news-room/questions-and-answers/item/social-determinants-of-health-key-concepts. Accessed May 5, 2022.

17. Public Health England. Health profile for England: 2018. Available at: https://www.gov.uk/government/publications/health-profile-for-england-2018. Accessed May 5, 2022.

18. U.S. Department of Health and Human Services, Health Resources and Services Administration, Office of Health Equity. Health Equity Report 2019-2020: Special Feature on Housing and Health Inequalities. Rockville, Maryland, 2020.

19. Whitehead M. The Concepts and Principles of Equity and Health. International Journal of Health Services 1992;**22**:429-45. doi:10.2190/986L-LHQ6-2VTE-YRRN.

20. Whitehead M. The Concepts and Principles of Equity and Health (EUR/ICP/RPD 414). Copenhagen: WHO Regional Office for Europe, 1990.

21. 呂宗學、陳端容、江東亮：釐清健康不平等相關名詞。台灣公共衛生雜誌 2015；**34**：115-8。

22. WHO CSDH. Closing the gap in a generation: health equity through action on the social determinants of health: final report of the commission on social determinants of health. Geneva: Commission on Social Determinants of Health, World Health Organization, 2008.

23. Solar O, Irwin A. A conceptual framework for action on the social determinants of health (Discussion Paper Series on Social Determinants of Health, 2). Geneva: World Health Organization, 2010;76.

24. WHO. Healthy, prosperous lives for all: the European Health Equity Status Report: executive summary (No. WHO/EURO: 2019-3536-43295-60680): WHO. Regional Office for Europe, 2019.

25. WHO. Social Determinants of Health. Available at: https://www.who.int/health-topics/social-determinants-of-health. Accessed April 27, 2022.

26. U.S. Department of Health and Human Services, Office of Disease Prevention and Health Promotion. Healthy People 2030. Available at: https://health.gov/healthypeople/objectives-and-data/social-determinants-health. Accessed April 27, 2022.

27. International Conference on Primary Health Care. Declaration of Alma-Ata. WHO Chronicle 1978;**32**:428-30.

28. WHO. Global Strategy for Health for All by the Year 2000. Geneva: World Health Organization, 1981.

29. WHO. Regional Office for Europe. Health for all targets: the health policy for Europe. Available at: https://apps.who.int/iris/handle/10665/341920. Accessed May 7, 2022.

30. 江東亮：公共衛生與健康不平等：三個歷史的教訓。台灣公共衛生雜誌 2015；**34**：1-4。

31. WHO. Health in 2015: from MDGs, millennium development goals to SDGs, sustainable development goals. 2015.

32. 曾育慧、江東亮：全球發展新紀元：從千禧年發展目標到永續發展目標。台灣公共衛生雜誌 2017；**36**：1-5。

33. Goal 3: Ensure healthy lives and promote well-being for all at all ages. Available at: https://sdgs.un.org/goals/goal3.

34. 中華民國憲法。

35. 陳拱北預防醫學基金會主編：健康與公共衛生的歷史。公共衛生學。臺北：巨流圖書，1988。

36. Chiang T-L. Taiwan's 1995 health care reform. Health Policy 1997;**39**:225-39. doi:http://dx.doi.org/10.1016/S0168-8510(96)00877-9.

37. Chiang T-L, Cheng S-H. Health Care System Reform and Policy Research in Taiwan. Singapore: World Scientific Publishing, 2020.

38. 黃煌雄、江東亮主編：第三波健保改革之路。臺北：天下文化，2020。

39. 江東亮、余玉眉：健康促進：國民健康的新方向。中華公共衛生雜誌 1994；**13**：381-7。

40. 施純仁：健康是權利，保健是義務——臺灣地區人口突破兩千萬的省思。醫院雜誌 1989；22：177。

41. 2021 年國民健康署年報。引自 https://www.hpa.gov.tw/Pages/Detail.aspx?nodeid=4519&pid=14656。引用 2022/02/28。

42. 2020 健康國民白皮書。引自 https://www.mohw.gov.tw/cp-26-36493-1.html 。引用 2022/02/28。

43. Taiwan Health Promotion Administration, UCL Institute of Health Equity. Health inequalities in Taiwan. Taipei and London: Health Promotion Administration, Ministry of Health Welfare and Institute of Health Equity, University College London, 2016;132.

第 13 章
倫理相關法規

雷文玫　撰

學習目標

一、瞭解與公衛相關的價值、人權

二、瞭解何謂身體自主權，尊重自主原則以及與之相關的病人自主
　　權利法

三、瞭解何謂資訊隱私權，個資保密原則以及與之相關的個人資料
　　保護法

四、以人類免疫缺乏病毒傳染防治及感染者權益為例，瞭解公衛倫
　　理如何平衡公衛目標與對身體自主權與資訊自決權的保障

五、透過人類免疫缺乏病毒傳染防治及感染者權益保障條例，瞭解
　　尊重當事人自主，及避免污名、歧視的重要性

前　言

　　本書第一篇先介紹了行政法與衛生法律的相關理念，第二篇分析了各種公衛法律及背後的政策，第三篇則檢視公衛倫理的基本原則，各種公衛介入措施所牽涉的倫理議題，以及公衛政策最核心的目標：消弭健康不平等。這些篇章勾勒出落實公共衛生政策的倫理與法律的全貌與縱深。

　　然而，公共衛生法律與倫理永恆的挑戰是，如何平衡公益與個人自由之間的緊張關係。舉例而言，為了保障民眾能夠享有基本的健康照護，政府開辦全民健保及長照保險，但由於民眾也需要根據自己的所得負擔相應的保費，因此也影響了民眾的財產權。又如，防疫單位對民眾所進行的傳染病疫調、篩檢、隔離、檢疫，也牽涉到民眾的隱私、身體自主權、人身自由。再者，為了預防或治療民眾各種慢性病，政府限制民眾販賣、提供、使用菸酒，或限制產商所製造及販賣的食品，同時也限制了民眾吸菸、喝酒的行動自由及業者研發或販賣產品的營業自由。最後，為了確保國民能在健康的環境工作、就學場所或生活，政府也會課予雇主、學校或業者各種義務；這也再次牽涉人民的健康與業者與機構的自由。

　　在受到公共衛生法律與政策限制的各類自由中，最核心的權利是人民的身體自主權與資訊自決權。無論是接受各類篩檢、治療，或者是為了減少健康風險而禁止吸菸飲酒、少吃高熱量食物、多運動等等，都牽涉到一個人對自己的身體的自主權。而為了掌握國民健康狀況，據以採行必要防疫措施，或推動健康促進政策，則牽涉民眾的資訊自決權。倘若國家基於促進國民健康進行介入，也需要對所限制的身體自主權及資訊自決權有基本的認識，才不至於違反比例原則，過當限制人民權利。

　　為此，在本書一一介紹過公共衛生各種倫理法律及政策之後，本章將回頭介紹與身體自主權最相關的病人自主權利法與相關法律，以及與保障資訊自決權最主要的個人資料保護法，最後再用人類免疫缺乏病毒傳染防治及感染者權益保障條例這個公衛法律為例，說明法律在促進國民健康之餘，如何兼顧個人身體自主權與資訊自決權，實現公衛倫理的理念。

第一節　身體自主權的保障：安寧緩和醫療條例與病人自主權利法

一、身體自主權與知情同意之要件

　　身體與健康，是一個人發展自我的憑藉。有健康的身體，人們才能行動、就學、工作，實現自我的意志。但當醫師或政府以促進健康之名，介入限制人民的身體，當事人是否還可以主張任何權利？

　　由於人的身體是一個人最私密也最神聖的空間，攸關一個人的人格尊嚴，因此 1914 年美國的 Cardozo 法官即在 Schloendorff v. Society of New York Hospital 判決中，首度闡明了法院對身體自主權的保障：「每一個心智健全的成年人，有權利決定自己的身體如何處置 [1]。」該案判決認爲，即使外科醫師動手術的目的是爲了割除病人的腫瘤，也需要尊重當事人對自己身體的自主權，除非病情危急，病人又喪失意識，才能在沒有病人的同意下，逕行對病人動手術。

　　我國學者在討論醫病關係的脈絡時也認爲，基於法律對身體權的保障，也可以導出病人對身體的自主權，並藉此課予醫師以手術或其他醫療行爲影響病人身體時，應該得到病人知情同意，否則可能構成民事上侵權行爲或刑事上的傷害罪 [2]。因此，當他人不法侵害一個人身體時，身體權具有防禦的功能；但是當醫師或其他專業人員爲了病人健康要提供醫療服務時，基於病人對自己身體的自主權，則會衍生出醫事人員對病人的告知義務，是一種積極請求權，兩者均爲病人之人格權 [2]。

　　然而，要讓病人在醫療中展現對自己身體自主權，即使有書面同意，也可能僅是徒具形式。Beauchamp 與 Childress 認爲，病人的知情同意，需要符合三個要件與七個要素 [3]：

　　1. 先決要件：
　　　（1）具備同意能力：能理解並作決定的能力。
　　　（2）自願性：沒有受到威脅利誘等不當影響，能自主決定。
　　2. 資訊要件：
　　　（3）資訊揭露：特別是重要資訊的揭露。
　　　（4）醫師提出建議：建議具體治療方案。
　　　（5）病人理解：病人理解（3）與（4）。

3. 同意要件：

（6）決定：病人偏好特定方案。

（7）授權：病人授權醫師執行特定方案。

基於這樣的意旨，我國醫療法也明文規定醫師在實施侵入性檢查或手術時，應善盡告知義務，並取得同意。醫療法第 63 條規定，「醫療機構實施手術，應向病人或其法定代理人、配偶、親屬或關係人說明手術原因、手術成功率或可能發生之併發症及危險，並經其同意，簽具手術同意書及麻醉同意書，始得為之。」醫療法第 64 條規定，「醫療機構實施中央主管機關規定之侵入性檢查或治療，應向病人或其法定代理人、配偶、親屬或關係人說明，並經其同意，簽具同意書後，始得為之。」

二、尊重自主 v. 保護生命？：安寧緩和醫療條例的立法發展

雖然病人知情同意的權利，受到國內外法律的保障，但是當病人的病程發展至重症或末期時，得否拒絕維生所必要的醫療？由於攸關病人自主權與生命之間的角力，對醫師、病人與家屬決策常成為爭議。一方面，醫療法前述第 64 條雖然保障病人的自主權，但但書規定「但情況緊急者，不在此限。」此外，醫師法第 21 條規定：「醫師對於危急之病人，應即依其專業能力予以救治或採取必要措施，不得無故拖延。」醫療法第 20 條也規定「醫院、診所遇有危急病人，應先予適當之急救，並即依其人員及設備能力予以救治或採取必要措施，不得無故拖延。」這使得即使病人清楚拒絕心肺復甦術，過去醫師憚於法律上的急救義務以及倫理上的為善原則，不敢尊重病人的意願。另一方面，特別是當治療有健保承擔費用，家屬怕不孝，因此過去病人常常是被「救到至死方休」，死前承受電擊、壓胸等沒有尊嚴的臨終過程、沒有死的就成為長期插管臥床，沒有生活品質的病人 [4]。

然而，長期依賴呼吸器的病人，生活品質低下沒有尊嚴、家屬照護負擔沉重，健保支出龐大，已造成三輸的結果，國內外醫界前輩早已疾呼應該推動緩和醫療。例如英國的桑德斯醫師早在 1967 年就提倡「緩和醫療」，主張針對末期病人，醫療介入的目標應該是減少病人痛苦的照護（care），而不是治癒（cure），1990 年趙可式博士也在淡水馬偕設立了臺灣第一個安寧病房 [5]。

這個呼聲逐漸在國內外獲得法律的聲援。1990 年美國通過病人自主權利法（Patient Self-Determination Act），我國立法院則在 2000 年三讀通過了安寧緩和醫療

條例。該法允許末期病人在有書面意願的情況下，得放棄電擊、心臟按摩等心肺復甦術。由於目的是讓病人在沒有過度醫療介入的情況下，允許既存的重症自然地引領病人走向死亡，因此也稱「自然死」，以有別於醫師以藥物積極加速或導致病人死亡的「醫助自殺」或「安樂死」。不過，為了避免醫師過早放棄救治病人生命的疑慮，該法也將允許拒絕的時機，限於「末期病人」，意即「指罹患嚴重傷病，經醫師診斷認為不可治癒，且有醫學上之證據，近期內病程進行至死亡已不可避免者」，同時，為求慎重，該法也要求需經兩名專科醫師診斷確屬「末期」。

三、安寧緩和醫療條例的未竟之事：病人自主權利法的立法目的

然而，相較於國外，由於我國安寧緩和醫療明文允許拒絕醫療的對象限於「末期病人」，得撤除或不施予的手段也限於「心肺復甦術」，因此實務上一直遇到爭議。例如，倘若一個大腸癌末期病人，因為肺炎送醫急救，醫師可以用抗生素讓病人多活一點時間，此時，由於需要急救的症狀是肺炎，而不是陷入「末期」的大腸癌，醫師可否放棄抗生素讓其有機會因肺炎的病程自然死亡？或者，即使末期病人簽署意願書之後，依法可以拒絕心肺復甦術，但心肺復甦術並不包含點滴等流體營養餵食，然而由於末期病人吸收能力不好，這些流體營養餵食甚至可能造成水腫等不適症狀，倘若因病情嚴重食慾不振吸收不好，是否一定要為其插鼻胃管及點滴？此外，漸凍人等神經退化疾病發展至末期時，即使病人意識清楚，卻由於吞嚥及呼吸困難，常被迫坐視自己窒息而死，也一定要等到末期才能放棄治療嗎？由於安寧緩和醫療原先設定的情境是瀕死病人，因此明文允許放棄的對象及醫療處置十分狹隘，在實務上常造成困難 [4]。

有鑑於此，民國 108 年我國正式施行病人自主權利法，將得拒絕治療的對象從「末期病人」擴及「不可逆轉之昏迷狀況」、「永久植物人狀態」、「極重度失智」及「其他經中央主管機關公告之病人疾病狀況或痛苦難以忍受、疾病無法治癒且依當時醫療水準無其他合適解決方法之情形」共五種臨床條件的病人。同時，得放棄的處置由心肺復甦術擴大至葉克膜、洗腎等維持生命治療以及人工營養及流體餵養（參見下表 13-1）。

表 13-1：安寧緩和醫療條例與病人自主權利法撤除維生醫療比較表

	安寧緩和醫療條例	病人自主權利法
施行	2000 年	2019 年
得拒絕之時機	末期病人	末期病人、不可逆轉之昏迷狀況、永久植物人狀態、極重度失智及「痛苦難以忍受、無法治療且無其他合適解決方法之情形」
得拒絕之處置	心肺復甦術及維生醫療	維持生命治療及人工營養及流體餵養
得主張之人	成年人或未成年人得父母同意	具完全行為能力人
主張之程序	本人簽署意願書或最近親屬簽署同意書	經預立醫療照護諮商，作成預立醫療決定，經見證且註記健保卡
家屬代理？	得代理，但不得違反本人反對之意思表示	不得代理，除非被指定為醫療委任代理人

資料來源：作者製表。

　　由於病人自主權利法允許拒絕醫療的情境，不再限於末期病人，立法時倍受爭議。為了避免醫師過早放棄急救，可能衍生的民刑事責任或倫理責任，該法僅允許病人本人拒絕維生醫療，倘若病人事先沒有完成法定要求的預立醫療決定書，家屬不得代理拒絕。相對地，安寧緩和醫療條例由於放棄急救的對象是生命瀕臨死亡的末期病人，因此倘若病人針對是否接受心肺復甦術，先前不曾預立意願書且意識昏迷或無法清楚表達意願時，該條例允許由其最近親屬出具同意書代替之。同時，由於榮民等單身民眾可能沒有人可以代理決定，該條例也允許無最近親屬者，醫師經照護安寧緩和醫療後，得依末期病人最大利益出具醫囑代替之。但無論是家屬或醫師的決定，均不得與末期病人於意識昏迷或無法清楚表達意願前明示之意思表示相反。

　　病人自主權利法因此彰顯了當牽涉維生醫療是否給予時，應由病人自主決定的重要原則。不過，為了確立這個決定果真是病人深思熟慮的決定，該法創設了繁複的法定要件與程序。首先，當事人必須是成年且意識清楚之完全行為能力人，方有資格根據該法預立醫療決定。其次，當事人必須偕同二親等內之親屬至少一人，接受符合衛福部規範的醫療照護諮商。倘若有指定醫療委任代理人將來代理決定，醫療委任代理人亦應參與。第三，完成諮商後，意願人應作成預立醫療決定之書面，經醫院核章、經公證人公證或兩人見證、並註記於全民健保卡後，醫師方得於五種臨床條件成就時，根據當事人意願，不施予或撤除維生醫療或流體營養等餵食。

　　簡言之，安寧緩和醫療條例由於規範的情境針對末期病人之心肺復甦術，通常

醫療之效益有限，能存活的生命時間與品質也有限，因此拒絕醫療之要件比較寬鬆，僅需作成書面即可，而且倘若病人事先沒有預立意願書或當下沒有意識，也可以由家屬代理拒絕心肺復甦術。但病人自主權利法由於適用對象包含末期以外病人，且放棄之醫療處置範圍較廣，由於此一決定牽涉不可逆轉的生死決定，因此家屬不得代理，且當事人預立醫療決定之前，尚須經過繁複的法定程序與要件，方得於臨床條件生效時，拒絕醫療。

四、病人自主權利法的意外收穫：翻轉醫師病人與家屬的權力結構

　　雖然病人自主權利法原先立法的目的，是為了解決安寧緩和醫療條例適用範圍過於狹隘，限制病人善終的權益，但由於該法強化了對病人自主的規範，無形中也翻轉了長期以來病人在醫療決策過程中相對於醫師與家屬的弱勢。事實上，在病人自主權利法施行前，我國既有法律過去對於「病人自主權」的保障並不明確 [6]：醫療法第 63 條及第 64 條，對於手術、侵入性檢查或治療，僅規定「應向病人或其法定代理人、配偶、親屬或關係人說明，並經其同意，簽具同意書後，始得為之。但情況緊急者，不在此限。」這使得醫療實務上，醫師告知的對象常選擇病人家屬，甚至當病情不樂觀時，有時還會應家屬要求，對病人隱瞞病情，使病人喪失了選擇安寧緩和醫療的善終權益，也剝奪了病人在臨終前道謝、道愛、道歉、道別的機會 [7]。

　　有別於醫療法過往所默許的家屬父權，病人自主權利法確立了病人才是醫療決定主體的地位。該法第 4 條規定，「病人對於病情、醫療選項及各選項之可能成效與風險預後，有知情之權利。對於醫師提供之醫療選項有選擇與決定之權利。」至於家屬，該條第 2 項甚至規定「病人之法定代理人、配偶、親屬、醫療委任代理人或與病人有特別密切關係之人（以下統稱關係人），不得妨礙醫療機構或醫師依病人就醫療選項決定之作為。」因此，該法明確使家屬在醫療決定上居於從屬地位，只有當「病人未明示反對時，亦得告知其關係人」。即使「病人為無行為能力人、限制行為能力人、受輔助宣告之人或不能為意思表示或受意思表示時」，雖然必須仰賴父母、監護人或輔佐人代理決定，但該法第 5 條仍然保障醫師應該努力以當事人能理解的方式告知。

　　由於民國 108 年病人自主權利法的施行，病人的身體自主權終於成為我國法律

明文保障的權利 [8]。確立病人自主權的法律地位，在我國即將邁入超高齡社會之際，意義深重。隨著高齡人口比例逐漸增加，醫療科技發展日新月異，倘若沒有妥善保障病人是否接受治療的自主權，一方面容易因過度醫療，導致病人生活品質與尊嚴沒有保障；一方面也容易造成健保與家屬醫療費用的沉重負擔。然而，由於我國少子化情形嚴峻，在健保財務結構脆弱的前景下，為了節省醫療費用而終止治療，固然不符合醫學倫理與尊重生命的社會政策，但倘若社會能夠鼓勵民眾及早思考臨終醫療決策，普遍作成預立醫療決定，將可促成病人善終權益與避免醫療浪費的雙贏。

第二節　公衛倫理與法律如何保障身體自主權

一、何謂身體自主權？

在病人自主權利法的明文保障下，病人對其身體有自主權，已無疑義。但即使是醫療場域之外，身體自主權也逐漸受到認可。民國 102 年 1 月 30 日修正公布之道路交通管理處罰條例第 35 條第 5 項規定：「汽車駕駛人肇事拒絕接受或肇事無法實施第 1 項測試之檢定者，應由交通勤務警察或依法令執行交通稽查任務人員，將其強制移由受委託醫療或檢驗機構對其實施血液或其他檢體之採樣及測試檢定」，憲法法庭 111 年憲判字第 1 號判決認為：該規定「授權交通稽查人員得違反受移送者之意願，以限制其行動自由之方式，將其強制移送並留置於醫療機構，接受血液或其他檢體之採樣及測試檢定，已涉及對受強制移送者人身自由之限制。再者，交通稽查人員得違反受移送駕駛人之意願或未經其同意，逕行委託醫療機構以侵入身體之器具自其身體組織採取血液或其他檢體，構成對其身體權之限制。又，受委託檢驗機構亦得不經本人之同意，就採得之血液或其他檢體之樣本為測試檢定，以探知檢體內之酒精濃度值或其他生物資訊，而人體組織內之血液等體液組織，均蘊含有人各不同且終身不變之生物資訊，乃高敏感個人資訊之載體；血液中所含酒精濃度值雖僅短期存在，惟其既須經由檢測屬高敏感個人資訊載體之血液始得探知，自仍將觸及重要個人資訊隱私之範圍。是系爭規定一亦構成對受強制採血檢測者資訊隱私權之嚴重侵害。」

根據憲法法庭 111 年憲判字第 1 號判決，由於強制抽血檢驗，涉及人身自由、

身體權與資訊自決權之重大限制，大法官認為，應該採取嚴格查基準。根據此標準，雖然當駕駛人拒絕或無法接受吹氣檢測，抽血檢查的確屬於最小必要手段，但民國 102 年 1 月 30 日修正公布之道路交通管理處罰條例第 53 條規定，只要「肇事」時，駕駛人拒絕接受或無法實施第 1 項測試之檢定，即應接受強制抽血檢查，大法官認為未必符合比例原則，因為肇事之原因很多，包含疲勞、分心、疏忽、躲避異物、車輛機械突然故障或路況不熟悉都有可能，未必皆因酒駕，因此不能僅因因駕駛人肇事而拒絕配合吐氣酒測或因其神志不清、昏迷而無法接受吐氣酒測，即一律強制檢驗血液酒精濃度值。

　　大法官甚至進一步認為，強制採檢血液中之酒精濃度值，以作為處罰酒駕行為之證據，對被取證之人的人身自由、身體權與資訊自決權構成重大限制，性質上屬於公權力所實施之強制取證措施，與刑事訴訟程序之身體搜索及身體檢查措施（刑事訴訟法第 122 條及第 205 條之 1 規定參照）無異，其實施即應具備必要之正當法律程序。大法官認為，現行規定，不分情況是否急迫，也沒有經過法官或檢察官之審查或同意程序，事後也未有任何陳報該管檢察官或法院之監督查核程序；且對受強制實施血液酒精濃度測試檢定者，亦未提供任何權利救濟機制，無論司法程序或正當法律程序，相較於實施刑事訴訟程序中之身體搜索或身體檢查措施所應具備之相關司法程序，明顯牴觸憲法正當法律程序之要求。因此，前述規定，牴觸憲法第 8 條保障人身自由、第 22 條保障身體權及資訊隱私權之意旨，應自民國 111 年 2 月 25 日該判決公告之日起，至遲於屆滿 2 年時失其效力。

　　身體權在法律受到高度保障，已如前述，公衛倫理的傳統也十分尊重當事人對自己身體的自主權。2002 年 James Childress 等重量級學者在提出公衛倫理原則時，即將「尊重自主」原則與「促進福祉」、「防止或排除傷害」、「效益與傷害的最佳平衡」、「效益與負擔的公平分配」、「促進參與」、「保密義務」、「遵守承諾」、「誠實揭露資訊」及「建立與維繫信任」並列為公衛倫理應遵守的原則 [9]。其他公衛學者也將尊重自主列為公衛倫理本原則 [10-12]。即使用語不是「尊重自主」，許多公衛倫理原則的學者也將保障自由權（Liberty）明列為公衛應實現的基本原則 [13-15]。

　　在前述憲法位階的身體自主權與公衛倫理的基礎之上，倘若衛生主管機關要限制人民身體自主權，需有法律明文規定，方得為之。例如傳染病防治法第 48 條規定，衛生主管機關「對於曾與傳染病病人接觸或疑似被傳染者，得予以留驗；必要時，並得令遷入指定之處所檢查、施行預防接種、投藥、指定特定區域實施管制或隔離等必要之處置。」

　　此外，即使衛生主管機關有法律授權，當政府不僅僅是要篩檢，而要限制人民的人身自由，也會強化對人民的程序保障，一方面透過機關間相互制衡的力量，減少濫權；一方面也保障民眾能在過程中有機會提出異議，提高行政機關說理的義務，縱使最後結果不利於己，也有助於提高民眾對結果的接受度，避免損及對公衛決策者的信任。精神衛生強制住院治療，即為此例。該法第 41 條將強制全日院住院治療的對象，限於脫離現實無法處理自己事務之「嚴重病人」，且需有「傷害他人或自己或有傷害之虞」，且「經專科醫師診斷有全日住院之必要」者，方得要求強制住院治療。同時有鑑於強制治療不僅限制當事人身體自主權，更會影響到當事人人身自由，因此精神衛生法特別強化了強制治療的程序要求。目前是要求需經專科醫師、護理師、職能治療師、心理師、社會工作師、病人權益促進團體代表、法律專家等人士組成之審查會許可，民國 111 年底修法後，未來需經法官裁定才能強制住院治療，只是施行日期由行政院會同司法院另定之。

　　至於雇主為了職業安全衛生之目的，需要對員工進行篩檢或檢查，即使有法律依據，但由於不是衛生主管機關，法律通常也會要求雇主必須得到當事人之同意。例如職業安全衛生設施規則第 297 條之 2 規定，雇主對於作業中遭生物病原體污染之針具或尖銳物品扎傷之勞工，應建立扎傷感染災害調查制度，倘若為了調查扎傷勞工之針具或尖銳物品之危害性及感染源，需進行個案之血液檢查者，應經當事人同意後始得為之。又如企業使用 SARS-CoV-2 快速抗原檢驗測試注意事項（民國 110 年 6 月 6 日訂定）第一點規定，雇主應於採檢前徵得員工同意，員工可自願參加，不得脅迫員工接受採檢。

二、公衛法律保障自主的手段選擇：最小侵害原則與平等原則的權衡

　　公衛倫理與法律對於身體自主權的保障，不僅表現在限制身體自主權應有法律規定的法律保留原則，也表現在倘若非不得已必須限制人民身體自主權，也會盡量用侵害最小的手段來達成公衛的目標 [9,10,13-16]。這個原則在法律上稱為比例原則，要求政府在限制人民自由權利時，除了必須能達成重要公益目標（適當性原則）之外，也要是最小必要限制的手段（必要性原則），且所限制的權利與所欲實現的公益兩者必須相當（狹義比例原則）。

　　為了實現最小侵害手段，公衛倫理法律學者 Lawrence O. Gostin 將法律視為公

共衛生的政策工具，整理出法律可以介入的七種不同模式，並建議從中尋找對人民權益影響最輕者。以下以我國各種公衛相關法律爲例，說明法律作爲公衛政策工具的七種不同的模式 [17]：

1. 善用稅捐的效果：例如菸害防制法利用健康捐來抑制民眾對菸品的消費，並且利用健康捐來挹注菸害防治相關工作。

2. 改變資訊環境：例如食品安全衛生管理法強制標示熱量，來協助民眾健康的飲食。

3. 改造人爲環境：例如職業安全衛生法課予雇主有義務維護工作環境的安全，或者菸害防制法對有關吸菸區與禁止吸菸區的設計。

4. 改變社會經濟結構：包含透過全民健康保險法進行社會重分配，以消弭健康不平等。

5. 直接限制個人、專業人員及企業行爲：例如道路交通管理處罰條例強制騎機車必須戴安全帽、食品安全衛生管理法要求必須具備特定資格才能製造或販賣食品、職業安全衛生法直接課予雇主保護員工健康的義務，並定期進行檢查。

6. 透過損害賠償責任進行間接管制：例如透過消費者保護法或民事損害賠償責任，對危害大眾健康的製造商進行求償，以促使企業主在設計產品或提供服務時，善盡保護消費者的之責任。

7. 解除管制：最經典的例子是人類免疫缺乏病毒傳染防治及感染者權益保障條例中的「減害政策」，透過提供美沙冬替代療法或清潔針具的方式，促使藥癮者逐漸減少對於海洛因的依賴，或減少共用針具，以降低 HIV 感染的風險。

除了第五種模式是直接限制個人行爲以外，上述其他模式都刺激公共衛生的決策者思考如何在尊重自主的情況下，引導民眾做有助於健康的選擇。這七種模式的共同特徵都是：倘若只要改變資訊環境或人爲環境，但保有民眾自主選擇的最大空間，仍可以達到目標，應該優先選擇該手段。例如，倘若只要標示食品添加物等資訊，即可引導民眾選擇更健康的飲食，就不需要直接立法禁止特定食品添加物。

不過，減少對自主的侵害，並不是公衛政策考量的唯一因素。爲了消弭健康不平等，決策者除了考慮侵害最小手段外，也需考量其對弱勢族群的平等效應。例如，對於教育程度或社經程度較低的民眾而言，倘若無法消化資訊，或即使有資訊也沒有財力可以做更健康的選擇，那麼改造資訊環境也無法達成目的。此外，以健

康捐的手段限制民眾的消費行為，影響最鉅的，會是經濟能力較差的民眾，因此，是否經得起平等原則的檢驗，也必須根據限制消費物品是否屬於民生必需品，小心衡量。例如菸品因為不是民生必需品，課予健康捐也許適當，但倘若是料理常用的米酒，課健康捐，可能會對弱勢民眾造成不成比例的限制。最後，由於許多的健康促進的手段，除了限制民眾自由外，也可能同時增加民眾的負擔，從促進社會正義的角度，倘若要直接限制個人行為，應該優先選擇有能力負擔的對象，例如，與其直接限制民眾吸菸的行為，不如優先限制菸商與業者販售的對象與場所，或設立吸菸區與非吸菸區的義務，因為後者不但在經濟上較有能力承擔責任，其也從販售菸品中獲益，理應承擔相應的負擔。

第三節　資訊自決權的保障：個人資料保護法

前述的章節介紹了常被公衛介入手段限制的身體自主權，但是在介入之前，公共衛生實務需要透過監測環境與民眾健康、調查感染來源等方式，掌握疫情或民眾健康狀況，才能據以擬定方案，進行介入。這些手段最直接影響的基本權即是人民的隱私權，特別是健康資料的隱私權。

由於健康資料的隱私權在個人資料保護法受到比較高規格的檢驗，因此本節將說明何謂隱私權？個資法如何保障隱私權？以及基於公衛目的蒐集與利用健康個資，應該符合哪些規範，以確保公衛介入時，能平衡對人民隱私權的保障。

一、從資訊隱私權到資訊自決權

事實上，直到 20 世紀，隱私才逐漸被法院承認為一種權利。1890 年 Louis Brandeis 與 Samuel Warren 首度提出了隱私權的概念，認為人應該有「不被打擾的權利（right to be left alone）」[18]。這可以保護個人私密的事物免於他人的打擾、避免尷尬事曝光、避免被他人誤解，也可以避免個人肖像被他人用來營利 [19]。隨著各種監聽科技的發展，促使 1967 年美國聯邦最高法院提出隱私權受保障的兩要件，亦即：一方面，當事人需對系爭事物有展現出隱私的主觀期待；另一方面，社會也必須認可該隱私期待具有客觀上的正當性，該隱私權方受到法院的保障 [20,21]。

隱私權對人格尊嚴與自我實現有重要的意義。Alan Westin 認為，隱私權確保四個重要的狀態：首先，它保障人們可以保持孤獨，讓私密生活不受他人審視與評價。其次，它也保障親密關係在不受他人打擾或窺探的情況下，有機會自由發展。第三，它也保障了匿名性，讓人們即使在公開場合，也可以不被辨識出來，可以自在地行動。最後，它也保護了當事人心理上希望與他人保持的距離，即使是對重要他人，亦然 [22]。質言之，透過隱私權對心理與物理空間私密性的保障，人們得以保護自己不被他人任意窺探，對於一個人能夠探索世界、發展自我，自主作決定，具有重要意義。許多學者因此認為，隱私權也是人格發展與自我實現的基礎 [23-25]。

前述隱私權的概念，主要建立在「限制」他人窺探「私領域」的權利。然而數位社會中個資大量電子化與集中化，個人資料原本就掌握在各種政府與商業機構手中，要透過劃分「私領域」來保護隱私不被機構做其他的利用，在理論上顯有扞格。因此，學者在闡述隱私權的概念時，轉而強調對個人資訊流向的自主「控制」的取向 [26]。

我國大法官在闡明保障隱私的緣由時，也是保障隱私作為一種對資訊的自決權，而不僅僅只是保障資訊的私密性。民國 94 年大法官在釋字 603 號解釋中，針對法律要求人民提供指紋才能換發身分證是否違憲時，大法官多數意見認為：「維護人性尊嚴與尊重人格自由發展，乃自由民主憲政秩序之核心價值。隱私權雖非憲法明文列舉之權利，惟基於人性尊嚴與個人主體性之維護及人格發展之完整，並為保障個人生活私密領域免於他人侵擾及個人資料之自主控制，隱私權乃為不可或缺之基本權利，而受憲法第二十二條所保障。」

大法官在釋字 603 號解釋進一步闡釋「資訊自決權」的內涵。大法官認為，資訊自決權包含一種「個人自主控制個人資料」的面向，「保障人民決定是否揭露其個人資料、及在何種範圍內、於何時、以何種方式、向何人揭露之決定權，並保障人民對其個人資料之使用有知悉與控制權及資料記載錯誤之更正權。」民國 111 年的憲判第 13 號針對健保資料庫提供作研究之用的判決甚至認為，基於憲法保障之資訊隱私權，當事人原則上「就其個資，於受利用之前，有同意利用與否之事前控制權，以及受利用中、後之事後控制權。」

二、個人資料保護法對個資的保障

　　我國個人資料保護法的立法目的，正是在體現國家對個人資訊自決權的保障。我國的個人資料保護法基本上係參考經濟合作暨發展組織（Organization for Economic Co-operation and Development, OECD）1980 年個人資料跨國流通與隱私保護指引（Guidelines on the Protection of Privacy and Transborder Flows of Personal Data）的八大原則及歐盟個人資料保護指令「Directive 95/46/EC on the protection of individuals with regard to the processing of personal data and on the free movement of such data」。為了保護個人對於自己資料之自主權，經濟合作暨發展組織的指引臚列了八個個資保護的原則：

1. 有限度蒐集原則：要求相關個資操作應透過合法、公平方式（lawful and fair means）為之。

2. 資料品質原則：個資應該符合蒐集目的，且為實現前述目的所必要，資料應盡可能正確、完整且能反映現況。

3. 目的特定原則：要求個資操作目的應於資料蒐集時特定，且其後個資之處理與利用應以達成該特定目的、或其他與該目的相符者為限。

4. 最小利用原則：除非符合法定要件或經當事人同意，否則個人資料不應該被揭露、利用或用於其他目的。

5. 資料安全原則：個資應該受到合理程度的保護，避免被非法入侵、銷毀、修改或揭露。

6. 透明原則：指個資的開發、使用與政策應該公開透明，此外，應該有方法可以確保個資的狀態、性質及利用的主要目的、以及資料管理者（data controller）的身分與聯絡方式。

7. 個人參與原則：個人資料的主體應該有權在合理的時間及成本內，從資料管理者知悉是否持有其個資，倘若被拒絕，也應該有權知悉理由並尋求救濟。

8. 可問責性原則：指資料管理者有責任遵守上述個資保護原則。

　　不過，保障資訊自決權不是個資法的唯一目標，該法第 1 條立法意旨也同時提到，促進個人資料之合理利用。因此，該法一方面明文規範個資的蒐集、處理與利用，希望提高民眾對資料的自決權，但也允許在法律規範的特定條件下，可以合理利用個資。例如，個資法第 15 條及第 16 條也要求公務機關蒐集、處理或利用個資時，原則上均應有合法的特定目的，且所蒐集或處理的資料，應為執行法定職務必

要範圍內，且以符合該特定目的之方式蒐集與利用個資，除非有符合個資法的法定事由或得當事人同意。即使是要作目的外之利用，根據第 16 條，也必須符合法定要件，例如法律明文規定，爲增進公益、爲免除當事人生命、身體、自由或財產之危險，或者公務機關或學術研究機構基於公共利益爲統計或學術研究而有必要，且資料經過提供者處理後或經蒐集者依其揭露方式無從識別特定之當事人。

值得注意的是，根據個資法第 6 條，病歷、醫療、基因、性生活、健康檢查與犯罪前科，均被視爲特種個資，受到比較高規格的保護，因此原則上不得蒐集、處理或利用。然而該條仍允許例外：包含有法律明文規定；公務機關執行法定職務或非公務機關履行法定義務必要範圍內，且事前或事後有適當安全維護措施；及公務機關或學術研究機構基於醫療、衛生之目的，爲統計或學術研究而有必要，且資料經過提供者處理後或經蒐集者依其揭露方式無從識別特定之當事人；及爲協助公務機關執行法定職務或非公務機關履行法定義務必要範圍內，且事前或事後有適當安全維護措施。

由於醫療等個資屬於原則上不得蒐集處理利用之特種個資，因此根據法理，這些「例外」規定解釋上應該從嚴解釋。因此，倘若政府基於防疫或其他公衛目的，需要蒐集處理利用民眾個人資料，相關法律規定應該具體明確，蒐集處理利用之個資應該限於執行法定職權所必要之行使，事前或事後應有適當安全維護措施，即使爲了統計或學術研究有必要，資料之提供或揭露方式，也應該讓當事人的身分無法被識別。因此，針對健保資料是否得成立資料庫提供研究之用，民國 111 年 8 月 12 日憲法裁判第十三號判決採取嚴格審查標準，即認爲全民健保法目前缺乏對於健保資料提供作研究之用的規定不符合法律保留原則，且應強化獨立監督機制，應於三年內修法改善。

這些個資的處理原則，不但攸關憲法保障之資訊自決權以及法律要求，同時也攸關民眾是否願意信任衛生主管機關，配合公衛疫調或監測，坦誠分享自己的個資。這種信任，在容易受到污名歧視的疾病，更是如此。因此，以下本章再以人類免疫缺乏病毒傳染防治及感染者權益保障條例爲例，說明公衛政策如何透過法律規定，平衡尊重資訊自決權、身體自主權與公衛之倫理要求。

第四節　公衛倫理與法律如何保障身體自主權與資訊自決權──以人類免疫缺乏病毒傳染防治及感染者權益保障條例為例

一、人類免疫缺乏症候群的疫情發展與防治政策

假如 21 世紀初人類醫藥取得重大進展的傳染病是新冠肺炎，20 世紀末人類醫藥取得重要進展的傳染病，當屬人類免疫缺乏症候群（Acquired Immunodeficiency Syndrome，簡稱 AIDS）。由於全球衛生治理的通力合作，強化預防與治療，消弭污名與歧視，它從 1980 年初人人聞之色變的絕症，變成一個只要規律服藥，平均餘命可以與一般人無異的慢性病。

但是當 1981 年美國第一個被診斷為 AIDS 的病人出現時，由於當時沒有治療跟預防的方法，加上被診斷的族群中一開始先是同志族群，後來又出現共用針頭的藥癮族群等弱勢族群，因此病人飽受污名與歧視之苦，常被家人與雇主排斥，許多人為了避免這樣的歧視，寧可不接受篩檢，卻擴大了感染的人數。到了 1983 年，美國疾病管制局釐清 HIV 的主要感染途徑，也知道 HIV 不會透過單純接觸空氣、水、食物或物品表面傳染時，美國 AIDS 病人累計已有 3,064 人，累計 1,292 人死亡，各大洲也陸續出現病例 [27]。到了 1999 年，世界衛生組織（World Health Organization，簡稱 WHO）宣布，AIDS 已成為全球第四大死因，而且在非洲是死因第一名，共有 3 千 3 百萬人感染 HIV，累計 1 千 4 百萬人死於 AIDS，主要又以撒哈拉沙漠以南疫情最為嚴峻 [27]。

不過，醫藥進步與公衛政策的推展，扭轉了 HIV 的疫情。首先，1987 年美國第一個治療 HIV 的藥 Zidovudine（AZT）問世、診斷 HIV 的檢測方法也越來越準確，科學家也確認 HIV 也會透過哺育母乳垂直傳染給嬰兒 [27]。這使得公衛主管機關可以更有效地預防傳染、發現感染者及治療病人。其次，WHO 也試圖擴大治療與篩檢的可近性：一方面，隨著各類相關 HIV 藥物的進展，2000 年聯合國防治 AIDS 的專責單位 UNAIDS 與五大藥廠協商壓低相關藥物在開發中國家的售價，同時，世界貿易組織（World Trade Organization）透過 2001 年的多哈宣言（Doha Declaration）宣布開發中國家可以自行生產 HIV 的藥物以因應公衛危機。2007 年 WHO 與 UNAIDS 也鼓勵醫療機構向民眾推廣 HIV 篩檢，以便及早發現、及早治療，及早遏止傳染 [27]。第三，2011 年一項研究顯示，治療 HIV 本身就有助於降

低病毒量以及傳染力時，WHO 更強化推動 HIV 治療的可近性，希望盡快提高大家接受篩檢的意願、提高接受治療的比例，並可以提高病毒量降低的比率，逐步減少 HIV 的傳染。到了 2013 年 WHO 宣布，每年因 HIV 死亡的人數相較於 2005 年的高峰，已減少了 30% [27]。

　　儘管檢測與醫藥進步使得 HIV 不再是絕症，但 WHO 與公衛政策決策者也意識到，倘若感染者持續受到污名與歧視，人們不會主動接受篩檢，也不會配合個案管理師對接觸者的追蹤篩檢，就無法及早治療並遏止傳染。法律與政策對此扮演了重要的角色。1988 年，WHO 宣布每年 12 月 1 日是世界 AIDS 日，希望提高民眾對 HIV 感染者的理解與支持，團結對抗 HIV 疾病，而不是感染者。1990 年美國通過身心障礙者權益保障法（American with Disability Act），其中包含禁止對感染者的歧視 [27]。

二、人類免疫缺乏病毒傳染防治及感染者權益保障條例

　　爲了掙取感染者的信任並擴大防治 AIDS 的努力，我國也在 1990 年通過後天免疫缺乏症候群防治條例。爲了強化對感染者的支持，該法於 2007 年更名爲人類免疫缺乏病毒傳染防治及感染者權益保障條例（以下簡稱 HIV 條例），希望透過尊重人們的身體自主權與資訊自決權，爭取民眾對公衛防治措施的支持，及早接受篩檢、及早治療，防止傳染。該條例主要遵循 WHO 的 5C 原則 [28,29]，分別說明如下：

（一）知情同意（Consent）

　　一如本章第一節提到的，一個人的身體攸關個人最私密的領域與決定，因此醫學倫理與法律向來保障「每一個心智健全的成年人，有權利決定自己的身體如何處置」。特別是因爲早期 HIV 即使篩檢出來並無法治療，即使有藥可以治療當事人也未必可以買得起或接受得到，社會對 HIV 感染者的污名歧視又很嚴重，因此即使 HIV 疫情嚴重，WHO 向來十分提倡尊重當事人篩檢與治療 HIV 的意願。

　　我國也不例外。儘管我國從民國 77 年即對感染者提供免費治療，但爲了提高民眾接受篩檢的意願，除非有法律規定者外，HIV 條例原則上保障民眾接受檢測的身體自主權以及資訊自決權：該條例第 15 條規定，醫事人員除因檢測捐血、捐贈器官或血液製劑外，應經當事人同意及諮詢程序，始得抽取當事人血液進行人類免

疫缺乏病毒檢查。倘若民眾有疑慮，疾管署甚至委託醫療機構提供匿名篩檢，讓民眾在無須顧忌隱私外洩的情況下，及早接受篩檢，及早接受治療，並遏止傳染。

不過，由於 HIV 有傳染性，該條例也規定了一些可以例外不取得當事人同意之事由：該條例第 15 條授權主管機關對於發現感染、疑似感染或屬於高風險族群等有檢查必要者，應通知其至指定醫療機構接受 HIV 諮詢與檢查，檢查費用由公費負擔。根據衛生署民國 104 年之公告，後者包含性工作者、藥癮患者、三人以上之藥物濫用性派對參加者、矯正機關收容人、性病患者、役男、義務役官兵及醫師認定有必要檢查之嬰兒，且該嬰兒之母懷孕期間未曾接受 HIV 檢查者。另一類是因醫療之必要性或急迫性，有必要檢查者。例如，HIV 條例第 15 條之 1 允許在醫事人員疑似感染來源有導致被針扎之醫事人員可能感染 HIV 之虞、受檢查人意識不清無法表達意願或新生兒之生母不詳時，醫事人員得採集檢體進行人類免疫缺乏病毒感染檢測，無需受檢查人或其法定代理人之同意。

（二）個人隱私保密原則（Confidentiality）

除了身體自主權之外，本章第二節也介紹了資訊自決權對於人格尊嚴與自我實現的重要性。因為 HIV 感染者的身分，可能改變當事人對未來的規劃、打擊自我心像，也可能讓當事人遭受污名與歧視，甚至衝擊其與伴侶、家庭成員或遭受工作、保險等不利益，因此 WHO 及相關公衛倫理也很重視 HIV 檢測的保密。HIV 條例第 14 條因此規定，主管機關、醫事機構、醫事人員及其他因業務知悉感染者之姓名及病歷等有關資料者，除依法律規定或基於防治需要者外，對於該項資料，不得洩漏。

同樣為了提高民眾對醫療與公衛單位的信任，HIV 條例也禁止對感染者的歧視。HIV 條例第 4 條規定，感染者之人格與合法權益應受尊重及保障，不得予以歧視，拒絕其就學、就醫、就業、安養、居住或予其他不公平之待遇。而且，非經感染者同意，不得對其錄音、錄影或攝影。醫事人員於感染者就診時，得知其感染事實，也不得拒絕提供服務。

（三）對篩檢者提供諮詢（Counselling）

雖然 HIV 條例尊重當事人身體自主權與資訊自決權已如前述，但由於醫藥的進步與政府對感染者權益的保障，其實接受篩檢與治療通常是對當事人利益大於風險。倘若放任民眾在不知情的情況下，拒絕篩檢，反而不利於其自主權的行使。因

此 WHO 與公衛倫理也責成醫療機構在提供篩檢之餘，也應該在事前提供篩檢利弊得失的諮詢，無論結果是否為陽性，也藉著諮詢的機會，提供安全性行為等衛教，以預防傳染。

（四）確保檢驗結果的正確性（Correct test results）

此外，由於 HIV 的檢測結果可能造成當事人的心理衝擊，為了避免造成不必要的焦慮，WHO 與公衛倫理要求，提供 HIV 的檢測必須確保檢測結果的正確性。

（五）連結篩檢、治療與預防服務（Connection）

最後，篩檢或檢測不僅僅是為了防止傳染，也是為了及早發現、及早治療當事人。不得拒診。因此 WHO 與公衛倫理均要求，倘若篩檢結果是陽性，必須連結到確診、治療等個案管裡。即使結果是陰性，也必須善用篩檢的機會，提供衛教，以擴大 HIV 防治的成效。在此背景之下，我國除了透過個案管理師追蹤與支持感染者的醫療等需求，HIV 條例也規定，感染者後續的治療由公費及全民健保補助。

總　結

公共衛生主要的任務是促進民眾健康，目標跟民眾應該是一致的。然而，當政府採取的手段，限制到民眾的選擇與行動自由時，就會形成公益與個人自由的對立。

然而，由於身體自主權與資訊自決權攸關一個人的人格尊嚴與自我實現，當醫療或公衛政策要予以限制時，必須能夠經得起倫理與法律的檢驗。因此，當代社會不但越來越尊重民眾對於末期醫療的選擇，病人自主權利法更翻轉了醫病關係的結構，強化病人對自己醫療的主體地位。這樣的身體自主權，也同樣限制政府可以以公衛之名，對民眾篩檢、隔離甚至進行強制治療的權力。公衛倫理與法律因此要求必須有法律規定，並選擇侵害最小的手段、且所侵害的權利與所要達成的公益必須相當，並且留意其對弱勢族群的平等效益，並維繫民眾對政府的信任。

同樣地，儘管數位社會越來越考驗民眾的資訊隱私，但透過個人資料保護法等相關規範，我國也努力調和資訊自決權與公益等其他利益之間的緊張關係。即使是公共衛生政策通常是為了促進民眾健康而蒐集、處理與利用個資，但由於牽涉健康

等特種個資，也需有更明確的目的、法定職權範圍內、蒐集與利用最小必要的資訊，以及更完善的資訊安全等配套措施。

HIV 的防治，充分展現了醫藥與法律實現公衛政策與倫理的可能性。過去 HIV 感染者飽受污名與歧視。醫藥進步固然提升了防治 HIV 的成效，但從 WHO 推動 5C 原則以降，各國立法保障感染者接受篩檢的身體自主權、資訊隱私權以爭取感染者對公衛的信任，使得民眾逐漸願意及早接受篩檢、治療，也及早避免傳染給他人。時至今日，HIV 已經成爲慢性病，而且感染新案也逐漸減少了。

這些成效凸顯倫理與法律對於實現公衛目標的重要性。雖然公衛有時會限制人權，但由於公衛終究牽涉當事人的身體與健康，倘若公衛要能夠竟其功，必須獲得當事人的信任與配合，就必須尊重當事人的人權。因此公衛與人權的關係，不但不應該是相衝突的，反而應該是相輔相成的。公衛人也應該比一般人更重視社會中不同階層與族群的平等與人權，才能實現公衛的目標。

關鍵名詞

身體自主權（Right to bodily autonomy）

尊重自主原則（respect of individual autonomy）

安寧緩和醫療條例（Hospice Palliative Care Act）

病人自主權利法（Patient Right to Autonomy Act）

資訊隱私權（Right to informational privacy）

資訊自決權（Right to decisional privacy）

個人資料保護法（Personal Data Protection Act）

個資保護原則（data protection principles）

人類免疫缺乏病毒傳染防治及感染者權益保障條例（HIV Infection Control and Patient Rights Protection Act）

隱私保密（protection of privacy and confidentiality）

污名（Stigma）

歧視（Discrimination）

複習問題

1. 病人自主權利法與安寧緩和醫療條例對於撤除維生醫療之規定有何異同？

2. 我國個人資料保護法之立法精神係參考 OECD 關於個人資料保護指令的哪八個原則？

3. 試說明 WHO 針對防治 HIV 所提出的 5C 原則。

引用文獻

1. Schloendorff v. Society of New York Hospital, New York Court of Appeals, 105 N.E. 92: New York Court of Appeals, 1914.

2. 楊秀儀：論病人自主權——我國法上「告知後同意」之請求權基礎探討。台大法學論叢 2007；**36**：229-68。

3. Beauchamp TLC, James F. Principles of Biomedical Ethics. New York: Oxford University Press, 2013.

4. 楊秀儀：救到死為止？從國際間安樂死爭議之發展評析臺灣「安寧緩和醫療條例」。台大法學論叢 2004；**33**：1-44。

5. 林貞岑：推動安寧緩和醫療 趨可式讓生命美到最後。康健雜誌 2000；21。

6. 楊秀儀：誰來同意？誰作決定？——從告知後同意法則談病人自主權之理論與實際：美國經驗的考察。臺灣法學會學報 1999；**20**：367-410。

7. 雷文玫：沉默的病人？父權的家屬？——從安寧緩和醫療條例修法歷程檢視病人臨終自主在我國的機會與挑戰。月旦法學 2014；**227**。

8. 楊秀儀：再論病人之拒絕治療權：病人自主權利法施行之後。台大法學論叢 2021；**50**：789-865。

9. Childress JF, et al. Public Health Ethics: Mapping the Terrain. Journal of Law, Medicine & Ethics 2002;**30**:170-8.

10. Baum NM, et al. "Looking Ahead: Addressing Ethical Challenges in Public Health Practice. Journal of Public Health Management Practice 2007;**14**:354-7.

11. Jaffe HW, Hope T. Treating for the Common Good: A proposed Ethical Framework. Public Health Ethics 2010;**3**:193-98.

12. Petrini C, Gainotti S. A Personallist Approach to Public Helath Ethics. Bull World Health Organization 2008;**86**:624-29.

13. Upshur REG. Principles for the Justification of Public Health Intervention. Canadian

Journal of Public Health 2002;**93**:101-3.

14. Thompson AK, et a1. Pandemic Influenza Preparedness: An Ethical Framework to Guide Decision-Making. BMC Medical Ethics 2006;**7**.

15. Bioethic NCo. Public Health: Ethical Issues. 2007. https://www.nuffieldbioethics.org/publications/public-health. Accessed Jan 21, 2022.

16. Kass NE. An Ethics Framework for Public Health. American Journal of Public Health 2001;**91**:1776-82.

17. Gostin LO, Wiley LF. Public Health Law: Power, Duty, Restraint. 3rd ed. Okaland, California: University of California Press, 2016.

18. Warren SD, Brandeis LD. The Righo Privacy. Harvard Law Review 1890;**4**:193-220.

19. Prosser W. Privacy. California Law Review 1960;**48**:383-423.

20. Katz v. United States, 389 U.S. 347 (1967): Supreme Court of the United States, 1967.

21. Smith v. Maryland, 442 U.S. 735 (1979): Supreme Court of the United States, 1979.

22. Westin A. Privay and Freedom. New York, NY: Ig Publishing, 1967.

23. Grestein RS. Privacy and Self-Incrimination. In: Schoeman FD, ed. Philosophical Dimensions of Privacy: An Anthology. Cambridge: Cambridge University Press, 1984.

24. Bloustein E. Privacy as an Aspect of Human Dignity: An Answer to Dean Prosser. In: Schoeman FD, ed. Philosophical Dimensions of Privacy: An Anthology. Cambridge: Cambridge University Press, 1984.

25. Benn SI. Privacy, Freedom, and the Respect for Persons. In: Schoeman FD, ed. Philosophical Dimensions of Privacy: An Anthology. Cambridge: Cambridge University Press, 1984.

26. Solove DJ. Understanding Privacy. Cambridge, M.A.: Harvard University Press, 2010.

27. Avert. History of HIV and AIDS Overview. Available at: https://www.avert.org/professionals/history-hiv-aids/overview. Accessed Feb 7, 2022.

28. 衛生福利部疾病管制署編：愛滋病防治工作手冊。臺北：衛生福利部疾病管制署，2014。

29. WHO. Consolidated Guidelines on HIV Testing Services, 5Cs: Consent, Confidentiality, Counselling Correct Results and Connection. Switzerland, 2015. https://apps.who.int/iris/bitstream/handle/10665/179870/9789241508926_eng.pdf?sequence=1&isAllowed=y. Accessed Feb 9, 2022.

延伸閱讀

1. 安寧緩和醫療條例。

2. 病人自主權利法。

3. 個人資料保護法。

4. 人類免疫缺乏病毒傳染防治及感染者權益保障條例。

5. 楊秀儀：再論病人之拒絕治療權：病人自主權利法施行之後。台大法學論叢 2021；**50**：789-865。

6. The protection of personal data in health information systems – principles and processes for public health. Copenhagen: WHO Regional Office for Europe, 2020. Licence: CC BY-NC-SA 3.0 IGO.

7. WHO. Consolidated Guidelines on HIV Testing Services 5Cs: Consent, Confidentiality, Counselling, Correct Results and Connection. Switzerland, 2015. https://apps.who.int/iris/bitstream/handle/10665/179870/9789241508926_eng.pdf?sequence=1&isAllowed=y. Accessed Feb 9, 2022.

名詞索引